近代名医珍本医书重刊大系
（第一辑）

金匮要略今释

陆渊雷　著

陈昱豪　点校

天津出版传媒集团

天津科学技术出版社

图书在版编目（CIP）数据

金匮要略今释 / 陆渊雷著；陈昱豪点校. -- 天津：
天津科学技术出版社，2022.6

（近代名医珍本医书重刊大系）

ISBN 978-7-5576-9929-1

Ⅰ.①金… Ⅱ.①陆…②陈… Ⅲ.①《金匮要略方
论》—注释 Ⅳ.①R222.32

中国版本图书馆CIP数据核字(2022)第038090号

金匮要略今释

JINGUI YAOLÜE JINSHI

策划编辑：田　原

责任编辑：梁　旭

责任印制：兰　毅

出　　　版：天津出版传媒集团
　　　　　　天津科学技术出版社

地　　　址：天津市西康路35号

邮　　　编：300051

电　　　话：(022)23332392(发行科)23332377(编辑部)

网　　　址：www.tjkjcbs.com.cn

发　　　行：新华书店经销

印　　　刷：河北环京美印刷有限公司

开本 880×1230　1/32　印张24.25　字数428 000

2022年6月第1版第1次印刷

定价：128.00元

近代名医珍本医书重刊大系第一辑专家组

前　言

　　陆渊雷（1894—1955），名彭年，江苏川沙（今属上海市）人。早年师从朴学大师姚孟醺治经学、小学，通诸子百家，工书法、金石，熟悉近代数、理、化、天文等近代科学，尤精于天文历算，并通晓英、法、德、日诸国文字。1919—1925年先生曾执教于多所大中院校，讲授天文、航海、国学等，授课之余，研习中医学术。其父震甫公，亦儒亦医，故陆氏早年就阅读古医籍，早岁问学于章太炎先生，1925年师从恽铁樵先生，并协助创办函授学校。1927年悬壶沪上，1928年先后任教于中医专门学校和上海中国医学院，1929年，与徐衡之、章次公一起创办上海国医学院，聘请太炎先生为院长，自任教务长。1932年办遥从部，创办《中医新生命》杂志，1931年后任中央国医馆常务理事、学术专任委员会委员等职。一直致力于整理和发扬中国医学，著述甚多，有《伤寒论今释》《金匮要略今释》《陆氏论医籍》《中医生理术语解》《生理补正》及《病理补编》等。受恽铁樵先生革新中医的影响，亦为迎战当时余云岫等人中医不科学之逆潮，参加了反对废止中医的斗争。先生力主"中医科学化"，并为此付出了艰苦卓绝的努力，乃至暮年，顽疾缠身，仍抱病工作，未敢懈怠。新中国成立后，陆氏当选人大代表，积极筹组上海市中医学术团体，为新中国的卫生工作和新时期中医事业的发展贡献了力量。

论学识，时人目先生为"百科全书"式名医家；论作为，先生与中医事业，无论宏观全局，还是微观某些领域，皆成就卓著。

先生既坚决驳斥废止中医的谬论，又对《内经》中的一些中医理论异议诸多，对金元医家和温病学派的学术驳斥也较多，而专以《伤寒杂病论》为代表的辨证论治原则和相应方药的应用。为达中医科学化之目的，先生曾就改造中医发表文章（《改造中医之商榷》，载于《中国医学月刊》），提出：①承认中医疗效，主张用科学方法研究中医实效。"……国医有实效，而科学是真理，天下无不合实理之实效，而国医之理论乃不合实理……今用科学以研求其实效，解释其已知者，然后不信国医者可以信，不知国医者可以知，然后国医之特长，可以公布于世界医学界，而世界医学界可以得此而有长足之进步。国医科学化如此，岂能徒标榜空言哉！"②中医科学化必须吸收其他科学知识。先生曾指出"担任科学化之工作者，须有国医旧说根底，且须通晓普通科学，不然即无从化起"。③强调改造中医，沟通中西医，只有中医能胜任。④主张中医科学化的方法应从研究证候与药性入手。其所著《伤寒论今释》与

《金匮要略今释》两书即践行了这些理念。先生在前书序例中指出"近年欧西传来之医学出自种种精密实验，虽未能悉真际，大体已无多违失，是以鄙人治医取古书之事实，释之以科学之理论，此今释之所以命名也"。

《伤寒论今释》与《金匮要略今释》最突出的特点就是坚持"实证"。太炎先生在《伤寒论今释·序》中在指陈我国诸《伤寒》注家得失的同时，高度评价了日本汉方医学"其随文解义者，颇视我国为审慎，其以方术治病，变化从心，不滞故常者，又往往多效。令仲景而在，其必曰：吾道东矣"。陆氏受其影响，在条文之下，广征博引，取日本汉方医学论述较多。同时，在方法上"主以汉唐训诂，远西科学"。因汉唐义疏之例，注不破经，疏不破注。往往随文敷饰，终致学术沉翳不进，先生力破陈规，悉为辨正。先生认为医经之论，其义可闻，其效不可得见，尤其是金元已降，医家固守《内经》，骛空言而不守实效，而经方所载，皆为行之比验之事实，必有科学之理，必持科学之理以求大论之旨，正如先生所言"凡理合，事实亦合，当以科学证明之；凡理合而事实不合，或理论不合而事实合者，当存以待考；凡理论事实俱不合者，即当剪辟，勿使徒乱人意"。

在当时的历史环境下，先生能冲破旧袭是难能可贵的，而不避中外，为学问是举，更是值得称道的。据有关学者统计，《伤寒论今释》中引用日本医家的论说674

处之多，《金匮要略今释》引用也达629处，所引述医书种类繁多，近40家，在我国历代的仲景学说著作中，像先生这样广泛深入研究如此众多的国外医学资料的，前所未有。先生以客观审慎的态度，以临床为依据，辨其瑕瑜，择善取录，并致力于发挥，其难以评判是非者，只要与事实有验，录之以冀后学开阔视野。《伤寒论今释》与《金匮要略今释》初为先生于沪上三所国医学院授课时的讲稿，前者初刊于1931年，再版于1940年。先生认为"大论精粹，在证候方药"，因此一方面详于释证，其与西学义可通者，尤加详述，同时于方解独重药物配伍，而又于每方证下比类附以验案，更是不厌其烦。先生以为大论与《内经》异趣，而个中又羼入别派医家文字不少，因此论述条文本意时，反复辨驳，以正其源。

《金匮要略今释》刊行稍晚，先生自己的说明是："《伤寒论今释》因读者督促，仓促付印，多未惬意，此篇则屡经改易，自以为有较《伤寒论今释》颇多是处。"潜读著作，先生用力之深，可以真切体会到：①潜心校勘，希获仲师原旨。先生除注意一字一词之讹脱倒衍外，尤重推敲整篇辞气，辨析羼入文字，以正本清源。医文并举，又从医学流派的角度进行推断，如对首篇提出大胆质疑。②疏通互证，汇通中西。先生用西医学知识对杂病病证进行了广泛探讨，同时深入分析中医生理病理，并注重中药药理探讨，如分析泻心汤治疗吐血、衄血，"大黄亢进肠蠕动，引起下腹部充血，以诱导方法协芩连平上部之充血"。③博考深思，务去浮空执滞。先生于条文及注文悉断以临证实践，决不敷饰，于辨证处方尤不含糊，其义不周者，加以补充发挥，其情不符者，径示己见，供读者参考。如对痉病的证治，先生不惜笔墨，反复辨析，讨论了刚痉、柔痉与破伤风、脑脊髓膜炎的关系，指出葛根汤、栝蒌桂枝汤的关系，指出葛根汤、栝蒌桂枝汤用于刚痉、柔痉有误。

当然，限于时代关系，篇中不免亦夹有一些牵强附会之处，正如先生所言"学问与年俱进，今以为是者，安知他日不以为非？"但先生这种融汇古今、汇通中西的学术气量，摒弃空论、惟实是举的科学精神，大胆质疑、精心求证的科学方法，都必将在今后中医事业的继承与发展中焕发出新的更大的生机。

自 序

　　余之治医也，主以汉师训诂，远西科学。读汉唐古书，博考深思，去其浮空执滞，为之疏通互证。向之中西画若鸿沟者，窃不自量，辄欲糅合为一。故方术则中土，理法则远西。心之所安，非立异也。近世医师，多喜苏派清淡之药，取法叶天士、吴鞠通、王孟英，谓可以寡过。予则宗师仲景，又不同日本古方派之笃守成方。故于对证用药，每以己意出入增损。因是并世业医者，多目予为怪物，而四方神交。学子后进，推崇奖饰。用相慰勉者，亦往往而有。岂其怪僻独特之行，有同调欤？抑当世之毁誉，有见仁见智之不同欤。曩成《伤寒论今释》，既已印行。今续成《金匮今释》八卷，砌版既迄，乃为之序曰。

　　《金匮要略》三卷，旧题汉张仲景著，晋王叔和撰次，而宋臣林亿等校理流传者也。仲景自序，称《伤寒杂病论》十六卷。说者谓十卷论伤寒，即今之《伤寒论》及《金匮玉函经》，六卷论杂病，即今之《金匮要略》。然隋唐史志所载，有张仲景方十五卷，而无十六卷之本，《外台秘要》引仲景方，在今之大论要略中者，皆称《仲景伤寒论》，而每方注所出卷数。其百合诸方、霍乱理中汤、附子粳米汤、四逆汤、通脉四逆汤，并云出第十七卷中。肺胀小青龙加石膏汤、越婢加半夏汤、肺痈桔梗白散，并云出第十八卷中，是王氏所据，其卷数与自序隋唐志并异。且六卷之杂病论，如何删并为三卷，皆莫得而详焉。至近出古本《伤寒论》，则作伪之迹显然。既已有辨之者，可弗论。今之《金匮要略》，乃宋翰林学士王洙，得于馆阁蠹简中，曰《金匮玉函要略方三卷》，上卷论伤寒，中论杂病，下载其方，并疗妇人，录而传之。林亿序，及陈振孙书录解题，赵希弁郡斋读书附志，皆云尔。林序又云，校成此书，仍以逐方次于证候之下，使仓卒之际，便于检用，又采散在诸家之方，附于逐篇之末，以广其法。以其伤寒文多节略，故断自杂病以下，终于饮食禁忌，凡二十五篇，除重复，合二百六十二方，勒成上中下三卷，依旧名为《金匮方论》云云。是王洙所得者，盖《伤寒杂病论》节略之本，故曰要略。今之要略，虽仍为三卷，实则中下二卷删并而成，已非蠹简之旧。要略原书，上卷论伤寒，林氏病其节略，弃而弗取。然今存《伤寒论》《玉函经》，犹为完帙。其中卷论杂病者，节略当亦如伤寒，林氏虽取《千金》《外台》，以为附方，殆不能补完其旧，是可惜已。今释体例，一如伤寒，因不别作凡例。伤寒所据为赵刻本，金匮则赵刻极难见，通行《仲景全书》，亦无佳刻，今据全书，及丹波氏父子所校，录之于篇。他日幸得赵氏原刻，当重校之。属稿始于一九二八年八月，后于《伤寒论今释》仅半载，其时任医校教课，二书常同时属草。《伤寒论今释》因读者督促，仓卒付印，多未惬意。此篇则屡经改易，自以为有较《伤寒论今释》颇多是处。此篇改易续成之际，内子本琰已来归，时助检阅，因附其名。一九三四年腊月，陆渊雷记。

此书印行二次，颇以未见赵开美本为憾。从游范行准得原刻初印本全部，即通行《仲景全书》之祖本也。今春借校一过，刻刷虽精，所据甚劣，殊不足伍其《伤寒论》。金匮刻本，当推医统正脉徐镕本为最，俞桥本次之，通行《仲景全书》又次之，赵氏原刻居殿。全书翻刻赵而胜原刻，未可以坊本轻之，今释据丹波父子校赵之语著于篇，颇与原刻违异，知丹波但见通行本全书尔。今将三版，乃取校语失实者订正之，得十九条。本无校语者不与焉，又改正说解十一条，讹字三十有七。书中引证《伤寒论》，有举其条数者，近印《伤寒论今释》，并温病风温为一条，以下条数递改，今亦悉改使相符。又于目录方名下加注页数，凡抽换新砌二十八版，棺改纸型五十一版，舍弟师尚、荆妻本琰，实襄斯役。一九四〇年十月，陆渊雷识。

目　录

金匮要略今释卷一

脏腑经络先后病脉证　第一

论十三首　脉证二条

此篇非仲景旧文也。《伤寒》论篇首，有"辨脉"平脉"伤寒例"，人皆知出于王叔和。《玉函经》篇首，有"证治总例"，太炎先生辨为出于六朝人。此篇之文，亦与全书不类，盖仲景书经汉末丧乱，即便散佚，后之编次者不止叔和一人，各以己意作为篇首耳。今从赵氏以下注本之例，存而释之。每篇所标论若干首，脉证若干条，数之不能悉合，无关弘旨，略而弗斠。

问曰：上工治未病，何也？师曰：夫治未病者，见肝之病，知肝传脾，当先实脾，四季脾王不受邪，即勿补之。中工不晓相传，见肝之病，不解实脾，惟治肝也。夫肝之病，补用酸，助用焦苦，益用甘味之药调之。酸入肝，焦苦入心，甘入脾。脾能伤肾，肾气微弱则水不行，水不行则心火气盛，心火气盛则伤肺，肺被伤则金气不行，金气不行则肝气盛，故实脾则肝自愈。此治肝补脾之要妙也。肝虚则用此法，实则不在用之。

经曰：虚虚实实，补不足，损有余，是其义也。余脏准此。

此条当分三段，自问曰至惟治肝也为一段，举例以明上工治未病之理，且示肝实之治法。自夫肝至调之为一段，言肝虚之治法。自酸入肝至要妙也十一句似以后人注释语掺入正文，当删。肝虚以下为又一段，总结上两段，今分释之。

今上工治未病一段，意谓治病须先知其传变而预防之也。肝病传脾者，所谓木王侮土也。先实脾者，补脾气，使不受肝之克贼也。难经七十七难亦持此说。然上工治未病之文，防见《灵枢逆顺篇》，其文曰：上工刺其未生者也，其次刺其未盛者也，其次刺其已衰者也；下工刺其方袭者也，与其形之盛者也，与其病之与脉相逆者也。故曰，方其盛也，勿敢毁伤，刺其已衰，事必大昌。故曰，上工治未病不治已病，此之谓也。灵枢所云，不过言各种疾病，当及其未生与其方衰而刺之，非谓预防传变，义与金匮难经自异。意者，上工治未病，盖医家自古相传之语，后贤见仁见智，解释遂有不同耳。（脾王不受邪之王字，读如旺。）

于此须研究者，肝病是何种病，脾病是何种病，肝病又何以必传脾。若谓肝木脾土，木能克土，则语甚空泛，殊难令人理解。按《内经》之法，以愉悦舒畅为肝德，以忧愁郁怒为肝病，是则古医书所谓肝，乃大半指神经。愉悦则神经舒缓，忧怒则神经刺激也，太阴阳明论及厥论，皆言脾主为胃行其津液，是则古医书所谓脾，乃指胃肠之吸收作用也。然细绎古书，又多包括消化器官之全体而混称脾，故肝传脾者，乃谓忧愁郁怒足以阻滞消化耳。忧愁郁怒何以能阻滞消化，则交感神经之刺激也。交感神经者，植物性神经之一部，但有定型的反射，不能以意识指挥，其分布至广。外而瞳孔汗腺毛发，内而血管脏腑，皆属交感神经之领域。上古之人，浑浑噩噩，与鸷鸟猛兽相搏食，胜负之际，生死系之。故恐惧忿怒，常所不免，恐惧则逃遁，忿怒则斗争，皆须剧劳其肌肉，然人体一切器官，不能同时并用，肌肉剧劳，则内脏之消化作用必须完全停止。惟心房须供给多量血液于肌肉，肺脏须为肌肉加增吸氧排碳作用，大脑须量度敌我情势以为应付，故心肺脑之作用，与肌肉同时加剧。交感神经之分布与其作用，适合于逃遁斗争时之需要，故当恐惧忿怒之际，交感神经传出刺激，则胃肠停止其分泌蠕动，心脏加增其张缩，肺脏加增其呼吸。他若瞳孔放大，毛发森立，须髯戟张，则又显于外而张其威武者也。人体赖有此种本能，始得生存于洪荒世界。其后社会进化，人类无须与鸟兽搏食，则恐惧忿怒之刺激日少，而欲望渐多。生活程度日趋复杂，有所求而不得，则忧愁郁怒起焉。然人体之有交感神经也如故，忧愁郁怒之足以刺激交感神经也如故，交感神经受刺激而行其反射也如故。忧愁郁怒，非逃遁斗争所能解决，则无所用其肌肉，于是肌肉有余力，则经脉奋张。大脑有余力，则夜不能寐。心肺有余力，则心悸而喘。若是者，古人谓之肝病。胃肠常日受制，则消化不良，或干呕，或便闭，或胃脘痛。若是者，古人谓之肝传脾，西医书载神经性胃病多种，但知其原因为精神过劳，忧郁过度，神经衰弱，而不能言其所以然。又言慢性肠炎之病人，每因心志抑郁，而成疑病。Hypochondria（译言忧思病）以为因肠炎而致心志抑郁，其言实倒果为因。近时有生理学教授卡侬氏者（Walter B.Cannon）费四年之实验，证明痛楚恐惧忿怒时，皆因交感神经之刺激。消化为之阻滞，正可为肝传脾之说下一确解。是故古人能知忧怒之阻滞消化，此事实之极精当者也。而《内经》云，邪气之客于身也，以胜相加，肝应木而胜脾土，以是知肝病当传脾，则似乎不大合理。惟内经之时，科学尚未萌芽，以五行解说病变，本无足怪。今之医家，生当科学昌明之世，殊不宜墨守风木湿土之说。著书教学，导学者于迷途。至于国人之习西医者，对于中医学说，应认识其精当之事实，理解古义，交流新知，取其菁华，去其糟粕是则团结中西，发扬医学之正轨也。

夫肝之病一段，言肝虚之治法。肝虚之病，实际上不经见。补用酸，亦与藏气法时论辛补酸泻之法不同。

灵枢五味篇言肝病宜食麻犬肉李韭，又言麻犬肉李韭皆酸，则与此正合。然其言五谷、五果、五畜、五菜之味，颇与一般味觉不同，当别研考。

酸入肝至要妙也六十九字，迂谬不可为训。上文言补用酸，助用焦苦，益用甘味，可知补为主，助益为辅。此处专从甘入脾立论，置补与助于不问，一误也；治肝而伤肾伤肺，五脏俱受牵动，是为诛伐无过，二误也；此段当是后人旁注，传写并入正文，故以为当删。

末段明虚实异治，辨寒热虚实，本是中医之特长。《灵枢九针十二原》云："无实无虚，损不足而益有余"，《难经八十一难》亦申其说。

夫人禀五常，因风气而生长，风气虽能生万物，亦能害万物。如水能浮舟，亦能覆舟。若五脏元真通畅，人即安和，客气邪风，中人多死。千般疢难，不越三条：一者，经络受邪入脏腑，为内所因也；二者，四肢九窍，血脉相传，壅塞不通，为外皮肤所中也；三者，房室金刃，虫兽所伤，以此详之，病由都尽。若人能养慎，不令邪风干忤经络，适中经络，未流传脏腑，即医治之。四肢才觉重滞，即导引吐纳，针灸膏摩，勿令九窍闭塞。更能无犯王法，禽兽灾伤，房室勿令竭乏，服食节其冷热苦酸辛甘，不遗形体有衰，病则无由入其腠理。腠者是三焦通会元真之处，为血气所注；理者是皮肤脏腑之纹理也。

此条言一切疾病之原因，且示人以卫生之道也。五常即五行，风气包括自然界之气候变化而言。凡气候之变化，皆所以生长万物，然有时亦足以害万物，是以有浮舟覆舟之喻。动植物有宜于春夏不宜于秋冬者，入冬即枯死。人及高等动物，能历数十寒暑而不死者，以其身体有一种调节机能，能适应气候之变化故也。惟调节机能之力量有限度，若气候变化过于急剧，调节机能力不足应付，则生活状态起异常变化，是为疾病。故疾病者，系身体自起之变化，而邪风实为引起病变之原因。调节机能之说，出于英人斯宾塞氏。其实即《金匮》所谓元真，亦即所谓真气，调节机能不能应付气候之剧变而病。乃所谓邪之所凑，其气必虚也。故曰"五脏元真通畅，人即安和，客气邪风，中人多死"。可知真理所在，中西本自一贯。

病由三条，第一条即伤寒卒病，第二条乃拘挛瘫痪风痹之病，第三条文意自明。陈无择有言百病不外乎三因，以六淫所感为外因，七情所伤为内因，房室金刃虫兽之等为不内外因，意义较金匮更为完密。一切经音义云，凡人自摩自捏，伸缩手足，除劳去烦，名为导引。若使别人握搦身体，或摩或捏，即名按摩。吐纳谓口吐浊气，鼻纳清气。膏摩即摩膏，见《千金方》。

《素问·灵兰秘典论》云：三焦者，决渎之官，水道出焉。《灵枢·营卫生会篇》又著其出入之路。后世所言三焦，不过将躯壳分成上中下三部分而已。三焦究属何物，迄无确解。唐宗海以三焦为油网，则指三焦为胸膜肠系膜及腹膜矣。然诸膜所以衬贴躯壳脏腑，免除摩擦损伤，固定肠之位置，绝无决渎行水之用。其为病不过发炎，亦与古书所言三焦病不合，可知三焦绝非油网。太炎先生及祝君味菊并以为即淋巴管，殆得其真。盖淋巴液自血浆中渗出，浸润于各组织之罅隙中，淋巴管吸收之，以回入静脉，此与决渎行水之义正合。《金匮》所言腠者三焦通会元真之处，为血气所注，乃谓血浆渗出淋巴于组织。腠即组织之罅隙也，然腠者以下二十七字，亦似后人注语，误入正文。

问曰：病人有气色见于面部，愿闻其说。师曰：鼻头色青，腹中痛，苦冷者死。（一云腹中冷苦痛者死）鼻头色微黑者，有水气；色黄者，胸上有寒；色白者，亡血也。设微赤非时者死。其目正圆者痉，不治。又色青为痛，色黑为劳，色赤为风。色黄者便难，色鲜明者有留饮。

此条是四诊中之望法，古人以鼻头为脾之部位，故望色莫重于鼻，其实望色当包括颜额面部唇舌爪甲，不可专主鼻也。色青是郁血，若兼见腹中痛而苦冷，则是阴寒内盛，体温不能上达，致令面部郁血，故当死。色微黑者水气，据痰饮篇支饮木防己汤证亦云面色黧黑，盖出自五色配五行之说，不必过信。色黄者胸上有寒，未详。色白亡血，验之唇舌爪甲，尤为明显。微赤非时，未详。尤怡金匮心典以此句从亡血说下，谓亡血而面色反微赤，又非火令之时，则是虚阳上泛，故死，亦通。目正圆谓直视也，凡直视歧视戴眼，皆为病入脑。病入脑则十九不治。痓字当作痉，详次篇。色青为痛，亦是郁血。色黑为劳，注家以为劳力伤肾，其事至确。盖古医书所谓肾，多指无管腺之内分泌，而于肾上腺关系尤切。肾上腺之分泌物，为量甚少，为效甚大。其作用与交感神经相似，能使肝脏放出肝糖，以供肌肉之需要，能使肌肉增加伸缩力，能消除肌肉疲劳时所生有害物质，能增加动脉血压，能加速血液之凝结，以防失血。凡此种种作用，大有利于肌肉之剧劳。《内经》云：肾者，作强之官，伎巧出焉。犹言肾上腺分泌能使肌肉作强，成其伎巧也。由此推之，若肌肉剧劳不已，则肾上腺分泌必致竭涸，而肾上腺必病。肾上腺有病，始则衰弱倦怠，恶心便闭，骨节腰痛，继则头眩眼花，失神贫血，其人面色，始则黄浊，继则暗滞如青铜，如黑铅。然则古人谓剧劳伤肾，肾病色黑，其事乃至确。特所谓肾者，不必指睾丸卵巢，亦不必指泌尿之内肾耳。色赤为风，指风热，酒齄鼻是其例。亦有得之遗传者，病深则为神经变性。色黄便难，未详。及门赵锡庠云：十二指肠病发黄疸者，大便多秘结。又贫血者，胃肠必不健，亦多便难，殆所谓色黄者便难欤？色鲜明者有留饮，尤氏引经云：水病人，目下有卧蚕面目鲜泽。是为肾脏病之水肿，与中医古书所谓水气不同。留饮与水气之别，一则在躯壳内脏腑间，一则在躯壳外肌肉中。

师曰：病人语声寂然，喜惊呼者，骨节间病；语声喑喑然不彻者，心膈间病；语声啾啾然细而长者头中病。（一作痛）

语声寂然，时喜惊呼，是骨节作阵痛之故。喑喑，声气低微也。盖因心膈间窒塞，不能鼓动气息，故使尔。头中病，依或本作头中痛为是，亦有作腹中病者。凡头中痛者，作大声则头痛愈甚，故发声不得不细。然胸中不病，则气息自盛，故声虽细而气则长也。凡此所言，不过言某种病可以致某种声息耳，非可据以诊断，学者勿拘泥，他皆仿此。

师曰：息摇肩者，心中坚，息引胸中上气者咳，息张口短气者，肺痿唾沫。

息摇肩，谓呼吸时肩部摇动。心中坚，谓胸部窒闷也。肺叶虽有弹力，然不能自行张缩，故呼吸动作非肺叶所自营。吸气时腹部季肋向外扩张，使膈膜下压，而胸部容积增大，呼气时反是，腹部季肋收缩，膈膜上推，使胸部容积减小，于是肺中之气一入一出而呼吸成。若胸部窒闷，则膈膜之上下推动不利，而腹部季肋之张缩，不能增减胸部之容积，呼吸受其障碍，于是两肩起救济代偿，承代腹部季肋之张缩，两肩上抬，虽膈膜不动，而胸部之容积亦增。两肩下压，虽膈膜不动，而胸部之容积亦减。肩部抬压不已，以营呼吸，故息摇肩者，知其心中坚也。

气管发炎，则渗出物令喉头作痒，于是引起咳嗽，以驱除作痒之物。喉痒而咳，与鼻痒而嚏同一作用。盖在吸气未毕之际，因空气通过喉管之发炎部时，冲动渗出物而作痒，不得不急迫作咳也，故曰息引胸中上气者咳。

肺痿，《巢源》作"肺萎"，谓若草木之枯萎不荣也。肺叶失其弹力，则碳氧气之交换，不足供身体之需要，故张口以助呼吸。但虽然口张而气之出入仍短，所谓呼吸困难，亦即气喘也。据外台所引苏游许仁则之论，肺痿即今之肺结核。而《金匮》所论，殊不似结核病，此条似肺气肿。第七篇中甘草干姜汤证则似支气管哮喘。

师曰：吸而微数，其病在中焦，实也，当下之，即愈，虚者不治。在上焦者其吸促，在下焦者其吸远。此皆难治，呼吸动摇振振者不治。

中焦有病，阻碍膈膜之下压，则吸不得深，而入气少。入气少，故济之以微数，数犹促也。如其中焦之病为实，则当下之而愈。其虚者，乃因膈膜无力鼓动之故，是以不治。病在上焦者，胸腔不能扩张，入气之少，更甚于中焦，故其吸促，促则甚于微数也。病在下焦者，不致障碍呼吸之路，故其吸深远如常人。从上文虚字说来，凡病属虚，而见呼吸障碍者，多难、治。若呼吸时全身振振动摇，则虚弱已甚，故不治。此条所言，亦属理所或然，而不必尽然。以此为例，作临床诊察之一助则可，拘泥执著则不可。

师曰：寸口脉动者，因其王时而动，假令肝王色青，四时各随其色。肝色青，而反色白，非其时色脉，皆当病。

此条脉经家言，殊无理致。脉之应用于诊断，不过察心脏之强弱，血液之多寡，血压之高低，血管之张缩，及血管壁神经之作用而已。凡病之无关于心脏血液血管者，脉即不变。四时气候，有显然之变化，生理机能固不能不随四时以俱变，若谓四时之变心形见于色脉，吾未能信，今姑随文释之。

古书凡寸口与关上尺中对举者，指两手寸部也。单举寸口，或与人迎趺阳对举者，即包括寸关尺三部而言。《内经》举四时之平脉，春弦夏钩秋毛冬石，假令春时肝王，其脉当弦，其色当青。若得毛脉白色，是为克贼，故当病。

问曰：有未至而至，有至而不至，有至而不去，有至而太过，何谓也？师曰：冬至之后，甲子夜半，少阳起，少阳之时，阳始生，天得温和。以未得甲子，天因温和，此为未至而至也；以得甲子，而天未温和，为至而不至也；以得甲子，而天大寒不解，此为至而不去也；以得甲子，而天温如盛夏五六月时，此为至而太过也。

上至字谓时之至，下至字谓气之至。汉之太初历法，先上推至某年之十一月甲子朔夜半冬至，其时日月五星皆在黄经二百七十度。所谓日月若合璧，五星如贯珠者，以为历元，为推步所从起。既以甲子日为冬至，则冬至后之甲子，正当雨水节，气候当温和，是为少阳起。然自冬至至明岁冬至，即地球绕日一周，约为三百六十五日五小时四十七分四十八秒，则冬至不能常当甲子日。此云冬至后甲子夜半少阳起，据历元而言也，且日月五星之行度，时时有小盈缩，所谓合璧贯珠之甲子冬至，乃亘古无此时日。故太初历法不久即废。

《素问·六节藏象论》云：五气更立，各有所胜。春胜长夏，长夏胜冬，冬胜夏，夏胜秋，秋胜春，求其至也，皆归始春。未至而至，此谓太过，则薄所不胜，而乘所胜也，命曰气淫。至而不至，此谓不及，则所胜妄行，而所生受病，所不胜薄之也，命曰气迫。此即本条所蓝本，其意盖谓六气运行，各以六十日一交替，故一岁则六气一周。六气之太过与不及，影响人身，则生种种疾病。换言之，即疾病随节气为转移也。夫六气者，气候变化之代名词耳。地球绕日而行，其轨道即所谓黄道，地轴与黄道面斜交，成六十六度三十三分之角。故四季之昼夜有长短，因昼夜之长短，日光射于地面之斜正，故气候有温凉之变。地球之绕日无时或息，即气候之变化亦无时或息。节气之日，与平常之日，同在变化之中。则节气与疾病，宜无何等关系。春分秋分为昼夜平均之日，冬至夏至为昼夜长短之极，皆气候变化之大关键，谓其能转移疾病，犹可说也。若其他节气，不过人为的分黄道为二十四段，每段十五度，地球每至各个十五度交界之处，名为节气。节气日之气候变化，与平日无异，岂能影响人身？然年老之人，遇节气则筋骨每感酸楚，大病之起，及其死亡，常在二分二至。尤以冬至前之大雪，冬至后之小寒占多数。一若历验可征者，天下事不可索解者甚多，医学其一也。

师曰：病人脉浮者在前，其病在表；浮者在后，其病在里。腰痛背强不能行，**必短气而极也**。

前谓寸口，后谓尺中。征之实验，病在上在表者，脉变见于寸口。在下在里者，见于尺中。在表者其脉浮，在里者其脉沉。此条所云，似以浮为病脉，指寸口为表位，尺中为里位，殊与实际不符。腰痛以下十三字，文不联属，未便强释。沈明宗《金匮编注》虽有说，亦附会而已。《方言》云："极，疲也"。

问曰：经云：厥阳独行，何谓也？师曰：此为有阳无阴，故称厥阳。

厥阳独行。盖古医经之文，今《内经》《难经》无考。有阳无阴，语意浑涵，亦难强解。程林《金匮直解》及《医宗金鉴》引李彣注，皆以厥阳为阳厥，而引《素问·厥论》为说。案厥论但有寒厥热厥，病能论则以怒狂为阳厥，程李盖谓阳厥即热厥耳。然古医家派别不同，此条所引经，不知何出。后人一切依《内经》之说，既以厥阳为阳厥，又以阳厥为热厥，转相牵附，岂谓得真？今既不知《金匮》原意，姑论《内经》之厥。《内经》之所谓厥，乃眩仆猝倒，状如假死之病，故“大奇论”曰：暴厥者，不知与人言。“调经论”曰：血之与气，并走于上，则为大厥，厥则暴死，气复反则生，不反则死。是也，厥论以厥而手足寒者为寒厥，厥而手足热者为热厥。后人专以手足寒热为厥，而以大厥为中风，则误解《内经》矣。谓之厥者，古人以此病为气逆所致。本字作厥，说文云：厥，气逆也。诸书多假为厥。《史记·扁鍜传》又作蹶，蹶之原因，大抵由大脑及交感神经受急剧刺激所致。古人通指内脏之神经作用为气，故曰气逆。

又案：大失血之后，有卒然昏倒者，产妇去血过多而运闷（参看二十一篇产妇郁冒条丹波氏注），是其例。此时血液之存者极少，而交感神经之兴奋特甚。血为阴，神经之作用为气为阳，殆所谓有阳无阴，厥阳独行欤。

问曰：寸脉沉大而滑，沉则为实，滑则为气，实气相搏，血气入脏即死，入腑即愈，此为卒厥。何谓

也？师曰：唇口青，身冷，为入脏，即死，如身和，汗
自出，为入腑，即愈。

丹波元坚《金匮述义》云：此条脉经题云平卒尸厥
脉证。巢源载之尸厥候中，而杂疗方尸厥下原注曰脉证
见上卷者。徐镕以为此条殆是扁鹊所疗虢太子之病也。
又素阳明脉解篇：厥逆连脏则死，连经则生。

渊雷案：寸脉沉大以下十八字，亦是脉经家言。《伤
寒》《金匮》中此类甚多，疑出于王叔和沾人，且与下
文不相顺接，故《医宗金鉴》直以为衍文。血气，程氏
及《金鉴》并改为厥气，以应下文卒厥字。然据调经
论，血之与气并走于上则为大厥。知古人又以血气并走
为厥之原因，则血字不改为是。厥训气略逆，而又以血
气并走为厥，何也？血之行，神经司其调节。所谓气
以帅血，举气逆可以包血逆也。卒读为猝，猝厥，据
脉经巢源，即是尸厥，《史记·扁鹊传》所载虢太子之
疾是也。其证脉动而无气，耳中如有啸声，股间暖，详
本经二十三篇尸厥条，此病罕见，不知是否身和汗出而
苏。若寻常晕厥。则愚尝身经二次，一次约当十七八
岁，其时方专攻许郑之学，手不停披，口不绝吟，忽
有同学强以足球之戏，驰突一小时许，甚困乏，方坐
定，即眩晕不能自持。急入室而卧，心中了了，而口不
能言，身不能动，耳目不能视听，遍体汗出如渖，历半
小时而苏。又一次，因右手患湿疮，不能执笔，就诊于

西医。西医于胸口行皮下注射，其注射剂，据云是银质所制，注射讫，命护士揉之二百度，揉毕整衣，骤觉目昏无所见，势欲仆。急呼人扶持，比登床，亦已不能言动，而心中仍了然，亦大汗一刻许而苏，此皆所谓身和汗出而愈也。推求其故，第一次当是急性脑贫血，第二次不过药力反应，当晕厥时，肢冷汗出，作亡阳虚脱之状。所以然者，亡阳证因静脉郁血，淋巴液停滞，必有水毒蕴积，故姜附为亡阳主药。而吉益氏药征，谓附子主逐水，干姜主结滞水毒，盖亡阳与猝厥，皆有水毒须排除。出汗固排除水毒之一法，然大病亡阳，惧体温随大汗而尽散，必须姜附温经止汗，使水毒仍由淋巴管血管，以排泄于肾脏。猝厥则体温之来源不伤，而汗腺之排泄水毒，更捷于淋巴管回流，故汗出则厥苏，不须姜附。故知身和汗自出云云，乃古人实验有得，非虚言也。入腑入脏，则想象之词，于病理实际，初不尽合。盖谓脏藏而不泻，腑泻而不藏，入腑则毒害性物质有去路而得愈耳。

问曰：脉脱，入脏即死，入腑即愈，何谓也？师曰：非为一病，百病皆然。譬如浸淫疮，从口起流向四肢者可治，从四肢流来入口者不可治。病在外者可治，入里者即死。

脉脱，谓脉乍伏也。浸淫疮详第十八篇。观此条，知入脏入腑，乃病势向里向表之学术语。

　　问曰：阳病十八，何谓也？师曰：头痛，项、腰、脊、臂、脚掣痛。阴病十八，何谓也？师曰：咳上气喘，哕，咽，肠鸣胀满，心痛拘急，五脏病各有十八，合为九十病。人又有六微，微有十八病，合为一百八病。五劳七伤六极，妇人三十六病，不在其中。清邪居上，浊邪居下，大邪中表，小邪中里，槃饪之邪从口入者，宿食也。五邪中人，各有法度：风中于前，寒中于暮，湿伤于下，雾伤于上，风令脉浮，寒令脉急，雾伤皮腠，湿流关节，食伤脾胃，极寒伤经，极热伤络。

　　此条分为两段，前段就经络脏腑之病位，而举病证之数目。后段就风寒雾湿之病邪，而言诸邪之所中也。十八病一百八病，盖古医家相传有此说，今不可考。师所举答，亦难得其条理。程氏云：阳病属表而在经络。故一头痛，二项，三腰，四脊，五臂，六脚掣痛。病在三阳，三六一十八病。阴病属里而在脏腑，故一咳，二上气喘，三哕，四咽，五肠鸣胀满，六心痛拘急。病在三阴，三六一十八病。（以上程氏）姑备一说。哕即呃逆，咽读如噎，谓咽中哽塞。六微未详，沈氏以为小邪中里，邪袭六腑。周扬俊《金匮衍义》补亦用其说，然亦难信。五劳者，志劳、思劳、心劳、忧劳、疲劳也。六极者，气极、血极、筋极、骨极、肌极、精极也。七伤者，一曰阴痿，二曰阴寒，三曰里急，四曰精连连，五曰精少阴下湿，六曰精清，七曰小便苦数。临事不卒，俱见巢源。妇人三十六病详妇人杂病篇。清邪，雾也。浊邪，湿也。大邪，风也。小邪，寒也。寒邪有直中太阴者，故曰中里。即谷字之异体，饪，熟食也。中前中暮，文意不明。《金鉴》以前为早，亦于诂训无征。脉急乃拘急之急，即脉紧。元坚云：风则泛散，故称之大，寒则紧迫，故称之小。且风之伤人为最多，寒则稍逊，亦其所以得名欤。风性轻扬，故先中表而令脉浮，寒性剽悍，故直中里，而令脉急。陶氏本草序例曰：夫病之所由来虽多端，而皆关于邪，邪者不正之目，谓非人身之常理。风寒暑湿，饥饱劳逸，皆各是邪，非独鬼气疫厉者矣。（以上元坚）极寒伤经，极热伤络，亦以阴阳比象为言。《内经》所谓经络，意指血管，直行者为经，支分而互联者为络，深者为经，浅者为络。然经络之径路，与解剖所见血管之径路大异，则经络究属何物，尚不可知。或附会伤经伤络之文，乃谓伤寒在经，温热在络。在经者传，在络者不传，传者当用麻桂，不传者当用石斛，亦近于臆说。祝君味菊则以脉为动脉，络为静脉，经为神经，当再考之。

问曰：病有急当救里救表者，何谓也？师曰：病，医下之，续得下利，清谷不止，身体疼痛者，急当救里；后身体疼痛，清便自调者，急当救表也。

此条解在伤寒论今释中。

夫病痼疾，加以卒病，当先治其卒病，后乃治其痼疾也。

瘤疾谓慢性病，病已沉锢，不能旦夕取效，亦不至旦夕死亡者也。卒病谓新感急性病，不急治即可致命者也。瘤疾加卒病，当先治卒病，后治瘤疾，是为大法。若欲同时兼治，则药力庞杂，反不能取效。然有时因卒病而瘤疾加剧，则方药亦当稍稍并顾，如喘家作桂枝汤，加厚朴杏子，是其例也。又医书所载证治，卒病与瘤疾各不相蒙，而临床实验，常有卒病瘤疾混淆者。谓为某种瘤疾固不似，谓为某种卒病又不似，初学者往往迷于诊断。是当细问经过证状以详辨之。《金匮》首篇中，惟此两条足为医家圭臬，学者宜究心焉。

师曰：五脏病，各有得者愈；五脏病各有所恶，各随其所不喜者为病。病者素不应食，而反暴思之，必发热也。

尤氏云：所得所恶所不喜，赅居处服食而言。如藏气法时论云：肝色青，宜食甘。心色赤，宜食酸。肺色白，宜食苦。肾色黑，宜食辛。脾色黄，宜食咸。又心病禁温食热衣，脾病禁温食饱食湿地濡衣，肺病禁寒饮食寒衣，肾病禁焠煐热食温炙衣。宣明五气篇所云：心恶热，肺恶寒，肝恶风，脾恶湿，肾恶燥。灵枢五味篇所云：肝病禁辛，心病禁咸，脾病禁酸，肺病禁苦，肾病禁甘之属，皆是也。五脏病有所得而愈者，谓得其所宜之气之味之处，足以安脏气而却病气也。各随其所不喜为病者，谓得其所禁所恶之气之味之处，足以忤脏气而助病邪也。病者素不应食而反暴思之者，谓平素所不喜之物，而反暴思之，由病邪之气变其脏气使然，食之则适以助病气而增发热也。

程氏云：若病人素不食而暴食之，则食入于阴，长气于阳，必发热也。暴思之，楼全善作暴食之，为是。

丹波元简《金匮辑义》云：病者素不应食以下，必是别条，沈、尤辈接上为义，未免强解。差后劳复病篇曰：病人脉已解，而日暮微烦，以病新差，人强与谷，脾胃气尚弱，不能消谷，故令微烦，损谷则愈。正可与此条相发明。

夫诸病在脏，欲攻之，当随其所得而攻之，如渴者与猪苓汤。余皆仿此。

尤氏云：无形之邪入结于脏，必有所据。水血痰食，皆邪薮也。如渴者，水与热得，而热结在水，故与猪苓汤，利其水而热亦除。若有食者，食与热得，而热结在食，则宜承气汤，下其食而热亦去。若无所得，则无形之邪岂攻法所能去哉？

渊雷案：本条之脏，宜即前条之五脏。而本条之所得，宜即前条之各有得。前条之各有得，旧注皆据内经五脏欲恶为说，与尤氏略同。然本条举猪苓汤以例随得而攻，猪苓汤非五脏欲恶所关，则前条之旧注皆非矣。本条旧注，皆嗫嚅其辞，惟尤氏最畅达。然其说仅可以释本条，不能回应前条，仍未得编次之本意也。内子本琰，谓如渴者以下三句，或是后人沾注，设无猪苓汤之例，则随得而攻，不妨释为随五脏之欲恶而攻，与前条不相戾矣。此说不为无见，然尤注固可离经独立，作药治之准则耳。又案徐氏、沈氏、朱氏注本，于此出猪苓汤方，大误。

又案：《金鉴》"如渴者"句下，有"小便不利"四字，则猪苓汤似与证适应矣，附备研考。

痉湿暍病脉证　第二

论一首　脉证十二条　方十一首

第二上，俞桥本有治字，是。《伤寒论》云：伤寒所致太阳病痉湿暍。宜应别论，以为与伤寒相似，故此见之。（当是叔和撰次之语）此痉湿暍合为一篇之故也。祝君味菊云：《金匮》之痉，乃肌肉与末梢神经之麻痹痉挛。非脑脊髓病。今用以释发汗则痉及葛根汤等条。

太阳病，发热无汗，反恶寒者，名曰刚痉。（一作痉余同）

太阳病，发热汗出，而不恶寒，名曰柔痉。

痉病以项背强急为主证，字当依或本作痉。说文云：痉，强急也。广雅云：痉，恶也。《巢源》《千金》

诸书俱作痓，《金匮》作痓者，字形相近而讹也。《伤寒论》云：太阳病，项背强几几，无汗恶风，葛根汤主之。又云：太阳病，项背强几几，反汗出恶风者，桂枝加葛根汤主之。案葛根汤证即刚痓，桂枝加葛根汤证即柔痓，下文栝蒌桂枝汤方，吉益氏谓宜有葛根，是也。二方皆主项背强几几，此不过项背间末梢运动神经之麻痹痉挛，非脑脊髓病，祝君味菊之说是也。所以麻痹痉挛，则因血燥津伤，神经失于营养之故。血之所以燥，津之所以伤，则因感冒外伤，或患传染病之故。凡末梢运动神经之病，无生命之险，虽或初期失治而成痼疾，然非死证，故葛根剂得治其初病也。项背强不过太阳之兼见证，故葛根二方，亦但解其太阳，使血不燥，津不伤，而以葛根之升阳解肌治项强。太阳之治法，须分辨有汗无汗，故太阳之痓，亦以此分刚柔，刚柔不过名词上分别，非谓强急之有力无力。《伤寒论》两条皆言恶风，《巢源》于柔痓亦言恶寒，《金匮》言柔痓不恶寒，不字乃衍文也。《伤寒论》于桂枝加葛根汤条著反字，《金匮》则于刚痓条著反字，反字盖随文便，无关义例。

痓以强急得名，乃赅脑脊髓膜炎、破伤风诸病而言，《巢源》《千金》所载可考也。《千金》云：太阳中风，重感于寒湿，则变痓也。痓者，口噤不开，背僵而直，如发痫之状，摇头马鸣，腰反折，须臾十发。气息如绝，汗出如雨，时有脱易。得之者新产妇人及金疮，血脉虚竭，小儿脐风，大人凉湿，得痉风者皆死。《巢源》有金疮中风痉候，踠折中风痉候，小儿中风痉候，妇人产后中风痉候，证皆相似。案《千金》所云，为脑脊髓膜炎、破伤风共有之证，其云须臾十发，及新产妇人金疮小儿脐风，则是破伤风。巢源所云，则皆是破伤风。二者证状颇相似，惟脑脊髓膜炎初起即恶寒发热，故千金冠以太阳中风，破伤风多不发热，病人必身有疮伤。二病至濒死时多发高热，脉初病多极迟，濒死则数，此乃危笃之病，葛根剂无能为力，《金匮》混而一之，误矣。

治破伤风之方，有华佗愈风散，诸书盛称其效，用荆芥穗微焙为末，每服三钱，豆淋酒或童便调服。又三因方胡氏夺命散，亦名玉真散，天南星防风，等分。为末，水调敷疮，出水为妙。仍以温酒调服一钱，已死心尚温者，热童便调灌二钱。别一方有天麻、羌活、白芷、白附子，以上二方，重证恐亦不效。纪昀《槐西杂志》云：刑曹案牍，多被殴后以伤风死者，在保辜限内，于律不能不拟抵。吕太常含晖，尝刊秘方，以荆芥、黄蜡、鱼鳔三味（鱼鳔炒黄色）各五钱，艾叶三片，入无灰酒一碗，重汤煮一炷香。热饮之，汗出立愈。惟百日以内，不得食鸡肉。案被殴后伤风而可以致死，则亦破伤风也。已巳春，沪上流行脑脊髓膜炎，病者颈项弯曲如黄瓜，目上视，神昏，抽搐，热不甚壮，脉不甚数，死亡相属。恽铁樵先生以千金惊痫法制方治之，全活甚众。方用龙胆草五分，黄连三分，犀角三分，滁菊花三钱，鲜生地五钱，当归三钱，回天再造丸半粒。若抽搐甚，昏不知人，牙关劲急者，加羚羊角三分。若轻证，仅发热，后脑酸，头痛者，于寻常疏解药中，加龙胆草二三分即得。恽先生又有自制安脑丸，其方乃证治准绳所载罗氏牛黄丸也。

太阳病，发热，脉沉而细者，名曰痉，为难治。

《伤寒论》及《玉函经》《脉经》，并无"为难治"三字。

太阳病发热脉沉而细者，乃麻附细辛汤麻附甘草汤所主，未为难治。今曰痉曰难治者，以其有头项强急，口噤背反张之证，非两感伤寒也。夫曰太阳，则病尚初起，病初起即项背劲强，脉沉而细者，乃恶性脑脊髓膜炎，致命极速，故曰难治。其常性之类，脉则不沉细，乃洪大而弦。

太阳病，发汗太多，因致痉。

发汗太多之变，或为亡阳，或为伤津，说在《伤寒论今释》。津伤则神经肌肉失于濡养，而项背劲强，然此但可以释末梢运动神经之病。若破伤风脑脊髓膜炎，则别有细菌为原因，非津液为病也。

夫风病，下之则痉，复发汗，必拘急。

医书称风病者，多指神经系病。此承前数条而言，则指发热汗出之太阳中风耳，误下则伤其津，误汗则虚其阳，神经失养，则麻痹痉挛。故《内经》云：阳气者，精则养神，柔则养筋。痉盖指项背强，拘急盖指四肢拘急，然此亦非真正脑脊髓病。

疮家，虽身疼痛，不可发汗，汗出则痉。

疮家，赅疮疡及金创而言。疮疡初起，本有汗散之法，身疼痛亦是麻黄汤证，似可发汗。然久患疮疡，及刀剑所伤之疮家，流脓失血，已苦液少，更发其汗，则神经无所资以濡养，因而项背强急，固亦可能。然此条特揭疮家，似专指破伤风而言。破伤风则有一种杆菌为病原，此菌留止繁殖于创伤部分，其分泌之毒素，由血循环传布全身，与脊髓之运动神经细胞有特殊亲和力。毒素与脊髓细胞结合，遂致神经过度兴奋，而见发作性强直痉挛。古人不知病原菌，故金匮以为疮家误汗所致，巢源以为金疮中风中水所致。而三因方复有破伤风破伤湿之名矣。

病者身热足寒，颈项强急，恶寒，时头热，面赤目赤，独头动摇，卒口噤背反张者，痉病也。若发其汗者，寒湿相得，其表益虚，即恶寒甚，发其汗已，其脉如蛇。（一云其脉洽洽）

《伤寒论》病下无"者"字，目赤间有"脉"字，动作"面"，无若发以下二十五字。《玉函》《脉经》，并无若发以下十七字，《脉经》如蛇上有洽洽字，原注洽洽，徐镕本同，俞桥本二注本并作沧沧。又目赤下，赵刻本更有一字，纸损难辨，似是者字。

钱潢《伤寒诉源集》云：上文有脉无证，此条有证无脉，合而观之，痉病之脉证备矣。时者，时或热炎于上。而作止有时也。成无己《伤寒论》注云：卒口襟，皆不常噤也，有时而缓。尤氏云：寒湿相得者，汗液之湿，与外寒之气，相得不解，而表气以汗而益虚，寒气得湿而转增，则恶寒甚也。沈氏云：其脉坚劲，动犹如蛇，乃臂挣纽奔迫之状。

渊雷案：此条，独头动摇，卒口噤背反张，为脑脊髓病之特征，绝非肌肉及末梢神经之麻痹痉挛矣。病之见口噤背反张者，脑脊髓膜炎及破伤风外，有脑肿瘤脏躁子痫尿中毒及士的年中毒症，然此等病皆不发热，且脑肿瘤之经过甚缓慢，脏躁子痫皆系发作性，子痫必起于妊娠中及褥后，尿中毒别有肾病证候，古人不用士的年治疗，亦无由中毒。由是言之，此条乃脑脊髓膜炎及破伤风耳。本篇治痉者三方，惟大承气汤施于脑脊髓膜炎之里实者，或能一下而效。余二方则非此二病之适剂，自来注家，循文敷饰，莫肯质言，误人多矣！又案，若发其汗以下六句，《伤寒论》无之，《金鉴》以为当属下条，丹波氏以为他篇错简。

暴腹胀大者，为欲解，脉如故；反伏弦者，痉。

伏。玉函脉经并作复。

赵以德《金匮衍义》云：此条暴胀之先，不见叙症，遽曰欲解，必有所解之病在也。程氏云：暴腹胀大为欲解，于理不顺，《金鉴》以为前条若发其汗六句，当在此条之首，而暴腹胀大者句为衍文。渊雷案：本条脉如故句，不应上无所承。《金鉴》以接于前条之末，文气固当尔。然脑脊髓病，无发汗取效之理，则丹波氏以为他篇错简者是也。暴腹胀大句，尤不可通，盖脑脊髓膜炎及破伤风，腹多凹陷如舟底，幸而治愈，未闻有暴腹胀大者。《金鉴》以为衍文，甚是。

夫痉脉，按之紧如弦，直上下行。（一作筑筑而弦脉经云痉家其脉伏坚直上下）

如读为"而"，《玉函》《脉经》皆作"紧而弦"，张缩脉管之神经出自脊髓，脊髓病，故脉管为之痉挛也。

痉病有灸疮，难治。

有灸疮者，火气重伤津液，且有破伤风之可能，故难治。

太阳病，其证备，身体强几几然，脉反沉迟，此为痉。栝蒌桂枝汤主之。

此即上文所谓柔痉也。几几，强直貌。寻常热病，头痛发热汗出恶风，而项背之肌肉因津液衰少而劲强者，本方及桂枝加葛根汤俱效。然此条身体强而脉沉迟，明是脑脊髓膜炎，脑脊髓膜炎之脉搏，初起多甚迟，濒死则数。因迷走神经始则兴奋，终则麻痹故也。

此非栝蒌桂枝汤所能治,《金匮》误矣。

栝蒌桂枝汤方

栝蒌根二两　桂枝三两　芍药三两　甘草二两　生姜三两
大枣十二枚

上六味,以水九升,煮取三升,分温三服,取微汗,汗不出,食顷啜热粥发之。

吉益为则《方极》云:栝蒌桂枝汤,治桂枝汤证而渴者。吉益氏又谓此方当有葛根,是也。方用桂枝汤以解有汗之太阳,用葛根以输津,蒌根以生津。

太阳病,无汗而小便反少,气上冲胸,口噤不得语,欲作刚痉,葛根汤主之。

无病之人,有汗时小便必少,无汗时小便必多。因人身水分之排泄,有一定限度,故盈于此者必绌于彼也。今无汗而小便反少,是津液不足,分泌失职之候。云气上冲胸口噤不得语,又云欲作刚痉,则是刚痉之发,咀嚼肌最先痉挛,此乃破伤风之特征,非葛根汤所能治也。合前条观之,柔痉似专指脑脊髓膜炎,刚痉似专指破伤风,二病虽以痉挛为主证,然与寻常热病之项背强急者大异。《金匮》用葛根剂,误矣。

葛根汤方

葛根四两　麻黄三两,去节　桂二两,去皮　芍药二两　甘草二两,炙　生姜三两　大枣十二枚

上七味,咬咀,以水一斗,先煮麻黄葛根减二升,

去沫，纳诸药，煮取三升，去滓，温服一升，覆取微似汗，不须啜粥。余如桂枝汤法，将息及禁忌。

桂当从《伤寒论》用桂枝。水一斗，赵刻本作七升，今从诸家本改。葛根汤之证候，为项背强急，发热恶风，或喘或身疼，详《伤寒论今释》。

清川玄道云：官吏玉井某之妻，年二十八，怀孕八个月，全身水肿，憎寒，肩背强急，心下硬满，短气。乞治于产科某，经四五日，病益甚。因邀余诊之，脉伏弦，面色青惨，舌上滑白，自中脘至小腹，发紫黑斑点，更无胎动，口中带秽气，知其胎已死。然其症时有缓急，缓则能言语，渴而引饮，急则人事不省，角弓反张，三三五五丈夫不能镇压之。余意若下其死胎，有暴脱之虞，不如先治其痫。连服葛根汤，诸症渐稳，三日乃下其死胎而痉愈。余姊氏十八岁顷，初妊娠八个月，罹此患颇危急，先考泽玄英义用葛根汤，满月而平产。余亦得奏此效。抑此方治外邪项背强急，及痉病痫疾，其神效固不待言。即积年之肩背凝结，往往一汗之后，其病若失。渊雷案：此二案并是子痫，子痫发热者，此方或可用。

痉为病，（一本痉字上有刚字）胸满口噤，卧不著席，脚挛急，必齘齿，可与大承气汤。

胸满，与气上冲胸同理。呼吸困难而不匀，可望而知也。卧不著席，反张甚也。齘者，上下齿紧切作声，龂齿者，口噤甚也。云可与者，明大承气汤非治痉之主方，为其燥实而用之耳，脑脊髓膜炎之实证，有一下而愈者。

徐大椿云：痉病乃伤寒坏症。（案此说非）小儿得之，犹有愈者，其余则百难疗一。其实者，或有因下而得生，虚者竟无治法。《金匮》诸方，见效绝少。（出《兰台轨范》）

大承气汤方

大黄四两，酒洗　厚朴半斤，炙，去皮　枳实五枚，炙　芒硝三合

上四味，以水一斗，先煮二物取五升，去滓；纳大黄，煮取二升，去滓；纳芒硝，更上火微一二沸，分温再服，得下止服。

火微当作微火，宋本《伤寒论》作微火。大承气汤之证候，为腹坚满，若下利臭秽，若有燥屎者，详《伤寒论今释》。

山田业广云：杉本某者，以其妻患疫，扶持过劳，妻愈而己身病作，一夜三更。卒起出外，云将诣稻荷神社礼佛，家人以深夜阻之。弗听，两弟窃怪之。尾其后，则登神社，箕踞狂呼，发种种妄言。弟大惊，强掖以归，遂发狂。翌日乞余诊之，投柴胡加龙蛎汤，数日自若。病人三十余岁，壮实多力，距跃逾丈，峤捷如飞，家人疑为狐祟。越十日许，再乞诊，熟察之，昼夜

数十发，不发时稍清醒，发则握拳张足，心下苦闷，按其项背手足，筋络努张甚。强按之，则呼楚不堪。观其反张之势，类痓病之发狂，因投大承气汤五帖，以为大量硝黄，日必下利五六行。然日仅二行，而筋络渐缓。从此病发日减，十余日后，神气稍定。仍持前方月余，病减七八。念硝黄不宜长用，稍减之，病辄转剧，不得已，又增其量。凡七八十日，肠胃习于药而安焉。大便若硬，一利辄快，后有不快通时，用承气必应，盖其肠胃之实，异于常人也。余五十年来用硝黄之多，此人为最。古人立方之妙，可惊异焉。

太阳病，关节疼痛而烦，脉沉而细（一作缓）者，此名湿痹（《玉函》云中湿）。湿痹之候，小便不利，大便反快，但当利其小便。

太阳病，头痛发热恶寒。其脉浮者为伤寒，湿痹之异于伤寒者，脉不浮而沉细。太阳病，脉沉细而项背强急者为痓，湿痹之异于痓者，项背不强急，但关节疼痛而烦。古书凡言痹者，其病皆在肌肉，而涉于肌肉之神经。

湿之为病，可分二类：曰外湿，曰内湿。外湿者，空气中水蒸气饱和，汗液不得蒸发，因不得适量排泄也。健康人之排汗量，平均一昼夜有二磅之多。劳力之人及夏日，犹不止此。然皮肤上不常见滴汗者，以其一出汗腺，即蒸发成汽，飞散于空气故也。黄梅时节，或潮湿之地，空气中水蒸气常有饱和状态，则汗液之已出汗腺者，不得蒸发。未出汗腺者，阻于腺口未蒸发之汗，不能复出，是为湿病。湿为六淫之一，属于外感。

内湿者，因炎症所起之炎性渗出物也。炎症初期，患部之毛细血管扩张，呈充血症状，血液之流动成分，及固形成分，常渗出于管外。渗出管外之流动成分，名炎性渗出物，其停潴于体腔内者即为饮，浸润于组织中者即为湿，甚者则为水肿。水肿与饮，固皆湿之类也。炎症之属于卡他性者，多发于胃肠、子宫、咽头支气管等有黏膜之器官。其时黏膜表面，由毛细血管渗出浆液。而黏液之分泌，亦同时增加。此种病变，发于胃，则为痰饮。发于子宫，则为带下。发于咽头支气管，则为喉痒咳嗽。是皆吾所谓内湿。故痰饮带下，及咳声如在瓮中者，皆从湿治。其发于大肠者，为下利。发于十二指肠者，往往为黄疸。疸与利，古人皆以为湿病而责之脾，故知内湿是炎性渗出物，外湿内湿之分。虽似臆造，而尤氏心典已发其端。尤氏云：其人平日土德不及，而湿动于中，由是气化不速，而湿侵于外。外内合邪，为关节疼痛，为小便不利，大便反快。治之者，必先逐内湿，而后可以除外湿，故曰当利其小便（案尤说本之魏荔彤）。

于此须连带解释者，为湿与脾之关系。脾病生湿，乃确然不易之事实，非古人凭臆之说也。愚于本书首篇，尝言古医书所谓脾，本指胃肠之吸收作用，吸收则液体由肠管入于血管。肠炎症之渗出，则液体由血管入于肠管，其机转适相反。故吸收为脾之生理，渗出为脾之病理。推而至于一切组织，凡生理的吸收，皆为脾德。凡病理的渗出，皆为脾病。渗出物为内湿，故曰脾恶湿。脾属太阴，故曰太阴湿土。尤氏所谓土德不及，湿动于中者，其事实盖如此。古人无显微镜，无医化学，不能确知汗液与渗出物之成分，只以其类似水分，故概谓之湿。然其推勘病变药效，为之立名定义，恰又适中肯綮。此《内经》之所以有价值，祖国医学遗产之所以可宝也。

关节疼痛之病，剧者为历节痛风，说在第五篇中。轻度之关节疼痛，于急性热病常见之。病属内湿，利其小便，则湿去而病愈。若外湿之病，脉浮恶风，身重疼痛，所谓清邪居上，雾伤皮腠者，则当以汗解，非利小便之治矣。

元坚云：湿病亦有挟风寒者。今此证则纯于湿，故举为湿病之首，先后篇所谓湿流关节是也。盖湿邪不藉风寒，则更易濡滞，势必趋里，是以治法不事驱表，但利其小便，则外湿亦随而消除也。烦字，以钱注肢节疼痛而烦扰不宁，为是。或以为心烦者，误。大便反快者，快调和平之谓，盖小便不利，津液偏渗大肠，法当濡泻，今则湿邪壅闭，水气内郁，无从漏泄：故使大便反如平也。注家多以濡泻解快字，然泻利数行，岂得谓之快？且小便不利者，势必泻利，则不宜下反字，于此足证前注之非。

湿家之为病，一身尽疼（一云疼烦），发热，身色如熏黄也。

元坚云：此证亦纯于湿者。郭氏《补亡论》曰：宜五苓散。然其病属外，殆是麻黄连轺赤小豆汤所宜也。

渊雷案：此证盖即今之Weil氏病，往时亦称传染性黄疸，病原为黄疸出血性螺旋体。其特殊症状，为发热，全身性痛，黄疸，内脏有出血趋向，或见鼻衄，四肢或见水肿。即此条所谓一身尽疼、发热、身色如熏黄也。患者多系执业于卑湿矿地之工人。第一次世界大战时，军人久居濠堑，亦患此病。流行时期，夏季最盛。以其病发于湿地湿令，故《金匮》谓之湿家。凡黄疸，皆因胆汁混入血循环所致，治之之法，一则使胆汁不复入血，一则排除已入之血或已沉著于组织之胆汁，说详黄疸病篇。惟急性热病当从伤寒法，有表证者宜解表，故小丹波主麻黄连轺赤小豆汤，《外台》又有许仁则麻黄等五味汤，无汗而热盛者可择用。其有汗者，宜桂枝加黄芪汤，此证系外感，故不入黄疸病篇。

湿家，其人但头汗出，背强，欲得被覆向火，若下之早则哕，或胸满，小便不利，（一云利）舌上如胎者，以丹田有热，胸上有寒，渴欲得饮而不能饮，则口燥烦也。

不利，《玉函》作"利"。胸上，赵氏注本作胸中。《脉经》无"烦"字。

此条言治湿不可下也。治外湿宜发汗，内湿宜利小便，无下法。惟急性热病，往往至阳明而愈。湿去而燥实，始可依阳明法下之。如此条之湿病，体温之来源不足，故欲得被覆向火，虚阳上浮故头汗出，湿邪重著故背强。其人虽有湿，然阴阳两虚，一经误下，便有变端。哕即呃逆，为下剂刺激胃黏膜所致。（西医言哕之原因，多由胃黏膜受刺激）胸满为误下而虚其胃气所致，小便不利亦为误下而亡津液所致。

丹波氏云：胸上有寒，丹田有热，寒热互误。《伤寒论》黄连汤条云：胸中有热，胃中有邪气。邪气即寒也，方中用干姜桂枝，其义可见。诸泻心汤、乌梅丸之类，悉为上热下冷设。《巢源》有冷热不调之候，云：阳并于上则上热，阴并于下则下冷，而无上冷下热之证。盖火性炎上，水性就下，病冷热不调，则热必浮于上，寒必沉于下，是以无下热上冷之候也。凡误下之证，下焦之阳骤虚，气必上逆，则上焦之阳反因下而成实，以火气不下行，故为上热下冷之证。此条证亦然。舌上如胎而口燥者，上热之征。渴欲得饮而不能饮者，下冷之验，与厥阴病心中疼热饥而不能食，虽有饮食之别，其理则一也。故知此证若非寒热错杂之剂，则难奏效。

渊雷案：丹波说是也。病苟未至于死，则人体对于毒害性物质及有害外物，皆有抵抗救济之力。不当下而误下之，则下药为有害物，机体起救济作用，竭全力上升，以抗药力之下降。然下降之药力在下焦，上升之救济力遍于全身，此时下焦之上升下降力平衡，则不显自觉证状，惟成下冷之局。上焦之上升力偏胜，则感胸满，而成上热之局，即丹波所云：上焦之阳反因下而成实也。体温及细胞之生活力，古人谓之阳、谓之热、谓之火。细胞之原浆及血浆淋巴等液体物，则谓之阴、谓之寒、谓之水。盖以机能为阳，以物质为阴也。体温低落，细胞生活力衰弱，惟原浆血液等无恙者，谓之阴寒气盛。其实阴寒之病，不过机能上比较的衰减，并非物质上有所剩余也。同是阳热，体温则谓之卫阳，细胞之生活力则谓之真阳。然真阳必藉卫阳之煦煗，方能成其功用，故大汗亡阳者，亡其卫阳而真阳从之。病至体温低落，则全身细胞之生活力皆将衰减，其位居身体上部之心肺脑，为维持生命之主要器官，尤有机能停息之阴。至此，机体遂起反射救济，悉全力以上温其低落之体温，所谓阴盛格阳。上热下寒之病，皆由于此。惟无论何种病变，体温无须集中于下部，故无有上寒下热者。黄连汤泻心汤之证，固非阴盛格阳之比，然身体既有体温上集之本能，病则体温之分布失其常度，遂因上集之本能，而成上热下冷之证。古人习见此种机转，故有火性炎上、水性就下之喻。

或曰信如所言，阴盛格阳为体温上集之救济，然用附桂以温纳阳气，岂非故意与机体为难，阻碍其救济作用乎？曰：是不然，机体之救济，不由于意识而由于反射，故各种机能不相调协，往往反而危及生命。不然，自然疗能将与调节机能无异，病理机转亦将与生理机转无异，无所用其医治矣。皮肤汗腺，本司放散体温。汗腺之排列于身体也，上部密而下部稀。体温集中于上部，则上部之皮肤汗腺尽量为之放散，既被放散，则他部之体温愈益集中于上部，此二种机能不相调协，终至亡阳而死。治之以附桂者，附子所以生阳，肉桂所以摄阳于下部，肉桂之力与体温上集之力平衡，则卫阳真阳不致亡越于上矣。或又曰病有阴寒气盛而不见格阳者，则又何也？曰：是因机体不能起救济，其病尤重于格阳，不过格阳者，可以立见阳脱，其死速。不格阳者，阳虽微，不致遽脱，其死缓。论病势则格阳者尤急，论病情则不格阳者尤重也。

湿家，下之，额上汗出，微喘，小便利（一云不利）者死。若下利不止者亦死。

此条亦戒误下，与上条同意。尤氏云：额汗出微喘，阳已离而上行。小便利，下利不止，阴复决而下走，阴阳离决，故死。一作小便不利者死，谓阳上游而阴不下济，亦通。《金鉴》引李玮西云：湿家当利小便，以湿气内瘀，小便原自不利，宜用药利之。此下后里虚，小便自利，液脱而死，不可一例概也。

风湿相搏，一身尽疼痛，法当汗出而解。值天阴雨不止，医云，此可发汗，汗之病不愈者，何也？发其汗，汗大出者，但风气去，湿气在，是故不愈也。若治风湿者，发其汗，但微微似欲出汗者，风湿俱去也。

如首篇所释，古人以神经系疾患为肝病。在天为风，在脏为肝，肝既指神经，则风病亦是神经病。故知风湿相搏，一身尽疼痛，乃神经痛也。西医言神经痛之原因，多由于感冒及冷却，是即外感六淫之风。其治神经痛，常用发汗剂，亦犹中药之麻桂荆防，皆能发汗，而皆称风药，故曰发其汗汗大出者，风气去也。天阴雨不止，则空气中水汽饱和，易成外湿。观于潮湿地之居民，易染风湿病，则知外湿易引起内湿。无论外湿内湿，湿在肌肉者，皆须以微似汗解之，微缓之汗，可以促使组织之吸收，可以成皮肤之蒸发，则内湿外湿俱去。若骤汗大汗，组织不及吸收，皮肤亦难蒸发，则疼痛虽除，湿气仍在。古人谓湿性濡滞，正因治湿须微似汗耳。

湿家病，身疼发热，面黄而喘，头痛鼻塞而烦，其脉大，自能饮食，腹中和无病，病在头中寒湿，故鼻塞，内药鼻中则愈（《脉经》云病人喘，而无湿家病以下至而喘十三字）。

此条即近世从流行性感冒中析出之急性伤风，专指鼻咽喉大气管等上部气道之卡他性炎症。面黄由于虚弱，患伤风者，往往病势不重，即致虚弱。鼻塞是鼻黏膜发炎，亦名鼻卡他，其人必苦多涕，涕即炎性渗出物也。鼻黏膜发炎，而谓之头中寒湿，可知古人以炎性渗出物为湿，足以证吾前说钱氏《伤寒溯源集》云。病浅不必深求，毋庸制剂，但当以辛香开发之药，内之鼻中，以宣泄头中之寒湿，则愈。朱奉议及王氏准绳俱用瓜蒂散，魏荔彤《金匮本义》云：瓜蒂散方。瓜蒂上一味，为末，吹鼻中。

湿家身烦疼，可与麻黄加术汤。发其汗为宜，慎不可以火攻之。

元坚云：此条乃证以方略者也。今就其方考之，是风湿之属表实者，发热恶寒无汗，其脉浮紧，可推而知矣。故以麻黄汤发散郁邪，加术以驱表湿，此方之术，宜用苍术，非逐里湿也。渊雷案：此说是也。痉湿暍篇所举，皆是发热之病，故皆冠以太阳病。篇中诸条有不言发热者，省文也。此条但举身烦疼一证，若不发热但烦疼，何得遽用麻黄汤？赵氏以为虽不发热而烦已生，故用麻黄汤，非是术能促使组织之吸收，语在《伤寒论今释》中。火攻乃汉末俗医常用之法，故仲景屡以为戒，今则治热病鲜有用火者矣。

麻黄加术汤方

麻黄三两，去节　桂枝二两，去皮　甘草二两，炙　杏仁七十个，去皮尖　白术四两

上五味，以水九升，先煮麻黄，减二升，去上沫，纳诸药，煮取二升半，去滓，温服八合，覆取微似汗。

《三因方》云：麻黄白术汤，（即本方）治寒湿，身体烦疼，无汗恶寒发热者。

《方极》云：麻黄加术汤，治麻黄汤证而小便不利者。

尾台榕堂《类聚方广义》云：麻黄加术汤，治麻黄汤证而一身浮肿，小便不利者，随证加附子。

又云：妇人体弱者，妊娠中每患水肿，与越婢加术汤木防己汤等，往往坠胎。宜此方，或合葵子茯苓散亦良。

又云：山行冒瘴雾，或入窟穴中，或于曲室混堂，诸湿气热气郁于处，晕倒气绝者，可连服大剂麻黄加术汤，即苏。案据尾台氏说，则此方可治碳酸中毒。

渊雷案：麻黄汤方，解在《伤寒论今释》。彼用甘草一两。术分赤白始于《名医别录》，仲景书本但称术，后人辄加白字，别录之赤术，即今之苍术。此方意在使湿从汗解，则宜苍术。

病者一身尽疼，发热日晡所剧者，名风湿。此病伤于汗出当风，或久伤取冷所致也。可与麻黄杏仁薏苡甘

草汤。

日晡所犹言傍晚，取冷犹言贪凉。此条与前条，俱有身疼之证。旧注谓风湿与湿家异者，湿家痛则重著不能转侧，风湿痛则轻掣不可屈伸，湿家发热，蚤暮不分微甚，风湿之热，日晡所必剧。此前人所言病理，不可尽信。若其审证用药，则经验所积，有足多者。汗出当风，久伤取冷，言其病因。麻杏薏甘汤治续发性传染性关节炎，甚效。则经文所谓一身尽疼，乃一身之关节尽疼也。此病常并发续发于淋病、腭扁桃炎、猩红热、痢疾、脑脊髓膜炎等传染病，盖宿因之湿，因新感之风而引起者。

麻黄杏仁薏苡甘草汤方

麻黄去节，半两，汤泡 甘草一两，炙 薏苡仁半两 杏仁十个，去皮，尖炒

上剉麻豆大，每服四钱匕，水盏半，煮八分，去滓，温服，有微汗，避风。

此方分量煮服法，当是后人改易。外台第十九卷风湿门所载，却是《金匮》原方。彼引《古今录验》云：湿家始得病时，可与薏苡麻黄汤。麻黄四两去节，甘草二两炙，薏苡仁半升，杏仁二两。上四味，㕮咀，以水五升，煮取二升，分再服，汗出即愈。

有持桂里方舆輗云：此汤之证，较之麻黄加术汤，湿邪所滞稍深，因用薏苡等品软。余曾应用于梅毒痛

痹等。

《类聚方广义》云：麻杏苡甘汤，治孕妇浮肿，而喘咳息迫，或身体麻痹，或疼痛者。

又云：治肺痈初起，恶寒息迫，咳嗽不止，面目浮肿，浊唾臭痰。胸痛者，当迫其精气未脱，与白散交用，荡涤邪秽，则易于平复。

又云：治风湿痛风，发热剧痛，而关节肿起者，随证加术附，奇效。

渊雷案：薏苡仁，本经云：主筋急拘挛，不可屈伸，久风湿痹。别录云：除筋骨中邪气不仁，利肠胃，消水肿。汤本右卫门《皇汉医学》云：考诸家本草，薏苡仁治甲错，脓汁脓血带下，利尿，治赘疣发疹，而有镇痉镇痛消炎解凝诸作用。余常用葛根汤加薏苡仁，治项背筋痉挛，又加术。治急慢关节痛，又用柴胡剂加薏苡仁、桔梗。治腐败性支气管炎及肺坏疽，又用大黄牡丹皮汤加薏苡仁，或去芒硝，或去芒硝、大黄。治鱼鳞癣阑尾炎淋病，又于猪苓汤加薏苡仁，又加甘草、大黄之等。治淋病，又用桃核承气汤、大黄牡丹皮汤、桂枝茯苓丸、当归芍药散之类，加薏苡仁。治白带下，又单用薏苡仁，或与诸方配伍。治赘疣，皆收卓效。惟有一事须注意者，薏苡仁性寒，有利尿缓下作用，略如石膏剂，若组织枯燥，或下利，见虚寒证者，忌之。

风湿，脉浮身重，汗出恶风者，防己黄芪汤主之。

脉浮故名曰风，身重故名曰湿，汗出恶风则表虚，故不用麻黄之发汗，而用黄芪之托阳。且此证不但身重，亦当兼肿，而其肿重在身半以下，水气病篇附方云：病者但下重，从腰以上为和，腰以下当肿及阴。难以屈伸，可以见也。治水湿之法，身半以上者发汗，身半以下者利小便。此证既汗出表虚，其肿重又在身半以下，故用黄芪和其自汗，用白术之吸收，防己之下达，引湿从小便出也。

防己黄芪汤方

防己一两　甘草半两，炒　白术七钱半　黄芪一两一分，去芦

上剉麻豆大，每抄五钱匕，生姜四片，大枣一枚，水盏半，煎八分，去滓温服，良久再服。喘者加麻黄半两。胃中不和者，加芍药三分。气上冲者，加桂枝三分。下有陈寒者，加细辛三分。服后当如虫行皮中，从腰下如冰，后坐被上，又以一被绕腰以下，温令微汗，差。此方分量煮服法，亦经后人改篡。《千金·风痹门》所载，当是《金匮》原方。《千金》云：汉防己四两，甘草二两，黄芪五两，生姜、白术各三两，大枣十二枚。上六味，㕮咀，以水六升，煮取三升，分三服，服了坐被中。欲解，如虫行皮中，卧取汗。案方后加减法，亦系后人窜入。

《方极》云：防己黄芪汤，治水病身重，汗出恶风，

小便不利者。

《类聚方广义》云：防己黄芪汤，治风毒肿，附骨疽，穿踝疽，稠脓已歇，稀脓不止，或痛或不痛，身体瘦削，或见浮肿者。若恶寒或下利者，更加附子为佳。

浅田宗伯《勿误药室方函口诀》云：此方治风湿表虚者，故自汗久不止，表皮常有湿气者，用之有效。盖此方与麻黄杏仁薏苡甘草汤有虚实之分，彼汤为脉浮汗不出恶风者，用以发汗。此则为脉浮汗出恶风者用以解肌而愈，即如伤寒中风有麻黄桂枝之分也。身重者，湿邪也，脉浮汗出者，表虚故也。故不用麻黄发表，而用防己驱之。《金匮》治水治痰诸方，用防己者，取气运于上，水能就下也，服后如虫行及腰以下冰，皆湿气下行之征。

元坚云：防己黄芪汤，注家以为实卫渗湿之剂，此殊不然。防己，皮水有防己茯苓汤，而陶隐居曰是疗风水家要药尔，然则亦系逐表湿之晶。黄芪，但黄芪建中汤治里虚，其他如黄芪桂枝五物汤、乌头汤、芪芍桂酒汤、桂枝加黄芪汤，皆用治湿者，盖托阳排结，于濡滞之邪，适然相对矣。术之驱外湿，既如前述，况方后曰服后当如虫行皮中，曰令微汗差，则知此方为风湿家解肌之治，而非渗利之剂也，明矣。渊雷案：谓黄芪实卫，固非。谓防己渗湿，犹是。本经云：防己利大小便。别录云：疗水肿风肿，利九窍。近时日本人试验，亦知防己为利尿剂，安得谓非渗利哉！

伤寒八九日，风湿相搏，身体疼烦，不能自转侧，不呕不渴，脉浮虚而涩者，桂枝附子汤主之。若大便坚，小便自利者，去桂加白术汤主之。

风湿疼烦，即风湿病，以肌肉疼痛为主证。此云不能自转侧，次条云不得屈伸，皆疼痛所致，以转侧屈伸则疼痛不可耐故也。不呕不渴者，里和无病，示病在肌肉也，此亦外湿之病。谓之风湿者，身热汗出疼痛，皆古术语风之所赅也。桂枝附子汤，所以祛风湿、镇疼痛，镇痛虽若治标，然痛止而病竟愈者，所遇多矣。

去桂加术证难晓，惟尤氏心典之说似近之。尤氏云：大便坚，小便自利，知其在表之阳虽弱，而在里之气犹治，则皮中之湿，自可驱之于里，使从水道而出。不必更发其表，以危久弱之阳矣。故于前方去桂枝之辛散，加白术之苦燥，合附子之大力健行者，于以并走皮中，而逐水气，亦因势利导之法也。案小便利者汗必少，桂枝之性能畅肌腠之血运，不能开皮肤之汗腺，故发热汗出之病，用桂枝则毒害性物质从汗而解。今小便利而汗少，且表阳已虚，若用桂枝则湿不得与汗俱出，徒伤其阳。不用桂枝则湿无去路，故加白术以吸收之，使从自利之小便出，所谓因势利导也。若然，则去桂加术证之异于桂枝附子证者，不但小便利，亦当汗出少矣。

桂枝附子汤方

桂枝四两，去皮　生姜三两，切　附子三枚，炮，去皮，破八片　甘草二两，炙　大枣十二枚，擘

上五味，以水六升，煮取二升，去滓，分温三服。

《方极》云：桂枝附子汤，治桂枝去芍药汤证，而身体疼痛，不能自转侧者。

《三因方》术附汤，治冒雨，湿著于肌肤，与胃气相并，或腠开汗出，因浴得之，即于本方加白术茯苓。

渊雷案：本方即桂枝去芍药加附子汤，更加桂枝一两、附子二枚。即药以测证，似乎阳虚恶寒，当更甚于去芍加附证。其实不然，仲景于阳虚重证，须专意强心者，必用生附子配干姜若人参，量亦不过一枚，若用大量炮附子则取其镇痛，不取其强心。以附子之乌头碱，本属麻醉剂也。说详《伤寒论今释》四逆汤下。惟此证表阳亦自不足，否则亦不可用大量附子，故风湿病之阳盛者，乃前三条麻黄加术诸汤之证，亦可于历节篇中求其方治。

白术附子汤方

白术二两　附子一枚半，炮，去皮　甘草一两，炙　生姜一两　半，切　大枣六枚

上五味，以水三升，煮取一升，去滓，分温三服。一服觉身痹，半日许再服，三服都尽，其人如冒状，勿怪，即是术附并走皮中，逐水气未得除故耳。

《金匮》经文及《伤寒论》，俱名去桂加白术汤，此标题又称白术附子汤，《千金翼》名术附子汤，《外台》名附子白术汤，实皆一方也。《伤寒论》药量及水皆多一倍，仍分三服，《千金翼》《外台》并同，《金匮》盖后人所改。

《方极》云：去桂加术汤，治桂枝附子汤证，而大便难，小便自利，不上冲者。

《三因方》生附白术汤，治中风湿，昏闷慌惚，胀满身重，略手足缓纵，漐漐自汗，失音不语，便利不禁。即本方干姜代生姜，去大枣。

风湿相搏，骨节疼烦，掣痛不得屈伸，近之则痛剧，汗出短气，小便不利，恶风不欲去衣，或身微肿者，甘草附子汤主之。

此条与前条术附证相似，惟术附证汗少而小便利，故不用桂枝。此条汗多而小便不利，故用桂枝，使湿从汗出。短气则病在上，治水肿之法，在上在表则发其汗，在下在里则利其小便。湿与水肿同科，故治法亦同。或见身微肿，则竟成水肿矣！

甘草附子汤方

甘草二两，炙　附子二枚，炮，去皮　白术二两　桂枝四两，去皮

上四味，以水六升，煮取三升，去滓，温服一升，日三服。初服得微汗则解，能食汗出复烦者，服五合。

恐一升多者，服六七合为妙。

《千金·脚气门》云：风湿相搏，骨节烦疼，四肢拘急，不可屈伸，近之则痛，自汗出，而短气，小便不利，恶风不欲去衣，或头面手足时时浮肿，四物附子汤主之，即本方。白术用三两，以桂心易桂枝。方后云：体肿者，加防己四两，悸气小便不利，加茯苓三两，既有附子，令加生姜三两。

《外台秘要》此方凡三见，皆与《千金》同。风头眩门引近效白术附子汤，疗风虚头重眩苦极，不知食味。暖肌补中，益精气，又治风湿相搏云云，文与《金匮》同。注云：此本仲景《伤寒论》方，风湿门引深师四物附子汤，又引《古今录验》附子汤，文皆与《金匮》同。《古今录验》方后云：骠骑使吴谐，以建元元年八月二十六日，始觉如风。至七日，卒起便顿倒，髀及手皆不随，通引腰背疼痛，通身肿，心多满。至九月四日，服此汤一剂，通身流汗，即从来所患悉愈。本方不用生姜，既有附子，今加生姜三两。

元坚云：伤寒表证，大端有二。曰太阳病、曰少阴病直中。顾湿家亦不过如此，盖其太阳证治，麻黄加术汤等条是已。如前条及此条，俱系表虚寒证，虽湿邪持久，犹是少阴直中之类。而桂枝附子汤术附汤甘草附子汤，亦犹麻黄附子细辛甘草二汤及附子汤之例矣。

以上二条，互详《伤寒论今释》。

太阳中暍，发热恶寒，身重而疼痛，其脉弦细芤迟，小便已，洒洒然毛耸，手足逆冷，小有劳，身即热，口前开板齿燥。若发其汗，则其恶寒甚；加温针则发热甚；数下之则淋甚。

暍，《说文》云：伤暑也。《玉篇》云：中热也。此云中暍，中字似赘。暍即六淫中之暑病，其病亦在表，发热恶寒，与太阳伤寒相类而不同。西医书有日射病与中热病，皆即此证。酒家及衰弱之体，有因中暍而卒死者，本经杂疗篇谓之暍死，与此证有轻重之分，实一病也。

经言长夏善病洞泄寒中，又言伤于寒而传为热，盖冬日之病，多属实热。夏日之病，多属虚寒。所以然者，降冬严寒，则调节机能之戒备严，肌腠固密，不使汗出，血运劲疾，新陈代谢奋迅，全身机能亢进，皆所以促进生温机能，而阻其消散也。盛夏炎燠，则调节机能之戒备懈，肌腠疏松，汗流不绝，血运弛缓，新陈代谢懈怠，皆所以抑制生温机能，而促其消散也。卒遇毒害性物质刺激，则机能亢进者，因而成实热证，机能衰弱者，因而成虚寒证。是以冬日之病多实热，夏日之病多虚寒。今间有医者于冬令稍用温药，夏令则偏重清凉，泥气候而不察病情，其失误实不可胜数也。暑病多属虚寒，然与伤寒阴证，源流亦异。伤寒始起，因菌毒而致恶寒发热，在旧说则感受寒邪而恶寒，阳气力争而发热。所谓阴胜则寒，阳胜则热也。虽日久传阴，而菌毒犹在。中暍非由菌毒，乃属物理病，因津液销铄而发热，体温不足而恶寒。所谓阳虚而寒，阴虚而热也。液津销铄，血中水分少，故脉弦细而芤，体温不是，心搏动弛缓故脉迟，阴阳俱虚，肌肉弛缓，神经失养，故身重而疼痛。

小便之积于膀胱也，与腹部有同等温度。小便一出，体温放散，于是皮肤急起闭缩，使体温消散于小便者，得以保持于皮肤，故小便已而毛耸也。古人谓膀胱主一身之表，即从此等形能上看出。手足逆冷者，体温不能达于四末也。小有劳身即热者，劳动则体温亢奋而津液消耗，阳愈扰而阴益虚，故发热也，病属伤暑。因于暑者，烦则喘暍，故口开，口开故前板齿燥。《伤寒论》作口开前板齿燥，《金匮》开前二字互倒。阴阳俱虚，则当固阳益阴，若发其汗，则体温蒸散愈多，故恶寒甚。《伤寒论》恶寒上无其字，是。若加温针，则火热内扰，故发热甚。若下之，则下焦愈虚，膀胱不能约束，故淋甚。数下之之数字，当衍。

赵氏云：此症属阴阳俱虚。脉弦细者，阳虚也。芤迟者，阴虚也。所以温针复损其阴，汗之复损其阳。此症惟宜甘药补正，以解其热尔，即《灵枢》所谓阴阳俱不足，补阳则阴竭，补阴则阳脱。可将以甘药，不可饮以刚剂。

《伤寒选录》云：徐氏曰：此条无治法。东垣以清暑益气汤主之，所谓发千古之秘也。案医垒元戎黄芪汤，治中暍，脉弦细芤迟，人参、白术、黄芪、甘草、茯苓、芍药、生姜各等分，正为此条证设。东垣方有黄柏，专治长夏湿热之证，与本条之证自别。

元坚云：沈氏曰：当以辛凉解表，甘寒清里。即后人所用香薷散之类，亦非是。盖此证，清凉如黄连、石膏之类，渗利如五苓之类，温中如大顺散之类，俱非所宜。但香薷实解暑之圣药，或加一味于润补方中，如黄芪汤、生脉散之类，未必不为佳。

太阳中热者，暍是也。汗出恶寒，身热而渴，白虎加人参汤主之。

前条为中暍之虚证，此条为中暍之实证。《金匮玉函经》及《脉经》并作白虎汤主之，白虎与人参白虎之辨，详《伤寒论今释》。方舆𫐠云：此方之正证，汗出、微恶寒、身热而大渴引饮是也。凡可与白虎之证，脉必长洪。在暍，却多虚微之状，是暍之所以异于伤寒也。由是思之，《素问》云：脉虚身热，得之伤暑。《甲乙经》云：热伤气，不伤形，所以脉虚也。《金匮》云：弦细芤迟，芤即虚豁，弦细迟即热伤气之应也。此等古训，可以征暑病之脉焉。

白虎加人参汤方

知母六两　石膏一斤，碎　甘草二两　粳米六合　人参三两上五味，以水一斗，煮米熟，汤成，去滓，温服一升，日三服。

《伤寒论》本方石膏下有绵裹字，甘草下有炙字，用法方解，详《伤寒论今释》。

《生生堂治验》云：某之子，中暑，身灼热，烦渴，四肢解惰。一医与白虎汤，二旬余，犹不愈。先生（中神琴溪也）曰：某氏之治非不当，然其所以不效者，以剂轻故也。即倍前药与之，一帖重十钱。须臾，发汗如流，至明日，思食，不日而复故。

太阳中暍身热疼重，而脉微弱，此以夏月伤冷水，水行皮中所致也，一物瓜蒂汤主之。

身热而脉微弱，所谓脉虚身热，得之伤暑也。疼重者，外湿也。夏月伤冷水，水行皮中，言所以得暑湿之原因，盖伤冷水但能引起身热，水不致行于皮中。外湿则汗液不得蒸发故耳，主一物瓜蒂汤。药证不相对，《伤寒论》及《玉函》《脉经》，并无一物瓜蒂汤主之七字。

元坚引云岐子《伤寒保命集》曰：太阳中暍者，身热而烦，汗欲出，反饮冷水，灌之，汗不能出。水行皮中，而脉微弱，表有水也。当发其汗，宜升麻汤。升麻、葛根、芍药、甘草各一两。上判细，每服一两，水三盏，煎服。

一物瓜蒂汤方

瓜蒂二十个

上剉，以水一升，煮取五合，去滓，顿服。

《伤寒论》及《玉函》《脉经》，此条下俱不载一物瓜蒂汤。二十个，他本皆作二七个。本经云：瓜蒂，味苦寒，主大水，身面四肢浮肿，下水，杀蛊毒，咳逆上气。及食诸果，病在胸腹中，皆吐下之。案瓜蒂是涌吐之剂，凡用瓜蒂得吐，往往又得大便，本经所谓吐下之也。《伤寒》《金匮》用瓜蒂之证，曰胸中痞硬，气上冲咽喉，不得息。曰邪结在胸中，心中满而烦。曰宿食在上脘，皆是上焦实证，于水湿无与。本经虽云主大水浮肿，此条亦无大水浮肿之证，是药证不相对也。

百合狐惑阴阳毒病证治 第三

论一首 证三条 方十二首

此篇所论，皆病后余波，即西医所谓后遗病也。惟阴阳毒自成一证，并非后遗病，而古人以为失表误治所致，故亦与百合狐惑类列。方十二首，实十一首。

论曰：百合病者，百脉一宗，悉致其病也。意欲食，复不能食，常默默，欲卧不能卧，欲行不能行，饮食或有美时，或有不用闻食臭时，如寒无寒，如热无热，口苦，小便赤，诸药不能治，得药则剧吐利，如有神灵者，身形如和，其脉微数。每溺时头痛者，六十日乃愈；若溺时头不痛，淅然者，四十日愈；若溺快然，但头眩者，二十日愈。其证或未病而预见，或病四五日而出，或病二十日，或一月微见者，各随证治之。

默默，他本皆作默然。百合病，前人无确解。百脉一宗，悉致其病，则全身无适而非病矣。然所举证候，自意欲食以下至脉微数，皆是恍惚去来，不可为凭之象。惟口苦小便赤脉微数，知其病属热。其实是神经衰弱之一种，西医言神经衰弱之原因，可分先天后天两种。两亲嗜酒、高龄结婚、酗醉行房，或受胎时有重病，如：梅毒、肺痨、癌肿等，则所生子女易患神经衰弱，是为先天素因。精神过劳，苦心焦虑，为神经衰弱之重大原因，是为后天原因。此外则烟酒、鸦片、手淫、房劳及伤寒、流行性感冒、梅毒、内脏下垂、生殖器病等，亦往往诱发此病。其证状甚有出入，最普通者为失眠、健忘、思考力退减、食欲不振，或善饥、头痛、眩晕、耳鸣、眼花、心悸等，而精神异常尤为本病之特征，其人衣着态度，言谈举止，往往有特异情状。若持续既久，则性情亦变，视一切事皆不当意，常责望人之宽谅，己则绝不能宽谅人，甚或破坏人之欢乐以为快，焦劳忧虑，至于自杀者有之。

今所谓神经衰弱者，包括精神上一切神经官能病而言。中医古书则以证状及治疗法，分属于数种病名。其精神异常之病属心病，苦心焦虑之病属肝病，有先天素因，及得之手淫房劳者，属虚劳。惟伤寒热病后神经衰弱者，为百合病。中西病名，固大多数不能对照，不特神经衰弱与百合病也。

何以知百合病起于伤寒热病也？《千金》云：百合病者，皆因伤寒虚劳大病已后，不平复，变成斯病。是即西医所谓伤寒流行性感冒所引起之神经衰弱也。西医治神经衰弱，谓原因不除者，毕生莫治。百合病是热病余波，当不若一般神经衰弱之难愈。然以溺时头痛与否，预断愈期，其理竟不可解。《千金》亦云：其状恶寒而呕者，病在上焦也，二十三日当愈。其状腹满微喘，大便坚，三四日一大便，时复小溏者，病在中焦也，六十三日当愈。其状小便淋沥难者，病在下焦也，三十三日当愈。其证或未病而预见云云，证谓神经衰弱。证，诸病字，指伤寒热病也。

百合病，发汗后者，百合知母汤主之。

《千金》作已经发汗之后更发者，《外台》作发汗已更发者，下二条仿。此案治病处方，视当前之证候，不凭已往之经过，此仲景法也。今于百合病乃云，发汗后知母下，之后滑石代赭，吐之后鸡子黄，是但凭已往之经过，不问当前之证候矣。且百合诸方，未闻治验，得效与否尚不可知。今兹方解，但取旧注之平允者，不敢强作解人，疑误学者也。

魏氏云：百合病用百合，盖古有百合病之名，即因百合一味而瘳此疾，因得名也。渊雷案：魏说是也。医药多起于单方，单方多病人所自发明，病后神经衰弱者，偶食百合而愈，传之同病，屡试辄验。于是确定百合能治此病，病状既恍惚难名，乃以药名名之，为百合病耳。

百合知母汤方

百合七枚，擘　知母三两，切

上先以水洗百合，渍一宿，当白沫出，去其水，更以泉水二升，煎取一升，去滓；别以泉水二升，煎知母，取一升，去滓；后合和，煎取一升五合，分温再服。

尤氏云：百合味甘平微苦，治邪气，补虚清热，故诸方悉以之为主，而随证加药治之。用知母者，以发汗伤津液故也。

元坚云：本草嘉祐新补泉水条云：久服，却温，调中，下热气，利小便。可见其有泻阳之功矣。此方与后三方，服法中用煎字，盖系后人所改，《外台》作煮字，宜从。

《生生堂治验》云：某之妻，患下利数年。食不进，形体尪羸，肌肤甲错，非有人扶持，则不能卧起。更医治之，皆用参附诃罂之类，先生诊之曰：百合篇所谓见于阴者，当以阳法救之。（案见下文）乃以大剂桂枝汤，覆取汗，下利止，更与百合知母汤，以谷食调理，渐渐复常。渊雷案：桂枝汤治虚痢脉弱自汗者，见柯氏《伤寒附翼》。然此案并无百合病之状，不知中神何所据而用百合知母汤，愚谓病之复常，盖谷食调理之功，非百合知母之力也。

百合病，下之后者，滑石代赭汤主之。

《千金》《外台》，俱作百合滑石代赭汤。

滑石代赭汤方

百合七枚，擘　滑石三两，碎，绵裹　代赭石如弹丸大一枚，碎，绵裹

上先以水洗百合渍一宿，当白沫出，去其水，更以泉水二升，煎取一升，去滓；别以泉水二升，煎滑石代赭，取一升，去滓，后合和，重煎取一升五合，分温服。

魏氏云：下之后，不用知母，而以滑石代赭汤主之者，以重坠之品随下药之势，使邪自下泄也。用代赭石之涩，涩大便也，用滑石之滑，利小便也。

百合病，吐之后者，用后方主之。

百合鸡子汤方

百合七枚，擘　鸡子黄一枚

上先以水洗百合，渍一宿，当白沫出，去其水，更以泉水二升，煎取一升，去滓，内鸡子黄，搅匀，煎五

分，温服。

《金鉴》云：不应吐而吐之，则虚中，以百合鸡子汤清而补之。尤氏云：本草。鸡子，安五脏，治热疾。吐后脏气伤而病不去，用之不特安内，亦且攘外也。

百合病，不经吐下发汗，病形如初者，百合地黄汤主之。

此当是百合病正治之方。凡病涉神经者，如肝病风病，皆当养血。百合病是神经衰弱，又有口苦小便赤脉微数之热证，故以地黄养血凉血。如初，言病状迁延，不与初时异也。

百合地黄汤方

百合七枚，擘 生地黄汁一升

上以水洗百合，渍一宿，当白沫出，去其水，更以泉水二升，煎取一升，去滓，内地黄汁，煎取一升五合，分温再服，中病勿更服，大便当如漆。

当，徐镕本、俞桥本并误作常。《千金》云：大便当出恶沫为候也。《外台》云：大便当出恶沫。案服生地黄汁，必致便溏，即《金匮》所谓如漆，《千金》《外台》所谓恶沫也。

《张氏医通》云：石顽治内翰孟端士尊堂太夫人，因端士职任兰台，久疏定省，兼闻稍有违和，虚火不时上升，自汗不止，心神恍惚，欲食不能食，欲卧不能卧，口苦，小便难，溺则洒淅头晕。自去岁迄今，历更诸医，每用一药，辄增一病。用白术则窒塞胀满，用橘皮则喘息怔忡，用远志则烦搅烘热，用木香则腹热咽干，用黄芪则迷闷不食，用枳壳则喘咳气乏，用门冬则小便不禁，用肉桂则颅胀咳逆，用补骨脂则后重燥结，用知柏则小腹枯瘪，用芩栀则脐下引急，用香薷则耳鸣目眩时时欲人扶掖而走，用大黄则脐下筑筑少腹愈觉收引。遂致畏药如蝎，惟日用人参钱许，入粥饮和服，聊藉支撑。交春，虚火倍剧，火气一升，则周身大汗，神气骙骙欲脱。惟倦极少寐，则汗不出而神思稍宁。觉后少顷，火气复升，汗亦随至，较之盗汗迥殊。直至仲春中气，邀石顽诊之。其脉微数，而左尺与左寸倍于他部，气口按之，似有似无。诊后，款述从前所患，并用药转剧之由。石顽曰：此本平时思虑伤脾，脾阴受困，而厥阳之火尽归于心，扰其百脉，致病。病名百合，此证惟仲景《金匮要略》言之甚详，本文原云诸药不能治，所以每服一药，辄增一病，惟百合地黄汤为之专药。奈病久，中气亏乏殆尽，复经药误而成坏病，姑先用生脉散加百合茯神龙齿，以安其神，稍兼英连以折其势。数剂稍安，即令勿药，以养胃气，但令日用鲜百合煮汤服之。交秋天气下降，火气渐伏，可保无虞。迨后仲秋，端士请假归省，欣然勿药而康。后因劳心思虑，其火复有升动之意，或令服佐金丸而安。嗣后稍觉火炎，即服前丸。第苦燥之性，苦先人心，兼之辛燥人肝，久服不无反从火化之虞。平治权衡之要，可不预为顾虑乎！

渊雷案：百合病医案，所见甚少。石顽此案，亦未以百合竟全功。其论病情，皆悠谬不可为训，录之以备参考而已。至此媪之病，当于桂枝加龙骨牡蛎汤、桂枝去芍药加蜀漆龙骨牡蛎汤、桂枝甘草龙骨牡蛎汤、茯苓桂枝白术甘草汤、茯苓桂枝甘草大枣汤诸方中择其适当者用之。

百合病，一月不解，变成渴者，百合洗方主之。

百合洗方

上以百合一升，以水一斗，渍之一宿，以洗身，洗已，食煮饼，勿以盐豉也。

煮饼，《千金》作汤饼。《外台》注云：今博饦也。《总病论》云：煮饼是切面条，汤煮，水淘过，热汤渍食之。《活人书》注云：煮饼，即淡熟面条也。张师《正倦游录》云：凡以面为食，煮之，皆谓汤饼。

尤氏云：病久不解而变成渴，邪热留聚在肺也。单用百合，渍水外洗者，以皮毛为肺之合，其气相通故也。洗已食煮饼者，本草：粳米、小麦，并除热止渴。勿以盐豉者，恐咸味耗水而增渴也。

百合病，渴不差者，栝蒌牡蛎散主之。

此条，《千金》《外台》，并与上条合为一条。

栝蒌牡蛎散方

栝蒌根　牡蛎数等分

上为细末，饮服方寸匕，日三服。

尤氏云：病变成渴，与百合洗方而不差者，热盛而津伤也。栝蒌根苦寒，生津止渴。牡蛎咸寒，引热下行，不使上烁也。

百合病，变发热者，(一作发寒热)百合滑石散主之。

百合滑石散方

百合一两，炙　滑石三两

上为散，饮服方寸匕，日三服，当微利者止服，热则除。

《千金》云：一本云治百合病，小便赤涩，脐下坚急。《外台》同。

《金鉴》云：百合病，如寒无寒，如热无热，本不发热，今变发热者，其内热可知也。故以百合滑石散主之，热从小便而除矣。

《千金》《外台》，此下更有一条云：百合病，变腹中满痛者方，但取百合根，随多少，熬令黄色，捣筛为散，饮服方寸匕，满消痛止。

渊雷案：百合七方，证候不完具，方意亦不甚可解。日本医生自东洞以下，皆置而不论，殆未经试效也。郭白云云：仲景以药之百合治百合病，与神农经主治不相当，《千金》难晓其义。是以孙真人言，伤寒杂病，启古有之。前古名贤。多所防御，至于仲景，时有神功。寻思旨趣，莫测其致，所以医人不能瞻仰万一也。然百合之为物，岂因治百合之病，而后得名哉或是病须百合可治，因名曰百合乎？少时，见先生言，以百合汤治一仆病得愈，余是时未甚留意，不解仔细详看，虽见其似寒似热，似饥似饱，欲行欲卧，如百合之证又自呼其姓名，有终夕不绝声，至醒问之，皆云不知，岂所谓如有神灵者耶？

百合病，见于阴者，以阳法救之；见于阳者，以阴法救之，见阳攻阴，复发其汗，此为逆；见阴攻阳，乃复下之，此亦为逆。

神经衰弱之证候，至不一律。约而言之，不过阴阳寒热。首条之口苦溲赤脉数，是热证，是为见于阳。然其病是虚不是实，其热由于阴虚，故当以阴法救之。若有寒证，则为见于阴，其寒由于阳虚，故当以阳法救之。见阳攻阴，则阴益虚，复发其汗，则更伤其阳。见阴攻阳，则阳益虚，乃复下之，则阴亦伤，是皆治之逆也。徐彬《金匮论注》云：内经所谓用阴和阳，用阳和阴，即是此义，故诸治法皆以百合为主。至病见于阳，加一二味以和其阴，病见于阴，加一二味以和其阳。

狐惑之为病，状如伤寒，默默欲眠，目不得闭，卧起不安。蚀于喉为惑，蚀于阴为狐。不欲饮食，恶闻食臭，其面目乍赤乍黑乍白，蚀于上部则声喝，（一作嘎）甘草泻心汤主之。

狐惑者，据本条所言，亦是急性热病，故曰状如伤寒，而以咽喉或前后二阴之蚀烂为主证。病人神情恍惚，惑乱狐疑，故曰狐惑。所以然者，毒害性物质不得循常轨排除，溃决而蚀烂咽喉二阴，故《千金》云：狐惑由温毒使然也。尝见麻疹被寒凉遏抑，不得透发，致蚀烂肛门以死者，记其本事，以当考证。

友人徐作丰家昆山，戊辰春，其子四龄，发热三四日不退，以友谊邀诊。其壮热无汗、咳嗽、目赤而润，知将发麻疹，用葛根汤佐以清热宣肺之品，服二剂，得汗，疹点亦遍布矣。昆俗，于麻疹流行之际，燃柏叶取烟，谓可防传染。惟既病者触其气，辄不治。事本无稽，然同居者燃柏叶，烟气闻于病房，疹点竟立隐。作丰复邀诊，病孩无汗如故，而指尖微厥，唇干舌光而绛，乃于原方加犀角地黄无价散。疏方毕，匆匆回沪，岂知服药后热度大高，神识昏蒙，仓猝延当地某医治之。医不省麻疹之必须透发于皮肤，又不省全身温暖有汗方能透发，见热高神昏，急用羚羊、石膏、鲜大青、鲜石斛等大队寒凉，药量动以两计。然服药后神识渐清，热亦顿退，作丰谓其能转危为安，颇信重之。越一日，愚依约往视，则已服其方二剂矣。见病孩肌肤枯燥，唇干舌润，度疹点不能复出，为之束手，不敢处方。于是某医治之七八日，病孩竟能起行矣，忽复咽痛发热，热且日甚，既而咽痛差，肛门旁又蚀烂。再邀往视，患部不过两黑点，如棋子大，略形低陷，并不红肿，而奇臭不可近。有西医为之洗涤敷药，揭去黑膜，则皮下烂蚀已极大。依疡医法，是为阴证，当用附子、黄芪，然麻疹之毒本当发散于全身皮肤，今聚而溃决于下部，则预后必极恶。苦思不得治法，仍谢不敏。病孩经一星期许而死，死时烂蚀处已穿透直肠，肛门仅存括约肌一条，为状绝惨。可知狐惑之病，由毒害性物质不得循常轨发泄所致也。

急性传染病之皮肤发疹点者，如天花、麻疹、猩红热等病，治法必须发表以透发于皮肤。透不出，或乍透即隐者，预后皆极恶。此等病，近时始知其原因为滤过性病毒，病原体之小，能透过陶磁，为通常显微镜所不能显。此滤过性病毒所引起诸病，必须透发于皮肤，其中必有相因之故。以臆测之，此等病有疹点者，疹点必须透发，药治必须发表，此殆因菌小易从血管窜入汗腺，而发表即所以排毒也，互详《伤寒论今释》。

蚀于上部，即蚀喉之惑也。嗄，原注一作嗄，嗄音谒，嘶声也，嗄音沙去声，又音隘，声破也，二字古书多互用。

甘草泻心汤方

甘草四两 黄芩三两 人参三两 干姜三两 黄连一两 大枣十二枚 半夏半升

上七味，水一斗，煮取六升，去滓再煎，温服一升，日三服。

赵刻本半夏半升误半斤，今据徐镕本及《伤寒论》改。煮服法中，水上当夺以字，再煎下当夺取三升三字，用法方解，并详《伤寒论今释》。

《成绩录》云：一妇人，证如前章所言，惟气不逆无动为异，常无故悲伤。先生（谓吉益南涯也名猷，东洞之子，《成绩录》皆记其治验）与甘草泻心汤而痊愈。案《成绩录》前章云：一男子，平居郁郁不娱，喜端坐密室，不欲视人，逆气甚，动则直视，胸腹有动，失治六年所。先生诊之，与柴胡姜桂汤而愈。

《生生堂治验》云：近江大津人某，来见先生，屏人私语曰：小人有女，年甫十六，有奇疾。每夜至亥初，俟家人熟睡，窃起舞跃，其舞曼妙娴雅，虽才妓不能过，至寅末，始罢而就寝，如是以为常。余常窃窥之，每夜辄异其舞，从无雷同，而皆奇妙不可名状，明朝，动止食饮，不异于常，亦不自知其故。或告之，则愕然不信。不知是鬼所凭，抑狐所惑也，闻先生门多奇疾，幸赐存视。先生曰：此证盖尝有之，即所谓狐惑病者也。往诊之，果然。与之甘草泻心汤，不数日，夜舞自止。渊雷案：以上两则，皆甘草泻心汤治狐惑之验案。特其人不发热，亦无蚀咽蚀阴之证耳。

蚀于下部，则咽干，苦参汤洗之。

苦参汤方

苦参一升

以水一斗，煎取七升，去滓，熏洗，日三。

此方赵刻本阙，今据徐氏、沈氏、尤氏及《金鉴》本补。徐镕附遗以庞安时《伤寒总病论》苦参汤补之。苦参半斤，槐白皮、狼牙根各四两。上到，以水五升，煎三升半，洗之。案苦参：《史记·仓公列传》以治龋齿。《别录》云：苦参，止渴，疗恶疮，下部䘌。槐白皮，主烂疮，喉痹，寒热。本经云：狼牙，主邪气热气，疥瘙恶疡疮痔，去白虫。丹波氏云：以理推之，用苦参一味为佳。

蚀于肛者，雄黄熏之。

雄黄

上一味，为末，筒瓦二枚合之烧，向肛熏之。（《脉经》云：病人或从呼吸上蚀其咽，或从下焦蚀其肛阴，蚀上为惑，蚀下为狐，狐惑病者，猪苓散主之。）

《本经》云：雄黄，主恶疮疽痔死肌，杀精物恶鬼邪气百虫毒。以熏肛蚀，即今之消毒法也。证类本草猪苓条，图经引张仲景云：黄疸病及狐惑病，并猪苓散主之。猪苓、茯苓、术等分，杵末，每服方寸匕，水调下。盖即《脉经》所云之方。然此方治狐惑，恐不效。《千金》有治狐惑汤方，黄连、甘草各四两，上二味，㕮咀，白酢浆一斗，渍之一宿，煮取二升，分为三服。

病者脉数，无热微烦，默默但欲卧，汗出。初得之三四日，目赤如鸠眼，七八日，目四眦（一本此有黄字）黑，若能食者，脓已成也。赤小豆当归散主之。

脉数为热，今无热，汗出而微烦，但欲卧，是热不在表，而在于里也。目赤眦黑，皆里热所致。热何由生？生于疮疡之化脓也。脓已成，则病势集于局部，不复散漫于脏腑，故见其能食，可以知其脓成。

尤氏云：此一条，注家有目为狐惑病者，有目为阴阳毒者，要之。亦是湿热蕴毒之病，其不腐而为虫者，则积而为痈，不发于身面者，则发于肠脏，亦病机自然之势也。仲景意谓与狐惑阴阳毒同源而异流者，故特论列于此欤。渊雷案：经文但云脓已成，不言患在何处，尤氏以为肠脏者，一则承上文蚀肛而言，一则赤小豆当归散治便血故也。此条，《脉经》《千金》俱在狐惑门中，总病论亦以为狐惑证。

赤小豆当归散方

赤小豆三升，浸令芽出曝干　当归十两

上二味，杵为散，浆水服方寸匕，日三服。

赵刻本，阙当归两数，今据宋本及俞桥本补，《千金》作三两，徐镕附遗引庞安时作一两。用法方解，互详惊悸吐衄篇。《备预百要方》云：血痢方。赤小豆三升，炒令熟，当归三两，上二味，捣筛为散，服方寸匕，日三，薄粥温下。

《张氏医通》云：此方治肠痈便毒，及下部恶血诸疾。

程氏云：当归主恶疮疡，赤小豆主排痈肿，浆水能调理脏腑，三味为治痈脓已成之剂。此方，蚀于肛门者当用之，先血后便，此近血也，亦用此汤。以大肠肛门，本是一源。病虽不同，其解脏毒则一也。浆，酢也，炊粟米熟，投冷水中，浸五六日，生白花，色类浆者。

阳毒之为病，面赤斑斑如锦文，咽喉痛，唾脓血，五日可治，七日不可治，升麻鳖甲汤主之。

阴毒之为病，面目青，身痛如被杖，咽喉痛，五日可治，七日不可治，升麻鳖甲汤去雄黄蜀椒主之。

《脉经》云：阳毒为病，身重，腰背痛，烦闷不安，狂言或走，见鬼，或吐血下痢，其脉浮大数，面赤斑斑如锦文，喉咽痛，唾脓血，五日可治，至七日不可治也。有伤寒一二日便成阳毒，或服药吐下后，变成阳毒，升麻汤主之。阴毒为病，身重背强，腹中绞痛，咽喉不利，毒气攻心，心下坚强，短气不得息，呕逆，唇青面黑，四肢厥冷，其脉沉细紧数，身如被打，五六日可治，至七日不可治也。或伤寒初病一二日，便结成阴毒，或服药六七日以上，至十日，变成阴毒，甘草汤主之。《千金》第九卷伤寒发汗汤门，《外台》第一卷引《古今录验》，文并同。

　　阴阳毒究系何病，注家无明说。惟丹波氏谓阳毒即后世所谓阳斑，阴毒即后世所谓阴斑，盖得之。案巢源伤寒阴阳毒候云：夫欲辨阴阳毒病者，始得病时，可看手足指，冷者是阴，不冷者是阳。若冷至一二三寸者，病微。若至肘膝，为病极。过此，难治。阴阳毒病无常也，或初得病便有毒，或服汤药，经五六日以上，或十余日后不瘥，变成毒者，其候身重背强，咽喉痛，糜粥不下。毒气攻心，心腹烦痛，短气，四肢厥逆，呕吐，体如被打，发斑，此皆其候。若发赤斑，十生一死，若发黑斑，十死一生。又时气阴阳毒候云：此谓阴阳二气偏虚，则受于毒。若病身重，腰脊痛，面赤斑出，咽喉痛，或下利狂走，此为阳毒。若身重背强，短气呕逆，唇青面黑，四肢逆冷，为阴毒。或得病数日变成毒者，或初得病便有毒者，皆宜依证急治，失候则杀人。据此，知阴阳毒以发斑为主证矣。巢源别有伤寒斑疮候，时气发斑候，热病斑疮候，温病发斑候，皆谓在表失汗，或汗吐下后热毒不解所致。然其证候，与阳毒无异，盖不知发斑即阴阳毒，故误析为二耳，要之。阴阳毒即后世所谓发斑，机能亢进，属实热者，为阳毒阳斑。机能衰弱，属虚寒者，为阴毒阴斑。《金匮》但于阳毒言面赤斑斑如锦文，于阴毒不言发斑者，盖因当时医家习用阴阳毒之名，举阴阳毒，则已知发斑，不必更言也。

　　丁仲祜近世内科全书，以麻疹当金匮之阳毒，然阳毒与阴毒对举，而麻疹绝少阴证，且主发于小儿，则与阳毒发斑自异。必欲取西医病名以证实之，当以斑疹伤寒为近。斑疹伤寒，为立克次体所传染之急性病，多发于壮年男子，发斑之见于历来医案者，亦皆男子为多，其身热常至四十度以上，面色发红，眼充血，重者或谵妄狂躁，是即属于实热之阳毒。又最易呈衰弱证，心搏衰微，血压低减，脉微而数，面色暗晦，瞪目偃卧，循衣摸床，是即属于虚寒之阴毒。又常并发脓性腮腺炎，故咽喉痛，唾脓血，彼此对勘，阴阳毒即斑疹伤寒无疑。斑疹伤寒之发斑，为固有之主要证，并非误治之坏证。而古人言发斑者，自巢源以下，皆谓由于失表，或汗吐下后热毒不解所致，此误也。活人总括云：凡内外热炽，汗下不解，烦闷咳呕，足冷耳聋，便是发斑之证。《伤寒蕴要》云：有来势急者，发热一二日便出斑，来势缓者，发热三四日而出也。景岳云：凡病伤寒，而汗下温清，俱不能解，及足冷耳聋，烦闷咳呕者，便是发斑之候。凡此诸说，皆知发斑之非因失表误治，可资考证。盖推勘病能，有多种病，必以皮肤为毒害性物质之出路，麻疹天花猩红热等皆是，不但阴阳毒也。

升麻鳖甲汤方

升麻二两　当归一两　蜀椒炒，去汗，一两　甘草二两　鳖甲手指大一片，炙　雄黄半两，研上六味，以水四升，煮取一升，顿服之，老小再服，取汗。（肘后千金方阳毒用升麻汤，无鳖甲，有桂，阴毒用甘草汤，无雄黄。）

徐大椿《兰台轨范》云：蜀椒辛热之品，阳毒用而阴毒反去之，疑误。活人阳毒升麻汤，用犀角、射干、黄芩、人参，无当归、蜀椒、鳖甲、雄黄，颇切当。丹波氏云：阳毒不得不用活人阳毒升麻汤及化斑汤之类，阴毒不得不用庞氏附子饮、霹雳散、正阳丹之类，而以升麻鳖甲汤一方主之者，可疑。渊雷案：此方不去雄黄蜀椒治阴斑，去雄黄蜀椒治阳斑，或有效，要之。治阳斑宜清宜下，治阴斑宜温，俱忌发汗。发汗则斑疹上出血溃烂，或致组织坏死也。化斑汤即人参白虎汤，用糯米，加葳蕤。附子饮方，附子、桂心、当归、白术、半夏、干姜、生姜。霹雳散方，附子炮过，以冷灰焙半时许，取出切半个，细挫，入蜡茶一钱，煎成，入熟蜜半匙，放冷服。正阳丹方，附子、干姜、甘草、皂角、麝香，煎成，连渣热服，或作散，白汤调下。

《方函口诀》云：升麻鳖甲汤，治阳毒发斑如锦文。阴阳毒之说虽不明了，然用于疫毒斑疹之异症，有效。一老医传，囚狱中有一种病，俗称牢役病，用寻常温疫治法，不验，用此方，时有特效云。又平安佐野氏，本董氏医级之说，谓喉痹急症为阴阳毒之种类，用此方得治者甚多，并可试焉。

余论 元坚云：百合、狐惑、阴阳毒三病，考之《巢源》、《千金》，多系伤寒后所变，此其所以合为一篇欤。但百合狐惑，注家或谓在后世为某病，然其说亦属牵凑，实不能知其为何证，如阳毒阴毒。就唐宋诸书考之，则殆是三阳合病，与少阴直中之类。然仲景不列于《伤寒论》中，则知是别一种证，而亦未明其为今之某病也，然则三病也者，古特有而今绝无者耳。痘疹创于东汉，脚气盛于晋唐，风会变迁，理之所然，庸讵疑于古今之有异乎？

金匮要略今释卷二

疟病脉证并治　第四

证二条　方六首

疟病以往来寒热，发作有时为候，其病理原因，中医古书言者多矣。内经疟论，文既不甚可解。刺疟论虽胪举足六经之疟，及五脏胃腑之疟，而刺法失传。后人或以为湿，或以为痰，皆臆测而已。一八八〇年，法医拉非兰氏（Laveran）于疟病人之血中，发见一种胞子虫，即认为疟疾之病原，名之曰疟原虫。其后医家详加研究，知此虫入于人之红血球，每次分裂繁殖时，其人即疟发，始恶寒，继发热，终则汗出热退。胞子虫种类不同，其成熟分裂之期有长短，故疟有每日发，间日发，三日发之异。一八九七年，露斯氏（Ronald Ross）证明传染之径路，系一种蚊，名安俄裴雷（Anopheles）者，介入人体。传染后发病前之潜伏期，自三十六小时至二十一日不等。此说为现代医家所公认，最近施行预防者，于清除孑孓及蚊类后，疟病渐见减少，可为一大证明。

师曰：疟脉自弦，弦数者多热，弦迟者多寒。弦小紧者下之差，弦迟者可温之，弦紧者可发汗针灸也，浮大者可吐之，弦数者风发也，以饮食消息止之。

此条凭脉不凭证，乃脉经家言，非仲景法。然疟脉自弦是事实，征之实验，疟始发，恶寒战栗时，其脉弦，发热汗出时则不弦。脉之所以弦，因浅层动脉收缩故也。浅层动脉收缩，则皮色苍白，口唇指甲作紫蓝色，见郁血证，故脉弦与郁血同时俱见，皆在疟病之恶寒期中。数属热，迟属寒，亦是脉法大纲。弦小紧者以下，则不可过信矣。

徐彬《金匮论注》云：脉大者为阳，小者为阴，紧虽寒脉，小紧则内入而为阴矣。阴不可从表散，故曰下之愈。迟既为寒，温之无疑。弦紧不沉，为寒脉而非阴脉。非阴，故可发汗针灸也。疟脉概弦，而忽浮大，知邪在高分，高者引而越之，故可吐。既云弦数者多热矣，而复申一义云：弦数者风发。见多热不已，必至于热极，热极则生风，风生则肝木侮土，而传其热于胃，坐耗津液，此非徒求之药，须以饮食消息，止其炽热，即梨汁蔗浆生津止渴之属。正内经风淫于内，治以甘寒之旨也。（从尤氏删节其解弦数，本之乃师喻氏《医门法律》。）

元坚云：此条，就脉候以示疟病证治之纲领。盖疟是半表半里之病，其有表里证，亦少阳病邪之所派及，不比伤寒太阳阳明之病情病机。故其汗吐下，亦与伤寒之治例不同。所言弦数者多热，即白虎加桂枝汤、柴胡去半夏加栝蒌汤证也。弦小紧者下之差，鳖甲煎丸是也。弦迟者可温之，柴胡桂枝干姜汤是也。弦紧者可发汗，牡蛎汤是也。浮大者可吐之，蜀漆散是也。疗疟之法，实不能出于此数件矣。又按弦数者风发也，以饮食消息止之，《外台》无"止"字，似义稍长。

病疟，以月一日发，当以十五日愈；设不差，当月尽解；如其不差，当云何？师曰：此结为癥瘕，名曰疟母，急治之，宜鳖甲煎丸。

《外台》，病疟上有问字，其作期。丸，徐镕本作圆，下并同。

此条言疟病至一月以上者，当治其症母也。一日发十五日愈，不差月尽解者，盖谓疟病不服药，大抵节气一更而自愈，否则节气再更而自愈。然亦约略之词，事实上并不尽然，故《脉经》无此文，但云疟病结为癥瘕，可以见也。疟母字，依玉篇，当作"痞"，莫厚切，云：病痞癖也。案疟母，即脾脏肿大也。脾脏肿大为急性热病所常有事，而疟病尤甚，发热则肿，按之坚而痛，热退则肿消。疟母者，病久而脾肿不消也。据西医之说，则因疟发而脾肿，非因脾肿而发疟也。然疟病热退之时，血液中胞子虫绝少，反于脾脏骨髓等深部，营分裂生殖，且脾肿不消而疟不差，则谓久疟由于脾肿也，亦宜。

鳖甲煎丸方

鳖甲十二分，炙 乌扇三分，烧 黄芩三分 柴胡六分 鼠妇三分，熬 干姜三分 大黄三分 芍药五分 桂枝三分 葶苈一分，熬 石苇三分，去毛 厚朴三分 牡丹五分，去心 瞿麦二分 紫威三分 半夏一分 人参一分 䗪虫五分，熬 阿胶三分，炙 蜂窠四分，炙 赤硝十二分 蜣螂六分，熬 桃仁二分

上二十三味，为末，取煅灶下灰一斗，清酒一斛五斗，浸灰，候酒尽一半，著鳖甲于中，煮令泛烂如胶漆，绞取汁，纳诸药，煎为丸，如梧子大，空心服七丸，日三服。（千金方用鳖甲十二片，又有海藻三分，大戟一分，䗪虫五分，无鼠妇、赤硝二味，以鳖甲煎和诸药为丸。）

元坚云：古方所言分者，系裁分之分，非六铢为分之分。此方鳖甲，《千金》注作三两，而煅灶下灰，与清酒，俱有定量。则他药以分称者，盖后人所妄改。其三分者宜作十八铢，六分宜作一两十二铢，五分宜作一两六铢，一分宜作六铢，二分宜作十二铢，四分宜作一两，始合古义。渊雷案：《千金》作成死鳖十二片，治如食法。（圣济作鳖肉煎丸，用生鳖肉半斤，治如食法。）注云：要略作鳖甲三两，而他药皆以铢两计，其方有大戟、海藻、虻虫，无鼠妇、赤硝，共二十四味，分量亦颇异。原注所料，殊不核，浸灰候酒尽一半，千金作以

酒渍灰，去灰取酒。

脾脏肿大，虽为急性传染病之并发病，然其所以肿，则因脾动脉生血栓，或竟栓塞，或因急性郁血而起。西医于血栓栓塞，尚无特效治法。中医不知脾肿，谓之疟母，然治之以鳖甲煎丸，方中药味，大要是行血消瘀之品。所以溶解血栓，涤除郁血，正适应脾肿，正适合原因疗法，此亦中医学中之一大奇迹也。

山内虑云：此方逐血之品特多者，以疟至久，则血道涩滞，与邪搏结。杨仁斋有疟有水有血，当以常山、草果、槟榔、青皮、乌梅、甘草作剂，加五灵脂、桃仁为佐之说，其意可见矣。（《金匮述义》引）

程氏云：疟母者，邪气内搏于脏腑，血气羁留而不行，息而成积，故内结癥瘕，而外作往来寒热。《内经》曰：坚者削之，结者行之。以鳖甲主癥瘕寒热，故以为君。邪结于血分者，用大黄、芍药、䗪虫、桃仁、赤硝、牡丹、鼠妇、紫葳，攻逐血结为臣。邪结于气分者，厚朴、半夏、石苇、葶苈、瞿麦、乌羽、蜂房、蜣螂，下气利小便以为佐。调寒热，和阴阳，则有黄芩、干姜；通营卫，则有桂枝、柴胡；和血气，则有阿胶、人参，六味以为使也。结得温即行，灶灰之温，清酒之热，所以制鳖甲，同诸药而逐癥瘕疟母。

丹波氏云：乌扇即射干，见本经，《千金》作乌羽。赤硝，《活人书》云：硝石生于赤山。考本草，射干，散结气，腹中邪逆。鼠妇，治月闭血瘕寒热。石苇，治劳热邪气，利水道。紫葳，治癥瘕血闭寒热。瞿麦，利小便，下闭血。蜂窠，治寒热邪气。蜣螂，治腹胀寒热，利大小便。䗪虫，治血积癥瘕，破坚。煅灶灰，即煅铁灶中灰尔，亦主症瘕坚积。此方合小柴胡桂枝大承气三汤，去甘草、枳实，主以鳖甲，更用以上数品，以攻半表之邪，半里之结，无所不至焉。

师曰：阴气孤绝，阳气独发，则热而少气烦冤，手足热而欲呕，名曰瘅疟。若但热不寒者，邪气内藏于心，外舍分肉之间，令人消铄脱肉。

此条语出疟论。脱肉，徐镕本误肌肉，赵刻本、俞桥本及《外台》并作脱肉，与疟论同。疟论云其但热不寒者，阴气先绝，阳气独发，则少气烦冤，手足热而欲呕，名曰瘅疟。瘅疟者，肺素有热，气盛于身，厥逆上冲，中气实而不外泄，因有所用力，腠理开，风寒舍于皮肤之内，分肉之间而发。发则阳气盛，阳气盛而不衰，则病矣。其气不及于阴，故但热而不寒，气内藏于心，而外舍于分肉之间，令人消烁脱肉，故名曰瘅疟。案阴气先绝，阳气独发云者，其人津液少，而体温之形成亢盛，所谓阴虚阳盛之体也。古人名体温曰卫气，又以肺主气，故体温亢进者，谓之肺素有热，又以心主火，而为阳脏，故疟病之但热不寒者，谓之气内藏于心。后人竟以瘅疟为心肺之病，则误矣。体温之放散，身半以上为多，故气盛于身，则厥逆上冲，少气烦冤也。手足为诸阳之本，阳盛，故手足热，热干于胃，故欲呕，名曰瘅疟。瘅者热也，津液本少，又发瘅疟，则体内脂肪、蛋白质，愈益分解而消耗，故令消烁脱肉。

温疟者，其脉如平，身无寒，但热，骨节疼烦，时呕，白虎加桂枝汤主之。

疟论以先热后寒者为温疟，但热不寒者为瘅疟。《金匮》则瘅疟温疟似无别，且瘅疟但热不寒，厥逆上冲。（谓冲逆非厥冷之厥）以证候论，亦是白虎加桂枝汤所主，然则虽无别可也。疟脉自弦，如平，谓不弦也，身无寒但热，则脉不弦，可知疟脉之弦，必在恶寒郁血时矣。

元坚云：疟邪本在少阳，故时呕。此证则热邪熏胃者为甚，故身无寒但热。更就骨节疼烦视之，则犹有表邪在，故加桂枝于白虎汤中，以兼治表里。白虎清凉而少阳之邪亦解，犹三阳合病用白虎之例。（伤寒论二百二十七条）

白虎加桂枝汤方

知母六两　甘草二两，炙　石膏一斤　粳米二合　桂去皮，三两

上剉，每五钱，水一盏半，煎至八分，去滓温服，汗出愈。

粳米二合，《千金》《外台》及《伤寒论》白虎汤并作六合。桂，俞桥本作桂枝，并是。煮服法亦非仲景之旧，《千金》云：上四味，㕮咀，以水一斗二升，煮米烂，去滓，加桂心三两，煎取三升，分三服，覆令汗，先寒发热汗出者愈。《外台》此下更有十四字云，《伤寒论》云：用枇粳米，不熟稻米是也。

《圣济总录》云：知母汤，（即本方）治温疟，骨节疼痛，时呕，朝发暮解，暮发朝解。（案即千金本方之证治也）

《方极》云：白虎加桂枝汤，治白虎汤证而上冲者。

《方机》云：疟疾，身热，骨节疼烦，渴欲饮水者，白虎加桂枝汤主之。

《类聚方广义》云：霍乱，吐泻之后，身体灼热，头疼身痛，大渴烦躁，脉洪大者，宜此方。

渊雷案：此方，《千金》《外台》俱用桂心。凡仲景用桂枝，而《千金》《外台》用桂心者，不一而足。细考之，殊无条理可循。日本医吉益氏之流派，遂以桂枝、桂心为一物，俱治冲逆。然桂心味厚，桂枝味薄，冲逆而有表证者宜桂枝，冲逆而下焦寒者宜桂心。此方有骨节疼烦之表证，则用桂枝为是。

吉益猷《险症百问》云：一妇人病疟，干呕不能食，又恶心，强食之，则必吐。发时，身体疼痛，寒少热多，呕吐益甚，试多与冷水，则呕吐稍止，于是作白虎加桂枝汤。令热服之，忽然振寒发热，大汗出而愈。渊雷案：此案因白虎证不具而呕吐剧，南涯盖偶忆金匮温疟有时呕之证，故先以冷水试之，得冷水而呕吐稍止，则与本条之时呕正合，故用白虎加桂枝汤。观其得汤而病愈，可知仲景所记证候，皆由积验而来，可为用药之标准，此大论要略之所以可宝也。尤奇妙者，服汤后，振寒发热，大汗出而愈。《千金》不云乎：先寒发热汗出者愈。盖温疟本无寒，服药反先寒，则为瞑眩，瞑眩斯病愈矣。读《金匮》《千金》者，倘于其用药之标准，瞑眩之状况，精思熟虑，则每收奇效。

疟多寒者，名曰牡疟，蜀漆散主之。

《外台》引仲景《伤寒论》，作牝疟。元坚云：宋本《外台》作牝疟。盖其作牝者，程衍道（明崇祯间人重刻《外台秘要》者）所意改。吴氏医方考云：牝，阴也。无阳之名。故多寒名牝疟。

蜀漆散方

蜀漆洗去腥 云母烧二日夜 龙骨各等分

上三味，杵为散，未发前以浆水服半钱。○温疟加蜀漆半分，临发时服一钱匕。（一方云母作云实）

洗去腥，赵刻本误作烧去腥，今据徐镕本改。《外台》方云：蜀漆洗去腥，云母，龙骨，上三味，等分，捣筛为散。先未发前一炊，以清酢浆水和半钱服，临发时更服一钱。温疟者，加蜀漆半分。云母，炭火烧之三日三夜用。注云，云母一作云实。

《方极》云：蜀漆散，治寒热发作有时，脐下有动者。

《类聚方广义》云：牝疟七八发若十余发后，病势渐衰者，未发前一时许，以酢水等分，或新汲水，服一钱匕，则吐水而愈。

程氏云：蜀漆，常山苗也，得浆水，能吐疟之顽痰。此方乃吐顽痰，和阴阳之剂，故牝疟温疟俱可服。元坚云：云母、龙骨性用，注家所说，似未明晰。考之本草，亦未见有治疟之能，窃以为此二味及牡蛎，俱有解水结之功，故与蜀漆相配，能豁疟痰也。《肘后方》曰：老疟久不断者，末龙骨方寸匕，先发一时，以酒一升半，煮三沸，及热尽服，温覆取汗，便即效。《千金翼》曰：疗痰饮头痛，往来寒热方，常山一两，云母粉二两，上二味为散，熟汤服方寸匕，吐之止，若吐不尽，更服。并与此方其意相似。又刺疟篇次注曰：先其发时，真邪异居，波陇不起，故可治，过时则真邪相合，攻之则反伤真气，故曰失时。盖得此说，而此方服法，义益明矣。渊雷案：此方用以截疟，无论寒多热多，但脐下有动者，甚效。若胸腹有动者，加牡蛎，惟截疟须于疟发三五次以后行之，截之若早，常有后遗病。又须于疟发前一小时乃至二小时服药，服早仅不效而已，服迟则疟发更增躁扰，此皆经验之事实。

附外台秘要方

〇牡蛎汤。治牡疟。

牡蛎四两，炙 麻黄去节，四两 甘草二两 蜀漆三两

上四味，以水八升，先煮蜀漆麻黄，去上沫，得六升，纳诸药，煮取二升，温服一升。若吐则勿更服。

各篇中附方，盖宋臣孙奇、林亿等校理医籍时采人，决择颇精。亦有本是仲景方，而要略遗佚者，故诸家注本，多存而不去，（惟程氏直解及《医宗金鉴》不载附方）日本医亦与仲景方同论列。此方，《外台》列于蜀漆散之前。仲景《伤寒论》牝疟，多寒者名牝疟，牡蛎汤主之。方中甘草下有炙字，蜀漆下更有七字云。若无，用常山代之。煮服法云，上四味切，以水先洗蜀漆三遍，去腥，以水八升，煮蜀漆及麻黄，去沫，取六升，纳二味。更煎取二升，去滓，温服一升，即吐勿更服则愈。

金《方极》云：牡蛎汤，治甘草麻黄汤证（甘草麻黄汤治喘急迫或自汗或不汗者）而胸中有动者。《方机》云：治疟疾恶寒略甚，胸腹动剧者，兼用紫圆。

赵氏云：牡蛎软坚消结，除滞血，今更佐之蜀漆，以理心下所结之邪，而甘草佐麻黄，非独散寒，且可发越阳气，而通于外，阳通结去，其病即瘥。尤氏云：盖亦蜀漆散之意，而外攻之力较猛矣。元坚云：此方吐而

兼汗者，张戴人法，间有此类。然愚尝用治疟夜间发，及热甚无汗者，服后不吐而汗，稍稍邪解就愈，尤氏以谓外攻之力较猛者信矣！

〇柴胡去半夏加栝蒌汤。治疟病发渴者，亦治劳疟。

柴胡八两　人参　黄芩　甘草各三两　栝蒌根四两　生姜二两　大枣十二枚

上七味，以水一斗二升，煮取六升，去滓再煎，取三升，温服一升，日二服。

《外台》引张仲景《伤寒论》，疟发渴者，与小柴胡去半夏加栝蒌汤。方中甘草下有炙字，大枣下有擘字，日二服作日三。注云：经心录疗劳疟，案劳疟者，巢源云：凡疟积久不差者，则表里俱虚，客邪未散，真气不复，故疾虽暂间，小劳便发。汤本氏云：此渴系虚热，而非实热，不然，何不加石膏，而加栝蒌根乎？师特托疟病以述此方之用途耳，凡证如小柴胡，而无半夏证，有栝蒌根证，或加疲劳困惫之状者，不论何种病证，皆宜用之。

《方极》云：柴胡去半夏加栝蒌汤，治小柴胡汤证（小柴胡汤治胸胁苦满或寒热往来或呕者）而渴，不呕者。

《方机》云：疟病，往来寒热，胸胁苦满，或渴，不呕者，柴胡去半夏加栝蒌汤主之，兼用紫圆。

汤本氏云：余屡用本方，加麦门冬、地黄，兼用第二黄解丸（黄连、黄芩、栀子、黄柏）治肺结核，身体枯瘦，微咳虚热，手掌足蹠烦热者。

徐氏云：《伤寒论》，寒热往来为少阳，邪在半表里故也。疟邪亦在半表里，故人而与阴争则寒，出而与阳争则热，此少阳之象也。是谓少阳而兼他经之证则有之，谓他经而全不涉少，阳，则不成其为疟矣。所以小柴胡亦为治疟主力，渴易半夏加栝蒌根，亦治少阳成法也。（伤寒论九十九条小柴胡汤加减法）攻补兼施，故亦主劳疟。

○柴胡姜桂汤。治疟寒多，微有热，或但寒不热。（服一剂如神）

柴胡半斤　桂枝三两，去皮　干姜二两　黄芩三两　栝蒌根四两　牡蛎三两，熬　甘草二两，炙

上七味，以水一斗二升，煮取六升，去滓再煎，取三升，温服一升，日三服。初服微烦，复服汗出便愈。

今《外台》第五卷疟病门不载此方，本出《伤寒论》太阳中篇，用法方解，详《伤寒论今释》。

《成绩录》云：富士山祝史某，侨居京师，得疾请医，医诊以为外邪，与药即愈。乃梳发浴身，而疾复发，烦渴引饮，胸腹有动，明日即愈，愈后复发，约每六七日而一发，如是数次，医不以为虚，即以为邪热。然药之不愈，遂请先生。先生曰：医误矣，斯病乃疟

耳。令服柴胡姜桂汤，不过数帖，疾去如濯。

浅田宗伯《橘窗书影》云：一妇女，产后恶露既尽，时时恶寒面热，舌上赤烂，头汗出，心下微结，腹满，小便不利，腰以下微肿。医或以为褥劳，或以为黄胖，杂治之，不验。余诊为血热挟蓄饮之证，与柴胡姜桂汤，加吴茱萸、茯苓，自丁酉之秋，迄戊戌之春，旧疴已愈过半，尚守前方，遂全治。

又云：一妇人，外感不解，日日恶寒发热有定时，状如类疟，汗出不止。众医治之月余，或以为风劳，或以为血热，纷无定论。余诊之日，脉沉弦，且心下微结，恐有蓄饮动悸，为邪热水饮并郁之证。乃与柴胡姜桂，加鳖甲、茯苓，又以时时气郁干呕，兼用三黄泻心汤，加香附、槟榔、红花为泡剂。服之二三日，诸证减半，不数旬而痊愈。

又云：一妇人，外感后，热不解，时时发热如疟，盗汗出，胸腹动悸，目眩耳鸣，或肩背强急，头上如戴大石，耳中如撞大钟。历更诸医，一年余，无寸效。余用柴胡姜桂汤加黄芪鳖甲，数十日，热减，盗汗止，因去黄芪、鳖甲，加吴茱萸、茯苓，兼用六味地黄加铁沙炼，诸证痊愈。

中风历节病脉证并治　第五

论一首　脉证三条　方十二首

此篇所论，有脑病，有脊髓病，有末梢神经病，亦有运动器病，新陈代谢病，其证候为不遂，为疼痛，疼痛不遂之证，古人以为皆风之使然，故论列为一篇。

夫风之为病，当半身不遂；或但臂不遂者，此为痹。脉微而数，中风使然。

不遂，谓不能运用自如也。半身不遂者，病必在大脑。但臂不遂者，病或在脊髓，或在末梢神经。元坚云：凡形骸一节之气，闭而不仁者，皆谓之痹。今止云臂者，盖举一隅尔。尤氏云：风从虚入，故脉微。风发而成热，故脉数。曰中风使然者，谓痹病亦是风病，但以在阳者则为风，而在阴者则为痹耳。丹波氏云：脉微而数，可疑。今验风病，多脉浮大而滑，而或数或不数。

欲明风与痹之病理，须先究运动神经之径路。脑髓中之大脑，为意识记忆知识意志情绪之主宰，此等精神，皆寄于大脑之皮质。大脑分为左右两半球，犹四肢五官之各分左右也。运动神经之神经纤维，皆出于大脑两半球之皮质，由皮质之下向后，至延髓脊髓交界处，大部分左右交叉，出于大脑左半球之神经，交叉而下行于脊髓右侧，出于大脑右半球之神经，交叉而下行于脊髓左侧。此等纤维，下至脊髓之运动神经细胞核而终止，是名中枢性运动径路。脊髓亦分为左右两侧，由此再生新纤维，自脊髓出，分布于全身随意运动之器官，是名末梢性运动径路。上肢之末梢运动径路，出自颈髓胸髓，下肢之末梢运动径路，出自腰髓骶骨髓。因此之故，病在大脑半球，则对侧之半身不遂，病在颈髓胸髓之一侧，则本侧之上肢不遂，病在腰髓骶骨髓之一侧，则本侧之下肢不遂，是故半身不遂之风，病在大脑，臂不遂之痹，病在脊髓也。尤氏谓风彻于上下，故半身不遂。痹闭于一处，故但臂不遂，以此见风重而痹轻，风动而痹著。此言虽未得真际，然已触及真际矣。倘大脑之病灶甚小，仅侵及一小部分之运动中枢，则不遂之外证，亦局限于身体一小部分，不致波及半身。若是者，将与脊髓之病疑似。欲鉴别之，可先测其血压，若血压甚高，而又头中胀痛，则可知其脑血管破裂，是大脑之病。若不尔者当属脊髓之病，次察其不遂之肌肤，有无变性萎缩。有变性萎缩者，是脊髓之病，无者是大脑之病。盖肌肤之营养神经，出于脊髓，不出于大脑，脊髓有病，则其所辖之肢体，必见营养障碍故也。

中风之为病，因大脑卒然出血，故卒然不省人事，口眼㖞僻，手足不收，痰涎涌盛。其幸而得苏者，则半身不遂，延年，（亦有半年内痊愈者）大抵十年之内，病必再发，再发多不救。脑出血与脑充血不同，充血不过血管扩张而聚血多，尚未溢出管外，出血则血溢于管外矣。脑充血之重证，虽亦有不省人事者，然致命者少。苏醒后，可望平复如故。若脑出血，往往因心脏麻痹，呼吸麻痹而立毙，其不毙者，即成半身不遂之证。脑出血之病灶，大小不等，大者侵及半球之大部，小者乃如粟粒，（此等小灶无卒中证候）通常大如榛栗如胡桃者最多。新出血之灶，状如糜粥而色红，此由碎裂之脑实质，及溢出之血液，混合而成。经时稍久，血液凝固，则红血球崩坏，血色素分解，遂被脑组织所吸收，仅留透明而黏腻之浆液。又经若干时日，则包含浆液之处，萎缩而成瘢痕焉。

寸口脉浮而紧，紧则为寒，浮则为虚，寒虚相搏，邪在皮肤。浮者血虚，络脉空虚，贼邪不泻，或左或右；邪气反缓，正气即急，正气引邪，喝僻不遂。邪在于络，肌肤不仁；邪在于经，即重不胜；邪入于腑，即不识人；邪入于脏，舌即难言，口吐涎。

口吐涎，《脉经》作口吐淤涎，则与上文皆四字为句，似是。

寒虚相搏，邪在皮肤者，古人不知神经系统之实质上起病变，而以风从外人为病原故也。络脉即血管，意谓。血管空虚，风入而为贼邪，留而不泻，或入于左，或入于右，健康人两侧之肌肤，本是端正如一，缓急平均，今风邪所入，肌肤为之宽缓。然无病之侧不宽缓，则牵引而喝僻也。络指浅层血管，经指深层血管，重不胜之病，深于不仁，故以不仁为络病，重不胜为经病。元坚云：痹论曰：皮肤不营，故为不仁。次注曰：不仁者，皮顽不知有无也。《诊要经终论次注》曰：不仁，谓不知善恶。尤氏云：神藏于脏而通于腑，腑病则神窒于内，故不识人。诸阴皆连舌本，脏气厥，不至舌下，则机息于上，故舌难言而涎自出也。

以今日之病理学说言，则脑出血由于血管中压力增高，血压之高由于动脉硬化，及大脑动脉之粟粒形动脉瘤。所以致动脉病变之原因甚多，如衰老、嗜酒、多食、梅毒、铅中毒、痛风、慢性肾炎、心脏肥大、心内膜炎等，皆是。至于引起脑出血之诱因，则为大喜大怒，饱食温浴等。发作时不识人者，因大脑皮质受出血灶之压迫，故知识昏蒙也。及出血歇止，病灶收缩，崩坏物渐被吸收，大脑皮质之被压轻减，则病人自醒。然病灶不消灭，则喝僻不遂之半身，终不能恢复。肌肤不仁者，知觉神经麻痹也，知觉神经之纤维，常与运动神经之纤维混合一处，其中枢亦在大脑，故不遂之半身常不仁，舌难言，口吐涎者，舌下神经及颜面神经麻痹也。

自宋以后，言卒中之原因者，河间主火，东垣主虚，丹溪主痰，之三说者，后人多祖述之。其实皆非主因也，当卒中之际，或面色缘缘而赤，脉洪大而滑，鼻

息深长，得大剂甘凉药而病减，此河间说之由来也。或
痰涎沥盛，得大剂除痰药而病减，此丹溪说之由来也。
偏枯瘫痪，得大剂补益药而病减，此东垣说之由来也。
然卒中之人，多体格佳良，肥胖多血者，则不得为虚。
未中之前，本无痰证火证，则不得为痰为火。然则火也
虚也痰也，皆既中以后之证候治法，非卒中之原因也。

〇侯氏黑散：治大风，四肢烦重，心中恶寒不足
者。（外台治风癫）

菊花四十分　白术十分　细辛三分　茯苓三分　牡蛎三分
桔梗八分　防风十分　人参三分　矾石三分　黄芩五分　当归三
分　干姜三分　芎䓖三分　桂枝三分

上十四味，杵为散，酒服方寸匕，日一服，初服
二十日，温酒调服，禁一切鱼肉大蒜，常宜冷食，六十
日止，即药积在腹中不下也，热食即下矣，冷食自能助
药力。

六十日止即药积七字，赵刻本作自能助药力五字，
今据徐镕本、俞桥本改。丹波氏云：此方主疗文法，与
前后诸条异。先揭方名，而后治云云者，全似后世经方
之例，故程氏、尤氏、《金鉴》，并云宋人所附。然《巢
源·寒食散发候》云：仲景经有侯氏黑散，《外台·风
癫》门载本方，引《古今录验》，无桔梗，有钟乳矾石。
方后云：张仲景此方更有桔梗八分，无钟乳矾石。乃知
此方，隋唐之人以为仲景方，则非宋人所附较然矣。徐

氏云：大风，概指涎涮卒倒之后也。沈氏云：直侵肌肉脏腑，故为大风。

渊雷案：此方重用白术之吸收，桔梗之排脓（桔梗之治效，日华本草及吉益氏说是也，今人以为诸药之舟楫乃误信洁古之说），而引之以上行之菊花，以治脑中出血灶。佐以祛风养血消痰降逆之品，而行之以温酒，以治不遂之神经。似是中风正治之方，然唐宋以来医书，未见此方之治验，知黑散之不用久矣。岂以其不能取效欤？又案素问长刺节论云：病大风，骨节重，须眉堕，名曰大风，此即今之麻风。或疑本方治大风，即是麻风，沈注直侵肌肉脏腑，亦与麻风病理暗合，然麻风为难治之病，本方殆无效也。

寸口脉迟而缓，迟则为寒，缓则为虚。营缓则为亡血，卫缓则为中风。邪气中经，则身痒而瘾疹，心气不足，邪气入中，则胸满而短气。

丹波氏云：迟者数之反，缓者紧之反，《金鉴》改迟作浮。云，迟缓二脉不能并见，必是传写之讹。此却非也。元坚云：营缓卫缓二句，是双关文法，上句是客词，下句是主词，对举以为营虚卫虚之辨。缓字承上文，犹言虚，营缓，言尺中缓者营必虚，卫缓，言寸口缓者卫必虚，卫虚故中风也。营缓一句，本不干中风，而注家牵合为说，未免错误。

渊雷案：此亦脉经家言。其证候，但身痒瘾疹，胸满短气，而无不识人之大脑病证，似即今所谓脊髓空洞症。其原因为先天性脊髓发育不全，有家族遗传关系，而以外伤传染病感冒精神发扬等为诱因，多发于少壮男子，其病灶在脊髓中央，因神经胶质增殖而成肿瘤，致灰白质萎缩，终则肿瘤溶解而成空洞。亦有因脊髓中央管之发育不全而成者，其证候以进行性肌肉萎缩为特征，发于拇指球小指球及骨节间，渐及于两臂外侧，患处肌肉，瘦削而挛缩。又因局部知觉麻痹，多亡失痛觉温觉，故手指常被烟卷灼伤而不自知。又因营养神经节细胞崩坏，致指节破坏，爪甲不痛自脱。皮肤生水泡匐行疹天疱疮，或生穿孔性溃疡，或现红斑。若所患空洞在颈髓，则病变见于目，眼睑裂狭小，眼球塌陷，患侧之瞳孔特小。若所患空洞在延髓，则病变现于舌咽颜面，舌萎缩，咽下困难，声带麻痹，偏侧颜面萎缩，心动急速，小便多而糖尿。

〇风引汤，除热瘫痫。

大黄　干姜　龙骨各四两　桂枝三两　甘草　牡蛎各二两寒水石　滑石　赤石脂　白石脂　紫石英　石膏各六两

上十二味，杵，粗筛，以韦囊盛之。取三指撮，井花水三升，煮三沸，温服一升。（治大人风引，少小惊痫瘛疭，日数十发，医所示疗除热方，巢氏云脚气宜风引汤）

丹波氏云：此方亦非宋人所附，《外台》风痫门引崔氏甚详。云：疗大人风引，少小惊痫，瘈疭日数十发，医所不能疗，除热镇心，紫石汤。（方与本方同）上十二味，捣筛，盛以韦囊，置于高凉处，大人欲服，乃取水二升，先煮两沸，便内药方寸匕，又煮取一升二合，滤去滓，顿服之。少小未满百日，服一合，热多者，日二三服，每以意消息之。永嘉二年，大人小儿频行风痫之病，得热，例不能言，或发热，半身掣缩，或五六日，或七八日死。张思惟合此散，所疗皆愈。此本仲景《伤寒论》方，古今录验范汪同。（《千金》风癫门紫石散即本方，主疗服法并同）由此观之，风引，即风痫掣引之谓，而为仲景之方甚明。但除热瘫痫四字，义未允。刘氏《幼幼新书》作除热去癫痫，楼氏纲目作除热癫痫，（王氏准绳同）其改瘫作癫，于理为得矣。

渊雷案：风痫掣引，即后世所谓搐搦，亦即痉挛，乃神经系统病常见之证。小儿患急性热病，亦往往发痉挛，即俗所谓急惊风。大人风引，少小惊痫，盖汉晋人语，犹今世医人，于大人则名动肝风，于小儿则名急惊风也。此方治风引惊痫，而云除热瘫痫。林亿等亦知瘫字之误，故引外台文以证之。又，据张思惟之所治，云大人小儿频行风痫，知是流行性传染病，其证不能言，或发热，半身掣缩，五六日七八日而死，则是流行性脑膜炎也。惟方意与近顷所见之脑膜炎证不对，唐以来亦未闻治验，不知有效否。尤氏云：此下热清热之剂，中有姜桂石脂龙蛎者，盖以涩驭泄，以热监寒也。

〇防己地黄汤。治病如狂状，妄行独语不休，无寒热，其脉浮。

防己一分　桂枝三分　防风三分　甘草一分

上四味，以酒一杯渍之一宿，绞取汁；生地黄二斤，咬咀，蒸之如斗米饭久；以铜器盛其汁，更绞地黄汁，和分再服。

赵刻本，分并误钱，甘草作二钱，《医方类聚》（朝鲜书）作二分，今据徐镕本改。此方未审是否仲景方，千金第十四卷风眩门所载，似是古制。其文云：治语狂错，眼目霍霍，或言见鬼，精神昏乱，防己地黄汤方。防己二两，生地黄五斤（别切，勿合药渍，疾小轻，用二斤）甘草二两，桂心、防风各三两，上五味咬咀，以水一升，渍之一宿，绞汁，著一面，取其滓，著竹簀上，以地黄著药滓上，于三斗米下蒸之。以铜器承取汁，饭熟，以向前药汁合绞取之，分再服。

《千金》风眩一门，盖专载徐嗣伯方，引徐嗣伯曰：夫风眩之病，起于心气不定，胸上蓄实，故有高风面热之所为也。痰热相感而动风，风心相乱则闷瞀，故谓之风眩。大人曰癫，小儿则为痫，其实是一。据此，则防己地黄汤，乃治癫痫之方。癫痫，俗名羊痫风，系官能性神经系统病。发作无时，初发之年龄，自七岁至二十岁。重症癫痫发作时，卒倒不省人事，全身痉挛，牙关紧闭，口吐白沫，历十秒钟乃至五分钟，徐徐苏醒，此固非防己地黄汤所能治。若轻症癫痫，不过突然眩晕，及轻度失神，言语动作，一时中止，现一时性虚神，少顷清醒，操作如故。或于行路之际，忽然昏糊，走入他人之家，或至非所欲至之地，然后清醒。又有所谓类似癫痫症者，其人神识亡失，纵火杀人，清醒后不自知。或发强度之精神兴奋，恐怖惊愕，又现运动机能之失调，突然奔走，或旋转不已。此其证候，皆与防己地黄汤证符合。

《方函口诀》云：此方治老人男女，因老耄而妄语狂走者。《金匮》虽属于中风，实则失心风之类也。一老妇，面目手足微肿，心气不乐，对人辄落泪愁伤，他无余症，用此方而痊愈。

《兰台轨范》云：此方他药轻而生地独重，乃治血中之风也，此等法最宜细玩。渊雷闻之太炎先生云:《素问·病能论》以生铁洛饮治阳厥怒狂。本方重用地黄，地黄含铁质，与生铁洛饮同意。

头风摩散方

大附子一枚，炮 盐等分

上二味，为散，沐了，以方寸匕，已摩疾上，令药力行。

疾，俞桥本同，他本俱作疢。此方《千金》、《外台》俱载之，《外台》第十五卷头风头痛门，但引《千金》，不云张仲景方。《千金》第十三卷头面风门，名头风散方。云附子一枚，中形者，盐如附子大。上二味，治下筛，沐头竟，以方寸匕摩顶上，日三。案头风者，发作性之头眩头痛也，亦系官能性神经系统病。本草陈藏器云：盐，去皮肤风毒。

寸口脉沉而弱，沉即主骨，弱即主筋，沉即为肾，弱即为肝，汗出入水中，如水伤心，历节黄汗出，故曰历节。

赵氏云：肾主水，骨与之合，水性下，故脉沉者病在骨也。肝藏血，筋与之合，血性濡，血虚则脉弱，故脉弱者病在筋也。

丹波氏云：寸口脉沉以下，至即为肝二十二字，《脉经》移于下文味酸则伤筋之首，文脉贯通，旨趣明显，盖古本当如是矣。

程氏云：汗者，心之液。汗出而入水浴，则水气伤心，又从流于关节交会之处，风与湿相搏，故令历节黄汗而疼痛也。

尤氏云：案后水气篇中云：黄汗之病，以汗出入水中浴，水从汗孔入得之。合观二条，知历节黄汗，为同源异流之病。其瘀郁上焦者，则为黄汗。其并伤筋骨者，则为历节也。元坚云：此条不言痛者，盖省文也。如水伤心，注家就心主汗为解，然汗出入水中，恐不遽伤及心，且历节是筋骨间病，固不干心脏。仍疑心字有讹，或曰：心主血脉，伤心犹言伤血脉。亦属臆说，历节黄汗之辨，尤氏为确。徐氏曰：黄汗重在肿，历节重在痛，亦是。今更审之，曰黄汗出，曰肢节疼痛，曰发热，皆是二病所俱有。然历节之黄汗，特在痛处，曰历节黄汗出，是。（案历节之汗不限于痛处，此说非是）黄汗之汗，洽于周身，曰汗沾衣，色正黄如柏汁，是。历节之肿，多止下部，曰脚肿如脱，曰独足肿大，是。黄汗之肿，及于遍体，曰四肢头面肿，曰身肿，是。历节之痛，转历诸节，其名可征，黄汗之痛，必不转历，曰骨节疼痛，曰腰髋弛痛，曰身疼重，是。且其胸中窒如痛，久不愈必致痛肿等证。（案此即脓毒性关节炎，见下文）实黄汗之所独，而历节则无此瘀郁之态也。但近时未见黄汗病，亦未见历节有黄汗出者，（案历节重证，发高热者多酸臭汗，即所谓黄汗矣）姑就文义而论之已。

渊雷案：《巢源》历节风候云：历节风之状，短气，自汗出，历节疼痛不可忍，屈伸不得，是也。历节系一种急性热病，而以关节肿痛为特征，《金匮》本条及《巢源》，俱不言发热。然下文味酸则伤筋条云：假令发热，便为历节也。可知历节必发热矣，历节盖即急性关节风湿病。其病有流行性及流行时期，当亦是传染病，惟病原体至今未能确指。其诱因，以感冒及居处潮湿为最多，故高燥地方不常见，卑湿窑下之墟多有之，是即古人所谓汗出入水，汗出当风矣。

急性关节风湿病之起，大抵全无前驱症状，亦有先显不规则之关节痛，不舒适，及咽痛等状者。寒战者少，大多由恶寒而发热，同时一关节或数关节作痛，热至三十九或四十度，脉搏软而数，大约每分钟百余至。舌上湿，生灰白苔，此外更有一般急性热病之寻常症状，如厌食、口渴、大便秘结、小便短赤等，大多数出汗甚多，汗极酸臭，多生汗疹，精神恍惚。年少而病笃者，或至昏睡。受病之关节，一动即痛，红肿而热，病在膝关节者最多，次则踝肩腕肘髋手足等。诸关节之受病不同时，常依次继续肿痛，每历一关节，热必再度上升，此为热病中之最困苦者。病人略转动即大痛，汗出如洗，每致非常虚弱，困顿不起。风湿病之亚急性者，发热不过三十八度，受病之关节较少，炎肿亦较轻。

症状与风湿病类似之病，有多数性续发性关节炎，脓毒性关节炎，淋菌性关节炎，此皆并发于他种传染病之经过中。有原发病固有之证候，可以鉴别。最难鉴别者，为畸形性关节炎，其特殊性状，为滑膜软骨及关节周围之构造改变，有时或为骨萎缩或肥大。然始病时，竟与风湿病难别。又有痛风，系新陈代谢病，以体内成多量之尿酸为特征，惟发热轻微，关节之疼痛，夜间甚剧，而昼日几于无痛。凡此数种，古医书皆称历节，皆在本篇之范围。痛风之名，本出自我国，盖起于金元以后，丹溪《格致余论》有痛风论，云：瘀浊凝涩，所以作痛，夜则痛甚，是也。晋唐人则谓之白虎病，《外台》第十三卷引近效论，云：白虎病者，大都是风寒暑湿之毒，因虚所致，将摄失理，受此风邪，经络结滞，血气不行，蓄于骨节之间，或在四肢，肉色不变，其疾昼静而夜发。发即彻髓酸疼，乍歇，其病如虎之啮，故名曰白虎之病也。

跌阳脉浮而滑，滑则谷气实，浮则汗自出。

跌阳，胃脉也，诊在冲阳，冲阳在足跌上五寸，骨间动脉上，当大指次指之间。此与下条，并是脉经家说黄汗历节痛之故。

少阴脉浮而弱，弱则血不足。浮则为风，风血相搏，即疼痛如掣。

少阴，肾脉也，胗在太溪，太溪在足内踝后，跟骨上，动脉陷中。尤氏云：跌阳少阴二条合看，知阳明谷气盛者，风入必与汗偕出，少阴血不足者，风入遂著而成病也。

盛人脉涩小，短气，自汗出，历节疼，不可屈伸，此皆饮酒，汗出当风所致。

肥人脉涩小，易喘易汗，是事实。此因体质关系，未必由于饮酒汗出当风也。尤氏云：缘酒客湿本内积，而汗出当风，则湿复外郁。内外相召，流入关节，故历节痛不可屈伸也。合三条观之，汗出入水者，热为湿郁也。风血相搏者，血为风动也。饮酒汗出当风者，风湿相合也。历节病因，有是三者不同，其为从虚所得则一也。

诸肢节疼痛，身体魁羸，脚肿如脱，头眩短气，温温欲吐，桂枝芍药知母汤主之。

魁羸，沈氏、尤氏、《金鉴》本，俱作尪羸，徐本俞本作魁羸，《脉经》作魁瘰。（元广勤书室刻本《脉经》瘰误漯）案郑注檀弓云：尪者，疾病之人，其面乡天，或云短小曰尪。说文云：羸，瘦也。然则尪羸是短小瘦劣之意，此非历节主证。赵刻本作魁羸，不误。魁羸者，状关节之肿大也。玉篇肉部有膈魁字，云：肿貌。此即金匮历节证魁羸之本字。沈尤诸本作尪羸者，盖因次条有身体羸瘦之文而误。徐本俞本作魁，则魁字之讹也。

丹波氏云：历节，即痹论所谓行痹痹痛之类，盖风寒湿三气杂至，合而所发，痛久则邪盛正弱，身体即尪羸也。（案以魁羸为瘦劣非）痹气下注，脚肿如脱。上行则头眩短气，扰胃则温温欲吐，表里上下皆痹。故其治亦杂揉，沈氏则谓脾胃肝肾俱虚，非也。元坚云：肢节疼痛，身体魁羸，脚肿如脱，三证互言者，亦犹麻黄汤身疼腰痛骨节疼痛之例。且此云脚肿如脱，次条云独足肿大者，言寒湿下注，下部特浮，其久不愈者，往往变为鹤膝风，亦湿滞所致耳。又短气，与甘草附子汤证短气同机。

渊雷案：此条证候，正合急性关节风湿病，其他脓毒性淋菌性梅毒性诸关节炎亦可用此方。

桂枝芍药知母汤方

桂枝四两 芍药三两 甘草二两 麻黄二两 生姜五两 白术五两 知母四两 防风四两 附子三枚，炮

上九味，以水七升，煮取二升，温服七合，日三服。

附子三枚，他本俱作二两，此方分两多而用水少，可疑。

《外台》第十四卷历节风门，引《古今录验》防风汤，即本方去麻黄。煮法以水一斗，煮取三升，当从改。防风汤证云：身体四肢节解，疼痛如堕脱。肿，按之皮急，头眩短气，温温闷乱如欲吐。

《方机》云：桂枝芍药知母汤，治历节疼痛挛急，头眩，温温欲吐者。

《类聚方广义》云：治风毒肿痛，憎寒壮热，（案麻桂并用为放散体温，故治壮热）渴而脉数，欲成脓者。

又云：痘疮贯脓不足，或过期不结痂，憎寒身热，一所疼痛而脉数者，余毒欲成痈也，宜此方。

《方函口诀》云：此方以身体尪羸为目的，治历节经数日，骨节肿起如木瘿，两脚微肿，因疼痛而上逆，为头眩干呕者。又用于腰痛，鹤膝风，及俗所谓脚气者，

皆有效。

丹波氏云：桂麻防风，发表行痹。甘草生姜，和胃调中。芍药知母，和阴清热。而附子用知母之半，行阳除寒。白术合于桂麻，则能祛表里之湿。而生姜多用，以其辛温，又能使诸药宣行也。与越婢加术附汤其意略同。

曹颖甫先生云：戴姓妇，子死腹中，某医用药下之，胎已腐烂，然以贫故，未暇调理。未几，腹中时有块跳动，手足肢节俱疼痛，甚至不可屈伸，两足如脱，腋下时出黄汗，经二年矣。来求治，足胫常冷，脚肿如脱，两手不可屈伸，真历节证也。乃用《金匮》桂枝芍药知母汤，桂枝三钱、白芍三钱、麻黄二钱、防风四钱、生草二钱、白术苍术各四钱、知母四钱、熟附块二钱，服二剂，不见动静。翌日复诊，改熟附块为生附子，四剂后，汗液大泄，两手足胀大，发浸淫疮，而关节疼痛减其太半。盖寒湿毒由里达表之验也。闻之丁君甘仁曰：凡湿毒在里之证，正当驱之出表。但既出于表，必重用大小蓟丹皮赤芍，以清血分余毒。不独外疡为然，治历节风亦无不然。予乃用大小蓟各四钱，丹皮三钱、赤芍三钱，佐以息风和血之去湿品，两剂后，浸淫疮略减，复四剂后，渐次结痂，惟头晕如击仆状。诊其脉，大而弦，大则为热，弦则为风。小产后，其血分虚，血为阴类，阴虚则生热，血虚则生风。虚者不可重虚，乃用大熟地四两，生潞党四钱，制乳没各二钱，生铁洛四两，服十余剂，手足并光润，不知其曾患浸淫疮矣。渊雷案：此案乃脓毒性关节炎也。

味酸则伤筋，筋伤则缓，名曰泄；咸则伤骨，骨伤则痿，名曰枯。枯泄相搏，名曰断泄。营气不通，卫不独行，营卫俱微，三焦无所御，四属断绝，身体羸瘦。独足肿大，黄汗出，胫冷。假令发热，便为历节也。

《脉经》，此条接于上第八条弱即为肝句下。

缓谓宽弛而不能收摄，痿谓疲弱而不能植立。古人谓酸入肝，肝主筋，咸入肾，肾主骨，故其言如此。然过食酸咸，实未见有筋缓骨痿者，存而不论可矣。断泄字不可解，《金鉴》以为断绝之讹云。营气不通者，血循环障碍也。卫不独行者，体温不能适当传达也。体温随血液以传达全身，血循环障碍，则体温之传达亦受障碍，且营气不通，则营养不足，卫不独行，则机能衰减。于是组织中体液缺乏，淋巴液来源不足，故曰营卫俱微，三焦无所御也。《伤寒论》平脉篇林亿注云：四属者，谓皮肉脂髓。成注同。四属不得营养，故身体羸瘦。两足距心脏最远，受地心吸力之影响最大，血液最难还流，故下肢静脉之瓣膜最多，所以抵抗地心吸力而成其还流也。今因机能衰减，两足之血液淋巴，俱生还流障碍，故足肿大黄汗出而胫冷也。尤氏云：虚病不能发热。历节则未有不热者，故曰：假令发热，便为历节。后水气篇中又云：黄汗之病，两胫自冷，假令发热，此属历节。盖即黄汗历节而又致其辨也。

病历节，不可屈伸疼痛，乌头汤主之。

《脉经》作疼痛不可屈伸，是也。沈氏云：此寒湿历节之方也。经谓风寒湿三气合而为痹，此风少，寒湿居多，痹于筋脉关节肌肉之间，以故不可屈伸疼痛，即寒气胜者为痛痹是也。

〇乌头汤方：治脚气疼痛，不可屈伸。

麻黄　芍药　黄芪各三两　甘草炙　川乌五枚，咬咀，以蜜二升，煎取一升，即出乌头

上五味，咬咀四味，以水三升，煮取一升，去滓，纳蜜煎中，更煎之，服七合，不知，尽服之。

治脚气以下九字，当是后人所沾。程氏及《金鉴》并删之，是也。甘草，赵刻及徐俞诸本并阙两数，徐氏、沈氏、尤氏，并作三两。

《方极》云：乌头汤，治骨节疼痛，不可屈伸，若自汗，若盗汗，若腹绞痛者。

《方机》云：乌头汤，治历节疼痛，不可屈伸者，脚挛急，疼痛不可屈伸者，脚肿疼痛者。以上兼用蕘宾，（即平水丸：商陆、甘遂、芒硝、芫花、吴茱萸）时时以紫圆（代赭石、赤石脂、巴豆、杏仁，出《千金方》）攻之，仲吕（即如神丸：大黄、甘遂、牵牛子）亦可也。腰以下肿，疼痛者，兼用蕘宾，或仲吕，或桃花散（桃

花、大黄）。腹中绞痛拘急，不得转侧，身重，手足厥冷，阴缩者，小腹挛急，阴囊偏大者，兼用蕤宾或仲吕。自汗盗汗出，浮肿者，兼用桃花散。

《类聚方广义》云：脚气痿弱，不能起立，麻痹殊甚，诸乌附剂无效者，宜此方。

又云：治痛风，百节疼痛肿起，及偏枯瘫痪结毒，骨节酸疼，或隆起者，俱兼用七宝承气丸十干承气丸。腹满便秘，或有坚块者，兼用夹钟圆（大黄、硝石、人参、甘草），或大承气汤，有经水之变者，桃核承气汤。偏枯症，心气不定，或健忘，心下痞者，泻心汤。

又云：治痘疮起胀贯脓，其势不振，灰白内陷，下利身冷，寒战咬牙，掉头不止者。

又云：痈疽累日脓不溃，坚硬疼痛不可忍者。已溃之后，毒气凝结，腐蚀不复，新肉难生者。附骨疽，瘰疬，瘀脓不尽者。久年梅毒，沉滞而不动者。并主之。随宜兼用七宝（七宝丸有三方，其一用牛膝、轻粉、土茯苓、大黄丁子，其二用巴豆丁子、大黄，其三用水银、硝石、矾石、盐），十干，梅肉（梅肉散也，梅肉霜、栀子霜、轻粉、巴豆），又有可用熏药者。

元坚云：此方比之桂芍知母汤，其力更烈。治历节初起急剧证，功效不可言。黄芪亦以驱湿，说见于前。（湿病防己黄芪汤下）

沈氏云：麻黄通阳，出汗散邪，而开痹著。乌头驱寒而燥风湿，芍药收阴之正。以蜜润燥，兼制乌头之毒。黄芪、甘草，固表培中，使痹著开而病自愈。谓治脚气疼痛者，亦风寒湿邪所致也。

渊雷案：乌附大毒之剂，得蜜则瞑眩剧而奏效宏。村井杶《续药征》，谓蜜主治结毒急痛，兼助诸药之毒，是也。我国注家，皆以为制毒润燥，盖未经实验耳。又案：乌头附子，皆系双兰菊之球根，性效相同。居中而大者为乌头，旁出而小者为附子，故本草谓乌头附子母也。蜀中产者良，故名川乌头。别有野生者，不作球形，而作长条形，则为草乌头，性效亦同。仲景书，本但称乌头，本方中云川乌者，系后人所改。

《成绩录》云：一男子，左脚挛急，不得屈伸，时时转筋入腹，自少腹至胸下硬满，气上冲不得息，自汗如流，两足厥冷，二便秘闭，微渴，日夜不眠，仰卧不能转侧，舌上微黑。先生与乌头汤，汗止厥已，诸证少缓，然而两便不通，硬满如故，转筋益甚。更与桃仁承气汤，经二三日，大便快利，小便亦能通，历十日许，诸证悉愈。

《续建殊录》云：一男子，心下硬痛，手足厥冷，头出冷汗，呕吐不能饮食。服紫圆二钱，下利数行，痛益甚如绞，冷汗不止。乃与大柴胡汤，硬痛益甚，更作乌头汤服之，诸证顿退。渊雷案：《续建殊录》，日人武贞夫记其师吉益南涯之治验也。以南涯之精练，犹且再投药而不中病,可见医事之难。

加古坎主水征疮治方论云:安田清助者,患梅毒五六年,诸药皆无效。予诊之,其证脉沉数,面色黧黑,骨立身焦,历节疼痛,时时往来寒热,喘咳特甚。众医以为不起,因先作乌头汤,饮之三十有余日,以运动其毒,更作曾津比留丸(水银、硝石、砒石、矾石、胆矾、绿矾、食盐)。服之十日,诸证悉退,但脚挛急,不能起居。因作芍药甘草附子汤饮之,四十日好许而全瘥,肥满壮健,能行百里。

又云:赞州引田浦一妇人,苦梅毒十余年,诸药皆不效。请治于予,其证:脉沉数,面色憔悴,四肢拘急,肩腕腹背结毒,常出脓汁,臭气触鼻,因先作乌头汤及伯州散(蝮蛇、蟹、鹿角各烧为霜),服之四十余日,更作化毒丸(薰陆、大黄、雄黄、乱发霜生生乳)服之。凡八日,诸患减半。后二十日,再作化毒丸服之如前,至八日而止服,以紫圆隔日攻之,病减十之八九。毒犹未尽,周身微肿,因作越婢加术附子汤饮之,时以梅肉散攻之,五十日许,毒乃尽除。

尾台榕堂《方伎杂志》云:斋藤铁之助,乞诊曰:自九月顷,腰脚痛,不能行步,藩医以为疝,服药三十日而不效。余诊之,因偃卧日久,身体脱肉,腰股痛甚。乃与乌头汤,兼用七宝承气丸,服之五六日,痛少轻。病人问病名,余戏云:一人而两名,功令所禁,今阁下所病，或名为疝，或名为脚气，或名为打扑，为名已多，仆不当更命名矣。又十日许，用丸药，大便少通，乃转方，用芍药甘草附子大黄汤，每与六帖，共二十日许，已能扶杖踞坐。其年冬，益精心服药，痛渐去，筋渐弛，至腊月中旬，大抵全快。廿四五日顷，能起床如案。

渊雷案：中医诊断之目的，为欲用药，用药必凭证候，故诊断惟务审证，不一定探察病灶病菌。以命其病名，乃病人之求诊者，往往欲先知病名，殊令医者有时窘于应付，尾台氏不肯臆造病名，盖守东洞之遗教也。

《橘窗书影》云：万吉之息，年八岁，昨年以来，右脚挛急，不能行步，渐至右臂骨突出，经筋痛不可按，其他如故。医概以为肝证，与抑肝散之类。余以为胎毒所流注也，用乌头汤如法服之，兼用化毒丸，数十日而挛痛渐缓，得以起步。余迩来疗此证十人，大抵用此法拔其沉痼，但病足，枯如柴，或椎骨突出作龟背，或两足缭戾，指甲横斜者，不可不虑其初也。

又云：水野之妻，产后手足疼痛不解，医以为风湿，治之数日而不知。余诊之曰：身无寒热，痛不走注，病凝结而肿起，恐是瘀血流注也。与桂苓丸料（桂枝茯苓丸也）加大黄附子，蒸当归、荷叶、矾石，以熨痛处，肿散痛和，两足平复，但左手掌后肿起突出，不得屈伸，痛甚。乃与乌头汤，掌后贴芫青膏，脓水出，痛去复常。

〇矾石汤，治脚气冲心。

矾石二两

上一味，以浆水一斗五升，煎三五沸，浸脚良。

冲心，赵刻本作冲心，今据徐镕本改。杂疗篇作矾石半斤，煎法中无浆字。

《千金》第七卷论风毒状云：考诸经方，往往有脚弱之论，而古人少有此疾。自永嘉南度，衣缨士人，多有遭者，魏周之代，盖无此病，所以姚公集验，殊不慇懃。徐王撰录，未以为意。特以三方鼎峙，风教未一，霜露不均，寒暑不等，是以关西河北，不识此疾。自圣唐开辟，六合无外，南极之地，衿带是重，爪牙之寄，作镇于彼，不习水土，往者皆遭。近来中国士大夫，虽不涉江表，亦有居然而患之者，良由今代天下，风气混同，物类齐等，所致之耳。然此病发，初得先从脚起，因即胫肿，时人号为脚气。《外台》第十八卷引苏长史论云：晋宋以前，名为缓风，古来无脚气名，后以病从脚起，初发因肿满，故名脚气也。又有不肿而缓弱，行卒屈倒，渐至不仁，毒气上阴，攻心便死，急不旋踵，宽延岁月耳。然则缓风毒气，得其总称矣。据此，知脚气之病，始自永嘉以后。脚气之名，始自隋唐以后。矾石汤主疗云脚气冲心，明是后人所附，非仲景方矣。

渊雷案：西医言脚气之原因，约分三说。第一说谓是传染病，惟至今未能确定其病原体。第二说谓由中毒，所中之毒，或谓由于陈宿之鱼类，或谓由于陈腐之白米，或谓由于其他饮食物或代谢产物，纷无定论。第三说谓是新陈代谢病，因日常食物中缺少一种维生素之故，盖食米之外皮，含有水溶性维生素乙，碾去外皮之白米，即无此素，故常食白米者，易患脚气，面食之人，罕有患者。既患脚气之人，治以维生素乙，病亦多愈云。以上三说孰为近理，尚难论定。《千金》言北人服官南中，多遭此疾，似因食麦人改食白米之故，则第三说为是。然唐以后，中国士大夫亦有患者，又似因统一之后，交通无阻而传染，则第一说亦未为无理。今日医家虽多承认第三说，然实验研究上，缺乏维生素乙者，核与脚气症状，亦未能完全符合，则一二两说犹有参考之价值也。脚气之证候，身体倦怠，略腓肠肌有压痛，手足及口吻之知觉钝麻，下腿浮肿，心悸亢进，心窝苦闷，食思减退，溲少便秘，脉数。

《方极》云：矾石汤，治脚气痿弱不仁，及上入抢心者。

《古方便览》云：脚气肿满之类，或脚痛，中风，痛风，或腰痛之类，并宜此方浸洗脚，或洗腰。

渊雷案：矾石即明矾也，有收敛除湿消炎防腐之效。脚气但用矾石浸洗，必难见效，仍须内服药为是。尤氏云：脚气之病，湿伤于下，而气冲于上。矾石味酸涩，性燥，能却水收湿解毒，毒解湿收，上冲自止。元坚云：此方用之脚气，如痿软引日者，或见奏功，冲心之证，岂其所宜？活人书称脚气用汤淋洗者，医之大禁。而《景岳全书》详论禁不禁之别。当参。

附方

《古今录验》续命汤：治中风痱，身体不能自收，口不能言，冒昧不知痛处，或拘急不得转侧。（姚云与大续命同兼治妇人产后去血者及老人小儿）

麻黄 桂枝 当归 人参 石膏 干姜 甘草各三两 芎䓖一两 杏仁四十枚

上九味，以水一斗，煮取四升，温服一升，当小汗，薄覆脊，凭几坐，汗出则愈，不汗更服，无所禁，勿当风。并治但伏不得卧，咳逆上气，面目浮肿。

出《外台》第十四卷风痱门，冒昧下，有不知人三字。用麻黄三两，芎䓖一两，杏仁四十枚，余各二两。煮服法后云：范汪方，主病，及用水升数，煮取多少，并同。汪云是仲景方，本欠两味。据此，知本方是仲景旧方，而《金匮》遗佚，故林亿等取附篇末。范汪东晋人，其言当有所据也，芎䓖原缺两数，今依《外台》补，《千金》用三两。

沈氏云：《灵枢》云：痱之为病，身无痛者，四肢不收，智乱不甚，其言微，甚则不能言，不可治。故后人仿此而出方也，丹波氏云：《汉·贾谊传》云，辟者一面病，痱者一方病。师古注，辟，足病。痱，风病也。《圣济总录》云：痱，字书。病痱而废，肉非其肉者，以身体无痛，四肢不收，而无所用也。楼氏纲目云：痱，废也。痱即偏枯之邪气深者，以其半身无气营运，故名偏枯。以其手足废而不收，故名痱。或偏废，或全废，皆曰痱也。知是痱即中风之谓，脉解篇瘖俳，即瘖痱。

方舆輗云：此病虽非风之使然，然热盛而脉浮者，先取之于表，亦未为不可。如此，则续命汤未可全废矣。今有脉不浮，热不盛，而犹用此汤者，果出何意耶。

《类聚方广义》云：妇人草蓐中得风，头痛发热恶寒，身体痹痛，腹拘急，心下痞硬，干呕微利，咽干口燥，咳嗽甚者，不速治，必为蓐劳，宜此方。

《方函口诀》云：此方用于偏枯初期，有效。其他产后中风，身体疼痛者，或风湿涉于血分，疼痛不止者，又后世用五积散之证，热势剧者，皆可用。案五积散，系和剂局方，治外感寒邪，内伤生冷，头疼身痛，项背拘急，恶寒，腹痛呕吐，以及寒湿客于经络，腰脚酸疼，妇人经血不调，难产。其方系苍术、桔梗、麻黄、枳壳、陈皮、厚朴、干姜、半夏、茯苓、甘草、白芷、当归身、白芍药、川芎、肉桂也。

尤氏云：痱者废也，精神不持，筋骨不用，非特邪气之扰，亦真气之衰也。麻黄桂枝，所以散邪。人参当归，所以养正。石膏合杏仁，助散邪之力。甘草合干姜，为复气之需，乃攻补兼行之法也。元坚云：此方即大青龙汤变方，而尤氏所谓攻补兼施者已。中风邪气本轻，但以血气衰弱殊甚，故招其侮。大抵表候为内证所掩，往往使人难于辨认。盖续命汤，发表补虚对待为方，实为中风正治之剂。而推其立方之旨，则亦足以明中风所因之理，学者岂可不深味乎？汤本氏云：攻补兼施，有语病。其意盖以麻黄、石膏、杏仁为攻，以人参、干姜、甘草、当归、芎䒷为补耳，本方不过治脑出血之贫血虚弱，而兼表证者，不得为中风正治之剂。丹波氏之言，不可悉信。方本是麻黄剂，而有人参、干姜之阴虚药，（案干姜非阴虚药，其意盖谓阴证虚寒证耳）当归、芎䒷之贫血性瘀血药，故有麻黄、大青龙、越婢诸汤之证，而有虚候，兼贫血者，乃可用也。

渊雷案：《千金》《外台》所载中风方，以续命名汤者，无虑数十首，其方不过数味出入，皆以麻桂为主药。麻桂所以发表散热，为表证而设，然今所见江浙一带之中风，表证皆不急，无有需麻桂者。时师或以此疑古方不可用，此误也。周君价人，尝治军朔方，言其地苦寒，大风时起，走石扬沙，部伍巡徼，往往喎僻不遂而归，数见亦不以为怪。但当舁置帐幕中，勿遽温覆，稍灌温汤，俟口噤略缓，则与续命汤发其汗，数日便复常。周君尝治某权要，与麻黄八钱而不知，加至一两二钱，始得汗。药量之重，有如此者。此等中风，本非脑出血，不过受风寒之剧烈刺激，末梢运动神经起病变，故喎僻不遂。其表证乃因肌腠紧缩，汗腺固闭所致，与太阳伤寒之由于菌毒者，亦证同而因异。知觉神经受剧烈刺激，影响大脑，故令冒昧不知人。凡此皆是官能上疾患，非若脑出血之实质上起病变，而续命汤实为适应之方。乃知续命汤证，北地所常有，特江南少见耳。或者因此谓仲景方适于河北，不适于江南，则又执一之论，举一而废百者矣。

《橘窗书影》云：某氏之室，得外感，表证解后，右脚拘急肿痛，不能起步，脉浮数。余诊曰：热虽解而脉浮数，此邪气下注，筋脉不能流通也。与《金匮》续命汤，四五日而愈。汤本氏云：余每以续命汤治前证，及历节风越婢汤之证而兼血虚者，又用于后世五积散之证，皆有速效。古方之妙，不可轻视。

又云：北条氏，年七十余。平日肩背强急，时觉臂痛。一日，右肩强急甚，方令按摩生疗之，忽言语蹇涩，右身不遂，惊而迎医。服药四五日，自若也。余诊之，腹候快和，饮食如故，他无所苦，但右脉洪盛耳。与《金匮》续命汤，四五日而言语滑，偏枯少差，脉不偏胜，得以杖而起步矣。

○《千金》三黄汤：治中风手足拘急，百节疼痛，烦热心乱，恶寒经日，不欲饮食。

麻黄五分 独活四分 细辛二分 黄芪二分 黄芩三分

上五味，以水六升，煮取二升，分温三服，一服小汗，二服大汗。心热加大黄二分，腹满加枳实一枚，气逆加人参三分，悸加牡蛎三分，渴加栝蒌根三分，先有寒加附子一枚。

出《千金》第八卷偏风门，名仲景三黄汤，分量皆以铢两计。每分为六铢，盖汉人以二十四铢为两，唐人以四分为两也。又拘急作拘挛，水六升作五升，三服作二服，心热作心中热，腹满作胀满，枳实一枚作六铢，附子上有八角二字。又云：此方秘不传。《千金翼》亦云：此仲景方，神秘不传。案此方用麻黄、黄芪，当有喘咳盗汗之证，而千金不言，唐以后未见治验，日本医亦不论列。

魏氏云：亦为中风正治，（承续命汤而言，其实亦非脑出血也）少为变通者也。以独活代桂枝，为风入之深者设也。（《别录》独活疗诸贼风，百节痛风，无间久新）以细辛代干姜，为邪入于经者设也，以黄芪补虚，以熄风也。以黄芩代石膏清热，为湿郁于下，热盛于上者设也。心热加大黄，以泄热也。腹满加枳实，以开郁行气也。气逆加人参，以补中益胃也。悸加牡蛎，防水邪也。渴加栝蒌根，以肃肺生津除热也，大约为虚而有热者言治也。先有寒，即素有寒也；素有寒则无热可知，纵有热，亦内真寒外假热而已。云加附子，则方中之黄芩，亦应斟酌矣。（此却不然，附子泻心汤、黄土汤皆黄芩附子同用，可以证也）此又为虚而有寒者言治也。

〇《近效方》术附汤：治风虚头重眩苦极，不知食味，暖肌补中，益精气。

白术二两　附子一枚半，炮去，皮　甘草一两，炙

上三味，剉，每五钱匕，姜五片，枣一枚，水盏半，煎七分，去滓温服。

《外台》第十五卷风头眩门，所载近效白术附子汤，有桂心，无姜枣，即《金匮》第二篇之甘草附子汤。此所附者，乃《金匮》之白术附子汤（即去桂加白术汤），亦即《外台》第一卷伤寒日数门之附子白术汤，而误缀近效之主疗，盖林亿等失检也。分量煮法，亦系宋人所改。

元坚云：前有头风摩散，后人仍附此方，本不干中风也。

〇崔氏八味丸：治脚气上入，少腹不仁。

干地黄八两　山茱萸　薯蓣各四两　泽泻　茯苓　牡丹皮各三两　桂枝　附子炮，各一两

上八味，末之，炼蜜和丸梧子大。酒下十五丸。日再服。

丹波氏云：《外台》脚气不随门，载崔氏方凡五条，第四条云：若脚气上入少腹，少腹不仁，即服张仲景八

味丸，方用泽泻四两、附子二两、桂枝三两、山茱萸五两，余并同于本书。《旧唐书·经籍志》：崔氏纂要方十卷，崔知悌撰。（《新唐艺文志》，崔行功撰）所谓崔氏其人也，不知者或以为仲景收录崔氏之方，故群及之。元坚云：前有矾石汤等，故后人附以此方。盖此方证，即病邪淹留，瘅著少腹者，故从缓治。更有少腹不仁属冲心之渐者，实非此方所对也。汤本氏云：不仁，本谓麻痹，此证则不但麻痹，亦谓下腹部软弱无力，按之如触绵絮，今验此证，与通常脚气异，特见于孕妇产妇，俗称血脚气者是也。渊雷案：此即肾气丸也，用法方解治验，详虚劳篇、消渴篇、妇人杂病篇。

严氏《济生方》云：加味肾气丸（于本方加车前子、川牛膝）治肾虚腰重脚肿，小便不利。薛氏云：治脾肾虚，腰重脚肿，小便不利，或肚腹肿胀，四肢浮肿，或喘急痰盛，已成蛊症，其效如神。

○《千金方》越婢加术汤：治肉极，热则身体津脱，腠理开，汗大泄，厉风气，下焦脚弱。

麻黄六两　石膏半斤　生姜三两　甘草二两　白术四两　大枣十五枚

上六味，以水六升，先煮麻黄，去上沫，纳诸药，煮取三升，分温三服。恶风，加附子一枚炮。

《千金》第十五卷肉极门不出方，云方出第七卷中，第七卷风毒脚气汤液门所载越婢汤广有白术、附子，共七味。《外台》第十六卷肉极门，引《千金》越婢汤，有附子，无白术，一名起脾汤。注云：本方有附子，删繁同。第十八卷风毒脚弱痹门，亦引《千金》越婢汤，而有术附。注云：此仲景方，本云越婢加术汤，又无附子。胡洽云：若恶风者加附子一枚，多冷痰者加白术。然则《千金》但有越婢汤，无越婢加术之名，其方则《金匮》越婢汤加术附也。此所附者，乃《金匮》水气病篇之越婢加术汤，而缀以《千金》之主疗，又用胡洽之说，恶风加附。盖林亿等凑合为之，故与《千金》《外台》小有出入也。案越婢加术附汤，石膏协麻黄，附子协术，皆所以逐水祛湿，日本医多有治验。（附见下文）若谓附子石膏寒温相制，则俗医之浅见矣。

《外台》引《删繁论》曰：凡肉极者，主脾也。脾应肉，肉与脾合，若脾病则肉变色。又曰：至阴（谓脾也）遇病为肌痹，肌痹不已，复感于邪，内舍于脾，体淫淫如鼠走，其身上津液脱，腠理开，汗大泄，鼻上色黄，是其相也。凡风气藏于皮肤，肉色则败，以季夏戊己日得之于伤风，为脾风。脾风之状多汗，阴动伤寒，寒则虚。虚则体重怠堕，四肢不欲举，不嗜饮食，食则咳，咳则右胁下痛，阴阴引肩背，不可以动转，名曰厉风。里虚外实，若阳动伤热，热则实，实则身上如鼠走，唇口坏，皮肤色变，身体津液脱，腠理开，汗大泄，名曰恶风。（《千金》同）渊雷案：越婢加术汤证，当是慢性肾炎。因泌尿障碍，水毒积于肌肉，皮肤起救济代偿，故热则腠理开，汗大泄。水气病篇以本方治里水（里水当作皮水）可以证也，肉极厉风之云。本非实际，盖慢性肾炎之患者，皮肤常苍白，故谓之肉极。极者，疲极之意。又因肌肉有积水，积水是湿之类，肉与湿皆属于脾，故删繁谓之脾风尔。注家或以厉风为癞，则不考《千金》《外台》，误之甚矣。林亿等以本方兼治下焦脚弱，故附于此。日本医则以下焦脚弱为越婢加术附证之一，用之有验。（见下文）所以然者，水湿之性就下，旧说以附子为下焦药，其理可推而知也。

《巢源·妇人脚气痛弱候》云：若风盛者，宜作越婢汤，加术四两。渊雷案：风盛，谓脉浮汗出恶风也，可参看水气病篇越婢汤条。

《方极》云：越婢加术汤，治越婢汤证（喘及渴欲饮水或身疼恶风寒者）而小便不利者。

《方机》云：一身悉肿胀，脉浮，自汗出，恶风而小便不利者，或一身面目黄肿，小便自利，其脉沉而渴者，或小便不利，不渴者，越婢加术汤主之。兼用仲吕或蕤宾，迫于胸中剧，则以紫圆攻之。

《类聚方广义》云：越婢加术汤，治眼珠膨胀热痛，睑胞肿起，或烂睑风，痒痛羞明，眵泪多者，兼用应钟散（大黄川芎本名芎黄散），时以梅肉散或紫圆攻之。

和田东郭《导水琐言》云：脚气不拘干湿二症，凡小水短涩，气急，手足麻痹甚，或膝骨弛缓者，可用越婢加苓术汤。

附越婢加术附汤之用法治验

《方机》云：脚气一身肿满，小便不利，或恶寒，或两脚不仁者，越婢加术附汤主之，兼用紫圆。

《类聚方广义》云：越婢加术附汤，治水肿身热恶寒，骨节疼重，或麻痹，渴而小便不利者，兼用蓝宾丸仲吕丸等。又治诸疡经久，为流注状者，及所称破伤湿者，又治疥癣内攻，一身洪肿，短气喘鸣，咽干口渴，二便不通，巨里动如怒涛者，更加反鼻（蝮蛇霜也）效尤胜。当以仲吕丸、紫圆、走马汤等下之。又治风湿痛风，身热恶寒，走注肿起，或热痛，或冷痛，小便不利而渴者，兼用蓝宾丸。又治痿躄症，腰脚麻痹，而有水气，或热痛，或冷痛者。

《建殊录》云：某者，壬午秋，左足发疔。疡医治之，后更生肉茎，其状如蛭，用刀截去，不知所痛，随截随长。明年，别复发疔，治则如初，尔后岁以为常。生肉茎者凡五条，上下参差，并垂于胫上焉。众医莫知其故，先生诊之，心胸微烦，有时欲饮水，脚殊濡弱，为越婢加术附汤及伯州散饮之，时以梅肉散攻之。数日，茎皆脱下而愈。又云：越中僧玉潭者，病后左足屈缩，不能行步，乃为越婢加术附汤饮之，时以紫圆攻之。每攻，其足伸寸许，出入三月所，行步复常，而指头尚无力，不能跂立，僧益下之不止。一日，遽起取架上之物，已而自念，其架稍高，非跂立不能及，因复试为之，则已如意矣。

华冈青州《医谈》云：某之母，患乳癌。初视之，核大如梅核，而腋下有块，服魔药（麻醉药也）一时许，割出之，核重六钱五分。越八日，发热，且疮口大肿痛，是为破伤湿，转用越术附，六七帖而愈。盖以其乳围赤色，左臂及腋下同时赤肿，乃流注之证，而是越术附证也。凡金疮及诸疮疡，有如此之证者，皆因外袭，越术附汤皆主之。越术附治破伤湿，古人所未言，记之以待后人试效焉。汤本氏云：破伤湿，即蜂窝组织发炎。因疮口消毒不净，细菌侵入所致。流注，即淋巴管及淋巴腺发炎也。破伤湿流注用越术附汤，诚华冈氏之伟迹，然此方非治一切破伤湿流注者。盖师（谓仲景也）之方剂，统治万病，方之所治，无一定之病，而有一定之证。故破伤湿流注而有越术附之证者，得越术附而愈，越术附非专治破伤湿流注之方，破伤湿流注，亦非专宜越术附之病也。余近顷，治八岁儿右肘淋巴腺炎，其证寒热往来，体温三十九度，烦渴，口舌干燥，舌上白苔，口苦，食机不振，恶心，右肘腺部发赤肿痛，不可屈伸，因与小柴胡汤半帖，加石膏三十克。服之三日，脱然而愈。知治病非可预定方剂矣。

又云：一人腋下漫肿，按之微痛，塾生诊以为痞癖，投大黄牡丹皮汤。后先生云是流注，视其左手，果有疵，因与越术附汤，兼用紫圆。凡水血凝滞，而肿痛不移者，可与越婢汤。

血痹虚劳病脉证并治第六

论一首　脉证九条　方九首

血痹者，末梢知觉神经麻痹也，魏氏以为当编次于中风之后，不为无见。今与虚劳同篇者，盖以神经麻痹，多由血循环涩滞所致，病属机能上之退行性变化，故与虚劳同科也。方九首，实十首，并数肾气丸则十一首。

问曰：血痹病，从何得之？师曰：夫尊荣人，骨弱，肌肤盛，重困疲劳，汗出，卧不时动摇，加被微风，遂得之。但以脉自微濇，在寸口关上小紧。宜针引阳气，令脉和紧去则愈。

重困，诸家本并作重因，魏氏及《金鉴》，并以重字属上为句。《脉经》卧上有起字，《脉经》《千金》，得之下并有形如风状四字。稻叶元熙云：赵本作重困，似是。贾谊新书：民临事而重困，则难为工矣。仓公传：为重困于俞，怠发为疽。此皆言累困也（《金匮述义》引）。尊荣之人，餍饫肥甘，不任作劳，故筋骨柔脆，肌肉丰腴，抵抗病因之力至弱。偶尔疲劳汗出，或起卧动摇，感冒微风，遂成血痹。《素问·五脏生成篇》云：卧出而风吹之，血凝于肤者为痹。王注：痹谓麻痹也。《脉经》《千金》，此条有形如风状句。麻痹如风，即血痹之证候矣。但以下，当是脉经家所沾注。盖神经必赖体温煦之，血液濡之，然后柔和而能致其用。今脉微墙，则是血循环涩滞也。寸口关上小紧，则是浅层动脉收缩，体温不得随血以达肌表也。脉变见于寸口关上者，其病在外，故为末梢知觉神经麻痹之候。凡官能性疾患，其实质无大变化者，针刺最易取效，故曰宜针引阳气，阳气谓官能，亦谓引达体温也。

汤本氏云：多数西医，以知觉麻痹，直归于知觉神经之炎症或变质，是谬见之甚者。何则？凡知觉神经之病，必因外伤或特种毒物之作用而起，其病非为自动的，常为被动的。换言之，非因知觉神经之原发病而续发麻痹，乃因毒害性物质使续发知觉神经病，其归结则生麻痹也。故毒害性物质为原因，知觉神经病为结果，麻痹则结果之结果矣。因此之故，治血痹，当用桂枝茯苓丸或当归芍药散，驱逐瘀血水毒为主，除其真正病原，而知觉神经之病变如何，反可不问。然则知觉神经之病，中医所知，反比西医为深，此其所以能治麻痹也。

血痹，阴阳俱微，寸口关上微，尺中小紧，外证身体不仁，如风痹状，黄芪桂枝五物汤主之。

《伤寒论》言脉之阴阳，多称脉阴阳。惟桂枝汤条阳浮而阴弱，不称脉。注家皆以为阳脉浮，阴脉弱。然下文云：阳浮者热自发，阴弱者汗自出。则阳浮谓体温外趋，阴弱谓血浆渗泄，不必指脉也。此条阴阳俱微，亦不称脉，故沈氏以为阴阳营卫俱微，邪人血分而成血痹。《金鉴》则仍以阴阳为脉，似沈义长矣。营卫俱微，神经不得煦濡而麻痹，故外证为身体不仁。寸口二句，亦是脉经家沾人，释在上条。

丹波氏云：血气形志篇王注：不仁，谓不应用则痛痹矣。（广韵：音顽，《巢源》《千金》间有顽痹之文，知顽麻之顽原是瘴字）《巢源·血痹候》云：血痹者，由体虚，邪入于阴经故也。血为阴，邪入于血而痹，故为血痹也。其状形体如被微风所吹，此形容顽痹之状也。风痹，诸家不注，惟《金鉴》云：不似风痹历关节，流走疼痛也。此以风痹为历节，恐误也。《巢源·风痹候》云：痹者，风寒湿三气杂至，合而成痹。其状肌肉顽厚，或疼痛，由人体虚，腠理开，故受风邪也。据此，则风痹乃顽麻疼痛兼有，而血痹则唯顽麻而无疼痛，历节则唯疼痛而不顽麻，三病各异，岂可混同乎？渊雷案：血痹风痹，皆是末梢知觉神经之病，历节则非神经系统病，已详前篇。丹波氏以疼痛与否，辨血痹风痹，就《巢源》文字而论，当是。至《金鉴》所云，盖因痹论有风气胜者为行痹之文，故以风痹为流走疼痛，惟历关节三字有语病，未必混风痹于历节也。

黄芪桂枝五物汤方

黄芪_{三两} 芍药_{三两} 桂枝_{三两} 生姜_{六两} 大枣_{十二枚}

上五味，以水六升，煮取二升，温服七合，日三服。（一方有人参）

赵刻本大枣十一枚，今据诸家本改。

《方极》云：黄芪桂枝五物汤，治桂枝汤证而呕，身体不仁，不急迫者。和久田寅叔云：方极但就药味之去加言之，于本文之证无所考。此证虽用桂枝，无冲逆之证，而有痹不仁之外证，亦无发呕之候，非以呕而增加生姜也。

丹波氏云：据桂枝汤法，生姜当用三两，而多至六两者何！生姜味辛，专行脾之津液，而和营卫药中用之，不独专于发散也。渊雷案：此方即桂枝汤，去甘草，倍生姜，而君以黄芪也。桂枝汤取其调和营卫，黄芪取其祛除皮下组织之水毒，恢复皮肤之营养，生姜取其刺激肠黏膜，催促吸收而下降水毒，此治麻痹之由于营养障碍者也。原注一方有人参者，《千金》第八卷风痹门黄芪汤，即本方加人参，共六味，故单名黄苗汤，无五物二字，主疗与《金匮》同。

夫男子平人，脉大为劳，极虚亦为劳。

《金鉴》引李彣云：平人者，形如无病之人，经云脉病人不病者是也。劳则体疲于外，气耗于中，脉大非气盛也，重按必空濡，乃外有余而内不足之象。脉极虚则精气耗矣，盖大者，劳脉之外暴者也。极虚者，劳脉之内衰者也。

魏氏云：虚劳者，因劳而虚，因虚而病也。人之气，通于呼吸，根于脏腑，静则生阴，动则生阳。虚劳者，过于动而阳烦，失于静而阴扰，阴日益耗，而阳日益盛也。虚劳必起于内热，终于骨蒸，有热者十有七八，其一二虚寒者，必邪热先见，而其后日久随正气俱衰也。

渊雷案：凡慢性病，见营养不良，机能衰减之证者，古人统称虚劳。如肾上腺病、遗精病、前列腺漏、阴萎、坏血病、白血病、贫血病、萎黄病、神经衰弱等，古人皆以为劳伤所致，皆属于虚劳之范围。惟肺结核即次篇之肺萎，而注家亦与虚劳等视。盖中医之用药，视证不视病，故病名多泛滥无断制，虚劳其尤泛滥者已。

男子面色薄者，主渴及亡血，卒喘悸。脉浮者，里虚也。

沈氏云：血乃神之旗，营卫之标。若面色薄者，是白而娇嫩无神，乃气虚不统营血于面也。阴血虚而阳气则盛，虚火上僭，津液不充，则渴。气伤而不摄血，则亡血，虚阳上逆。冲肺卒喘。心营虚而真气不敛，则悸。尤氏云：脉浮为里虚，以劳则真阴失守，孤阳无根，气散于外，而精夺于内也。

渊雷案：沈氏释面色薄，颇似西医所谓劳瘵质。劳瘵质者，其人面狭长，容貌软弱，面色苍白，眼光锐利，齿牙整齐，长颈而狭胸。其肋骨斜向下行，锁骨上窝陷凹甚深，吸气肌薄弱，心脏及血管系易于兴奋，（易于潮红或失色）手足细长，筋肉及脂组织发育不良。凡具斯等体格者，对于结核菌之抵抗力特弱，易罹肺结核云。

男子脉虚沉弦，无寒热，短气里急，小便不利，面色白，时目瞑兼衄，少腹满，此为劳使之然。

《金鉴》云：脉虚沉弦，阴阳俱不足也。无寒热，是阴阳虽不足而不相乘也。短气面白，时瞑兼衄，乃上焦虚而血不营也。里急小便不利少腹满，乃下焦虚而气不行也。凡此脉证，皆因劳而病也。故曰：此为劳使之然。元坚云：无寒热，又见短气（第九篇）吐血瘀血（第十六篇）及妊娠（第二十篇）中，俱言无外邪，《金鉴》恐误。瞑眩通用，后条云目眩，然则目瞑即目眩也。

丹波氏云：本篇标男子二字者，凡五条，未详其意，诸家亦置而无说。盖妇人有带下诸病，产乳众疾，其证似虚劳而否者，不能与男子无异，故殊以男子二字别之欤。渊雷案：男子字，又见消渴篇黄疸篇。盖五劳六极，男子为多，七伤又全是男子生殖器病，虚劳多标男子者，殆以此也。

劳之为病，其脉浮大，手足烦，春夏剧，秋冬瘥，阴寒精自出，酸削不能行。

徐氏云：脉大既为劳矣，而更加浮，其证则手足烦，盖阴既不足，而阳必盛也。

魏氏云：邪本阴亏阳亢，内生之焰也。然亦随天时为衰旺，春夏者阳时也，阴虚之病必剧。秋冬者，阴时也，阴虚之病稍瘥。

丹波氏云：阴寒者，阴冷也，乃七伤之一。《巢源》云：肾主精髓，开窍于阴，今阴虚阳弱，血气不能相营，故使阴冷也，久不已则阴萎弱。是也。酸削，《巢源》作酸㾓。刘熙释名云：酸，逊也，逊遁在后也，言脚疼力少，行遁在后，似逊遁者也。消，弱也，如见割消，筋力弱也。

元坚云：手足烦，即今之虚劳五心烦热，阴虚不能藏阳也；阴寒精自出，即今之虚劳遗精，阴虚不能固守也，酸削不能行，即今之虚劳膝酸削瘦，骨痿不能起于床也。《兰室秘藏》举此条曰："以黄芪建中汤治之，此亦温之之意也。"

渊雷案：凡虚劳骨蒸，五心烦热，皆即内经所谓阴虚而热。若问阴虚何以生热，当先知阴虚是何种病变。古医书所言阴阳，有指机能之衰减或亢进者，有指病之属于退行性或进行性者，有指体液与体温者，有指实质与官能者。虚劳之病，必见营养不良，则阴虚之阴，乃指营养素也。营养素摄取于日常之饮食，营养素中之无氮气有机物，即碳水化物及脂肪，为造成体温及工作精力之原料。所食碳水化物，消化后变成葡萄糖，吸收而入于血液，与呼吸所得之氧气接触，起氧化作用，缓慢燃烧而生体温。葡萄糖氧化后，分解为碳酸气及水，排出体外，别以新食之碳水化物补充之。惟血液中所含葡萄糖之量，不能过千分之二，若所食碳水化物过多，血液不能容，则化为动物淀粉，贮于肝脏，肝脏又不能容，则化为脂肪，贮于体内。少食或绝食时，动物淀粉及脂肪，皆还化葡萄糖，以给血液之需要焉。所食脂肪，消化后变成脂酸及甘油，吸收后复为脂肪，亦起氧化作用，以生体温。故营养素得自消化吸收，是为阴生于阳，体温及工作精力出于营养素，是为阳生于阴，此之谓阴阳互根若因少食绝食，或他种病变之结果，致营养不良，不能摄取碳水化物及脂肪时，则为阴虚。阴虚则无原料以造成体温，其人当体温低落而寒，今阴虚而所以反热者，盖病未至于死，机体必起种种救济作用，以维持其生命。凡中医所谓证候，西医所谓病变机转及症状，多非毒害性物质之本体，乃机体抵抗毒害性物质之现象也。上工视机体之抵抗现象，因势利导，以施治疗，机体之不及者辅翼之，过当者匡救之。仲景对证用药，虽变化无方，要之不外此例。是故药治，非所以直接敌毒害性物质，主要在捕助人体之天然抗病力而已。病阴虚者，营养不良之为害犹浅，若体温之来源断绝，其人可以立死，于是机体起救济作用，于体内求他物质以代碳水化物，以供氧化燃烧而生体温。无病时，身体外层之脂肪肌肉甚丰厚，燃烧葡萄糖所生之体温，煦燠甚厚之脂肪肌肉，即不觉其热。阴虚，则脂肪肌肉已不丰厚，救济燃烧既起，因消耗而愈薄，所生体温，煦澳甚薄之脂肪肌肉，已觉有余，且分解脂肪肌肉时所生之热，又近在躯体外层，易于触知，是以阴愈虚则热愈著。古人推勘病变，谓之阴不藏阳，水不涵火，未尝不是。特无营养学以说明之，故语焉不详耳。明乎此理，则知阴虚而热者，法当益其阴，不可清其热。经云：寒之不寒，责其无水。此其义也。

男子脉浮弱而涩，为无子，精气清冷（一作泠）。

此条即西医所谓男性授胎不能症也，其原因或为精液缺乏，或为精子缺乏。此云精气清冷，则精子缺乏也。脉浮者，阴虚肌肉薄，故脉管浅露也。脉弱而涩者，血少，且心机衰弱也。《巢源·虚劳无子候》云：丈夫无子者，其精清如水，冷如冰铁，皆为无子之候。

冷，原注一作冷，冷者水名，作冷为是。

夫失精家，少腹弦急，阴头寒，目眩（一作目眶痛），发落，脉极虚芤迟，为清谷亡血失精。脉得诸芤动微紧，男子失精，女子梦交，桂枝龙骨牡蛎汤主之。

此条言遗精症之证治也。脉得诸芤动微紧以下，程氏本别为一条。桂枝下，《脉经》有加字。脉极虚芤迟二句，系插笔，疑是后人旁注，传写误入正文，言极虚芤迟之脉。凡有三证，一下利清谷，二亡血，三失精也。虚谓浮大无根，芤谓中空外实，迟谓脉搏迟缓，三者皆阳虚血少之脉。丹波元胤（元坚《金匮述义》引）云：诸芤动微紧，芤与微反，动与紧反。盖芤动与微紧，自是二脉。则上文脉大为劳，极虚亦为劳之意，故下一诸字也。

凡健康男子，不接内者，或一月半月遗精一回，此不为病。若遗精度数过多，则为病矣。《巢源·虚劳失精候》云：肾气虚损，不能藏精，故精漏失。其病小腹弦急，阴头寒，目眶痛，发落。今其脉数而散者，失精脉也。凡脉芤动微紧，男子失精也。又虚劳梦泄精候云：肾虚为邪所乘，邪客于阴，则梦交接，肾藏精，今肾虚不能制精，因梦感动而泄也。案少腹弦急，阴头寒，是下虚寒之证。目眩发落，是上冲逆之证。上冲逆而下虚寒，故治之以桂枝加龙骨牡蛎汤。失精梦交，男女互文耳，其实无别。

桂枝加龙骨牡蛎汤方（《小品》云：虚弱浮热汗出者，除桂加白薇、附子各三分，故曰二加龙骨汤）

桂枝　芍药　生姜各三两　甘草二两　大枣十二枚　龙骨　牡蛎各三两

上七味，以水七升，煮取三升，分温三服。

丹波氏云：小品之文，出于《外台·虚劳梦泄精门》。云：小品龙骨汤，疗梦失精，诸脉浮动，心悸，少急（案：少下当脱腹字），隐处寒，目眶疼，头发脱落。常七日许一剂，至良，方同，煮法后云：虚赢浮热汗出云云。又深师桂心汤，疗虚喜梦与女邪交接，精为自出方，一名喜汤，亦与本方同（本草白薇益阴清热）。

《方极》云：桂枝加龙骨牡蛎汤，治桂枝汤证，而胸腹有动者。方机云：治失精，胸腹有动者，兼用应钟。

《类聚方广义》云：禀性薄弱之人，色欲过多，则血精减耗，身体赢瘦，面无血色，身常有微热，四肢倦怠，唇口干燥，小腹弦急，胸腹动甚，其穷不死何待。常服此方，严慎闺房，保啬调摄，则可以肉骨而回生。

又云：妇人心气郁结，胸腹动甚，寒热交作，经行常愆期，多梦惊惕，鬼交漏精，身体渐就赢瘦。其状恰似劳瘵，孀妇室女，情欲妄动而不遂者，多有此症，宜此方。

《橘窗书影》云：幕府集会酒井六三郎，年十八，患遗尿数年，百治罔效。余诊之，下元虚寒，小便清冷，且脐下有动，易惊，两足微冷，乃投以桂枝加龙骨牡蛎汤，兼服八味丸。数日而渐减，服经半年而痊愈。桂枝加龙骨牡蛎汤，本为治失精之方，一老医用此治愈老宫女之屡小遗者，和田东郭用此治愈高概老虑之溺闭，服诸药不效者。余用此治遗尿，屡屡得效，古方之妙，在乎运用，当精思之。

天雄散方

天雄三两，炮　白术八两　桂枝六两　龙骨三两

上四味，杵为散，酒服半钱匕，日三服，不知，稍增之。

丹波氏云：程氏、《金鉴》，并删此方。案《外台》载范汪：疗男子虚失精，三物天雄散，即本方无龙骨。云：张仲景方有龙骨，文仲同，知是非宋人所附也。

吉益氏云：天雄散，《金匮要略》载在桂枝加龙骨牡蛎汤条后，而不载其证。而李时珍作《本草纲目》曰：此仲景治男子失精之方也。然则旧有此证，而今或脱也。男子失精女子梦交桂枝龙骨牡蛎汤主之下，当云：天雄散亦主之。以余观之，时珍之见，而岂以术附为治失精梦交乎？此则观于本草，可以知耳。夫失精梦交，水气之变也，故以术为主药也（《药征》术条）。

《方极》云：天雄散，治小便不利，上逆，脐下有动，恶寒者。《方机》云：治失精，脐下有动而恶寒，或冲逆，或小便不利者，兼用应钟。

《类聚方广义》云：天雄散，治老人腰冷，小便频数，或遗溺，小腹有动者。

又云：阴痿病，脐下有动，或兼小便白浊者，严禁入房。服此方不过一月，必效，为汤用，反良。

《方函口诀》云：此方，治桂枝加龙骨牡蛎汤证，而属阴寒者。一人常苦阴囊冷，精汁时自出，长服此方丸药而愈。

徐氏云：恐失精家有中焦阳虚，变上方而加天雄白术。元坚云：此方白术殊多，故徐氏以为中焦阳虚之治（沈氏同）。然天雄实为补下之品，则其说恐未核。要之。配合之理，殆为难晰已。渊雷案：天雄与附子、乌头，实为一物。考诸本草，则天雄独擅强阴之效。广雅云：奚毒，附子也，一年为侧子，二年为乌喙，三年为附子，四年为乌头，五年为天雄。时珍云：天雄有二种，一种是蜀人种附子而生出长者，或种附子而尽变成长者，即如种芋形状不一之类。一种是他处草乌头之类，自生成者。故《别录》注乌喙云，长三寸以上者名天雄。是也。《别录》云：天雄，长阴气，强志，令人武勇，力作不倦。大明云：助阳道，暖水脏，补腰膝，益精。

男子平人，脉虚弱细微者，喜盗汗也。

喜，赵刻本作善，今据徐镕本改。《巢源·虚劳盗汗候》云：盗汗者，因眠睡而身体流汗也，此由阳虚所致，久不已，令人羸脊枯瘦，心气不足，亡津液故也。诊其脉，男子平人，脉虚弱微细，皆为盗汗脉也。丹波氏石：《金鉴》云：**此节脉证不合，必有脱简，未知其意如何。盖虚劳盗汗，脉多虚数，故有此说乎**？

人年五六十，其病脉大者，痹侠背行，若肠鸣、马刀侠瘿者，皆为劳得之。

若，赵刻本作苦，今据徐本俞本改。

沈氏云：虚阳上浮则脉大，营卫不充于躯壳，相循背之经隧，曰痹侠背行（案：侠同夹）。朱光被《金匮正义》云：大为虚阳外鼓之大，而非真气内实之大也。三阳皆虚，痹而不用。尤氏云：若肠鸣马刀侠瘿者，阳气以劳而外张，火热以劳而上逆，阳外张，则寒动于中，而为肠鸣。火上逆，则与痰相搏，而为马刀侠瘿。

丹波氏云：灵经脉篇少阳所生病云：腋下肿马刀侠瘿。而痈疽篇云：其痈坚而不溃者，为马刀挟缨。潘氏《医灯续焰》释之云：马刀，蛤蚍之属，痈形似之、挟缨者，发于结缨之处，大迎之下颈侧也。二痈一在腋，一在颈，常相连络，故俗名历串。（以上《医灯续焰》）义尤明显，知是瘿当依痈疽篇而作缨，马刀侠瘿，即灵寒热篇所谓寒热瘰疬，及鼠瘘寒热之证。张氏注云：结核连续者为瘰疬，形长如蚬蛤者为马刀，又张氏六要云：马刀，小蚬也，圆者为瘰疬，长者为马刀，皆少阳经郁结所致，久成痈劳。（以上张氏六要）是也。盖瘰病者，未溃之称，已溃漏而不愈者，为鼠瘘。其所由，出于虚劳，瘿者，考《巢源》等，瘤之生于颈下，而皮宽不急，垂捶捶然者。故说文云：瘿，颈瘤也。与瘰病迥别，瘿乃缨之讹无疑矣。又案瘭侠背行，若肠鸣，马刀侠瘿，各是一证，非必三证悉见也，故以皆字而断之。

渊雷案：马刀挟缨，即颈部腋部之淋巴腺结核病。患者多系少壮之人，此云人年五六十，未核。肠鸣殆指结核性肠炎，否则不得属虚劳也。瘭侠背行，则因衰老，虽是虚，不必是劳。又案：淋巴腺病，而《灵枢》以为足少阳所生病，足少阳胆经，与手少阳三焦之经为表里。此亦三焦即淋巴系之一证，

脉沉小迟，名脱气。其人疾行则喘喝，手足逆寒，腹满，甚则溏泄，食不消化也。

魏氏云：沉小兼数，则为阴虚血亡。沉小兼迟，则必阳虚气耗也，故名之曰脱气。丹波氏云：《抱朴子》曰：奔驰而喘逆，或咳或溏，用力役体，汲汲短乏者，气损之候也。面无光色，皮肤枯腊，唇焦脉白，腠理萎瘁者，血减之证也。（以上《抱朴子》）所谓气损，乃脱气也。《金鉴》云：阳虚则寒，寒盛于外，四末不温，故手足逆冷也。寒盛于中，故腹满溏泄，食不消化也。渊雷案：喘喝盖古语，《素问生气通天论》"烦则喘喝"，《灵枢经脉篇》"喝喝而喘"，皆谓气急喘逆。王注生气通天

论：喝谓大呵出声。非是，腹满溏泄，当是肠膜之结核病，故属虚劳。

脉弦而大，弦则为减，大则为芤；减则为寒，芤则为虚，虚寒相搏，此名为革。妇人则半产漏下，男子则亡血失精。

此条亦见于惊悸吐衄篇，妇人杂病篇，及《伤寒论》辨脉篇。凡仲景书中言脉诸条，以"则为"二字递接者，多不甚可解，盖皆叔和之徒所附益矣。脉之弦，因血管收缩之故。脉之芤，因血管弛放，且管中血少之故。革亦是脉名，说者谓中空如按鼓皮，然则犹是芤脉耳。惟失血之后，脉弦脉芤，故是事实。盖失血之初，体内后备血液及组织液急速补充，毛细血管及小动脉管亦作反射性收缩，故血压不致低落，或且暂时上升，此时按其脉，则指下挺然，直上下行，是为弦脉。倘大失血再三不已，则补充既竭，小动脉管之反射收缩亦不复持续，此时按其脉则中空外实，状如慈葱，是为芤脉。故失血后始则脉弦，继则脉芤，为必然之步骤。且芤脉又必于大失血后见之，若仅仅痰中带血，及点滴之便血衄血，脉必不芤。又失血后脉尚弦，是机体尚能自起救济，药治有所凭藉，中医药尚可救疗。若失血后脉已芤，则正气已损，非急予输血之根本救济无由脱其险候矣。

虚劳里急，悸衄，腹中痛，梦失精，四肢酸疼，手足烦热，咽干口燥，小建中汤主之。

丹波氏云：里急，诸家无明解。《巢源·虚劳里急候》云：劳伤内损，故腹里拘急也。二十九难云：冲脉之为病，逆气里急。丁注：逆气，腹逆也。里急，腹痛也。此云腹中痛，则《巢源》为是。元坚云：此条，即虚劳之正证，实属断丧太过，虚火上亢者。筋失所养，故里急。血脉衰乏，故悸。悸即动筑，验之病者，知其非心动，血随火上，故衄。寒盛于下尹故腹中痛。下元不固而心神不宁，故失精。血道涩滞，故四肢酸疼，犹桂枝加芍药生姜人参新加汤证身疼痛之理。虚阳外泛，故手足烦热，上焦液枯，故咽干口燥，皆是莫不自阴虚所致。阴虚，故不与阳相谐，是以用小建中汤，和调阴阳。盖桂枝汤营卫均和，而此方则倍芍药，专滋其阴，以配于阳，为虚劳正对之治矣。尾台氏云：虚劳里急云云。余于此证，每用黄芪建中汤，其效胜小建中汤，学者试之。

小建中汤方

桂枝三两，去皮　甘草二两，炙　大枣十二枚　芍药六两　生姜三两　胶饴一升

上六味，以水七升，煮取三升，去滓，纳胶饴，更上微火消解，温服一升，日三服。呕家，不可用建中汤，以甜故也。（《千金》疗男女因积冷气滞，或大病后不复常，苦四肢沉重，骨肉酸疼，吸吸少气，行动喘

乏，胸满气急，腰背强痛，心中虚悸，咽干唇燥，面体少色，或饮食无味，胁肋腹胀，头重不举，多卧少起，甚者积年，轻者百日，渐致瘦弱，五臟气竭，则难可复常，六脉俱不足，虚寒乏气，少腹拘急，羸瘠，百病，名曰：黄芪建中汤。又有人参二两。）

原注所引《千金》，出第十九卷补肾门，云：凡男女因积劳虚损，或大病后不复常，苦四体沉滞，骨肉疼酸，吸吸少气，行动喘慑，或少腹拘急，腰背强痛，心中虚悸，咽干唇燥，面体少色，或饮食无味，阴阳废弱，悲忧惨戚，多卧少起，久者积年，轻者百日，渐致瘦削，五脏气竭，则难可复振，（《肘后方》主疗同盖《千金》所本）治之以小建中汤。又第十七卷肺虚实门云：治肺与大肠俱不足，虚寒乏气，小腹拘急，腰痛羸瘠百病，小建中汤。方后注云：肘后用黄芪人参各二两，名黄芪建中汤。林亿等所注，殊杂糅，用法方解，互详《伤寒论今释》。

《外台秘要》云：《古今录验》：疗虚劳腹中痛，梦失精，四肢酸疼，手足烦热，咽干口燥，并妇人少腹痛，芍药汤方。（即本方）《千金方》云：坚中汤（于本方加半夏三两）治虚劳内伤，寒热呕逆，吐血（出第十二卷吐血门）。

《建殊录》云：京师四条街，贾人三井某家仆三四郎者，四肢惓惰，有时心腹切痛，居常郁郁，气志不乐，诸治无效。有一医某者，以先生有异能，劝迓之。贾人曰：固闻先生之名，然古方家多用峻药，是以惧未请尔。医乃更谕，且保其无害，遂迓先生诊之。腹中挛急，按之不弛，乃作小建中汤饮之。其夜胸腹烦闷，吐下如倾，贾人大惊惧，召某医责之。医曰：东洞所用非峻剂，疾适发动耳。贾人尚疑，又召先生，意欲无复服，先生曰：余所处非吐下之剂，而如此其甚者，盖彼病毒势已败，无所伏，因自溃遁耳，不如益攻之也。翌早，病者自来谒曰：吐下之后，诸证脱然，顿如平日也。

《生生堂治验》云：一男子久患头痛，立则晕倒，医以为梅毒，与芎黄汤及轻粉巴豆之类攻之，数百日矣。先生诊之，自心下至少腹拘挛，如绳之约，乃与小建中汤，百余帖而愈。

虚劳里急，诸不足，黄芪建中汤主之。

尤氏云：里急者，里虚脉急，腹当引痛也。诸不足者，阴阳诸脉并俱不足，而眩悸喘喝，失精亡血等证，相因而至也。和久田寅叔云：诸不足者，气血俱不充足之谓也。案黄芪，能振肌表之正气，转输其津液，诸肌表不足者，皮肤干，不润泽，卫气不足以固腠理，津液以自汗盗汗而耗损，用黄芪振正气，回津液，固腠理，则瘀水自回降，小便通利，肌肤滑润矣。抑黄芪之用，以正气不足为主，虽曰治自汗盗汗，不可以此为主效也。故余用黄芪，不问汗之有无，但视肌表之正气乏，则不误矣。

黄芪建中汤方：于小建中汤内，加黄芪一两半，余依上法。〇气短胸满者，加生姜，腹满者，去枣，加茯苓一两半，及疗肺虚损不足，补气，加半夏三两。

《千金》第十九卷补肾门载此方，用黄芪三两。气短胸满四字，作呕者二字，茯苓一两半，作四两，无及疗以下十四字，《外台》第十七卷虚劳里急门引集验，同。又第十六卷肺虚劳损门，引删繁建中汤，疗肺虚损不足，补气方，即本方，有半夏五两，知及瘵以下十四字，乃后人据删繁增入。

《外台秘要》云：《古今录验》黄芪汤（即本方）主虚劳里急，引少腹绞痛极挛，卵肿缩疼痛。又云：又建中黄芪汤（于本方去芍药），疗虚劳短气，少腹急痛，五脏不足。

又云：深师疗虚劳腹满，食少，小便多，黄芪建中汤方（于本方加人参半夏）。

又云：必效疗虚劳下焦虚冷，不甚渴，小便数，黄芪建中汤方（于本方加人参当归）。

《方极》云：黄芪建中汤，治小建中汤证（里急腹皮拘急及急痛者）而盗汗或自汗者。《方机》云：盗汗，或汗出多，或身重，或不仁者，黄芪建中汤主之，兼用应钟。

《方函口诀》云：此方主小建中汤之中气不足，腹里拘急，

而带诸虚不足者，故加黄芪也。仲景于黄芪，大抵为托表止汗祛水之用，可知此方亦以外体不足为目的。此方虽用于虚劳证腹皮贴背，无热而咳者，然或有微热者，或汗出者，无汗者，俱可用。

《续建殊录》云：一男子，患久咳，尝吐血，尔后气力大衰，短气息迫，胸中悸而烦，腹挛急，不能左卧，寐则汗出，下利日一二行，目上足跗生微肿。咳不止，饮食减少，羸瘦尤甚。则与黄芪建中汤，盗扦止，挛急渐缓，得左卧，不下利，微肿散，惟咳依然，更兼用解毒散，经日而诸证全退。

附论肺结核不宜建中汤

《张氏医说》云：养生必用方，论虚劳不得用凉药，如柴胡、鳖甲、青蒿、麦门冬之类，皆不用服，惟服黄芪建中汤。有十余岁女子，因发热咳嗽喘急，小便少，后来成肿疾，用利水药得愈，然虚羸之甚，遂用黄芪建中汤，日一服，三十余日遂愈。盖人禀受不同，虚劳小便白浊，阴脏人，服橘皮煎黄芪建中汤，获愈者甚众。至于阳脏人，不可用暖药，虽建中汤不甚热，然有肉

桂，服之稍多，亦反为害。要之。用药亦量其所禀，审其冷热，而不可一概以建中汤治虚劳也（出《医余》）。

《兰台轨范》云：古人所云虚劳，皆是纯虚无阳之症，与近日之阴虚火旺，吐血咳嗽者，正相反，误治必毙。近日吐血咳嗽之病，乃血证，虽有似虚劳，其实非虚劳也。又云：小建中汤，治阴寒阳衰之虚劳，正与阴虚火旺之病相反，庸医误用，害人甚多。此咽干口燥，乃津液少，非有火也：

方舆輗云：小建中汤，古圣治虚劳之大方也，然今试用之，病者辄觉上逆热闷中满，予尝疑焉。近日广搜名家书论，始得其故。盖古所谓虚劳者，虚寒之症。后世所谓虚劳者，火动之症。名虽同，实相反。嗟乎！从前辨病不明，且惑于药无寒热温凉之僻说，（案东洞说也）只据病名供其方，所以不得也。夫寒热温凉，药之性也，岂可谓无之乎？试言一验，继洪曰：有麻黄之地，冬不积雪，其温热之性然也。如建中汤者，虽非大温，然有桂枝，投之火旺之症，如以汤沃沸。要之。治疗首务辨病，方则随之，不然，行之虽得偶中，其失必多。

浅田宗伯《杂病辨要》云：古所谓虚劳者，皆是里虚不足之症，与今之劳嗽吐血相反，误治必毙。劳嗽吐血是肺痿，虽似虚劳，其实不然矣。

汤本氏云：余往年，误认师论及诸家学说，用黄芪及建中剂于肺结核，常招失败。当时学识尚浅，不知其故，及读《兰台轨范》诸书，乃始恍然。惧后之人蹈余覆辙，故表而出之。惟张氏有持氏（方舆𫐐）论建中汤不适于肺结核，归咎于桂枝，则甚无谓矣。何则？小建中汤之君药为胶饴，其量最多，次之则臣药芍药，量亦不少，桂枝与生姜大枣甘草，皆为佐使药，其量甚少。今舍君臣药，而指摘诸佐使之一味，知二氏之说非是矣。盖胶饴性大温，有助长炎症之弊，芍药之收敛，又有抑制皮肤肺肠肾脏排泄机能之作用，故误用本方于肺结核时，一方面助长炎症，他方面阻止结核菌毒素之排泄，故令病势增恶耳。

虚劳腰痛，少腹拘急，小便不利者，八味肾气丸主之。（方见脚气中）

古医书所言肾病，多是内分泌疾患，而关系肾上腺者十八九。又以腰部少腹部为肾之领域，肾又与膀胱为表里，故药方能治腰痛少腹拘急小便不利者，名曰肾气丸。肾气丸即前篇之崔氏八味丸，原注脚气中，徐本作中风中，为是。篇名中风，不名脚气也。用法方解治验，互详消渴篇，及妇人杂病篇。诸方书载八味丸之分两，小有出入，略举如下。

《肘后方》：干地黄四两，茯苓、薯蓣、桂、牡丹、山茱萸各二两，附子、泽泻各一两，捣，蜜丸如梧子，服七丸，日三，加至十丸。此是张仲景八味肾气丸方，疗虚劳不足，大伤饮水，腰痛，小腹急，小便不利，长服即去附子加五味子，治大风冷。

《千金》第十九卷补肾门：八味肾气丸，治虚劳不足，大渴欲饮水，腰痛，小腹拘急，小便不利，方：干地黄八两，山茱萸、薯蓣各四两，泽泻、牡丹皮、茯苓各三两，桂心、附子各二两。（案此方同《金匮》惟桂附多一两）上末之，蜜丸如梧子，酒下十五丸，日三，加至二十五丸。注云：仲景云：常服去附子，加五味子。姚公云：加五味子三两，苁蓉四两。张文仲云：五味子、苁蓉各四两。

《和剂局方》云：八味圆，治肾气虚乏，下元冷惫，脐腹疼痛，夜多漩溺，脚膝缓弱，肢体倦怠，面色黧黑，不思饮食，又治脚气上冲，少腹不仁，及虚劳不足。渴欲饮水，腰重疼痛，少腹拘急，小便不利，或男子消渴，小便反多，妇人转胞，小便不通。方与《千金》同。方后云：久服壮元阳，益精髓，活血驻颜，强志轻身。

《严氏济生方》云：十补丸（于本方中加鹿茸、五味子）治肾脏虚弱，面色黧黑，足冷足肿，耳鸣耳聋，肢体羸瘦，足膝软弱，小便不利，腰脊疼痛，但是肾虚之证。

《直指方》云：八味圆，治冷证齿痛。

《医垒元戎》云：都羔丸（于本方加五味子）补左右

二肾，水火兼益。

《薛氏医案》云：八味丸，治命门火衰，不能生土，以致脾胃虚寒，而患流注鹤膝等症。不能消溃收敛，或饮食少思，或食而不化，或脐腹疼痛，夜多漩溺，经云"益火之源，以消阴翳"，即此方也。又治肾水不足，虚火上炎，发热作渴，口舌生疮，或牙龈溃烂，咽喉作痛，形体憔悴，寝汗等证，加五味子四两。

吴氏《医方考》云：今人人房盛而阳事愈举者，阴虚火动也。阳事先萎者，命门火衰也。是方于六味中加桂附，以益命金门之火，使作强之官得其职矣。渊雷案：钱乙取本方去桂附，治小儿解颅行迟语迟等症，名六味丸，是六味减肾气而成。今略云是方于六味中加桂附，本末倒置矣。

《王氏小青囊》云：又治下元冷惫，心火炎上，肾水不能摄养，多唾痰涎，又治肾虚齿痛，又治肾虚淋沥。

《医经会元》云：八味丸内加川楝肉、巴戟肉，以斑龙胶为丸，治劳疝，房劳伤精，损气气陷，但天寒时举作多而且甚，天暖举作少而且轻。

《兰轩医谈》云：磁石为肾部虚弱要药，将八味丸内附子代以五味子，加磁石，治肾虚耳聋有奇效。余尝闻之刘桂山先生云：好男色者肾虚，其初发似劳瘵，必耳聋，释家之行事严正者，及年五十前后发病，多此症云。

《王氏民药性纂要》云：治一少年哮喘者，其性善怒，病发寒天，每用桂附八味地黄汤（即本方）及黑锡丹而平。一次用之未效，加生铁洛于八味汤中，一剂而愈。

《建殊录》云：某人，一身肿胀，小便不利，心中烦闷，气息欲绝，脚殊濡弱。一医为越婢加术附汤饮之，数日，无其效。先生诊之，按至小腹，得其不仁之状，乃为八味丸饮之。一服心中稍安，再服小便快利，未尽十剂而痊愈。汤本氏云：此病殆是慢性肾炎，余亦遇此症而烦热甚者，与本方，得速效。

《成绩录》云：一男子，腰以下痹，冷痛，手足烦热，舌上黑胎，如实状，先生与八味丸而全治。

虚劳诸不足，风气百疾，薯蓣丸主之。

丹波氏云：风气，盖是两疾。唐书张文仲曰：风状百二十四，气状八十，治不以时，则死及之。是也。

薯蓣丸方

薯蓣三十分 当归 桂枝 曲 干地黄 豆黄卷各十分 甘草二十八分 芎劳 麦门冬 芍药 白术 杏仁各六分 人参七分 柴胡 桔梗 茯苓各五分 阿胶七分 干姜三分 白蔹二分 防风六分 大枣百枚，为膏

上二十一味，末之，炼蜜和丸如弹子大，空腹，酒服一丸，一百丸为剂。

《千金》第十四卷风眩门，治头目眩冒，心中烦郁，

惊悸狂癫。薯蓣丸,其方桂枝作桂心,阿胶作鹿角胶,又有黄芩,共二十二味。《外台》第十七卷杂疗五劳七伤门:古今录验大薯蓣丸,疗男子五劳七伤,晨夜气喘急,内冷身重,骨节烦疼,腰背强痛引,腹内羸瘦不得饮食,妇人绝孕,痃癖诸病。服此药,令人肥白,补虚益气,其方无麹豆、黄卷、芎劳、柴胡、白蔹。有大黄、前胡、黄芩、五味子、石膏、泽泻、干漆、黄芪,共二十四味。

本草,薯蓣,味甘温,主伤中,补虚羸,除寒热邪气,补中,益气力,长肌肉,强阴。(《本经》)主头面游风,头风眼眩,下气,止腰痛,治虚劳羸瘦,充五脏,除烦热。(《别录》)麹,味甘温,主消谷止痢。(《别录》)平胃气,消食痔,小儿食痫。(苏恭)调中下气开胃,疗脏腑中风寒。(藏器)大豆黄卷,味甘平,主湿痹筋挛膝痛。(《本经》)五脏不足,胃气结积,益气止痛,去黑肝,润肌肤皮毛。(《别录》)白蔹,味苦平,主痈肿疽疮,散结气、止痛除热,目中赤。(《本经》)

尤氏云:虚劳证多有挟风气者,正不可独补其虚,亦不可著意去风气。仲景以参、地、芎、归、苓、术补其气血,胶、麦、姜、枣、甘、芍益其营卫,而以桔梗、杏仁、桂枝、防风、柴胡、白蔹、黄卷、神曲去风行气,其用薯蓣最多者,以其不寒不热,不燥不滑,兼擅补虚去风之长,故以为君。谓必得正气理,而后风气可去耳。渊雷案：此方盖主虚损，而兼运动神经营养神经之病证者。如后世回天再造丸之意，故云风气百疾。

虚劳虚烦不得眠，酸枣汤主之。

丹波氏云：虚烦，空烦也，无热而烦之谓。千金恶阻半夏茯苓汤主疗，空烦吐逆。妇人良方作虚烦，可证。三因云：外热曰躁，内热曰烦。虚烦之证，内烦，身不觉热，头目昏疼，口干咽燥不渴，清清不寐，皆虚烦也。叶氏统旨云：虚烦者，心中扰乱，郁郁而不宁也。良由津液去多，五内枯燥，或营血不足，阳胜阴微。

渊雷案：虚烦不得眠，亦神经衰弱之一种证候。人之睡眠，须血液流向下部，使脑部比较的贫血，方能入寐，所谓人卧则血归于肝也。病虚劳者，因营养不足而神经衰弱，于是神经常欲摄血以自养。虽睡眠时，脑部仍见虚性充血，故虚烦不得眠。

酸枣汤方

酸枣仁二升　甘草一两　知母二两　茯苓二两　芎䓖二两

○（深师有生姜二两）

上五味，以水八升，煮酸枣仁得六升，纳诸药，煮取三升，分温三服。

《方极》云：酸枣仁汤，治烦躁不得眠者。《方机》云：治烦而不得眠者，烦悸而眠不寐者。

方舆𫐉云：酸枣仁汤，治虚劳烦悸不得眠者。烦悸,《金匮》原作虚烦,今从千金方改之。烦悸二字,能贯不寐之病原,学者当著心焉。

《类聚方广义》云:诸病久久不愈,尪羸困惫,身热寝汗,口干喘嗽,大便溏,小便涩,饮啖无味者,宜此方。随证选加黄芪、麦门冬、干姜、附子等。

又云:健忘惊悸怔忡三证,有宜此方者,随证择加黄连、辰砂。

又云:脱血过多,心神恍惚,眩晕不寐,烦热盗汗,现浮肿者,宜此方合当归芍药散。

又云:东洞先生治一病人,昏昏不醒,如死状,及五六日者,用此方而速效,可谓圆机活法。

汤本氏云:本方证虚烦不得眠,颇似栀子豉汤证(《伤寒论》八十条)。然彼有身热及舌苔,腹诊有充血及炎性机转,此则见贫血虚弱之状貌,故冒头称虚劳,腹诊有心尖心下之虚悸,故用茯苓,且多神经症状,是二方之别也。

本草,酸枣仁,味酸平,主心腹寒热,邪结气聚,四肢酸痛,湿痹。(《本经》)烦心不得眠。(《别录》)《药征》云:酸枣仁,主治胸膈烦躁,不能眠也。时珍曰:熟用不得眠,生用好眠。误矣,眠与不眠,非生熟之所为也,乃胸膈烦躁或眠或不眠者,服酸枣仁,则皆复常矣。而烦躁者,毒之为,而人之造也。酸枣能治之,故胸膈烦躁,或寤而少寐,或寐而少寤,予不问酸枣之生熟，用而治之，则烦躁罢而痊寐复故也。渊雷案：唐宋以后医人，杂用道家阴阳家言，东洞辞而辟之，然矫枉过正，每多偏激之论。失眠与不眠，固药物所能左右，非造化所主也。今以眠不眠归诸造化，而以胸膈烦躁为酸枣仁之主疗，过矣。胸膈烦躁者，知母、茯苓所主，亦酸枣汤一方所主，非酸枣仁一药所主也。汤本氏云：酸枣仁为收敛性神经强壮药，无论不眠多眠及其他，苟属神经症而属于虚证，须收敛者，悉主治之。

《张氏医通》云：虚烦者，肝虚而火气乘之也，故特取枣仁，以安肝胆，为主。略加芎劳，调血以养肝。茯苓甘草，培土以荣木。知母降火除烦，此平调土木之剂也。渊雷案：石顽此解至佳，古人凡神经证状，谓之肝病。神经虚性兴奋所引起之充血，谓之胆火。酸枣仁收敛神经，平其虚性充血，故曰安肝胆。茯苓之效，本经称主惊邪恐悸，孙真人称治心烦闷，及心虚惊悸，安定精神，其实是吸收心下水气，使从小便而出，吸收作用古人归诸脾土，故曰培土也。

原注所引《深师》，出《外台》第十七卷虚劳虚烦不得眠门，云：深师小酸枣汤，疗虚劳不得眠，烦不可宁者。煮服法后云：一方加桂二两，又《千金》第十二卷胆虚实门：酸枣汤，治虚劳烦扰，奔气在胸中，不得眠。其方无芎劳，有人参、桂心、生姜、石膏。《千金翼》第十八卷压热门，大酸枣汤，主疗同《千金》，其方无知母，有人参、生姜、桂心。又酸枣汤，主伤寒及吐下后，心烦乏气不得眠，其方有麦门冬、干姜。

五劳虚极，羸瘦腹满，不能饮食，食伤、忧伤、饮伤、房室伤、饥伤、劳伤、经络营卫气伤，内有干血，肌肤甲错，两目黯黑，缓中补虚，大黄䗪虫丸主之。

程氏云：此条单指内有干血而言，夫人或因七情，或因饮食，或因房劳，皆令正气内伤，血脉凝积，致有干血积于中，而尪羸见于外也。血积则不能以濡肌肤，故肌肤甲错，不能以营于目，则两目黯黑，与大黄䗪虫丸，以下干血。干血去，则邪除正旺，是以谓之缓中补虚，非大黄䗪虫丸能缓中补虚也。喻氏云：甲错者，皮间枯涩，如鳞甲错出也。丹波氏云：甲错，谓皮皱如鳞甲也。

渊雷案：肌肤甲错，两目黯黑，为内有干血之证。干血之生，则因经络营卫气伤，血脉凝积之故。经络营卫之所以伤，则因食伤忧伤，乃至劳伤之故。羸瘦腹满，不能饮食，则内有干血之结果也。干血者，血管中形成之血栓，体内出血所凝结之血饼。以及因病而凝结于组织中之血成分，皆是。此等干血，能直接间接致营养障碍，故令羸瘦腹满，不能饮食。攻去干血，则营养自恢复，乃所谓缓中补虚也。

大黄䗪虫丸方

大黄十分，蒸 黄芩二两 甘草三两 桃仁一升 杏仁一升

芍药四两　干地黄十两　干漆一两　虻虫一升　水蛭百枚　蛴螬一升　䗪虫半升

上十二味，末之，炼蜜和丸小豆大，酒饮服五丸，日三服。

元坚云：大黄十分，宜作二两十二铢。渊雷案：大观本草引苏颂《图经》，蛴螬条云：张仲景治杂病方，大䗪虫丸，中用蛴螬，以其主胁下坚满也。又䗪虫条云：张仲景治杂病方，主久瘕积结，有大黄䗪虫丸云云。其方乃即今本金匮之下瘀血汤，盖图经成于宋仁宗嘉祐间，今本金匮校定于英宗治平间，镂行于哲宗元祐间，相距不过二十余年，所见本已不同也。李氏纲目䗪虫条下所收大黄䗪虫丸，方及主疗亦是下瘀血汤，则恐但据《图经》，未检《金匮》之故。

程氏云：妇人虚劳，大半内有干血，男子亦间有之。审其可攻而攻之，则厥疾可愈。

魏氏云：此在妇人女子，寡妇女尼，因不月渐成虚劳者，尤所宜投也。

《医学纲目》云：结在内者（案谓血结也），手足脉必相失，宜此方，然必兼大补剂琼玉膏之类服之。汤本氏云：余之经验，血结甚者，左手脉常相失。

《续药征》云：东洞翁尝谓大黄䗪虫丸说，非疾医之言杶谨按：翁盖指五劳虚极，及七伤缓中补虚之语乎。夫羸瘦腹满，不能饮食，内有干血，肌肤甲错，两目黯黑数语，可谓此方之证具矣。若按其腹状，而内外诸证，诊察相应，则此方当须奏其功耳，明者其谓之何矣？渊雷案：肝硬化为难治之病，若于早期用此方，有可救者。

和久田氏云：似小建中汤证，而虚羸甚，肌肤干，腹满挛急，按之坚痛者，为干血，大黄䗪虫丸证也。移此治鼓胀血瘕，产后血肿水肿，瘰疬，小儿癖瘕等，累试而效。或曰，劳咳，白沫中杂吐血丝者，试之有效。

《类聚方广义》云：治妇人经水不利，渐为心腹胀满，烦热咳嗽，面色煤黄，肌肤干，皮细起，状如麸片，目中黑暗，或赤涩羞明怕日者。

又云：治小儿疳眼，生云翳，睑烂羞明，不能视物，并治雀目。

本草，干漆，味辛温无毒，主绝伤补中。（《本经》）疗咳嗽，消瘀血，痞结腰痛，女子疝瘕。（《别录》）蛴螬，味咸微温有毒，主恶血血瘀痹气，破折，血在胁下，坚满痛，月闭，目中淫肤，青翳白膜。（《本经》）疗吐血在胸腹不去，破骨踒折血结，金疮内塞。（《别录》）䗪虫，味咸寒有毒，主心腹寒热洗洗，血积癥瘕，破坚，下血闭，生子大良。（《本经》）《兰台轨范》云：血干则结而不流，非草木之品所能下，必用食血之虫以化之，此方专治瘀血成劳之症。瘀不除，则正气永无复理，故去病即所以补虚也。

《续建殊录》云：一妇人，年二十余岁。去春以来，绝食谷肉之类，虽食一口，即心下满痛，或胸中满痛，必吐之而后止。常好饮，或以热汤，或以冷水，然过饮则必腹痛。吐水甚多，腰以下羸瘦甚，胸以上如平人，行步如常，按其腹，脐旁少腹坚如石，大便秘闭，若用下剂，徒令水泻。月水不来，其妇自言苦腹满，然按之不满，则与茯苓泽泻汤，兼用硝黄汤。服之五六十日，渴少减，稍食糖果，腹痛如故。有微咳，吐络血，后投当归芍药散，兼用䗪虫丸，诸证渐退。

中川故氏云：神仙病（谓不食也，日本俗名），世未有得其治者。防州福井驿福田某者，尝遇此疾，考究久之，遂知瘀血，与大黄䗪虫丸，大得其效。尔后每遇此症，必以此治之。渊雷案：以上两案，皆无明确证候，特以不能饮食而用之耳。

附方

○《千金翼》炙甘草汤（一云复脉汤）：治虚劳不足，汗出而闷，脉结悸，行动如常，不出百日，危急者十一日死。

甘草四两，炙　桂枝　生姜各三两　麦门冬半升　麻仁半升　人参　阿胶各二两　大枣三十枚　生地黄一斤

上九味，以酒七升，水八升，先煮八味，取三升，去滓，纳胶消尽，温服一升，日三服。

出《千金翼》第十五卷五藏气虚门，名复脉汤。悸

上有心字，十一日作二十一日。其方，桂枝作桂心二两，麦门冬、麻子仁、阿胶皆三两。方后云：上九味，㕮咀，以水一斗，煮取六升，去滓，分六服，日三夜三。若脉未复，隔日又服一剂，力弱者；日一剂，乃至五剂十剂，以脉复为度，宜取汗。越公杨素，因患失脉七日，服五剂而复。注云：仲景名炙甘草汤，一方以酒七升，水八升，煮取三升，见《伤寒》中。又第九卷《伤寒·太阳病杂疗法门》所载，名炙甘草汤。主疗药量煮法，皆同《伤寒》《金匮》。用法方解治验，互详《伤寒论今释》，及肺痿篇。

《兰台轨范》云：凡脉见结悸者，虽行动如常，亦不出百日而死。若复危急不能行动，则过十日必死。语极明白，从前解者多误。尤氏云：脉结是营气不行，悸则血亏而心无所养，营滞血亏，而更出汗，岂不立槁乎？故虽行动如常，断云不出百日，知其阴亡而阳绝也。人参、桂枝、甘草、生姜，行身之阳。胶、麦、麻、地，行身之阴。盖欲使阳得复行阴中，而脉自复也。徐氏云：后人只喜用胶地等，而畏姜桂，岂知阴凝燥气，非阳不能化耶？渊雷案：脉结有因于瘀血者，则非复脉汤所主，此犹易晓也。至于心脏瓣膜病，见阴虚证者，似乎宜用复脉汤矣。然尝遇心脏代偿性肥大者，其人心悸而脉不结，投此汤，初服小效，累服即不效，卒以不治。表而出之，以识我过，且明此汤可以治心肌衰弱，不可以治瓣膜病也。

片仓鹤陵《静俭堂治验》云：一女人，心中悸，胸下痞硬，脐上动悸，喑不能发声，不大便五六日，时复头眩，脉沉细，饮食不进。按法治之，诸证虽稍快，惟音声不发，悸动不止，历十九日，改剂用炙甘草汤，七八日而动悸止，音声开，遂得复常。

○《肘后》獭肝散：治冷劳，又主鬼疰，一门相染。

獭肝一具，炙干末之，水服方寸匕，日三服。

《肘后》云：尸疰鬼疰病者，即是五尸之中尸疰，又挟诸鬼邪为害也。其病变动，乃有三十六种，至九十九种。大约使人寒热淋沥，恍恍默默，不的知其所苦，而无处不恶。累年积月，渐就顿滞，以至于死。死后复注易旁人，乃至灭门。觉知此候者，便宜急治之。（《千金》及《外台》引崔氏并同）《巢源·五注候》云：注者住也，言其连滞停住，死又注易旁人也。案《肘后》无治冷劳之文。尸注鬼注，系肺结核之一种。尝见一家患此病者，一人才死，他一人即起病，病至一定时期，则卧床不起，卧床后整足百日而死，死又注易旁人，如此相累而死者五人。所异者，其注易必系血统上之亲属，外姓婢仆，虽看护日久，终不传染。若谓先天性遗传病，则起病何以不限年龄，而必于病人乍死之际？若谓结核菌之传染，则何以不传染于看护人？尤略可异者，无论如何医治，绝不能稍延时日，亦不致促其命期。然其家从未试服獭肝，大约稍见朕兆时，急服獭肝，或可幸免。故云觉知此候，便宜急治也。

牛山活套云：骨蒸劳瘵之症，煎獭肝服之，或将獭肉用豆酱汤煮食，亦佳。启益（香月牛山之名）常用之，多奏效，秘方也。

本草：獭肝，味甘温有毒。（《本经》）主鬼疰蛊毒，止久嗽，除鱼鲠，并烧灰酒服之。（《别录》）治传尸劳极虚汗客热，四肢寒疟，及产劳。（苏颂《图经》）晚近，治恶性贫血病，令病人多食哺乳动物之肝脏，大得治效。如犊肝制剂之治恶性贫血，尤其显著者。盖哺乳动物之肝肾，含维生素甚多，獭肝治尸注鬼疰，亦维生素之功也。但维生素多不耐高热，经高热则失其效用。

附方炙干，《肘后》作阴干，为是。《别录》云烧灰服，殆不可从。

金匮要略今释卷三

肺痿肺痈咳嗽上气病脉证治　第七

论三首　脉证四条　方十五首

此篇所论，皆呼吸器病。《脉经》与痰饮咳嗽合为一篇，方十五首，赵刻本并数炙甘草汤，作十六首，今从徐镕本、俞桥本改。肺痿，据苏游许仁则之论，乃即今之肺结核。肺痈乃赅括腐败性支气管炎、支气管扩张、肺坏疽、肺脓疡诸病。咳嗽上气，则呼吸器病之通常证候，所赅尤广。本篇麦门冬汤，可用于肺痿而不称肺痿，治肺痿者，惟甘草干姜汤一方，及新附四方，今验之肺结核证，皆不对。岂仲景不常见此病，故不究其治法欤？所见肺结核之证候，多有宜柴胡汤、竹叶石膏汤者，其他如大黄䗪虫丸、泻心汤、干姜黄连黄芩人参汤、三物黄芩汤等，亦往往适用。若用后世方，则莫如丹溪，葛可久十药神书亦佳。

问曰：热在上焦者，因咳为肺痿。肺痿之病，何从得之？师曰：或从汗出，或从呕吐，或从消渴，小便利数，或从便难，又被快药下利，重亡津液，故得之。

曰：寸口脉数，其人咳，口中反有浊唾涎沫者何？师曰：为肺痿之病，若口中辟辟燥，咳即胸中隐隐痛，脉反滑数，此为肺痈，咳唾脓血。脉数虚者为肺痿，数实者为肺痈。

尤氏云：此设为问答，以辨肺痿肺痈之异。热在上焦二句，见五藏风寒积聚篇。盖师有是语，而用之以为问也。汗出，呕吐，消渴，二便下多，皆足以亡津液而生燥热。肺虚且热，则为痿矣。口中反有浊唾涎沫者，肺中津液，为热所迫而上行也。口中辟辟燥者，魏氏以为肺痈之痰涎脓血，俱蕴蓄结聚于肺脏之内，故口中反干燥，而但辟辟作空响燥咳而已。然按下肺痈条亦云：其人咳，咽燥不渴，多唾浊沫，则肺痿肺痈。二证多同，惟胸中痛，脉滑数，唾脓血，则肺痈所独也。比而论之，痿者萎也（案《巢源》作肺萎），如草木之萎而不荣，为津烁而肺焦也。痈者壅也，如土之壅而不通，为热聚而肺癨也。故其脉有虚实不同，而其数则一也。

丹波氏云：肺痿，非此别一病，即是后世所谓劳嗽耳。《外台》苏游传尸论云：其初得，半卧半起，号为殗碟。气急咳者，名曰肺痿。许仁则论云：肺气嗽者，不限老少，宿多上热，后因饮食将息伤热，则常嗽不断，积年累岁，肺气衰，便成气嗽，此嗽不早疗，遂成肺痿。若此将成，多不救矣。又云：肺气嗽，经久将成肺痿，其状不限四时冷热，昼夜嗽常不断。唾白如雪，细沫稠黏，喘息气上，乍寒乍热，发作有时。唇口喉舌干焦，亦有时唾血者，渐觉瘦悴，小便赤，颜色青白，毛耸，此亦成蒸。又云：肺气嗽，经久有成肺痈者，其状与前肺痿不多异，但唾悉成脓出。陈氏妇人良方劫劳散证治云：劳嗽寒热盗汗，唾中有红线，名曰肺痿。注家俱为别病而诠释之者，何？快与驶驶同。梁书姚僧垣曰：大黄快药，是也。魏云辟辟唾声，恐非。盖辟辟，干燥貌。《张氏医通》云：言咳者，口中不干燥也。若咳而口中辟辟燥，则是肺已结痈，火热之毒，出见于口。此说近是。

元坚云：口中反有浊唾涎沫，盖系于该言稠痰自沫者。本经所谓痰者，非今之所谓痰。次条曰多唾浊沫，皂荚丸条曰时时唾浊，桔梗汤条曰时出浊唾，五藏风寒篇曰肺中风吐浊涕之类，皆今之稠痰也。盖肺萎液燥，而口中有唾涎，故下反字也。

仁存孙氏方曰：详观肺痈肺痿二证，实难治。要之，肺痈则间有可愈者，亦须肺未穿，故可救。但肺痿罕有安者，盖其肺祜竭干燥，何由而得润，所以难愈（《金匮述义》引）。

渊雷案：肺结核之病，由结核杆菌窜入肺组织而起。菌之所至，先起炎症，上皮细胞繁殖堆积成一硬固小结节，故曰结核。其始，小如粟粒而半透明，继则渐大，变为黄色不透明之硬核，结节中无血管，故不得营养，易于坏死。坏死后，成黄色干酪状物，谓之干酪变性，久而软化，成糜粥状，与痰唾同排出于外（注家谓肺痿不唾脓，误也）。于是结节之中部成空洞，空洞之大小，或仅如豌豆，或过于胡桃，空洞内壁又分泌多量脓液，适为结核菌之良好培养基。空洞多者，全肺有如蜂房，此肺结核之解剖状况也。古人名为肺痿者，盖知其病源在肺，而病人羸瘦萎悴故也。苏游许仁则之论，但言病之经过及证候，犹为核实。后人凿说痿字，以为肺叶萎而不荣，则望文生义矣。又，古人不知结核菌，而以亡津液为肺痿之病源，未免倒果为因。虽营养佳良，丰腴充实之人，肺染结核菌而发病，亦即趣于枯瘦，是亡津液者肺痿之所致，而非肺痿之原因也。咳唾脓血以下，《脉经》《千金》别为一条，此就咳唾脓血一证，辨肺痿肺痈也。旧注以咳唾脓血属上读，谓脓血肺痈所独有。非是，盖肺痿肺痈外证之异，肺痈则属实，其咳剧，其脓臭，其人不甚羸瘦。肺痿则属虚，其咳不剧，或竟不咳，其脓不臭，其人羸瘦殊甚，如此而已。

问曰：病咳逆，脉之，何以知此为肺痈？当有脓血，吐之则死，其脉何类？师曰：寸口脉微而数微，则焉为风，数则为热；微则汗出，数则恶寒。风中于卫，呼气不入；热过于营，吸而不出。风伤皮毛，热伤血脉。风舍于肺，其人则咳，口干喘满，咽燥不渴，多唾浊沫，时时振寒。热之所过，血为之凝滞，结痈脓，吐如米粥。始萌可救，脓成则死。

多唾浊沫，赵刻本作时唾浊沫，今从徐镕本改。此条大意，以风与热为肺痈之原因，盖腐败性支气管炎、支气管扩张、肺坏疽、肺脓疡等，多系续发病。其原发病必有咳嗽，咳嗽则因外感风寒而起，故谓之风。肺痈初起，有机能亢进之证，故谓之热耳，以呼吸不利，咳嗽口干诸候，分属于风热，未免凿说。咳逆而脉微数，亦不足以断定肺痈，案《脉经》肺痿肺痈篇，类此者更有六条，皆是叔和家言，非仲景旧文，不可信从。

《危氏得效方》云：始萌易治，脓成难治。诊其脉，数而实，已成。微而濇，渐愈。面色白，呕脓而止者，自愈。有脓而呕食，面色赤，吐脓如糯米粥者，不治。男子以气为主，得之十救二三。妇女以血为主，得之十全七八，历试屡验。

李氏《入门》云：肺痈脉数而虚，口燥咽干，胸胁隐痛，二便赤涩，咳唾脓血腥臭，置之水中则沉。

潘氏《医灯续焰》云：试肺痈法，凡人觉胸中隐隐痛，咳嗽有臭痰，吐在水内，沉者是痈脓，浮者是痰。丹波氏云：案今验果如其言，又以双箸验之，其断为两段者是脓，其黏著不断者是痰，亦一试法也。

《兰台轨范》云：肺痈之疾，脓成亦有愈者，全在用药变化，汉时治法或未全耳。

上气，面浮肿，肩息，其脉浮大，不治，又加利，尤甚。

丹波氏云：上气，诸家不释。考周礼天官疾医职云，嗽上气。郑玄注：上气，逆喘也。此一节，即是肺胀不治之证。

渊雷案：上气肺胀之证，支气管哮喘、急性支气管炎、支气管肺炎及肺气肿俱有之，气喘发作时，常于夜间睡后。虽甚困苦，却不致命。惟支气管炎及肺气肿，往往因剧咳不已，呼吸困难，肺循环先起郁血，驯至心室起代偿性肥大，瓣膜闭锁不全，全身静脉郁血，遂发水肿而死。然其致死之故，非死于水肿，乃死于血压之下降也。肩息者，呼吸困难之故。面浮肿者，郁血性水肿之故。脉浮大者，心室代偿性肥大之故。又加下利，则胃肠亦病。旧说以脾胃为后天水谷之本，凡慢性病末传，见脾胃病者，为死期已近之候。

上气，喘而躁者，属肺胀，欲作风水，发汗则愈。

喘而躁者，呼吸困难，肺循环郁血之候，故知欲作风水。风水者，水肿而汗出恶风，详水气病篇。谓之肺胀者，支气管哮喘及慢性支气管炎发作时，肺部胸廓常高张故也。发汗则愈者，汗剂能通利血循环，且郁血时之渗出液，从汗腺排出，不致竟成水肿故也。（治风水亦用发汗法）沈氏以为即下文小青龙之证，是也。

丹波氏云：肺胀一证，诸家未有云后世某证者，考下文云，肺胀咳而上气。又云：咳而上气，此为肺胀。

由此观之，即后世所谓呷嗽哮嗽之属。《巢源》云：痰气相击，随嗽动息，呼呷有声，谓之呷嗽。《本事续方》云：哮嗽如拽锯，是也。渊雷案：呷嗽哮嗽之证候，凡支气管哮喘、支气管炎及支气管肺炎诸病，俱有之。

肺痿，吐涎沫而不咳者，其人不渴，必遗尿，小便数，所以然者，以上虚不能制下故也。此为肺中冷，必眩，多涎唾，甘草干姜汤以温之。若服汤已，渴者，属消渴。

吐涎沫，不渴，遗尿，小便数，皆是支气管哮喘之证。病在呼吸器，而证候见于排泄器，故古人谓肺为水之上源，又谓肺主行水。《素问·经脉别论》云：饮入于胃，游溢精气，上输于脾，脾气散精，上归于肺，通调水道，下输膀胱。此虽谬于生理，然观察病变药效，良信。因此之故，呼吸器病见排泄障碍者，谓之上虚不能制下，谓之肺中冷矣。《伤寒》：《金匮》中，凡云所以然者，皆辞气卑弱，理致渺茫。若非叔和附益，亦是后人注文。然择而用之，亦不无一得也。眩而多涎唾，皆肺胃寒证，故以甘草干姜汤温之。此条虽称肺痿，实非肺结核病，以其不咳，故不得为肺胀，以其不唾脓血，故不得为肺痈，但以吐涎沫而谓之肺痿。可见古人于病名，未必一一深切。若服以下九字，《脉经》无之，《千金》第十七卷肺痿门云：服汤已，小温覆之，若渴者属消渴法。稻叶元熙云：若服汤已渴者，属消渴，是假设之词，与吴茱萸汤条。"得汤反剧者，属上焦也"
（《伤寒论》二百四十八条）同例。

甘草干姜汤方

甘草四两，炙　干姜二两，炮

上㕮咀，以水三升，煮取一升五合，去滓，分温
再服。

此即《伤寒论》厥逆而烦躁吐逆之方，用法方解，
互详《伤寒论今释》。

青州《医谈》云：甘草干姜汤，治毒迫心下而盗汗
者。又治胸中痛，左卧则左痛，右卧则右痛者，皆毒迫
心胸所致也。气上迫，喘咳，汗出多之症，有多吐涎沫
者，世医不知此方治汗。此方所以能治汗者，气逆盛，
毒气自内发于外故也。

《类聚方广义》云：老人平日苦小便频数，吐涎，短
气眩晕，难以起步者，宜此方。

《方函口诀》云：此方虽简，其用甚广。用于伤寒
烦躁吐逆，用于肺痿吐涎沫，用于伤胃吐血，若虚证喘
息，则用此汤下黑锡丹。凡肺痿寒证，其人肺中冷，气
虚不能温布津液，津液聚而化为涎沫，故唾出多。然非
若热证之唾，凝而重浊也。又不咳，咽干遗尿，小便
数，有此等证者，与此方，奇效。又病人嫌服此方，不
咳，只多吐涎沫而不唾者（案：当是有涎沫而无痰也）
用桂枝去芍药加皂荚汤，奇效，又不烦躁。但吐逆，难

用苦味药者，用此方弛之，有速效。

咳而上气，喉中水鸡声，射干麻黄汤主之。

《外台》第十卷，上气喉中水鸡鸣门，引《小品》：水上有如字，《巢源》云：肺病令人上气，兼胸膈痰满，气行壅滞，喘息不调，致咽喉有声，如水鸡之鸣也。丹波氏云：水鸡二种，本草苏颂云：蛤子。即今水鸡是也。又司马相如传颜注：庸渠，一名水鸡。即本草所谓鹝也。此云水鸡，盖指蛙而言，取其鸣声连连不绝耳。

射干麻黄汤方

射干十三枚，一法三两 麻黄四两 生姜四两 细辛 紫菀 款冬花各三两 五味子半升 大枣七枚 半夏大者洗八枚，一法半升

上九味，以水一斗二升，先煮麻黄两沸，去上沫，纳诸药，煮取三升，分温三服。

《千金》第十八卷咳嗽门，用射干三两，半夏半升。《外台》第十卷上气喉中水鸡鸣门，引《小品》，用射干十二枚，皆用东流水煮。

丹波氏云：此治肺胀之方，凡本篇诸条，肺痿肺痈之外，悉属肺胀，读者宜自知耳。

《类聚方广义》云：治久咳不止，或产后喘咳，项生痰疬，累累如贯珠者，去细辛、五味子，倍射干，加皂角子，有效，兼用南吕丸。

汤本氏云：先师和田启，治急性肺炎，先以桔梗白

散取吐下，后用本方。然本方有细辛、紫菀、款冬花等温药，故热发时不可轻用。渊雷案：急性肺炎之发热，固属热证，然细辛非姜附之比，不在禁例。紫菀、款冬花，又非细辛之比，汤本之说太拘泥。

《方函口诀》云：此方用于后世所谓哮喘，水鸡声，形容哮喘之呼吸也。合射干、紫菀、：款冬之利肺气，麻黄、细辛、生姜之发散，半夏之降逆，五味子之收敛，大枣之安中，成一方之略妙用。

咳逆上气，时时唾浊，但坐不得眠，皂荚丸主之。

唾，赵刻本作吐，今从徐本、俞本改。徐氏云：此比水鸡声，乃咳而上气中之逆甚者也。尤氏云：浊，浊痰也。时时吐浊者，肺中之痰，随上气而时出也。然痰虽出而满不减，则其本有固而不拔之势，不迅而扫之不去也。皂荚味辛入肺，除痰之力最猛，饮以枣膏，安其正也。

皂荚丸方

皂荚八两，刮去皮，用酥炙

上一味，末之，蜜丸梧子大，以枣膏和汤，服三丸，日三，夜一服。

魏氏云：皂荚驱风理痹，正为其有除瘀涤垢之能也。如今用皂荚澡浴，以除垢腻，此理也。《兰台轨范》云：稠痰黏肺，不能清涤，非此不可。渊雷案：本草，《别录》云：皂荚，疗腹胀满，消谷，除咳嗽囊结（案：

当是气管枝囊状扩张）。思邈云：沙牛白羊酥，除胸中客热，益心肺。此方专事涤痰，以皂荚有石碱质故也。然荡涤刺激之力甚大，一日用量，不得过梧子大三丸。老人虚人，更宜审慎。

咳而脉浮者，厚朴麻黄汤主之。

丹波氏云：《千金》厚朴麻黄汤，治咳而大逆上气，胸满，喉中不利，如水鸡声，其脉浮者。方与本篇同。案本篇唯云咳而脉浮，恐是遗脱，《千金》所载，却是旧文。元坚云：水饮上迫，脉必带浮，不必拘表证有无。此二方证（谓本方及下泽漆汤），均是上焦蓄饮，而以脉浮沉为别者，盖以势之剧易，及水饮上迫与内结之异耳，注家特就邪为分，殆非通论。

厚朴麻黄汤方

厚朴五两　麻黄四两　石膏如鸡子大　杏仁半升　半夏半升
干姜二两　细辛二两　小麦一升　五味子半升

上九味，以水一斗二升，先煮小麦熟，去滓，纳诸药，煮取三升，温服一升，日三服。

元坚云：此方证，系寒饮迫肺，而无风寒外候，故于小青龙汤中去桂枝，以厚朴降逆为君，其佐用杏仁，亦犹桂枝加厚朴杏子汤之例，况配以石膏，其驱饮之力更峻。

浅田氏云：此方药味，似小青龙加石膏汤，而优于降气之力，故用于喘息上气者有效。若治溢饮，则宜小青龙加石膏，又与射干麻黄汤互用。惟此方宜于热甚而脉浮者，异于彼方之无热。又，富贵安佚之人，过食膏粱，腹满而咳者，此方加大黄有效。麻黄与大黄伍，两解表里，与千金黑散同意，颇有奇趣。渊雷案：此方即小青龙加石膏汤，以厚朴、杏仁、小麦，易桂、芍、甘草。小麦缓和收敛，不利逐水，方中亦少除痰之药，故知此方，治咳逆上气、表热盛、胸满而痰不多者。至射干麻黄汤，则治咳逆上气而痰多者，千金黑散，出第五卷少小婴孺序例中，其方乃麻黄大黄杏仁也。

脉沉者，泽漆汤主之。

此条，徐沈诸家注本，合上为一条。尤氏于脉沉上补咳而二字。丹波氏云：千金泽漆汤，治上气，其脉沉者。本篇亦似脱上气二字。尤氏云：此不详见证，而但以脉之浮沉为辨，而异其治。仲景之意，盖以咳皆肺邪，而脉浮者气多居表，故驱之使从外出为易。脉沉者气多居里，故驱之使从下出为易，亦因势利导之法也。

泽漆汤方

半夏半升　紫参五两，一作紫菀　泽漆三斤，以东流水五斗，煮取一斗五升　生姜五两　白前五两　甘草　黄芩　人参　桂枝各三两

上九味，㕮咀，纳泽漆汁中，煮取五升，温服五合，至夜尽。

《千金》方：紫参作紫菀，温服以下七字作"一服

171

五合，日三夜一"八字。元坚云：煮取五升，温服五合，至夜尽，是一日十服，他方莫有此例，《千金》似是。泽漆，本草白字。（案即《本经》）称味苦微寒，主大腹水气，四肢面目浮肿。黑字，（案即《别录》）称利大小肠。盖此方主证，水饮内结，故有须于利水之品也。又按陈藏器曰：千里水及东流水，味平无毒，主病后虚弱。然则此方所用，在熟淡不助内饮已。渊雷案：白前，《别录》云：味甘微温无毒，治胸胁逆气，咳嗽上气，呼吸欲绝。紫参，《本经》云：味苦寒无毒，主心腹积聚，寒热邪气，通九窍，利大小便。《别录》云：疗肠胃大热，唾血衄血，肠中聚血，痈肿诸疮，止渴益精。然沪上卖药者，不识紫参为何物，盖罕用之药也。丹波氏云：考本草紫参，不载治咳之能，其作紫菀者，似是。

大逆上气，咽喉不利，止逆下气者，麦门冬汤主之。

《千金》、《外台》俱无"者"字，是。大逆，诸家注本并改为火逆，谓火热挟饮致逆，惟程《林金匮直》解仍原文。今考仲景书，凡云火逆者，皆谓烧针艾灸之逆，非后世所谓君火相火，则仍作大逆为是。麦门冬汤生津润燥，从药测病，知咽喉不利，是咽喉黏膜干燥之故。验之肺结核病者，常见营养不良，组织枯燥。沈氏疑此为肺痿之主方，是矣。

麦门冬汤方

麦门冬七升　半夏一升　人参二两　甘草二两　粳米三合　大枣十二枚

上六味，以水一斗二升，煮取六升，温服一升，日三，夜一服。

《千金》《外台》作麦门冬三升，《外台》半夏下有洗字，甘草下有炙字。

《玉函经·伤寒差后病篇》云：病后劳复发热者，麦门冬汤主之。

《肘后方》云：麦门冬汤，治肺痿咳唾涎沫不止，咽喉燥而渴。

《圣济总录》云：麦门冬汤，治肺胃气壅，风客传咽喉，妨闷。

《松原家藏方》云：麦门冬汤，治诸黄胖脉弦大，气逆胸满，心下硬，身色淡黄，行动则气急，或爪甲枯黄而张者。

又云：治咳嗽大逆上气，咽喉不利，痰声不湿者。

又云：治虚劳咳逆，手足烦热，羸瘦骨立者，或咳血衄血者。

《芳翁医谈》云：虚劳多汗，寒热咳嗽诸证备，而咳甚者，宜麦门冬汤，必兼用起废丸，此丸男妇咸宜。

又云：痫家舌焦，或白色如水渍数日者，主用连石二味，宜为末外敷之，内则加诸麦门冬汤之类煎服。（参

看下文治验）

《类聚方广义》云：麦门冬汤，治消渴身热，喘而咽喉不利者，加天花粉。大便燥结，腹微满者，兼用调胃承气汤。

又云：治久咳劳嗽，喘满短气，咽喉不利，时恶心呕吐者。《肘后方》曰：治肺痿，咳唾涎沫不止，咽燥而渴。按生姜甘草汤证亦云尔，可疑。今验之病者，此方为胜。

《方函口诀》云：此方治大逆上气，咽喉不利，盖无论肺痿、顿嗽、劳嗽、妊娠咳逆，有大逆上气之状者，用之大效。故此四字，简古有深旨也。此方加石膏，治小儿久咳，及咳血，皆有妙验。又治老人津液枯槁，食物难咽，似膈症者，又治大病后嫌饮药，咽中有喘气，如竹叶石膏汤之虚烦者，则皆咽喉不利之余旨矣。

喻氏《法律》云：此胃中津液干枯，虚火上炎之证，治本之良法也。于麦门、人参、甘草、粳米、大枣，大补中气大生津液队中，增入半夏之辛温一味，其利咽下气。非半夏之功，实善用半夏之功，擅古今未有之奇矣。

又云：某女，下利三年不止，面色萎黄，眼胞肿重，舌上糙涩而淡白灰色，或时色如常，虽羸瘦而不卧床。然每欲远行，则中路畏惧，若将发晕，必还家而后已，终不果行，此实痫也。乃与麦门冬加石膏汤，二十日许而利止，又服二十日许而全复。

《橘窗书影》云：某女，年二十三四余作，产后得外感，咽喉肿塞，痰喘壅盛，口中臭气甚，绝粒食者数日，手足微冷，脉无力，疲劳极。麦门冬汤加桔梗，令徐徐咽下，又煎驱风解毒加桔梗、石膏，冷却，令含漱。如此一昼夜，咽喉始分利，少进粥饮，后经二三日，发热烦渴咳嗽，脉虚数，现外感之状，与竹叶石膏汤加桔梗杏仁而愈。

又云：某人，患梅毒，数年不差。咽喉糜烂，声音嗄而不出，虚赢骨立，来都下，乞药于诸医，无寸效。余与麦门冬汤加桔梗山豆根，兼用结毒紫金丹，数日而音声朗亮，咽喉复常。

肺痈，喘不得卧，葶苈大枣泻肺汤主之。

此治呼吸器病痰多喘盛之方，须阻证实证，乃可用之。其效用为祛痰，与皂荚丸相似，皂荚丸主黏痰，此则主稀痰。其病实非肺痈，说在篇末。

葶苈大枣泻肺汤方

葶苈熬令黄色，捣丸如弹丸大　大枣十二枚

上先以水三升，煮枣取二升，去枣，纳葶苈，煮取一升，顿服。

大枣，当作二十枚。《千金》第十七卷肺痈门，载此方。葶苈三两，末之，大枣二十枚，上二味，先以水三升，煮枣取二升，去枣，纳药一枣大，煎取七合，顿服令尽。三日服一剂，可服三四剂。《外台》第十卷肺痈门引《千金》：葶苈三两，熬令色紫，上一味，捣令可丸，以水三升，煮擘大枣二十枚，得汁二升，内药如弹丸一枚，煎取一升，顿服。注云：《古今录验》删繁仲景《伤寒论》范汪同，《医心方》（日人丹波康赖著，其人当我国五代宋初，其书多存古方不亚《外台》）支饮门引范汪方：葶苈，熬令紫色，治令自丸，丸如弹丸，大枣廿枚，以水二升煮枣，令得一升半，去枣，纳药一丸，复煮得一升，尽服之。本草图经引：亦作大枣二十枚。元坚云：葶苈以弹丸为率，故不须举两数。大枣，诸书皆作二十枚，《本经》疑是错写。

《幼幼新书》云：治小儿水气腹肿，兼下痢脓血，小便涩，方：葶苈子半两，以枣肉和，捣为丸。

《方极》云：葶苈大枣泻肺汤，治浮肿咳逆，喘鸣迫塞，胸满强急者。

《方机》云：治喘而不得卧者，又治一身面目浮肿，咳逆上气，喘鸣息迫者，兼用白散。

《鸡峰普济方》云：著作雷道矩病吐痰，顷间已及升余，咳不甚，而色黯郁，精神不快。兆（孙兆也）告曰：肺中有痰，胸膈不利，令服仲景葶苈大枣汤。一服讫，已觉胸中快利，略无痰唾矣。

咳而胸满，振寒脉数，咽干不渴，时出浊唾腥臭，久久吐脓，如米粥者，为肺痈，桔梗汤主之。

此条为肺坏疽、肺脓疡共有之证候，若腐败性支气管炎，及支气管扩张，例不发热，不得有振寒脉数之候也。吐脓如米粥，状其稠，非状其色，肺坏疽、肺脓疡所吐脓，皆作绿色，无纯白者。

尾台氏云：咳而胸满，振寒脉数云云，此肺痈证至剧至重者。虽白散，犹且难剿其巢窟，况于此方乎？《金匮》桔梗汤，与《外台》桔梗白散之证治正同，全属错误。验之事实，则二方之主治，其病之轻重，治之缓急，自判然矣。浅田氏云：《外台》桔梗白散之证，若精气耗损，不能攻者，宜桔梗汤。又云：《外台》桔梗汤，（即本方）能治肺痈之初起者，证候虽未具，而口有腥臭者，用之最有效。渊雷案：肺痈重证，正气犹堪吐下者，自宜桔梗白散。若正气已虚者，即为难治，桔梗汤殆无能为力。惟治初起证候未具者，当有效耳。

桔梗汤方（亦治血痹）

桔梗一两　甘草二两

上二味，以水三升，煮取一升，分温再服，则吐脓血也。

丹波氏云：原注亦治血痹，《千金》《外台》并无此四字，程、尤、《金鉴》亦删之，为是。元坚云：血痹，当喉痹，然要是后人所续加。渊雷案：桔梗，《千金》作三两，注云：《集验》用二两，《古今录验》用一两，《外台》引《集验》作二两。则吐，《千金》作必吐，《千金翼》作不吐，《外台》作朝暮吐脓血则差，用法互详《伤寒论今释》。

《肘后方》云：喉痹，传用神效方：桔梗，甘草炙，各一两。上二味，切，以水一升，煮取服，即消，有脓即出。

《小儿方诀》云：甘桔散，治涎热，咽喉不利，甘草炒，二两。桔梗一两，米泔浸一宿，焙干用。上为末，每服大二钱，水一盏，入阿胶半片，炮过，煎至五分，食后温服。

元坚云：排脓散用枳实、芍药、桔梗，排脓汤于本方加生姜、大枣，是知桔梗有排脓之功。但此间（谓日本也）所有，气味轻淡，不足以抵当大病。彼土（谓中国也）古时之品，则恐不如此也。渊雷案：今用桔梗，实有排脓之效，不以古今异趣也。

《薛氏医案》云：武选汪用之，饮食起居失宜，咳嗽吐痰，用化痰发散之药。时仲夏，脉洪数而无力，胸满面赤，吐痰腥臭，汗出不止。余曰：水泛为痰之证，而用前剂，是谓重亡津液，得非肺痈乎。不信，仍服前药，翌日果吐脓，脉数，左寸右寸为甚，始信。用桔梗汤，一剂，脓数顿止，再剂全止，面色顿白，仍以忧惶。余曰：此证面白脉濇，不治自愈，又用前药一剂，佐以六味丸治之而愈。

咳而上气，此为肺胀，其人喘，目如脱状，脉浮大者，越婢加半夏汤主之。

尤氏云：外邪内饮，填塞肺中，为胀，为喘，为咳而上气。越婢汤散邪之力多，而蠲饮之力少，故以半夏辅其未逮。不用小青龙者，以脉浮且大，病属阳热，故利辛寒，不利辛热也。目如脱状者，目睛胀突，如欲脱落之状，壅气使然也。尾台氏云：目如脱状者，冲逆而眼目痛甚也。《素问·至真要大论》曰：病冲头痛，目如脱，项如拔。《灵枢·经脉篇》亦同。

渊雷案：此条证候，是支气管哮喘，其呼吸非常困难，呼长而吸短，颈静脉怒张，口唇亦肿胀作紫色，目睛胀突，有如脱状，迨喘息逐渐平静。始咳嗽吐出少许稠痰，此病发作，必因呼气困难而致急性肺膨胀。发作不已，终成肺气肿与支气管炎。此时哮喘发作，即咳嗽多痰，故曰咳而上气此为肺胀。越婢加半夏汤以喘与目如脱状为候，未成肺气肿时亦可用。

越婢加半夏汤方

麻黄六两　石膏半斤　生姜三两　大枣十五枚　甘草一两　半夏半升

上六味，以水六升，先煮麻黄，去上沫，纳诸药，煮取三升，分温三服。

《方极》云：越婢加半夏汤，治越婢汤证（喘渴欲饮水或身疼恶风寒）而呕逆者。

《方机》云：咳而上气，喘或呕者，越婢加半夏汤主之，兼用南吕。（滚痰丸也，黄芩、甘遂、青礞石、大黄。）

方舆輗云：哮喘经日失治，痰气益盛，见目胀出，或鼻鼓扇者。然脉浮大，是阳热之候，所谓肺胀证也。越婢加半夏汤二三剂，可以取效。

《方函口诀》云：此方主肺胀，其证咳而上气，喘而气急，甚似支饮，然支饮之喘，初必胸痛，或手足厥冷，气急不能侧卧。肺胀之上气，则热势强，卒发，目如脱状，然非难以侧卧者。半夏与石膏为伍，有破饮镇坠之效，与小青龙加石膏及厚朴麻黄汤同。又心下有水气，或胁下痛，引缺盆者，宜小青龙加石膏。

李中梓《医宗必读》云：社友孙其芳之令爱，久嗽而喘，凡顺气化痰、清金降火之剂，无不遍尝，绝难取效。一日，喘甚烦躁，余视其目则胀出，鼻则鼓扇，脉则浮而且大，为肺胀无疑。遂以此投之，一剂而减，再剂而愈。

肺胀，咳而上气，烦躁而喘，脉浮者，心下有水，小青龙加石膏汤主之。（《千金》证治同，外更加胁下痛引缺盆）

《千金》第十八卷咳嗽门云：咳而上气，肺胀，其脉浮，心下有水气，胁下痛，引缺盆。设若有实者，必躁，其人常倚伏，小青龙加石膏汤主之。原注所引殊不备，又第十七卷肺痿门云：治肺胀，咳而上气，咽燥而喘，脉浮者，心下有水，麻黄汤，其方即本方，无甘草，以生姜易干姜。《外台》第十卷肺胀上气门，引仲景《伤寒论》，主疗及方，皆同《金匱》。

尤氏云：此亦外邪内饮相搏之证，而兼烦躁，则挟有热邪，麻桂药中必用石膏，如大青龙之例也。又此条见证，与上条颇同，而心下寒饮，则非温药不能开而去之，故不用越婢加半夏，而用小青龙加石膏，温寒并进，水热俱捐，于法尤为密矣。

小青龙加石膏汤方

麻黄 芍药 桂枝 细辛 甘草 干姜各三两 五味子 半夏各半升 石膏二两

上九味，以水一斗，先煮麻黄，去上沫，纳诸药，煮取三升，强人服一升，羸者减之，日三服，小儿服四合。

方舆輗云：大青龙汤、小青龙加石膏汤，俱有烦躁证。在大青龙由于不汗出，小青龙由于心下有水气，是二方之所以异也。又云：小青龙本条（案谓《伤寒论》小青龙汤条也），其证缓。《金匱》咳逆倚息不得卧（痰饮咳嗽病篇），颇急矣。此条烦躁而至于喘，是尤急，故于证立肺胀之名，于方加石膏。又云：

发热咳嗽，多吐白沫者，若以平剂缓图，不日成劳矣。予乘其初起，用小青龙加石膏，而全生保命者，数十人。

余论　元坚云：麻杏甘石汤、厚朴麻黄汤、越婢加半夏汤、小青龙加石膏汤，皆麻黄石膏同用。麻黄发阳，石膏逐水，二味相藉，而驱饮之力更峻，不必取之于发表清热。盖此四方，紧慢稍异，而其旨趣，则大约相均。要在临证之际，随其剧易，以为审处耳。渊雷案：小丹波所举四方，麻杏甘石最为平缓，以次递峻，至小青龙加石膏汤，最峻矣。是以叮咛服法，有羸者减、小儿四合之文。《外台》第十卷肺胀上气门，引仲景《伤寒论》：强人一升，瘦人及老小以意减之，日三夜一，盖麻桂石膏同用，发阳逐饮之力甚猛，与大青龙同一不可过服也。

小丹波又云：本篇用麻黄者四方，宜为二义看。注家皆谓其证内饮挟外邪，故用麻黄发其表，是一义。今验肺胀证，多是宿饮为时令触动者，而不必具表候，则其用麻黄，适取发泄肺中郁饮，亦犹麻杏甘石汤之意，是一义，盖勿拘一隅可也。渊雷案：用麻黄为喘咳，协石膏则逐饮，协桂枝则发表，咳喘之证，水饮为主。虽有身热，多非表候，故四方之中，协石膏者三，协桂枝者一而已。比而论之，射干麻黄汤喘咳而痰多，厚朴麻黄汤喘咳而上气胸满，越婢加半夏汤喘咳而睛突鼻扇，小青龙加石膏汤喘咳而表候剧，此其辨也。

附方

○《外台》炙甘草汤：治肺痿涎唾多，心中温温液

液者。（方见虚劳）

出第十卷肺痿门，引仲景《伤寒论》，次于甘草干姜汤之后。其方桂枝作桂心二两，大麻子仁半升，阿胶三两炙，大枣四十枚。余同《伤寒》、《金匮》，方解用法，互详《伤寒论今释》及虚劳篇，沈氏云：温温液液，即泛泛恶心之意也。

《类聚方广义》云：骨蒸劳嗽，抬肩喘息，多梦不寐，自汗盗汗，痰中血丝，寒热交发，两颊红赤，巨里动甚，恶心愦愦欲吐者，宜此方。若下利者，去麻子仁，加干姜，水煮为佳。（案炙甘草汤，水酒合煮，此云水煮，谓勿用酒也）

《方函口诀》云：肺痿少气而胸动甚者，用此方，有一时之效。龙野秋山玄端，以此方加桔梗为肺痿之主方，盖据《金匮》也。

《橘窗书影》云：某人妻，其证，消渴数日不愈。一医以为胃热，屡下之，消渴止，而舌上赤烂，齿龈糜烂，不能饮食，脉虚数，浊唾腥臭。余以为肺痿之一证也，与炙甘草加桔梗汤，病渐愈。

〇《千金》甘草汤

甘草

上一味，以水三升，煮减半，分温三服。

原缺主疗及两数，方出《千金》第十七卷肺痿门，主疗与《外台》炙甘草汤同，惟唾多下有出血二字。甘草用二两，《外台》肺痿门引同。《千金翼》第十五卷补五藏门，名温液汤，用三两。《外台》又引《集验》，疗肺痿时时寒热，两颊赤，气急方，童子小便，每日晚取之，去初末少许，小便可有五合。取上好甘草，量病人中指节，男左女右长短截之，炙令熟，破作四片，纳小便中，置于闲静处，露一宿，器上横一小刀，明日平旦，去甘草，顿服之。每日一剂，其童子，勿令吃五辛。案甘草汤，治急性喉头炎，详《伤寒论今释》，喉与支气管最近，故亦治支气管病，非真肺痿也。

徐氏云：肺痿之热，由于虚，则不可直攻，故以生甘草之甘寒，频频呷之，热自渐化也。

〇《千金》生姜甘草汤：治肺痿，咳唾涎沫不止，咽燥而渴。

生姜五两　人参三两　甘草四两　大枣十五枚

上四味，以水七升，煮取三升，分温三服。

亦出肺痿门，大枣作十二枚，《外台》引《集验》，主疗下注云：一云不渴，甘草二两炙，大枣十二枚。余并同。方后注云：仲景《伤寒论》《备急》、范汪、《千金》《经心录》同。

元坚云：此方亦治肺冷而萎，犹是甘草干姜汤之变方。"而渴"当作"不渴"为妥。

《方极》云：生姜甘草汤，治咳唾涎沫不止，心下痞硬，急迫者。《方机》云：治咳唾涎沫不止，咽燥而渴者，兼用南吕。呕吐不止，心下痞硬而急迫者，兼用紫圆。

〇《千金》桂枝去芍药加皂荚汤：治肺痿吐涎沫。

桂枝　生姜各三两　甘草二两　大枣十枚　皂荚一枚，去皮子，炙焦

上五味，以水七升，微微火煮取三升，分温三服。

亦出肺痿门，涎沫下有不止二字，大枣作十二枚，煮法中无"微微火"三字。元坚云：此方，桂枝去芍药汤桂枝甘草汤之意，取之扶胸中阳气，不和调营卫，盖亦属肺冷之痿。

《方极》云：桂枝去芍药加皂荚汤，治桂枝去芍药汤证，而吐浊唾涎沫者。

《方机》云：胸中热，而吐涎沫，或咳者，桂枝去芍药加皂荚汤主之，兼用南吕。若咳而腹中拘挛，或咳逆倚息者，非此汤之所治也。

雉间焕《类聚方集览》云：加皂荚汤，主小儿平生垂涎者，其甚者为鼻渊，为风涎潮，而口鼻间及腮赤者，皆主之。

渊雷案：以上四方，皆云肺痿，而所主实非肺结核。加皂荚汤，尤非肺结核所宜。可知其所谓肺痿者，乃通常支气管炎耳，支气管炎久咳不已，抗毒力衰减，有引起肺结核之可能。然则之四方者，治咳而未成结核者也。

〇《外台》桔梗白散：治咳而胸满，振寒脉数，咽干不渴，时出浊唾腥臭，久久吐脓如米粥者，为肺痈。

桔梗　贝母各三分　巴豆一分，去皮，熬研如脂

上三味，为散，强人饮服半钱匕，羸者减之。病在膈上者，吐脓血；膈下者泻出，若下多不止，饮冷水一杯则定。

出第十卷肺痈门，引仲景《伤寒论》，米粥上有粳字，巴豆去皮下有心字，吐脓血作必吐二字。案此方即《伤寒论》之三物小白散也，用法方解治验，互详《伤寒论今释》。云病在膈上者必吐，病在膈下者泻出，明此方以荡涤吐下为功，非专治肺痈者也。此条与上文桔梗汤条，证同而方异，盖所传之本不同也。肺痈初起，病轻者，桔梗汤已堪胜任，病重而正气实者，非桔梗白散之迅利不为功。及其病已深沉，吐脓如米粥，则桔梗汤缓不去病，白散又峻不能堪，不可治矣。

《类聚方广义》云：桔梗白散，不特治肺痈而已，亦治所谓幽门痈、胃脘痛，及胸膈中有顽痰，为胸背挛痛者。咳家胶痰缠绕，咽喉不利，气息有臭气者，皆效。

又云：卒中风，马脾风（小儿白喉也）痰潮息迫，牙关紧闭，药汁不入者。取一字，吹鼻中，则吐痰涎，咽喉立通。

又云：肺痈用此方，当及其咳逆喘急，胸中隐痛，黄痰作臭时，断然投之。以扫荡郁毒，断除根柢，若犹

豫不决，旷日持重，坐令毒气浸润，胸背彻痛，脓秽涌溢，极臭扑鼻，蒸热柴瘦，脉细而数，则噬脐无及矣。医者不可不小心，又不可不放胆，良以此也。

六角重任《古方便览》云：一男子，冬月发喘急，痰迫咽喉，肩息欲死，投桔梗白散一钱，吐痰涎二三合而愈。

又云：一妇人病小疮，敷药后，忽然遍身发肿，小便不利，心胸烦闷，喘鸣迫促几死。余投桔梗白散一钱，吐水数升，再饮而大吐下，疾苦立安，用前方五六日而痊愈。

原南阳丛桂亭《医事小言》云：一士人久咳，午后微寒热，饮食无味，半眠半起，人以为劳，经数医不效。迎余至其家，未诊，闻咳声，已疑为肺痈，诊之脉不细数，而浮大数，咳嗽时，左膈间痛，隐隐引背，昼夜吐痰甚多，间带血。曾灸四花（穴名），服獭肝，皆不效。仍验其痰，有脓如米粥，真肺痈也，因与肺痈汤（甘草、桔梗、贝母、栝蒌根、杏仁、白芥子、生姜），兼用白散二度，经数十日而愈。

○《千金》苇茎汤：治咳有微热，烦满，胸中甲错，是为肺痈。

苇茎二升 薏苡仁半升 桃仁五十枚 瓜瓣半升

上四味，以水一斗，先煮苇茎，得五升，去滓，纳诸药，煮取二升，服一升，再服当吐如脓。

出第十七卷肺痈门，不立方名。胸中作胸心，桃仁作三十枚。《外台》第十卷肺痈门引《古今录验》，疗肺痈苇茎汤，作刿苇一升。煮服法后注云：仲景《伤寒论》云：苇茎切二升。《千金》、范汪同。尤氏云：此方具下热散结通瘀之力，而重不伤峻，缓不伤懈，可以补桔梗汤、桔梗白散二方之偏，亦良法也。渊雷案：烦满，读曰烦懑，谓胸中自觉烦懑也。

《类聚方广义》云：苇茎汤，当以吐脓血臭痰为目的，然非多日多服，则难见其效。且每间七日十日，用白散或梅肉丸，取吐下为佳。瓜瓣，今用冬瓜子。胸中甲错者，胸膈之肌肉枯腊，无血液之滋也。

《方函口诀》云：此方平淡，而有意外之效，以微热与胸中甲错为目的。胸中甲错者，有蓄血故也，即无蓄血，亦宜有咳血之候。

丹波氏云：楼氏纲目云：苇茎，即汀洲间芦荻之粗种也。苇即芦，详见于沈括《补笔谈》。《圣惠方》作青苇（三因用苇叶，恐非是瓜瓣，《圣惠方》作甜瓜子。《太平御览》引《吴普本草》：瓜瓣，瓜子也。张氏《本经逢原》云：甜瓜子，即甜瓜瓣，为肠胃内痈要药。《千金》治肺痈有苇茎汤，肠痈有大黄牡丹汤，予尝用之，然必黄熟味甜者，方不伤胃。是也。而本草马志云：诸方惟用冬瓜子，不见用甘瓜子者。潘氏续焰改用丝瓜瓣，并不可凭也。渊雷案：苇茎即芦根。《别录》云：味甘寒无毒，主消渴客热，止小便利。时珍云：主霍乱呕逆，肺痈烦热，痈疽（时珍以此为茎叶所主，殆非是）。瓜瓣即甜瓜子仁。

《别录》云：味甘寒无毒，主腹内结聚，破溃脓血，最为肠胃脾内壅要药。

肺痈，胸满胀，一身面目浮肿，鼻塞，清涕出，不闻香臭酸辛，咳逆上气，喘鸣迫塞，葶苈大枣泻肺汤主之（方见上，三日一剂，可至三四剂，此先服小青龙汤一剂，乃进小青龙，方见咳嗽门中）。

出《千金》肺痈门，《千金》胸满胀作胸胁胀，香臭下无酸辛二字。原注自先服至乃进，亦《千金》之文。丹波氏云：《千金》《外台》，此条接于前泻肺汤条。而《外台》引《千金》，方后云：仲景《伤寒论》范汪同，《脉经》亦载此条，明是仲景旧文。今列于附方之后者，必后人编次之误也。程氏、《金鉴》揭为原文，删注三十二字。为是。沈、魏、尤诸家以为附方，盖不考耳。

渊雷案：本篇泻肺汤证二条，皆冠以肺痈字，然其证无脓血腥臭，其方不用排脓，而用逐水，可知其病非肺脓肿肺坏疽，乃肺炎支气管炎之由于水毒结聚者耳。是以经文不当云肺痈，当云肺胀，乃注家拘牵经文肺痈字。以未成脓为说，抑思痰饮咳嗽篇以此汤治支饮，正是葶苈逐水之功，于未成脓之肺痈何与哉？胸满胀，咳逆上气，喘鸣迫塞，皆肺炎支气管炎之证候。身面浮肿，乃肺循环郁滞，引起郁血性水肿也。鼻塞清涕出，不闻香臭，则是并发鼻黏膜炎也。凡咳嗽气喘而兼鼻黏膜炎者，必有外感，外感则当发表，故先服小青龙，后乃攻其水毒也。

附录　元坚云：医心方引张仲景，治卅年咳，大枣丸方，大枣百枚去核，杏仁百枚熬，豉百廿枚。凡三物，豉杏仁捣令相得，乃纳枣，捣令熟，和调，丸如枣核。一丸含之，稍咽汁，日二，渐增之良。（以上医心方）此疑杂病论之遗方。

奔豚气病脉证治　第八

论二首　方三首

奔字亦作贲，豚字篇内俱作豚，奔豚系一种发作性疾病。患者多系中年男女，发作时，先于小腹虬结成瘕块而作痛，块渐大，痛亦渐剧。同时气从小腹上冲至心胸，其人困苦欲死，俯仰坐卧，饮食呼吸，无一而可。既而冲气渐降，痛渐减，块亦渐小，终至痛止块消，健好如常人。当其发作之时，一若命在呼吸者，其实自能平复，殊无不良之预后也。谓之奔豚者，状其上冲，如豚之奔突。或云，贲读为愤，如豚之愤怒。奔豚并非罕见之病，而遍考西医书，殊无相当之病证。汤本氏谓为发作的上冲性神经症，然腹起瘕块，必非纯粹神经系统病。同学阮其煜云：奔豚盖沉重之胃肠病，因胃肠积气过多，而累及衰弱之心脏，遂发此证。此说盖得之，验奔豚病人，多兼见胃肠病证，知其主病在胃肠矣。

师曰：病有奔豚，有吐脓，有惊怖，有火邪，此四部病，皆从惊发得之。师曰：奔豚病从少腹起，上冲咽喉，发作欲死，复还止，皆从惊恐得之。

程氏云：篇目止有奔豚一证，而吐脓惊怖火邪皆脱简，必有缺文。渊雷案：师曰奔豚病以下，脉经别为一条，尤氏从之，而删师曰二字。此条专为奔豚而发，别为一条者是也。

尤氏云：吐脓有咳与呕之别，其从惊得之旨未详。惊怖即惊恐，盖病从惊得，而惊气即为病气也。火邪，见后惊悸部及伤寒太阳篇。云：太阳病，以火熏之，不得汗，其人必躁，到经不解，必痈血，名为火邪。然未尝云从惊发也，惊悸篇云：火邪者，桂枝去芍药加蜀漆牡蛎龙骨救逆汤主之。此亦是因火邪而发惊，非因惊而发火邪也。即后奔豚证治三条，亦不必定从惊恐而得，盖是证有杂病伤寒之异。从惊恐得者杂病也，从发汗及烧针被寒者，伤寒也。其吐脓火邪二病，仲景必别有谓，姑阙之，以俟知者。

《金鉴》引张从政云：惊者为自不知故也，恐者为自知也。

渊雷案：病名惊怖，正由惊发得之之故。奔豚之病，详其证候，亦容有得之惊发者。至谓吐脓火邪，亦从惊发而得，则必无之理矣。吐脓由于咳者，为肺坏疽肺脓疡之类。由于呕者，为胃溃疡之类。其原因皆与惊发无关，火邪发惊，诚如尤氏之说，非因惊而发火邪也。仲景书中凡设为问答，及称师曰者，类多可议如此。

《素问·骨空论》云：冲脉为病，逆气里急。又云：此生病（督脉之络，然王注云：任冲督一源而三歧），从少腹上冲心而痛，不得前后，为冲疝。《灵枢·邪气藏府病形》篇云：肾脉微急，为沉厥奔豚，足不收，不得前后。《难经》五十五难云：积者阴气也，其发有常处，其痛不离其部，上下有所终始，左右有所穷处。五十六难云：肾之积，名曰奔豚，发于少腹，上至心下，若豚状，或上或下无时。久不已，令人喘逆，骨痿少气。杨玄操注云：又有奔豚之气，非此积病也，名同而病异。可以见耳，后世有奔豚疝气之称，即内经所谓冲疝。《巢源·贲豚气候》云：夫贲豚气者，肾之积气，起于惊恐忧思所生。若惊恐则伤神，心藏神也。忧思则伤志，肾藏志也。神志伤动，气积于肾，而气下上游走，如豚之奔，故曰奔豚。其气乘心，若心中踊踊，如车所惊，如人所恐，五脏不定，食饮辄呕，气满胸中，狂痴不定，妄言妄见，此惊恐贲豚之状。若气满支心，心下闷乱，不欲闻人声，休作有时，乍瘥乍极，吸吸短气，手足厥逆，内烦结痛，温温欲呕，此忧思贲豚之状。诊其脉，来触祝触祝者（《外台》引无两触字），病贲豚也。肾脉微急，沉厥贲豚，其足不收，不得前后，综上所引论奔豚者，《素问》以为病在冲脉。《灵枢》《难经》，以为病出于肾。皆不言惊发，与《金匮》不同。杨玄操则以《素问》之冲疝，当《金匮》之奔豚，而以难经肾积为别一种奔豚。巢元方则牵合《金匮》《灵枢》《难经》，而作调和之说。后世注仲景书者，胸中皆横亘一部难经，乃谓奔豚为肾气内动而上冲，谓桂枝加桂及苓桂草枣汤为泄肾气、伐肾邪，今考古人所谓肾病，多指内分泌疾患，奔豚之证，显然与内分泌无关。《灵枢》《难经》以为肾病，不足据也。杨氏心知奔豚非肾病，而又不敢破《难经》，故析肾积与奔豚气为二，此犹不失为有识。巢氏及《伤寒》《金匮》诸注家，直以奔豚为肾病，则过信灵难，剿说雷同而已。总之《灵枢》《难经》巢氏、杨氏之说，吾皆不敢从，从《金匮》及《素问》可也。盖奔豚之发也，气从少腹直冲而上，其差也，气从心胸直降而下，求其病变所在而不可得，乃悬拟人身有冲脉焉，是生此病，此《素问》冲脉说之所由来也。冲脉之为物，固不可知，然器官组织之贯膈膜而上下者，为大动脉、大静脉、淋巴系之胸导管、食管及迷走神经之一枝耳。奔豚尔许剧烈之病，假令病在大动脉、大静脉，则全身血循环将起绝大变化，断无倏然平复之理。假令病在胸导管，则胸导管将因此破裂，其转归将为出淋巴，亦无倏然平复之理。假令病在食管，则当有剧烈之呕逆。今皆不然，又无以证明其为迷走神经之病，不得已，而推求其故，则冲脉之说，似乎近理。至于《金匮》以为得之惊发，于理尤觉切近。惊发者，惊恐刺激之谓，发作性官能病之原因于惊恐刺激者，指不胜屈。验之奔豚病者，亦多有情志不舒之事实。由是言之，《金匮》谓惊发得之者，推其得病之原因，《素问》谓冲脉为病者，拟其病变之所在，各见一端，合之斯备。

奔豚气上冲胸腹痛，往来寒热，奔豚汤主之。

徐氏云：此乃奔豚之气，与在表之外邪相当者也，故状如奔豚。而气上冲胸，虽未至咽喉，亦如惊发之奔豚矣。但兼腹痛，是客邪有在腹也，且往来寒热，是客邪有在半表里也。渊雷案：此奔豚之兼有往来寒热者。往来寒热，非奔豚必具之候。上冲腹痛，乃必具之候。非然者，即不名奔豚也。徐氏以此条为奔豚气，非惊发之奔豚，盖用杨玄操之说，然非确论也。

奔豚汤方

甘草 芎䓖 当归各二两 半夏四两 黄芩二两 生葛五两

194

芍药二两 生姜四两 甘李根白皮一升

上九味，以水二斗，煮取五升，温服一升，日三，夜一服。

丹波氏云：《本草》《别录》云：李根皮，大寒无毒，治消渴，止心烦逆，奔豚气。知是李根皮乃本方之主药。元坚云：此方证，挟有热邪，故不取桂枝之温，而用黄芩、生葛之凉，且既有半夏，故不再用茯苓，芎、归、芍药三味，以和其腹痛也。渊雷案：奔豚有属寒者，不宜黄芩、生葛等大凉之药，则当求之外台。《外台》第十二卷，载奔豚方十三首，用李根皮者八首，有用茯苓、人参、桂心、干姜附子者，其法寒热俱备，可以随证取用。小丹波谓不取桂枝不再用茯苓者，以桂枝加桂汤、苓桂甘枣汤治奔豚，苓桂为主药故也。

发汗后，烧针令其汗，针处被寒，核起而赤者，必发贲豚，气从少腹上至心，灸其核上各一壮，与桂枝加桂汤主之。

此条已见《伤寒论》太阳中篇，无发汗后三字。上至心，作上冲心者四字。主之，作更加桂二两 也六字，释在《伤寒论今释》。

魏氏云：灸后与桂枝加桂汤主之，意取升阳散邪，固卫补中，所以为汗后感寒、阳衰阴乘之奔豚立法也。与前条心动气驰，气结热聚之奔豚，源流大别也。

桂枝加桂汤方

桂枝五两　芍药三两　甘草二两，炙　生姜三两　大枣
十二枚

上五味，以水七升，微火煮取三升，去滓，温服
一升。

方解用法，亦详《伤寒论今释》。六角重任氏谓奔
豚可兼金用三黄丸（即惊悸吐衄篇之泻心汤方）或硝石
大圆（大黄、芒硝、人参、甘草）。业师姚孟醺先生，
尝得此证，一湖南医用丸略药下之而愈，录之。见奔豚
有可下之证，亦以知为胃肠病矣。

发汗后，脐下悸者，欲作贲豚，茯苓桂枝甘草大枣
汤主之。

此条亦见《伤寒论》。脐字上有"其人"二字，释在
《伤寒论今释》。

茯苓桂枝甘草大枣汤方

茯苓半斤　甘草二两，炙　大枣十五枚　桂枝四两

上四味，以甘澜水一斗，先煮茯苓，减二升，纳诸
药，煮取三升，去滓，温服一升，日三服。（甘澜水法
取水，二斗置大盆内，以杓扬之水上有珠子五六千颗相
逐，取用之。）

用法方解治验，俱详《伤寒论今释》。

元坚云：奔豚一证，多因水寒上冲，故治法不出降
逆散寒，而注家概解以肾邪，殆不免牵凑，要坐不检难

经仲景之有异耳。

附录　丹波氏云：下二方，盖奔豚之要药。品味亦单捷，验之颇效，故附之备考。《肘后》：治卒厥逆上气，气支两胁，心下痛满，淹淹欲绝，此谓奔豚病。从卒惊怖忧迫得之，气从下上，上冲心胸，脐间筑筑发动，有时不疗，杀人。方：甘草二两炙，人参二两，吴茱萸一升，生姜一斤，半夏一升，桂心三两。上六味，切，以水一斗，煮取三升，分三服。○《千金》名奔气汤，治大气上奔胸膈中，诸病发时，迫满短气不得卧，剧者便悄欲死，腹中冷湿气，肠鸣相逐成结气。用桂五两，甘草三两。

○《外台》：《广济》：疗奔豚气在胸心，迫满支胁方，用半夏四两，吴茱萸一两。

《圣惠方》：治奔脉气上下冲走，闷乱面青，宜服此方。甘李根皮三两，生姜二两，炒干，吴茱萸一两，上捣细罗为散。每服一钱，水一中盏，煎至六分，去滓，热服。

又云：又一方，《外台》《广济》疗脚气冲心，闷欲死方，今移以治奔豚气，正见运用之妙，故亦附之。

槟榔三枚，捣罗为末，生姜汁半合，上以童子小便一大盏微过，人前药二味，搅令匀，分为三服。如人行五六里，进一眼，须臾下利为效。

胸痹心痛短气病脉证治 第九

论一首 证一条 方十首

古书所称胸痹心痛，以心胸部特异感觉为主。赅括心绞痛（或译为绞心痛、狭心症，又或译为心胸绞窄痛），及大动脉之炎症瘤症。然心绞痛及大动脉之炎症瘤症，系不治之病。本篇诸方所治，盖胃神经痛、肋间神经痛及食管病耳。

师曰：夫脉与取太过不及，阳微阴弦，即胸痹而痛，所以然者，责其极虚也。今阳虚，知在上焦，所以胸痹心痛者，以其阴弦故也。

《金鉴》云：脉太过则病，不及亦病，故脉当取太过不及而候病也。阳微，寸口脉微也，阳得阴脉，为阳不及，上焦阳虚也。阴弦，尺中脉弦也，阴得阴脉，为阴太过，下焦阴实也。凡阴实之邪，皆得以上乘阳虚之胸，所以病胸痹心痛。胸痹之病，轻者即今之胸满，重者即今之胸痛也。

《巢源·胸痹候》云：寒气客于五脏六腑，因虚而发，上冲胸间，则胸痹。胸痹之候，胸中幅幅如满，噎塞不利，习习如痒，喉里涩，唾燥，甚者心里强否急痛，肌肉苦痹，绞急如刺，不得俯仰，胸前肉皆痛，手不能犯，胸满短气，咳唾引痛，烦闷，白汗出，或彻背膂，其脉浮而微者是也。不治数日，杀人。又心痛候云：心痛者，风冷邪气乘于心也。其痛发，有死者，有不死者，有久成疹者。心为诸脏主，而藏神，其正经不可伤，伤之而痛，为真心痛，朝发夕死，夕发朝死。心有支别之络脉，其为风冷所乘，不伤于正经者，亦令心痛，则乍间乍甚，故成疹不死。渊雷案：胸中幅幅如满，噎塞不利，习习如痒，喉里涩，唾燥云云，为食管病甚明。其朝发夕死者，为心绞痛，其余诸证，则为肋间神经痛，及胃神经痛矣。

平人无寒热，短气不足以息者，实也。

尤氏云：平人，素无疾之人也。无寒热，无新邪也。而仍短气不足以息，当是里气暴实，或痰或食或饮，碍其升降之气而然。盖短气有从素虚宿疾而来者，有从新邪暴遏而得者，二端并否，其为里实无疑，此审因察病之法也。《金鉴》引李彩云：上节云责其极虚，此又云实，何也？经云：邪之所凑，其气必虚，留而不去，其病为实。是也。成无己《伤寒明理论》云：短气者，呼吸虽数，而不能相续，似喘不摇肩，似。呻吟而无痛者是也。渊雷案：短气为胸痹之一证，于此言其属实者，以下文胸痹诸方，多用栝蒌、枳实、厚朴等攻破之药故也。

胸痹之病，喘息咳唾，胸背痛，短气寸口脉沉而迟，关上小紧数，栝蒌薤白白酒汤主之。

徐氏云：此段实注胸痹之证脉，后凡言胸痹，皆当以此概之，但微有参差不同，故特首揭，以为胸痹之主证主脉主方耳。《张氏医通》云：寸口脉沉迟者，阳气衰微也。关上小紧者，胃以上有阴寒结聚，所以胸中喘息咳唾，胸背痛而短气。程氏云：寸脉沉迟，关脉小紧，皆寒客上焦之脉。数字误。

栝蒌薤白白酒汤方

栝蒌实一枚，搗 薤白半斤 白酒七升

上三味，同煮取二升，分温再服。《方极》云：栝蒌薤白白酒汤，治胸背痛，喘息咳唾者。《方机》云：兼用姑洗（控涎丹也，甘遂大戟白芥子）或白散，或紫圆。

《类聚方广义》云：胸痹，心胸痛彻背者，非此二方（谓本方及栝蒌薤白半夏汤也）不能治，而下方为胜，随证兼用姑洗丸。真心痛不得息者，可撰用此二方。渊雷案：真心痛恐非此二方所能治。

丹波氏云：薤白，本草辛苦温。《别录》云：温中，散结气，以辛温而散胸膈中之结气也。白酒，注家无解，似指为酒之白者。然灵经筋篇，以白酒和桂云云，且饮美酒。由此观之，白酒非常酒。千金方用白哉浆一斗，外台亦引仲景《伤寒论》载本条云，栝蒌薤白白酒汤主之，而方中则用白哉酒。程敬通云：截音再，酢浆也。（以上丹波引程）知白酒即是酢浆，今用米醋，极验。渊雷案：酢者酢酒本字，醋者酬醋本字，今字酢醋互易。米醋，《别录》云：味酸苦温无毒，消痈肿，散水气，杀邪毒。藏器云：破结气，心中酸水痰饮。

《张氏医通》云：栝蒌性润，专以涤垢腻之痰。薤白臭秽，用以通秽浊之气，同气相求也。白酒熟谷之液，色白，上通于胸中；使佐药力，上行极而下耳。

《续建殊录》云：一妇人，胸中痛，烦闷，莫可奈何。切而按摩之，则其痛移于背，饮食药汁不下，若下咽，必痛甚，一身肉脱，脉微细。与栝蒌薤白白酒汤，服之二三帖，痛大退，饮食得下咽，尔后经十余日，痛再发。以粉蜜汤（甘草粉蜜汤也）作丹兼用之，不几日而痊愈。渊雷案：此证饮食下咽即痛甚，以兼用粉蜜汤而愈，粉蜜汤治蛔痛之方，知其病在胃，或在食管中也。

胸痹不得卧，心痛彻背者，栝蒌薤白半夏汤主之。

尤氏云：胸痹不得卧，是肺气上而不下也。心痛彻背，是心气塞而不和也，其痹为尤甚矣。所以然者，有痰饮以为之援也，故于胸痹药中加半夏，以逐痰饮。渊雷案：依前条徐注，则此条不云喘息咳唾短气者，省文也。且栝蒌薤白半夏汤，即是前方加半夏一味，则前条之证，亦为此条所有。故知不得卧者，喘息咳唾短气之甚也。心痛彻背者，胸背痛之甚也。

栝蒌薤白半夏汤方

栝蒌实一枚，捣　薤白三两　半夏半升　白酒一斗

上四味，同煮，取四升，温服一升，日三服。

《方极》云：栝蒌薤白半夏汤，治栝蒌薤白白酒汤证而呕者。《方机》云：心痛彻背，不得卧者，及膈噎心痛者，栝蒌薤白半夏汤主之，俱兼用姑洗紫圆。《类聚方》云：当有呕或胸腹鸣证。

《类聚方广义》云：《千金》栝蒌汤：栝蒌实一枚，半夏半升，薤白一斤，积实二两，生姜四两。上五味，哎咀，以白哉酒一斗，煮取四升，服一升，主疗正同（案：《千金》主疗同前条）。今试之栝蒌薤白半夏汤证而心胸痞满者，甚良。

又云：蛔痛，间有疑似二方之证者。然二方必有痰涎短息，且痛必彻背，蛔痛必吐清水或白沫，或恶心，或痛有转移，以此为异。

胸痹心中痞，留气结在胸，胸满，胁下逆抢心，枳实薤白桂枝汤主之，人参汤亦主之。

徐镕本、俞桥本，留并作气，属上读。《千金》第十三卷胸痹门载此条，作心中痞，气结在胸。《外台》第十二卷胸痹心下坚痞缓急门引范汪，作心中痞坚，留气结于胸中。胸满，胁下逆气抢心。本草枳实条，固经引《金匮》，同《外台》。

此条云：人参汤亦主之，然其证候，则皆枳实薤白桂枝汤所主，盖枳实厚朴主留气结在胸。胸满，桂枝主胁下逆抢心，薤白栝蒌主胸痹心中痞也。人参汤即理中汤丸，其主证为心下痞硬，小便不利，或急痛，或胸中痹，二方有虚实之异，不可相代。故尾台氏云：此条为枳实薤白桂枝汤之正证。若人参汤证而胸痹者，乃与人参汤。今考《千金》，无人参汤亦主之一句。别一条云：治胸痹治中汤。《外台》胸痹门，既引仲景《伤寒论》疗胸痹理中汤。胸痹心下坚痞缓急门又引范汪枳实汤（即本方），载此条之主疗，注云：《古今录验》《千金》同，此本仲景伤寒论方。知范孙卫诸君所见仲景书，此二方本系别条，后人见人参汤条但云胸痹，别无证候，遂连为一条耳。

枳实薤白桂枝汤方

枳实四枚　厚朴四两　薤白半斤　桂枝一两　栝蒌实一枚，捣

上五味，以水五升，先煮枳实厚朴，取二升，去滓，纳诸药，煮数沸，分温三服。

《方极》云：枳实薤白桂枝汤，治胸中痹，满痛者。《方机》云：治心中痞，胸胁满，胁下逆抢心者，又治胸满心痛或背痛者。兼用南吕或控涎丹，膈噎胸痛者，兼用控涎或紫圆。

《险症百问》云：真膈噎者，与枳实薤白桂枝汤，或栝蒌薤白白酒汤，或茯苓饮，或小陷胸汤，以紫圆攻之，间有得治者其治者。必有一块物，自胸下于腹，初至胁下，按之则为半月状，尽下于腹则大如瓜，乃噎止，不吐饮食，及下秽物，则如瓜者减，而得痊愈。

《类聚方广义》云：世所谓痰劳，咳嗽胸满而痛，或胁肋肩背挛痛，多黏痰，或唾血者，宜此方。当以胸满，胸背挛痛为目的，兼用南吕丸或姑洗丸。

《方函口诀》云：此方治胸痹逆抢之势甚，心中痞结者，为栝蒌薤白白酒汤一类之药。然白酒汤以喘息胸痛为主，半夏汤以心痛彻背不得卧为主，此方则以胁下逆抢为主，其趣各异也。新崎国林能，用之治心腹痛，及膈噎反胃云。

渊雷案：薤白三方之辨，浅田氏之说是矣。胸痹心痛，皆有喘息咳唾之证，然系消化器病，而非呼吸器之原发病，故三方者，别无治喘咳之药。东洞南涯琴溪（见下文治验）林能，且以枳实汤治膈噎，谓中医不明病理，不知诊断，吾不信也。

《生生堂治验》云：某；患胸痛呕吐七年，变为膈噎，师诊之，六脉细小，心下悸，有水声沥沥然。与枳实薤白桂枝汤，赫赫圆（未详）每服三十九，三日，所下痢，皆黑色如漆，病势颇退。后十数日，心中懊侬，吐出黑痰胶固，所患方除，后经十余年之久，复发而死。

人参汤方

人参 甘草 干姜 白术各三两

上四味，以水八升，煮取三升，温服一升，日三服。

《杂病辨要》云：若心中痞，逆满抢心者，枳实薤白桂枝汤主之。若中气虚寒而逆抢心，心中痞，胸满者，人参汤主之。案理中汤丸之方解用法，详《伤寒论今释》霍乱篇。

《续建殊录》云：一妇人，患胸痛一二年，发则不能食，食不能下咽，手足微厥，心下痞硬，按之如石，脉沉结，乃与人参汤。服之数旬，诸证渐退，胸痛痊愈。

胸痹，胸中气塞、短气，茯苓杏仁甘草汤主之。橘枳姜汤亦主之。

《千金·胸痹门》，《外台胸痹短气门》引《千金》，载此条，并无末句七字，别有橘枳姜汤主疗一条，引见下。

《金鉴》云：胸中急痛，胸痹之重者也。胸中气塞，胸痹之轻者也。汤本氏云：此二方之证，以气塞短气为主证。其喘息咳唾胸背病，不过是客证而已。二方虽共治气塞短气，又以茯苓方主治短气，橘皮方主治气塞。渊雷案：茯苓方所主，病变在呼吸器，橘皮汤所主，病变在消化器，求之药效证候，皆显然可知者也。

茯苓杏仁甘草汤方

茯苓三两　杏仁五十个　甘草一两

上三味，以水一斗，煮取五升，温服一升，日三服，不差，更服。

《方极》云：茯苓杏仁甘草汤，治悸而胸中痹者。方机云：治短气息迫，或喘急者，兼用紫圆，酒客最多此病。以此汤，大有效。汤本氏云：余之经验，本方证老人最多。

《成绩录》云：一男子，短气息迫，喘不得卧，面色青，胸中择，脉沉微。先生与茯苓杏仁甘草汤，服之三帖，小便快利，诸证痊愈。

橘皮枳实生姜汤方

橘皮一斤 枳实三两 生姜半斤

上三味，以水五升，煮取二升，分温再服。（《肘后》《千金》云：治胸痹，胸中幅幅如满，噎塞习习如痒，喉中涩燥唾沫。）

原注所引《肘后》《千金》，《外台·胸痹噎塞门》引仲景《伤寒论》，同。方后注云、《肘后》《小品》《文仲》《深师》、范汪、《古今录验》《经心录》《千金》，同。《类聚方广义》云：病源候论，噎塞下有不利二字。是。《脉经》曰：实脉大而长，微弦，应指幅幅然。注，幅幅，坚实貌。又《外台》甘草泻心汤方后云：兼治下利不止，心中幅幅坚而呕，肠中鸣者。按幅幅，填塞之义也。和久田氏云：噎塞，习习如痒者。每食时，咽中常若痒也。橘皮解胸中气满，枳实破痞退痰，生姜开胃祛冷，是此方之意也。

《方极》云：橘皮枳实生姜汤，治胸中痹，满而呕者。《方机》云：治胸中痞塞，逆满短气者，又治呃逆不止者。

胸痹缓急者，薏苡附子散主之。

元坚云：此缓急，主在急字，非或缓或急之谓。

渊雷案：此条言发作性肋间神经痛之治法，缓急正谓痛或缓或急，即西医所谓发作性也。平时如无病，为缓，发作而痛剧，为急。当其缓时，无须服药。急则薏苡附子散以救其急，然则虽谓或缓或急，主意仍在急字也。

程氏云：寒邪客于上焦则痛急，痛急则神归之，神归之则气聚，气聚则寒邪散，寒邪散则痛缓，此胸痹之所以有缓急者，亦心痛去来之义也。渊雷案：《灵枢·周痹篇》云：风寒湿气客于外分肉之间，迫切而为沫，沫得寒则聚，聚则排分肉而分裂也，分裂则痛，痛则神归之，神归之则热，热则痛解，解则他痹发，发则如是。此程说所本也。痛则神归，气血奔集于痛处，以为救护也。气血所聚则热，故曰神归则热，从药测病，知胸痹之所以急，正因局部虚寒，神经拘急之故，特无所谓寒邪耳。

薏苡附子散方

薏苡仁十五两　大附子十枚，炮

上二味，杵为散，服方寸匕，日三服。

丹波氏云：《外台》引《古今录验》，载薏苡仁散二方，初一方用薏苡仁五百枚，甘草三两。后一方与本方同，惟用薏苡仁一千五百枚。云：此方出僧深。范汪同，仲景方用薏苡仁十五两。渊雷案：二方主疗，皆云疗胸痹偏缓急。

《圣惠方》云：薏苡仁散：治胸痹心下坚痞缓急。薏苡仁二两，附子二两炮，甘草一两炙，上捣筛为散，每服三钱，以水一中盏，入生姜半分，煎至六分，去滓，稍热频服之。

《方极》云：薏苡附子散。治胸中痹，恶寒者。《类聚方》云：当有恶寒或浮肿证。

鼥鼻老人《用方经权》云：身体麻痹，如隔靴搔痒之证，或遍身生疣子之类，与此方有效。渊雷案：遍身生疣子，薏苡仁为特效药，而本草不言。

《类聚方广义》云：《本草纲目》薏苡仁条引《金匮》，作周痹缓急。按《金匮·水病篇》曰：身肿而冷，状如周痹。本方用于今之胸痹，痛休作有缓急者，或一身痹而恶寒，或浮肿疼痛者，皆有效。且宜本方与薏苡附子败酱散共㕮咀而煮服。

元坚云：焦循雕菰集，罗浩医经余论序曰：其论本草，以神农经为主，而证以南阳之方。以薏苡主筋急拘挛，故《金匮》胸痹缓急者主之，用以健脾利湿，则失其义。程氏云：薏苡仁以除痹下气，大附子以温中散寒。

心中痞；诸逆，心悬痛，桂枝生姜枳实汤主之。

此条言胃神经痛之治法，用生姜、枳实，故知病在胃也。《肘后方》作心下牵急懊痛。

程氏云：心中痞，即胸痹也。诸逆，如胁下逆抢心之类。尤氏云：诸逆，该痰饮客气而言。伊泽信恬云：悬牵，音义相同。悬痛，谓牵急而痛，《肘后》可证。又《巢源》有心悬急懊痛候，《千金·养胎篇》有"腹满悬急、心下悬急"之文，亦并悬牵通用之征也。（《金匮述义》引）浅田宗伯《伤寒杂病辨证》云：心痛有结痛悬痛之异，心中支结而痛，此为结痛，若从他处弦引而痛。此为悬痛，悬弦通，悬癖古或作弦癖。《巢源》云：癖气在胁肋间，弦亘而起，咳唾则引胁下悬痛，所以谓之悬癖也。此可征悬痛即弦痛矣。渊雷案：悬牵弦，并音近义通。心悬痛，谓心窝部牵引痛也。此正是胃神经痛之证候，或以悬为空虚悬挂之义，非也。

桂枝生姜枳实汤方

桂枝 生姜各三两 枳实五枚

上三味，以水六升，煮取三升，分温三服。

《肘后方》云：治心下牵急懊痛方（即本方）。

《外台》云：仲景《伤寒论》，心下悬痛，诸逆大虚者，桂心生姜枳实汤主之。

《方极》云：桂枝生姜枳实汤，治胸满上逆，或呕者。《类聚方》云：当有呕证。又云：痞下脱满字耶。《方机》云：治心中痞，逆满，心痛者。又治逆满，吐出水，不受水药者，并用消块或南吕。

《杂病辨要》云：心包络挟寒饮而微痛者，名曰心痛。心中痞，诸逆，心悬痛者，桂枝生姜枳实汤主之。

汤本氏云：余于狭心症，用大柴胡桃核承气合方，屡奏奇效，盖合方中包含桂枝生姜枳实汤故也。渊雷案：汤本以其所治为狭心症，然用大柴胡桃核承气，则知病在胃肠，是胃神经痛，非狭心症也。浅田氏以为心包络痛，亦未核。《成绩录》云：一妇人患吐水，水升胸间，漫漫有声，遂致吐水，每日晡而发，略至初更乃已。诸医与大小柴胡汤及小半夏汤之类，无效。先生诊之，用桂枝枳实生姜汤，乃痊愈。

又云：贾人津国屋某者之仆，谒曰：吾疾常起于薄暮，逮初更而止，其初起，横骨（谓肋骨也）下边有声，渐升至心下，此时必胸痛，大吐水，而后如平日，其他无所苦，众医交疗，五旬而不差。先生诊之，与桂枝枳实生姜汤，三服，病顿除。

又云：一男子，患吐水数十日，羸瘦日加，其证，每至黄昏，脐旁有水声，扬腾上迫，心下满痛，吐水数升，至初更必止，饮食如故。先生投桂枝枳实生姜汤，其夜水虽上行，然遂不吐。翌夜，诸证尽退，五六日而痊愈。渊雷案：以上三案，病证如出一辙，皆服桂枝枳实生姜汤而愈。此方治吐水，古人所未言，而《方机》言之，大抵方极之主疗，出于理论。《方机》之主疗，由于经验。应用医药，经验往往胜理论，读古人书者，不可不知。

心痛彻背，背痛彻心，乌头赤石脂丸主之。

心背彻痛，痛之剧者也。方全用温澼之药，则是痛之属于虚寒者，其病盖寒疝之类也。

乌头赤石脂丸方

蜀椒一两，一法二分　乌头一分，炮　附子半两，炮，一法一分　干姜一两，一法一分　赤石脂一两，一法二分

上五味，末之，蜜丸如梧子大，先食服一丸，日三服，不知稍加服。

《千金》第十三卷心腹痛门，名乌头丸。注云范汪不用附子，崔氏用桂半两，为六味。《外台》第七卷心背彻痛门，引仲景《伤寒论》，注云：《千金》，必效。文仲、范汪、《经心录》等同，出第十五卷中。又冷气心痛门，引崔氏：疗心痛与冷气痛者，特相宜乌头丸。即六味之方，方后云：此方，丹阳有隐士出山，云得华佗法，其疗略同，若久心痛，每旦服三丸，稍加至十丸，尽一剂，遂终身不发。

方舆輗云：心腹痛已经年者，服此二三剂则得痊。

《续药征》云：乌头赤石脂丸证不具，但云治心痛彻背背痛彻心者，虽然，此方岂惟治心背彻痛乎？后世误载之《金匮要略》心痛病篇内，故世医皆以为但治心痛之方也。钝案此方，本当在六经病篇内某证条下，而治

心痛彻背背痛彻心者矣。今详前后之条，及病证方法，盖厥阴病，蛔厥，心痛彻背，背痛彻心，下利恶者，主之。当是同甘草粉蜜汤大建中汤等，在乌梅丸之前后矣。《外台秘要》第七心背彻痛方内曰：仲景《伤寒论》：心痛彻背，背痛彻心，乌头赤石脂丸主之。小注云：出第十五卷中。然则是本《伤寒论》厥阴病篇内方，而必有前后之证存矣。何以言之，则蜀椒治蛔厥，干姜治下利腹痛，乌头附子并治四肢厥逆，赤石脂惟治下利。由此观之，此方岂惟治心背彻痛乎？余尝疑乌梅能治蛔，故蛔厥心痛彻背背痛彻心，则此方不可无乌梅矣。然则乌头是乌梅之误矣乎？凡仲景之方，无乌头附子并用者，则益知乌头是乌梅之误矣。钝又按《外台秘要》第七久心痛方内，有范汪疗久心痛方，又名乌头赤石脂丸，方内有桂心，无附子，此为异耳。或疑附子是桂枝之误矣乎？桂枝能治上冲而厥者，乌头、附子，本同物同功，并存以俟明者试验而已。

九痛丸，治九种心痛。

附子三两，炮 生狼牙一两，炙香 巴豆一两，去皮心，熬研如脂 人参 干姜 吴茱萸各一两

上六味，末之，炼蜜丸如梧子大，酒下，强人初服三丸，日三服；弱者二丸。（兼治卒中恶、腹胀痛、口不能言。又治连年积冷，流注心胸痛，并冷冲上气，落马坠车血疾等，皆主之，忌口如常法。）

"冲"，赵刻及俞本并误肿，今从全书及徐本改。此条，徐氏、沈氏、尤氏标附方二字，赵氏、程氏亦云非仲景方，是也。方出《千金》第十三卷心腹痛门，云：九痛丸。治九种心痛，一虫心痛，二注心痛，三风心痛，四悸心痛，五食心痛，六饮心痛，七冷心痛，八热心痛，九去来心痛，此方悉主之。并疗冷冲上气，落马堕车血疾等。其方附子干姜各二两，生狼毒四两，无狼牙，余同本方。方后云：空腹服如梧子一九，卒中恶，腹胀痛，口不能言者，二丸。日一服，连年积冷，流注心胸者，亦服之。好好将息，神验。《外台》第七卷九种心痛门引《千金》，名附子丸。注云：必效《经心录》同，亦不云仲景方。案狼牙，《本经》云：味苦寒，有毒，主邪气热气，疗痒恶疡疮痔，去白虫。《大明》云：杀腹脏一切虫，止赤白痢。狼毒，本经云：味辛平，有大毒，主咳逆上气，破积聚饮食，寒热水气，恶疮鼠瘘疽蚀，鬼精益毒，杀飞鸟走兽。《别录》云：除胸下积癖，是二药俱主恶疮疡，俱能杀虫，而狼毒独主咳逆上气，胸下积癖，则九痛丸所用，当是狼毒，非狼牙也。

程氏云：心痛虽分九种，不外积聚痰饮结血虫注寒冷而成。附子巴豆散寒冷而破坚积，狼牙茱萸杀虫注而除痰饮，干姜人参理中气而和胃脘，相将治九种之心痛。巴豆除邪杀鬼，故治中恶腹胀痛口不能言。连年积冷，流注心胸痛，冷气上冲，皆宜于辛热，辛热能行血破血，落马坠车，血凝血积者，故并宜之。

余论 元坚云：本篇题云胸痹心痛，而首条则二证并沦。其他诸条，皆为胸痹立方，心痛则仅乌头赤石脂丸一方已。以臆测之，胸痹其痛颇泛，心痛其痛殊紧。胸痹则病浅，心痛则病深。盖二证中，更自有轻重之别，而其实似无大异同。故胸痹之方，足以治心痛，至真心痛，则固属不治，仲景略而不言，殆以此也。短气一证，病属上焦，故亦连类并及者欤。

腹满寒疝宿食病脉证治 第十

论一首 脉证十六条 方十四首

此篇所论，皆消化器病。腹满之成因不一，在此篇者则由于鼓肠，而为肠病或腹膜病之一证。后世或属之鼓胀。宿食即急性胃肠炎，后世谓之伤食。鼓肠及腹膜炎腹部多膨满，或兼腹水，自其外证而名之，故曰腹满。急性胃肠炎多因饮食失宜所致，自其原因而名之，故曰宿食。寒疝则赅括较多，其病以腹痛为主证，有时积聚成块，按之应手，则亦腹膜炎常见之候。而肠之套叠扭结亦与焉，其但痛而无块者，则为肋间神经痛、腰腹神经痛（亦称疝痛）、骶骨神经痛，其病多宜温药。古人皆不分别，概称寒疝。

跌阳脉微弦，法当腹满，不满者必便难，两胠疼痛，此虚寒从下上也，当以温药服之。

赵刻本脱当以之当字，今从徐本、俞本补。

尤氏云：跌阳，胃脉也。微弦，阴象也。以阴加阳，脾胃受之，则为腹满，设不满，则阴邪必旁攻胠胁而下闭谷道，为便难，为两胠疼痛。然其寒不从外人，而从下上，则病自内生，所谓肾虚则寒动于中也，故不当散而当温。元坚云：此条证，寒气壅闭，即大黄附子汤所主，宜称之实。而言为虚寒者，虚犹虚烦之虚（案可参看《伤寒论今释》栀子豉汤条），非虚衰之虚，盖指无形之寒气，对水饮结聚有形之寒而言也。

渊雷案：急性腹膜炎，脉必弦细而速。此条云：跌阳脉微弦。下第五条云：寸口脉弦。大黄附子汤云：其脉弦紧。大乌头煎云：脉弦而紧。其次条云：其脉数而紧乃弦。篇中凡五言脉弦，盖腹满者脉弦，古人积经验而知之。急性腹膜炎初起时，腹未膨满，脉搏已弦。因其脉弦，可以测知腹之将满，故曰法当腹满。若所患腹膜炎系限局性，非弥漫性，而炎部正在膈下，成所谓膈膜下脓肿者，则局部稍膨大，而腹不甚满，但胠下疼痛，故曰不满者两胠疼痛。虽然，急性腹膜炎固必脉弦，而脉弦者不必皆为急性腹膜炎。今云跌阳脉微弦者非腹满即两胠痛，则脉经家言终有语病耳。至于便难，非腹膜炎必具之证，亦有下利者。胠，说文云：亦（今之腋字）下也。广雅云：胁也。《素问·六节藏象论》王注云：胜谓胁上也，盖胸胁两傍当臂之处谓之胜。然此条证，小丹波以为大黄附子汤所主，其证云胁下偏痛，则所谓两胜疼痛者，不在胸胁当臂之处，而在胁下脾脏肝脏之位（此解剖上之肝脾非旧说之肝脾）。又不必两侧俱痛，而多为或左或右一侧之痛，以其疼痛上引胸胁，而病宜温药，故曰虚寒从下上。尤氏以脾胃受阴邪释腹满，以肾虚寒动释虚寒从下上，穿凿甚矣。其他旧注，与尤不相远，皆不足取。

病者腹满，按之不痛为虚，痛者为实，可下之。舌黄未下者，下之黄自去。

《玉函经》亦有此条，病者作伤寒，末有宜大承气汤五字。

魏氏云：无形；之虚气作痞塞，则按之无物，何痛之有？倘挟有形之实物为患，如宿食在胃，疝气在少腹等是也。按之有物阻碍于脏腑之侧，焉有不痛者乎？是于按之痛否以决其虚实之法也。再辨之于舌，舌白为寒，舌黄为热，腹满而舌黄，知其人邪实而热盛矣。更必问其曾经下否，如已经攻下，尚当斟酌，必舌黄而未下者，乃可下之也，下之所以去其热也。而黄因热结，热涤而黄自除，气自消，满自愈矣。

元坚云：阳明篇曰：阳明病，胁下硬满，不大便而呕，舌上白苔者，可与小柴胡汤。其意正与本条互发，以见证虽似可下，其白苔者，邪未结实。黄苔者，始为热实，乃黑苔之为实可以知也。

渊雷案：《玉函经》载此条于阳明篇中，可知专为伤寒阳明证立说。编次《金匮》者割入腹满篇中，乃改伤寒字，为病者字，似为杂病腹满立说者，此误矣。伤寒之腹满，若按之痛而舌黄者，为可下之证，杂病则殊不尔。此篇之腹满，多属腹膜炎，腹膜炎则按之未有不痛者。下文附子粳米汤大建中汤，皆急性腹膜炎之主方。其证曰雷鸣切痛，曰上下痛而不可，触近，是皆痛不可按者，岂得以为实而下之乎？魏注疝气在少腹；按之有物，则腹膜炎之外，肠之肿疡及套叠扭结等病皆有之，此等多非可下之证。若拘泥按之痛而下之，则误人多矣。又，下剂之目的，有为燥屎宿食者，有为瘀血者，有为水者，承气大柴胡诸汤，为燥屎宿食者也。必以舌黄为候，舌不黄者未可下，至于祛瘀之剂，如桃核承气汤、大黄牡丹皮汤、下瘀血汤、抵当汤丸等，逐水之剂，如大黄甘遂汤、十枣汤、大陷胸汤丸等，其舌始终不黄。黄者反属例外，故此条经文，本所以释伤寒，诸家旧注，亦但可以释伤寒耳。

腹满时减，复如故，此为寒，当与温药。

此非腹膜炎，乃胃肠弛缓扩张之病耳。其膨满时作时止，其满因胃肠肌失其紧张力而起，故为寒。然病未深，则有时仍能收缩，故腹满时减也。温药，《金鉴》以为宜厚朴生姜半夏甘草人参汤，余谓宜理中附子理中。

病者痿黄，躁而不渴，胸中寒实而利不止者，死。

此条，《脉经》列于呕吐下利篇中，胸中作胃中，利上有下字。躁，徐氏、沈氏、尤氏、《金鉴》并作燥，皆是也。此条不言腹满，而徐注以为虚寒腹满，果尔则似先天性巨结肠之证候，此病主发于小儿，雷鸣疝痛，腹满便秘，甚至数星期大便一次，至末期则反下利，大都不及十五岁而死。营养障碍，故痿黄。津液不继，故口燥。肠不能吸收水分，故燥而不渴。初则便秘不能食，故曰胸中寒实。垂死则下利，故曰利不止者死。尤氏云：痿黄，脾虚而色败也。气不至故燥，中无阳故不渴，气竭阳衰，中土已败，而复寒结于上，脏脱于下，何恃而可以通之止之乎？故死。

寸口脉弦者，即胁下拘急而痛，其人啬啬恶寒也。

此所谓膈下腹膜炎也，乃急性限局性腹膜炎之一种，膈下或左或右一侧腹膜发炎，故胁下拘急而痛。初病时多寒战，故曰啬啬恶寒，脉弦则急性腹膜炎之常例。尤氏云：寸口脉弦，亦阴邪加阳之象，故胁下拘急而痛，而寒从外得，与趺阳脉弦之两胠疼痛有别，故彼兼便难，而此有恶寒也（案：寒从内生寒从外得之说，凭臆不可从）。

夫中寒家喜欠，其人清涕出，发热色和者，善嚏。

欠是一种深呼吸，每因疲倦忧愁，血中少氧气多碳酸气而起。今云中寒家喜欠，义不明切，岂以血中缺少氧气为中寒耶？嚏是一种反射动作，因鼻黏膜之知觉神经受刺激而起，所以驱除鼻腔内刺激物也。清涕出发热色和，是流行性感冒兼鼻黏膜发炎者，鼻黏膜发炎，则对于刺激之感受过敏故善嚏。此条乃与腹满寒疝之病不相蒙，不知何以错出于此？《千金》第十六卷癖冷积热门论曰：凡人中寒者喜欠，其人清涕出，发热色和者，善嚏。凡瞻（一本作觇）病者，未脉，望之，口燥，清涕出，善嚏欠。此人中寒，其人下利，以里虚故也。欲嚏不能，此人腹中痛。据此，知此条本与下条连属，为欲嚏不能肚中寒而发，然其本意难晓。

中寒，其人下利，以里虚也，欲嚏不能，此人肚中寒。（一云痛）

元坚云：中字《金鉴》为平声读，其他诸注皆为去声读。盖此中寒家，言素禀阴脏，动易感寒者，然则二说并存为佳。尤氏云：中寒而下利者，里气素虚，无为捍蔽，邪得直侵中脏也。欲嚏不能者，正为邪逼，既不能却，又不甘受，于是阳欲动而复止，邪欲去而仍留也。沈氏云：阳和则嚏（案：说本《灵枢·口问篇》），而欲嚏不能，乃阴寒凝滞于里，所以肚中痛也。渊雷案：虚寒下利，固所常有，素禀中寒之人，有感受寒冒之素因，喜欠善嚏，亦事所容有，至以欲嚏不能为肚寒之候，则其理难通。尤沈之解，亦想当然而已。凡欲作嚏，必须深吸气，旋即闭锁软口盖，使肺中之气冲开鼻咽腔而出，其嚏乃成。欲嚏不能者，肺气不能冲开鼻咽腔，故不竟嚏也。肺气不能冲开鼻咽腔，岂即肚中寒之候耶？《广雅》，胃谓之肚。然肚字古书罕见，此两条，盖别派古医家言，今不可晓。原注一云痛者，《千金》作腹中痛。

夫瘦人绕脐痛，必有风冷，谷气不行，而反下之，其气必冲，不冲者心下则痞也。

此条言痛不言满，盖指寒疝也。绕脐是小肠横结肠之部位，伤寒绕脐痛烦躁发作有时，则为有燥屎，当下之（《伤寒论》二百四十四条）。此则既非伤寒，又别无可下之证，乃因瘦人腹肌单薄，风冷人之，故令谷气不行耳。谷气不行，谓大便闭也。此病虽宜温通，然非外感风冷而起。今所常见者，或由忧郁，或由梅毒，治其原因之外，当用寒疝法温之。若误下之，或因反射而上冲，或因虚虚而作痞矣。

病腹满，发热十日，脉浮而数，饮食如故，厚朴七物汤主之。

此条，注家多以为有表复有里，汤本氏直以为太阳阳明合病，一盖以发热脉浮为表证，以方中桂枝生姜为表药也。今考大论，太阳与阳明合病者三条，用葛根汤葛根加半夏汤、麻黄汤，皆但治太阳，不治阳明。盖表未解者不可攻里，为伤寒之大法。惟桂枝加大黄汤证，因误下后大实痛而用之，非合病之常例。此条倘是合病，无遽用大黄之理。且证云：病腹满，发热十日，明是因腹满而发热，非若太阳发热之由于外感。注家以为表邪，非也。此盖急性乙状结肠炎及其周围炎之类，故属杂病，不属伤寒。既非伤寒，则可下者径下之，不必拘伤寒法矣。桂枝治其上冲，生姜止其呕逆，上冲而呕，亦乙状结肠炎常见之证。此病多不能食，今云饮食如故，盖间有能食者，不尔殆非下剂所宜矣。

丹波氏云：《脉经》、《千金》，以此条为厚朴三物汤主疗，而本方主疗云：治腹满气胀，恐是互误。

厚朴七物汤方

厚朴半斤 甘草 大黄各三两 大枣十枚 枳实五枚 桂枝二两 生姜五两

上七味，以水一斗，煮取四升，温服八合，日三服。呕者加半夏五合。下利，去大黄。寒多者加生姜至半斤。

《方极》云：厚朴七物汤，治腹满发热，上逆而呕者。《类聚方》云：此方合厚朴三物汤桂枝去芍药汤，而加生姜二两 也。由是观之，当有二方之证而上逆呕证。

《方机》云：治腹满发热，脉浮数，饮食如故者。腹满发热，脉浮数而呕，大便不通者。痢疾，手足惰痛，或发热脉浮数，或呕者。

《类聚方广义》云：厚朴七物汤，治食伤吐下后，胸中不爽利，干呕腹满，或头痛有热者。又云：治痢疾，腹满拘急，发热，腹痛剧而呕者，加芍药或芒硝亦良。渊雷案：此治急性胃肠炎与痢疾，古方所治，本不限一病也。

《方函口诀》云：此方合桂枝去芍药汤小承气汤而成，以发热腹满为目的。《得效方》云：阳实阴虚，阳盛则生外热阴虚则生内热，阴虚不能宣通，饮食如故，致胀满热胀（案：《三因方》载本方之主疗略同）。如是，则阴虚故阳气浮而发热，胀亦浮也。此非表邪，亦非实满，方中桂枝，所以发越阳气以出外表，亦可谓太阴温下之一方。渊雷案：浅田以本方证为桂枝加大黄汤之重一等者，故以为太阴温下之药。然本方不足为温药，其病亦不属太阴，即桂枝加大黄汤，亦非太阴方也。

丛桂亭《医事小言》云：一农家子，可二十岁许，寒热如劳，颜色衰瘦，腹满少气，胸前有青络脉，自乳下至扶容（上脘部穴名）边，状如丝瓜，常居暗室，不欲见客，脉微数。心知难治，以尚非急死之证，与厚朴七物汤而去。后数日，又来乞药，云服药颇清快也，因又与前剂，又经数日。请再诊，云病已大愈，强命驾而行，则见病人施施然出迎于堂上，异而诊之，腹满已消，寒热已止，元气清爽，言笑如常人矣。

腹中寒气，雷鸣切痛，胸胁逆满，呕吐，附子粳米汤主之。

《千金》第十六卷胀满门，作腹中寒气胀满，肠鸣切痛云云。《外台》第七卷腹胀雷鸣门引范汪，作腹中寒气胀，雷鸣云云无呕吐字。

程氏云：《灵枢》经曰：邪在脾胃，阳气不足，阴气有余，则寒中肠鸣腹痛。盖脾胃喜温而恶寒，寒气客于中，奔迫于肠胃之间，故作雷鸣切痛，胸胁逆满呕吐也。附子粳米汤散寒止逆。

渊雷案：此与下文大建中汤，皆急性腹膜炎之主方，皆主满痛呕吐。惟此有雷鸣，彼则上冲皮起出见有头足，为异耳。急性腹膜炎之发病，多因腹内脏器之炎症蔓延，其病原为大肠菌腐败菌结核菌及若干种球菌入于腹膜而起，旧说以寒为原因者，因有厥冷衰弱，脉细舌白等寒证故也。本方亦治急性胃肠炎之虚寒证，如蜂窝织性胃炎之类。厚朴七物汤兼治之胃肠炎，则为实证，如单纯性胃炎之类。

附子粳米汤方

附子一枚，炮　半夏半升　甘草一两　大枣十枚　粳米半升

上五味，以水八升，煮米熟，汤成，去滓，温服一升，日三服。

《外台》云：仲景论，霍乱四逆，吐少呕多者，附子粳米汤主之。（《千金》同）

又云：《删繁》疗肺虚劳损，腹中寒鸣切痛，胸胁逆

满，气喘，附子汤（于本方加宿姜白术）。

又云：《小品》解急蜀椒汤（于本方加蜀椒、干姜），主寒疝气心痛如刺，绕脐腹中尽痛，白汗出欲绝。方后云：疗心腹痛困急欲死，解急逐寒上下痛良。渊雷案：野津猛汉法医典，以此汤治急性腹膜炎，盖附子粳米汤大建中汤合方之意也。

《证治要诀·翻胃门》云：若胃寒甚，服药而翻者，宜附子粳米汤加丁香十粒，砂仁半钱。大便秘者，更加枳壳半钱。又呃逆门云：若胃中寒甚，呃逆不已，或复呕吐，轻剂不能取效，宜附子粳米汤加炒川椒丁香，每服各三十五粒。

《方极》云：附子粳米汤，治腹中雷鸣切痛，或呕吐者。《方机》云：治腹中雷鸣切痛，胸胁逆满，呕吐者，兼用消块。恶寒或手足厥冷，腹满痛，呕吐者，兼用消块紫圆。

《腹证奇览》云：下脘以下绕脐，其胁下腰间雷鸣切痛，或呕或泻者，乃附子粳米汤证，是寒疝也。腹中腰间必觉冷气，而心下不痞硬。

《类聚方广义》云：寒气即水气也。若痛剧及于心胸者，合大建中汤，奇效，疝家留饮家多有此证。渊雷案：疝凡肠病腹膜病，痛而有寒证者，皆是。留饮则胃肠病多积水者是也，本方合大建中汤，即解急蜀椒汤加人参也。

《方函口诀》云：此方用粳米，主切痛也。《外台》治腹痛用秫米一味（案《肘后》《外台》俱用粳米），可征焉。此方不但治寒疝雷鸣切痛，即湃饮腹痛甚者，亦宜。

《漫游杂记》云：一壮夫，病梅毒七年，两足拘挛不起，易医三十余人而不愈，遂废汤药。余诊之气，韵饮食如常，其脉迟缓，腹无他病，惟脐下有癖筑筑然。余曰：是疝也，频年攻湿，为药所胁，沉结不解耳。与附子粳米汤，三十日许，徐徐脚伸。时余将去，书方与之曰，服之无怠。尔后一年，有便肛来言，经二百日许而复旧云。

《橘窗书影》云：某人，过食鱼肉，心腹刺痛欲死，与备急圆。吐利数行，痛稍安，因与黄连汤，一夜，大发呕吐，饮食不能入口，苦闷甚，乃服甘草粉蜜汤。呕吐渐收，后发寒疝，少腹急痛雷鸣，甚则迫于胸中，白汗出欲死，先与附子粳米汤，发则兼用大建中汤。数旬而诸证全和，其人始苏息。

又云：一女子，年十九，小腹有块，自心下至小腹拘急而痛，时时冲逆，痛甚不可按，默默不欲饮食，脉微细，足微冷。医以为郁劳，与药，不愈。余诊之曰，塞疝也。乃与解急蜀椒汤，服之数日，冲逆止，小腹之块减少，但腹里拘急，饮食不进，因与小建中汤加蜀椒，渐次快愈。

痛而闭者，厚朴三物汤主之。

痛而闭，《脉经》作腹满痛。魏氏云：闭者，即胃胀便难之证也。渊雷案：腹满痛而大便闭，乃肠炎肠狭窄等病共有之证，而本方通治之，即厚朴七物汤证，而无发热脉浮之候者。

厚朴三物汤方

厚朴八两　大黄四两　枳实五枚

上三味，以水一斗二升，先煮二味，取五升，内大黄，煮取三升，温服一升，以利为度。

《方极》云：厚朴三物汤，治小承气汤证而腹满甚者。《方机》云：治腹满，心下痛，而大便不通者，屡所经验也。又治心下满痛，吐出水者。

吉益猷云：腹满吐水云云，大便闭而吐水者，与厚朴三物汤。有得治者。

《类聚方广义》云：诸病不能服大承气汤者（案：谓病人嫌大承气汤味咸难服也），宜以此汤送下消块丸。每服一钱，视饮服为易。

又云：治痢疾，腹满甚，里急后重者。

尤氏云：痛而闭，六府之气不行矣。厚朴三物汤与小承气同，但承气意在荡实，故君大黄。三物意在行气，故君厚朴。

渊雷案：本方与小承气汤，及痰饮篇之厚朴大黄汤，药味同，惟分量煮法异。吉益氏类聚方，列小承气汤、厚朴三物汤，不列厚朴大黄汤，《方极》《方机》并同。汤本遂列大黄汤主疗于三物汤下，其意以为大黄汤与三物汤，一方而二名也。然大黄汤大黄六两，与厚朴一尺枳实四枚同煮，则与三物汤非一方矣。夫以分量煮法之微异，而列为三方，此必有故，今未能推究耳。

按之心下满痛者，此为实也，当下之，宜大柴胡汤。

丹波氏云：《脉经》无宜大柴胡汤五字，接前七物汤三物汤为一条。今据《脉经》而味经旨，此亦厚朴三物汤之证。（案参看三物汤下《方机》）"宜大柴胡汤"五字，恐是衍文，其方亦错出。

尤氏云：按之而满痛者，为有形之实。邪实则可下，而心下满痛，则结处尚高，与腹中满痛不同，故不宜大承气，而宜大柴胡。

渊雷案：推杂病论之本意，丹波说是，然尤注亦自可通。今所当知者，腹膜之病，可用阳明太阴一类之方。胸膜之病，即可用少阳一类之方。七物、三物，阳明之类方也。附子粳米、大建中，太阴之类方也。皆治胃肠病，兼治腹膜病。至于胸膜炎肋间神经痛，则小柴胡汤、小柴胡合小陷胸汤、柴胡桂姜汤、延年半夏汤（以柴胡代前胡奇效）、蕴要柴胡枳桔汤、人门柴桔半夏汤，皆屡所经效者。本篇附方柴胡桂枝汤，亦是胸膜炎兼胃有蓄水之证，是皆少阳柴胡剂兼治胸膜病之例。由是言之，大柴胡汤可治胸膜炎之实证，犹七物汤三物汤治腹膜炎之实证矣。

大柴胡汤方

柴胡半斤　黄芩三两　芍药三两　半夏半升，洗　枳实四枚，炙　大黄二两　大枣十二枚　生姜五两

上八味，以水一斗二升，煮取六升，去滓再煎，温服一升，日三服。

用法方解，俱详《伤寒论今释》，录吉益南涯治验三则，皆胸膜炎也。

《续建殊录》云：某者，患腹痛，时或忧惨愦愦，如此数年，来谒求诊。先生诊之，疾在胸胁，且心下有物，几如将成块者。按之则痛，身体羸瘦，面如菜色，大便硬；饮食减半。先生与大柴胡汤，服之岁余，病稍退。以故停药，居半岁，病复发。彼心下之毒果成块，其大如瓜，硬且满，病者喜怒如狂，复迎先生。因又服前方，兼用芍药散（当归芍药散也），服可三月，大下臭秽，而病痊愈。

又云：一男子卒患腹中痛，渴而时呕，不大便数日，小便快利，短气息迫，头汗不止，舌上黑胎，心下硬满，按之则痛，不欲近手，四肢微冷，脉沉结。乃与大柴胡汤，服之大得治验。

又云：一商人，志气郁郁，呕不能食，平卧数十日，自心下至胁下硬满，按之则痛，时时呃逆，夜则妄

语，无热状，脉沉微，乃与大柴胡汤。服後下利黑物，诸证痊愈。

腹满不减，减不足言，当须下之，宜大承气汤。

此条亦见《伤寒论》阳明篇，彼无须字。尤氏云：减不足言，谓虽减而不足云减，所以形其满之至也，故宜大下。以上三方，虽缓急不同，而攻泄则一，所谓中满者写之于内也。渊雷案：厚朴三物汤证满痛在大腹部，大柴胡汤证满痛在胸胁，而延及下腹部。大承气汤证，满痛在绕脐部，初学当以此审择。又案：赵刻及诸本，于此出大承气汤方，方已见痉病中，今删之。

心胸中大寒痛，呕不能饮食，腹中寒，上冲皮起，出见有头足上下，痛而不可触近，大建中汤主之。

《千金》主疗较详，云：心胁中大寒大痛，呕不能饮食，饮食下咽，自知偏从一面下流，有声决决然。若腹中寒气上冲皮起，出见有头足上下而痛，其头不可触近。

程氏云：寒气搏于肠胃之外，冲突出见于皮肤膜原之分，如有头足，其痛则近于外，故不可以手触近也。

渊雷案：上冲皮起，出见有头足上下者，肠蠕动过剧，可以望而知也。有此证，兼有呕吐，腹痛不可触者，为肠之闭塞套叠、急性肠炎及急性腹膜炎。程注寒气搏于肠胃之外，其痛近于外，故不可触近云云，说腹膜炎极明确。此证，痛上连心胸，是即泛发性腹膜炎，炎部所包被之脏器，多有同时发炎者。故本方亦治胃肠炎之寒证，至肠之套叠扭结。则椒姜温药，镇静肠蠕动后，其叠结自然宽解，惟瘢痕黏连之肠管闭塞，本方殆不能全治。

大建中汤方

蜀椒二合，去汗　干姜四两　人参二两

上三味，以水四升，煮取二升，去滓，纳胶饴一升，微火煎取一升半，分温再服，如一炊顷，可饮粥二升，後更服，当一日食糜，温覆之。

《方极》云：大建中汤治腹大痛，呕不能食，腹皮起如有头足者。《方机》云：治心胸间痛，呕不能食者。腹中寒，上冲皮起，出见有头足上下，痛而不可触近者，兼用紫圆。

《类聚方广义》云：小建中汤治里急拘挛急痛，此方治寒饮升降，心腹剧痛而呕，故治疝瘕腹中痛者，又治挟蛔虫者。稻叶克礼云：大建中汤证，腹皮蠕蠕而起，如有头足，状若囊裹树枝而推动。痛发时大寒痛，呕不能食，上下痛处不可近手，或大便秘，或心胸大寒痛，上冲者。又云：时如蛇，又如鳗，游行腹中，痛处似头，又似尾，苦楚不堪，诸药无效。其余所患，则因人而异，皆非此方不治。又云：或平时腹平稳，发则腹皮动如波浪，或平时按其腹无异状，发则忽有块物游走，上下往来，痛不可近手。又时有如小囊之物，忽去无踪，及复来时，痛即难忍，觉在腹中，忽又在背，觉在于背，又来腹中。渊雷案：此皆胃肠蠕动不安之状，肠管闭塞，及套叠扭转者，必见此证，急性腹膜炎亦有之。

《方函口诀》云：此方与小建中汤，方意大异。然以有胶饴一味，建中之意自明。治寒气腹痛，莫如此方。盖以大腹痛上连胸，而有呕，或腹中凝结如块，为目的。故诸积痛甚，蠕蠕然如自下而上者，用之有妙效。解急蜀椒汤，即此方重一等者也。

汤本氏云：余之经验，本方证，腹壁胃肠多弛缓纵胀，常兼有胃及子宫之下垂。

《古方便览》云：一男子，年七十余，胸满，心下痛，发作有时。或吐蛔虫，不能食，伏枕三月许，余与此方，病即愈。

又云：一妇人年三十二，饮食不进，日以羸瘦，患腹痛三月许，诸医以血积治之，或用下瘀血药，病益甚。余诊之，脐旁有块物，如有手足，心下及胁肋拘挛，重按之，痛不可忍。轻按则否，乃作此方与之，病日消而痊愈。

方舆輗云：此方用于蛔虫心腹痛效，京极街美浓屋三郎兵卫之室女，伤寒差后腹大痛，余见其胁下痞硬，与大柴胡柴桂之类，无寸效。于是潜心脉之，寸关洪大，盖蛔所为也。即投鹧鸪菜汤及槟榔鹤虱散，痛犹自若。乃与大建中汤，一帖而知，三帖而始思食，五帖而痛如失。然此女腹中，无大建中汤之定候，乃试之而神应如此，记之以备后考。

胁下偏痛，发热，其脉紧弦，此寒也，以温药下之，宜大黄附子汤。

《脉经》无发热二字。

丹波氏云：篇首第一条云：不满者，必便难，两胠疼痛，此虚寒从下上也，当以温药服之。大黄附子汤盖其方也。尤氏云：胁下偏痛，而脉紧弦，阴寒成聚，偏著一处，虽有发热，亦是阳气被郁所致，是以非温不能已其寒，非下不能去其结，故曰宜以温药下之。

方舆輗云：此寒也句，与当归四逆加吴茱萸条内有久寒（《伤寒论》三百五十六条）同。指平素而言，然在当归四逆条，必问而知之，或别有见证可据，（案说本伤寒类方）此条则以脉紧弦为确征。凡仲景书中，有以证起论者，有以脉立说者，然今时之医，取证而已，何尝措意于脉。有一男子，自右胁下连腰疼痛甚，四五十日，诸治无效。余诊其脉紧弦，因与此汤，奇中妙应，淹滞之患，十余日而痊愈。按《金匮》寒疝第一条云：下焦闭塞（此句有持以意沾附），大便难，两胠疼痛，此虚寒从下上也，当以温药下之。此证虽言两胠疼痛，亦可用大黄附子汤，偏痛之偏字不可拘。

汤本氏云：凡发热，其脉未有不浮数者，今反紧弦，是水毒壅塞之明征也。

渊雷案：此证即限局性腹膜炎之发于膈膜下一侧者。

大黄附子汤方

大黄三两　附子三枚，炮　细辛二两

上三味，以水五升，煮取二升，分温三服。若强人，煮取二升半，分温三服，服后如人行四五里，进一服。

《方极》云：大黄附子汤治腹绞痛，恶寒者。《方机》云：治胸下偏痛，发热者，恶寒甚，腹痛，大便不通者。

雉间焕云：胸胁腹偏苦痛，腹绞痛至甚，身不可转侧，内吊如磬，坐卧两不得者，治之如神。又曰：承气柴胡类，以此方为后方，或长服承气柴胡类之人，一日间服此方，而用前药，乃奏效十倍也，此寒也者。为水气，恶寒即水气，故附子治之，又细辛治之。

《蕉窗杂话》云：春米者杵尾误打会阴，常致小便涓滴不通，只出少许血。此症先用桃核承气汤佳，若不效，可用大黄附子汤。此症用附子，乃进藤玄之氏屡经试效者。一帖用附子二钱许，则通利极速，至血止为度，又有因证用八味丸者。

《类聚方广义》云：此方实能治偏痛，然不特偏痛而已，亦治寒疝胸腹绞痛，延及心胸腰部，阴囊掀肿，腹中时时有水声，恶寒甚者。若拘挛剧者，合芍药甘草汤。

榕堂翁《疗难指示录》云：胁下偏痛，固大黄附子汤所主。然痛引胸中，且咳者，虽恶寒脚冷脉微，亦与十枣汤。痛连脐旁，或牵少腹者，宜乌头汤，又有宜当归四逆加吴茱萸生姜汤者。盖或宜攻击，或宜调和，或宜攻和并施，诸病皆然，治疗固非一途。须审明病情以处其治，举措一失，则可治者转为剧。

《方函口诀》云：此方主偏痛，不拘左右，凡胸下自胸肋至腰痛者，宜用之。但乌头桂枝汤，主腹中央痛而及于满腹，此方则主胁下痛而牵引他处者也。盖大黄与附子为伍者，皆非寻常之症，如附子泻心汤、温脾汤亦然，凡顽固偏僻难拔之积，皆阴阳错杂，非常例所拘，附子与石膏为伍者亦然。

徐氏云：附子细辛与大黄合用，并行而不悖，此即《伤寒论》大黄附子泻心汤之法也。程氏云：大黄苦寒，走而不守，得附子、细辛之大热，则寒性散而走泄之性存。元坚云：此条证固属寒实，故大黄、附子、细辛相合成剂，性味融和，自为温利之用，如附子泻心汤，则其证表寒里热，故别煮附子，而功则各奏。故同是附子大黄并用，而立方之趣，迥乎不均。徐氏说未确切，盖温利之剂，实以桂枝加大黄汤及此汤为祖，而温脾等诸汤，皆莫不胚胎于此二方矣。

《漫游杂记》云：一男子，膝胫刺痛，腹脉无他异，经三四岁不愈，请余。余曰，是湿气也，后或将为脚气。与大黄附子细辛汤，一百日而愈。渊雷案：此证当是梅毒性坐骨神经痛，药法，坐骨神经痛与疝痛同治，故古医书不为分别。

《蕉窗杂话》云：一男子，年二十五岁，四年来右膝微肿，行步艰难，其状稍类鹤膝风。诊候其腹，右脐下拘挛尤甚，按之则引右脚而痛，又右膝之肿处，亦比左膝颇异，如贴附肌肉者。初用大黄附子加甘草汤，后用四逆散加良姜牡蛎刘寄奴，始得愈。此症多由肝气而成，故仅著眼于足，毕竟不得治。用威灵仙杜仲牛膝，皆枝叶耳。取右腹里之癖物，治其根本，则药方至简约，而效验甚的实。

《古方便览》云：一男子，年五十余，腹痛数年。余诊之，心下痞硬，腹中雷鸣，乃作半夏泻心汤饮之，未奏效。一日，忽然大恶寒战粟，绞痛倍于常时，于是更作大黄附子汤饮之，痛顿止，续服数日，病不再发。

《橘窗书影》云：一病人，腰脚拘急，痛甚，两脚挛急不能起，昼夜呻吟。余与芍甘黄辛附汤（本方合芍药甘草汤），经二三日，痛全安。盖此证属寒疝，而寻常疝剂缓慢难奏效。余平昔治寒疝，用此方及附子理中汤，治热疝，用四逆散加茴香茯苓，及大柴胡加茴香甘草，皆咄嗟奏效，古方之妙如此。

又云：一男子，左脚肿痛挛急，难以屈伸，数月不愈，医多以为风湿。余诊之曰：非热非痹，病偏在筋脉，恐是疝毒流注所为。乃合芍药甘草汤大黄附子汤服之，以当归蒸荷叶矾石为熨剂，数旬而愈。

又云：某女，年垂三十，多年经事不调，腰痛引脚，不能俯仰步履，经数医不效。余诊为血沥痛，与桂枝茯苓丸加附子大黄，兼用角石散（鹿角炒黄为末酒下）。不应，一日诊之，脐下右旁有块，按之，引腰脚而痛甚，盖其块有胀缩，而痛亦有缓急云。余乃决为肠中瘀毒所为，与芍甘黄辛附汤，兼用趁痛丸（穿山甲、当归、川芎、乳香、没药、乌头、黄柏、姜黄、蕲蛇）。以当归蒸荷叶矾石蒸熨块上，蟠结渐解，腰脚得屈伸，数年之痼疾痊愈。余近岁所诊病者，一年不下三千人，而误诊如此，殆堪惭愧。渊雷案：此及上文《蕉窗杂话》一案，并是升结肠部之病变，殆慢性阑尾炎耳。可见中医所谓疝者，所赅至广。

寒气厥逆，赤丸主之。

《脉经》无此条，《金鉴》云：此条之文之方，必有简脱，难以为后世法，不释。渊雷案：此方见《千金》第十六卷痃冷积热门，主疗同，然但云寒气厥逆，则证不备具。依方，当有水气之变，水为阴类，其在胃肠内者，古人谓之痰饮。治痰饮，大法宜温药，故曰寒气。

赤丸方

茯苓_{四两} 半夏_{四两，洗，一方用} 桂，乌头二两，炮
细辛一两，《千金》作人参

上四味，末之，纳真朱为色，炼蜜丸，如麻子大，
先食，酒饮下三丸，日再，夜一服，不知，稍增之，以
知为度。

四味，徐俞诸本并作六味，原本当作六，盖编次
者取诸《千金》，删药二味，而煮服法仍遗六字未改也。
原注半夏一方用桂，细辛《千金》作人参者，《千金》无
半夏，有桂心四两，仍用细辛，无人参，又有附子射
罔，共六味。其细辛作人参者，乃是神丹丸，出第九卷
伤寒发汗丸门，云治伤寒敕濇恶寒，发热体痛者。亦有
附子朱砂，共六味，此即叔和伤寒例所云神丹安可以误
发者也。原注乃误混二方为一，徐氏注《金匮》本条，
以为即《伤寒论》直中之类，亦误据神丹为说。真朱即
朱砂，本经之丹砂也，《别录》云：丹砂作末名真朱。

《方极》云：赤丸，治心下悸，有痰饮，恶寒或微厥
者。《方机》云：治厥逆恶寒，心下悸者。《类聚方》云：
当有心下悸，及呕而腹痛证。

《类聚方广义》云：疝家胁腹挛痛，恶寒，腹中漉漉
有声，呕而眩悸。其证缓者，常用此方为佳，若不能酒
服者，以白汤送下。

腹痛脉弦而紧，弦则卫气不行，即恶寒，紧则不欲

食，邪正相搏，即为寒疝，寒疝绕脐痛，若发则白汗出，手足厥冷，其脉沉弦者，大乌头煎主之。

若发，徐本俞本并作苦发。白汗，赵刻作自汗，他本多作白津，今依俞本及《千金》《外台》改。沉弦，徐本作沉紧。《脉经》腹痛作寸口，即为寒疝下，又有"趺阳脉浮而迟，浮则为风虚，迟则为寒疝"十六字。寒疝绕脐痛以下为别一条。《千金》痼冷积热门同。《外台》第七卷寒疝腹痛门引仲景《伤寒论》，亦无条首至即为寒疝二十八字，合而考之，知《金匮》本是两条，传写误并为一。

尤氏云：弦紧脉皆阴也，而弦之阴从内生，紧之阴从外得，弦则卫气不行而恶寒者，阴出而痹其外之阳也。紧则不欲食者，阴入而痹其胃之阳也。卫阳与胃阳并衰，而内寒与外寒交盛，由是阴反无畏而上冲，阳反不治而下伏，所谓邪正相搏即为寒疝者也。

《金鉴》云：疝病犯寒即发，故谓之寒疝也。

丹波氏云：素长刺节论云：病在少腹，腹痛不得大小便，病名曰疝，得之寒。王氏注大奇论云：疝者，寒气结聚之所为也。急就篇颜师古注云：疝，腹中气疾，上下引也。

楼氏《纲目》云：疝名虽七，寒疝即疝之总名也。《巢源》云：疝者痛也，此由阴气积于内，寒气结搏而不散，腑脏虚弱，风冷邪气相击，则腹痛里急，故云寒疝腹痛也。

渊雷案：寒疝者，发作性之腹痛，其病多在肠，俗名小肠气者是也。以其犯寒辄发，故曰寒疝。楼氏云疝名七者，厥疝、症疝、寒疝、气疝、盘疝、胕疝、狼疝也，又有五疝，谓石疝、血疝、阴疝、姑疝、气疝，并见《巢源》。寒疝之痛，往往牵引阴囊睾丸。因之，阴囊睾丸之本病，俗亦混称小肠气。古书多名癫，《金匮》之阴狐疝亦是，而非寒疝也。○以上释前半条。

丹波氏又云：案阴阳别论白汗，王氏释为流汗。淮南修务训云：奉一爵酒，不知于色。挈一石之尊，则白汗交流。此云白汗出者，盖不堪痛苦之甚而汗出也。程云冷汗也，徐沈尤魏仍原文作白津而解之。赵本作自汗，并非。渊雷案：《素问·阴阳别论》作魄汗，丹波引作白汗，盖失检。生气通天论亦有魄汗未尽之文，惟经脉别论云：真虚痟心，厥气留薄，发为白汗，则作白，魄白声近义通，皆谓有所逼迫而汗出也。绕脐痛，发则白汗出，手足厥冷，脉沉弦者，多应是肠梗阻之证候。细析之，则有肠狭窄、肠套叠、肠扭结、肠生肿瘤、肠内含有异物，及赫尼亚Hernia等，无论何种梗阻，苟具此证候者，大乌头煎皆有奇效。惟肿瘤及赫尼亚之瘢痕粘连，成所谓嵌顿性者，不能全治，而亦能缓解一时之痛。

乌头煎方

乌头（大者五枚，熬，去皮，不㕮咀）

上以水三升，煮取一升，去滓，纳蜜二升，煎令水气尽，取二升，强人服七合，弱人服五合。不差，明日更服，不可日再服。

五枚，《千金》《外台》并作十五枚。《千金》熬下有黑字，《三因方》大乌头汤云：大乌头五个，洗净。细沙炒令黑，不㕮咀。今案本方煎成二升，服七合。则每服得三之一，乌头若作十五枚，则为每服五枚，此虽强人亦不能胜，用五枚为是。

《方机》云：大乌头煎，治毒绕脐绞痛，或自汗出，手足厥冷者。《方极》云：治腹痛，自汗出，手足厥冷，脉沉弦者，兼用蕤宾或紫圆。

《类聚方广义》云：寒疝腹中痛，叫呼欲死，面色如土，冷汗淋漓，四肢拘急，厥冷烦躁，脉弦迟者，用此方则吐水数升，其痛立止。古方之妙，有非后人作为所能企及者。

程氏云：乌头大热大毒，破积聚寒热，治脐间痛不可俯仰，故用之以治绕脐寒疝痛苦（案：程本若作苦属上读也）。治下焦之药味不宜多，多则气不专。此沉寒痼冷，故以一味单行，则其力大而厚，甘能解药毒，故内蜜以制乌头之大热大毒。渊雷案：用乌头，正取其大热大毒，岂宜制之？方剂法旧说所谓监制者，乃减除其副作用，非限制其本性也。此方之蜜，与乌头汤、乌头桂枝汤同意，皆所以助乌头之毒，非缓解之谓。雉间焕云：若病轻者，则取蜜水煎服可也。

《建殊录》云：一男子，年七十余，自壮年患疝瘕，十日五日必一发。壬午秋，大发，腰脚挛急，阴卵偏大，欲入腹，绞痛不可忍。先生诊之，作大乌头煎饮之（原注每帖重八钱），斯须，瞑眩气绝，又顷之，心腹鸣动，吐出水数升，即复故，尔后不复发。

寒疝腹中痛，及胁痛里急者，当归生姜羊肉汤主之。

《外台》第七卷寒疝腹痛门，引仲景《伤寒论》，作寒疝腹中痛引胁痛，及腹里急者。

渊雷案：此方本治妇人产后因虚受寒而腹痛者，见妇人产后病篇。男子阴虚而寒痛者，亦得用之，为其病机略同也。然此证与普通所谓寒疝者不同，彼病在肠，肠之挛急扭结，扪之应手，故亦称疝瘕。此虽腹痛里急，扪之决无瘕块，为其不因于肠之扭结，而因于营养不足故也。若拘执古书之文字，则本方与乌头剂将难别矣。

当归生姜羊肉汤方

当归三两　生姜五两　羊肉一斤

上三味，以水八升，煮取三升，温服七合，日三服。若寒多者，加生姜成一斤；痛多而呕者，加橘皮二两，白术一两。加生姜者，亦加水五升，煮取三升二合服之。

《千金方》云：当归汤（即本方有芍药二两，注云：《子母秘录》作甘草）治妇人寒疝，虚劳不足，若产后腹中绞痛。渊雷案：据化验当归之结果，亦认为子宫病之特效药。《本草纲目》引思邈云：羊肉止痛，利产妇。合而观之，知本方本是妇人产后方，医书载于寒疝门者，借用耳。用法治验，互详妇人产后病篇。

张氏《千金衍义》云：凡少腹绞痛，用桂心等药不应者，用之辄效。

《外台秘要》云：《小品》，寒疝气腹中虚痛，及诸胁痛里急，当归生姜等四味主之（于本方内加芍药）。

《圣济总录》云：四味当归汤（同上）治卒疝腹痛里急。

《类聚方广义》云：老人疝痛，妇人血气痛，属血燥液枯者，宜此方，与乌附剂判然有别。诊处之际，宜著意焉。

《金鉴》引李彣云：腹胁并痛者，血气寒而凝泣也。当归通经活血，生姜温中散寒；里急者，内虚也，用羊肉补之。《内经》云：形不足者，温之以气。精不足者，补之以味。是也。

王子接《古方选注》云：寒疝为沉寒在下，由阴虚得之，阴虚则不得用辛热燥烈之药，重劫其阴。故仲景另立一法，以当归羊肉辛甘重浊，温暖下元而不伤阴。佐以生姜五两，加至一斤，随血肉有情之品，引入下焦，温散沍寒。若痛多而呕，加陈皮白术，奠安中气，以御寒逆。本方三味，非但治疝气冲逆，移治产后下焦虚寒，亦称神剂。渊雷案：沉寒在下句，泛论寒疝，阴虚得之句，专指本证，王意如是，是也。至以本方为疝气冲逆剂，而移治产后下寒，则本末倒置。

寒疝腹中痛，逆冷手足不仁，若身疼痛，灸刺诸药不能治，抵当乌头桂枝汤主之。

《千金》，《医心方》引《小品方》，及程本，并无抵当二字。《金鉴》云：抵当二字，衍文也。

元坚云：乌头煎证，寒气专盛于里。此条证，表里俱寒壅，是所以有须于桂枝。灸刺诸药不能治，是言病势之剧，套法不能得治，不言灸刺诸药之误措。渊雷案：乌头煎治寒疝之剧者，此则乌头煎证而有身疼痛之表候，故合桂枝汤。《伤寒论》云：身疼痛，清便自调者，急当救表，救表宜桂枝。是也。寒疝剧证，因感寒引发者，大抵宜此方矣。

乌头桂枝汤方

乌头

上一味，以蜜二斤，煎减半，去滓，以桂枝汤五合解之，令得一升，后初服二合，不知，即服三合，又不知，复加至五合。其知者，如醉状，得吐者为中病。

乌头，诸本俱阙枚数。《千金》云：秋干乌头实中者五枚，除去角。《外台》云：秋乌头实中大者十枚，去皮生用。一方五枚，医心方亦作五枚。案此方即大乌头煎桂枝汤合方，作五枚者是也。又，《外台》引仲景《伤寒论》，单用桂心四两，以桂汁和蜜服，注云、范汪方同。其下又出五味桂枝汤方，以桂枝汤五合和蜜服，注云仲景《伤寒论》《千金》同。先后参错，必有讹误。身疼痛之表，非单桂枝所能治，前一方殆不出仲景也。

《金鉴》云：以桂枝汤五合解之者，溶化也。令得一升，谓以乌头所煎之蜜五合。加桂枝汤五合，溶化令其得一升也。不知，不效也，其知者，已效也。渊雷案：扬雄方言，知，愈也。南楚病愈者或谓之知，《灵枢·邪客篇》有以知为度之文，如醉状与得吐，皆所谓瞑眩也。深痼之疾，服药而中病则瞑眩，瞑眩愈剧，则奏效愈宏。凡乌头得蜜，往往致大瞑眩。

桂枝汤方

桂枝<small>三两，去皮</small> 芍药<small>三两</small> 甘草<small>二两，炙</small> 生姜<small>三两</small> 大枣<small>十二枚</small>

上五味，剉。以水七升，微火煮取三升，去滓。

程氏、尤氏、《金鉴》，并不载此方，不云㕮咀而云判。知是后人沾入，用法方解，详《伤寒论今释》。

《方极》云：乌头桂枝汤治腹中绞痛，手足逆冷或不仁，或身疼痛者。

《腹证奇览》云：脐下大筋如张弓弦，其筋引睾丸或股际，或引上腹，腹痛如绞，或绕脐成块者，是不仅寒疝，且兼气血不和，乃乌头桂枝汤证也。按此方，乃乌头煎与桂枝汤合方也，所以须合方者，以有身疼痛肌表之证，为气血不和故也。论曰：身疼痛者，即当救表。是也。

《类聚方广义》云：寒疝绕脐痛，上连心胸，下控阴囊，苦楚不可忍，手足逆冷，自汗如流者，则非此方不能救。疝者水毒也，其发多来自外感，然或有兼瘀血而作者，或有挟蛔虫而动者，或有因宿食而发者，处疗之际，宜甄辨以下手。

《方函口诀》云：此方为寒疝之主剂，故用于腰腹阴囊苦痛者。又失精家常腰足冷，腹无力，脚弱羸瘦腰痛者，此方及大乌头煎有效。依证加鹿茸，或为末加入为佳。

雉间焕云：灸刺诸药不能治，抵当用此方，至言哉！此方之妙，起死起废，不可胜数也。余常见中风卒倒，或瘫痪不语，破伤风牙关紧急，失音，伤寒厥逆，四逆辈不能救者。若向死冷汗如膏，或腹中切痛，及惊风癫风痛风白虎历节，一切逆冷不仁，诸痼废疾，诸药不能救者，屡与此汤，得效至多。又诸疮痛用之；内托排脓之功至速也。最可奇者，走马汤备急圆紫圆等方下所称诸卒暴急病，以此方起死回生者如神，皆余平生所得功也。古语曰：病者苦急，则急食甘以缓之。至哉此言！乌头和蜜，则如龙乘云矣！然瞑眩亦不少，始宜少与之，不知乃加之，此盖抵当之谓乎？如上所谓诸难证急病，非大毒骏烈剂，则不能抵当。世人漫畏瞑眩，多难服之者，岂不叹哉！

《腹证奇览》又云：乌头汤、大乌头煎、乌头桂枝汤，皆以乌头煎为本方，更随外证加减，各异其意趣。要之，桂枝汤以救表谐营卫而合力，麻黄、黄芪、芍药、甘草为祛邪风，逐瘀水，和筋脉，宣正气而为队伍。乌头煎独为之先锋，以散凝寒，解结水，其势之猛，非寻常可比，是故服之虽少量，亦恶寒身癖，口如啖椒，温温欲吐，起则头眩。多服则身体冷，自汗如流，吐泻呕逆，脉沉伏，甚者如死状。轻者一二时，重者半日许，乃解。故方下曰，知者如醉状，得吐者为中病，是实瞑眩之剂，不可不慎。若夫瞑眩，不可骇而妄与他药，勿遽以火暖之，当静以待醒。有醒后得吐者，亦有瞑眩而吐泻并至者，但醒后而渴欲饮者，可与冷水将息，若误中乌头附子之毒，可服酱油汁（原文味噌汁）。或黑豆甘草汤，或干姜甘草汤，是亦不可不知。或曰，若欲其缓，可用川乌头。然于其剧者，非草乌头不为功。但其分量，及水蜜煎法，不可差误，慎之慎之。又云：三方皆可施于疝家偏坠之证。

《古方便览》云：一男子年四十三，患疝气数月，腰冷如坐水中，大抵每旬必一发，发则脐腹大痛，手足不能屈伸，与此方二十剂。病者大吐水，病减大半，更以控涎丹下之而痊愈。

又云：一男子年五十，左半身不遂，口眼㖞，言语僵，手足不收。余用此方吐水，大困倦，家人惊骇。余日，勿畏，是药之㿂眩也。后诸证尽除，全收效。

其脉数而紧乃弦，状如弓弦，按之不移。脉数弦者，当下其寒，脉紧大而迟者，必心下坚。脉大而紧者，阳中有阴，可下之。

此条亦脉经家言，其脉数，脉经作其脉浮。《伤寒论》可下篇五条首二十三字。紧大作双弦，条未有宜大承气汤五字。丹波氏云：辨脉法云：脉浮而紧者，名曰弦也。弦者状如弓弦，按之不移也。是与脉经合，则此条数作浮为是。《金鉴》自其脉数至脉弦数者十九字，为衍文。以当下其寒之四字，移必心下坚之下，未知是否。

尤氏云：脉数为阳，紧弦为阴，阴阳参见，是寒热交至也。然就寒疝言，则数反从弦，故其数为阴凝于阳之数，非阳气生热之数矣。如就风疟言，则弦反从数，故其弦为风从热发之弦。（案疟病篇云弦数者风发也，尤氏说本此）而非阴气生寒之弦者，与此适相发明也，故曰脉数弦者当下其寒。紧而迟，大而紧，亦然。大虽阳脉，不得为热，正以形其阴之实也，故曰阳中有阴可下之。

附方

〇《外台》乌头汤：治寒疝腹中绞痛，贼风入攻五脏，拘急不得转侧，发作有时，使人阴缩，手足厥逆。（方见上）

此方本出《千金》贼风门，《外台》第十四卷亦引《千金》，人下并有腹字，发作上并有叫呼二字。其方即乌头桂枝汤，而用乌头十五枚，桂心六两，芍药四两，甘草二两，生姜一斤，大枣十枚，盖本是别一方。林亿等以本篇既有乌头桂枝汤，故省其方不录。乃徐沈魏尤诸君俱以为即大乌头煎，吉益氏及其流裔，又以为即历节篇之乌头汤，皆不检《外台》之过也。此方证候用法，当视乌头桂枝汤。

〇《外台》柴胡桂枝汤方：治心腹卒中痛者。

柴胡四两　黄芩　人参　芍药　桂枝　生姜各一两半　甘草一两　半夏二合半　大枣六枚

上九味，以水六升，煮取三升，温服一升，日三服。

出第七卷寒疝腹痛门，引仲景《伤寒论》，云：疗寒疝腹中痛者，此云卒中痛，似误。用法方解，互详《伤寒论今释》。

《医心方》云：范汪方，治寒疝腹中痛，小柴胡汤（即小柴胡原方，不用桂枝芍药）。

《仁斋直指》云：柴胡桂枝汤，治肾气冷热不调证。丹波氏云：肾气即疝也。

《类聚方广义》云：柴胡桂枝汤，治疝家腰腹拘急，痛连胸胁，寒热休作，心下痞硬而呕者。汤本氏云：是即师所谓心腹卒中痛，若用现代病名，即热性肠疝痛也。渊雷案：汤本之解释误，痛连胸胁是膈膜炎或胸膜炎，心下痞硬而呕是胃有蓄水，征诸实验则可知。

〇《外台》走马汤：治中恶心痛腹胀，大便不通。

巴豆二枚，去皮心，熬 杏仁二枚

上二味，以绵缠，槌令碎，热汤二合，捻取白汁，饮之，当下，老小量之，通治飞尸鬼击病。

出第七卷卒疝门，云：文仲疗卒得诸疝，少腹及阴中相引绞痛，白汗出欲死。方，捣沙参下筛，酒服方寸匕，立愈。又，若不差，服诸利丸下之，走马汤亦佳。此名寒疝，亦名阴疝。张仲景飞尸走马汤方，方后云：通疗鬼击，有尸疰者，常蓄此药用验。又见第十三卷飞尸门，云：备急张仲景疗飞尸走马汤方，注云：此已见卒疝中，正疗飞尸，故不删也。案本篇附方，所以治寒疝，今不引卒疝文，而云治中恶，且主疗文与外台异，不知何由致误。

《巢源·中恶候》云：中恶者，是人精神衰弱，为鬼神之气卒中之也。夫人阴阳顺理，营卫调平，神守则强，邪不干正。若将摄失宜，精神衰弱，便中鬼毒之气，其状卒然心腹刺痛，闷乱欲死。又飞尸候云：飞尸者，发无由渐，忽然而至，若飞走之急疾，故谓之飞尸。其状心腹刺痛，气息喘急，胀满上冲心胸者是也。又鬼击候云：鬼击者，谓鬼厉之气击著于人也，得之无渐，卒著。如人以刀矛刺状，胸胁腹内绞急切痛，不可仰接，或吐血，或鼻中出血，或下血，一名为鬼排，言鬼排触于人也。人有气血虚弱，精魂衰微，忽与鬼神遇相触突，致为其所排击，轻者困而获免，重者多死。

渊雷案：据《巢源》，则中恶飞尸鬼击，皆以忽然心腹绞痛为主证，与卒疝不殊，惟鬼击或见血证为异，故治中恶飞尸鬼击之方，亦可以治卒疝。心腹绞痛而用巴豆迅利之，则其病亦属胃肠，盖痛剧于腹部者，谓之疝。痛剧于心胸部者，谓之中恶飞尸鬼击。然中恶于飞尸，竟无别异。意者，古之巫医，各以己意命病名，迨日久而其名各自通行，后人遂不知本为一病，《巢源》亦不敢质言其同异耳。凡卒然心腹胀痛而实者，如干霍乱及俗所谓绞肠痧等，宜此汤或备急圆、紫圆之类迅利之。通则不痛，其效如响。日医或以此等证为水毒所为，观《肘后方》以本方治水蛊，则其说有据。《药征》云：杏仁，主治胸间停水也。《续药征》云：巴豆、同杏仁用，则能驱心胸之毒。

《肘后方》云：飞尸走马汤，通治诸飞尸鬼击。

又云：水病若惟腹大，动摇水声，皮肤黑，名曰水蛊。巴豆九十枚，去皮心，杏仁六十枚，去皮尖，并熬令黄，捣和之。服如小豆大一枚，以水下为度，勿饮酒佳。

《方极》云：走马汤，治胸腹有毒，或心痛，或腹痛者。

《方机》云：走马汤，治中恶，心痛腹胀，大便不通者。又云：治喘鸣息迫者。原注云：小儿马脾风之类是也。又云：治所谓中风，吼喘息迫者。

吉益猷云：马脾风（案即小儿白喉），胸腹暴胀，喘急，大便不通者，宜此汤。

《类聚方广义》云：此方与备急圆，其用大抵相似，惟病专在胸咽者，宜此方。

又云：卒中风，急惊风，脚气冲心，痘疮内陷，疥癣内攻，干霍乱，诸般卒病，其势险急，迫于胸咽，不得息者，皆宜此方。

又云：按《外台》走马汤云：疗卒得诸疝，少腹及阴中相引绞痛，自汗出欲死，此名寒疝，亦名阴疝。其证殆与诸乌附剂之证相似，然无恶寒手足不仁逆冷等证，是其别也，宜审其证候以施之。

《方函口诀》云：此方为紫圆之元方，同类之药也。凡中恶卒倒诸急证，牙关紧急，人事不省者，浇此药二三滴，即奏效。又用于打扑坠下，绝倒口噤者。

《蕉窗杂话》引摄州原村云：有农女入山采艾，失足颠坠，遍体鳞伤，呼吸闷绝，急足招家兄诊之。六脉似有若无，按其胸腹，有自下部上冲胸中者。此物上冲，必烦闷而脉伏，当其上冲时，按之使下，则腹中雷鸣。家兄因谓之曰：凡打扑损伤之证，多主瘀血，今此证所主，皆水气也。乃作走马汤饮之，视其所吐下，果水多而血少，每吐下一次，上冲稍平，烦躁亦静。至翌朝，上冲悉止，惟腹底邪水未尽，更服残药，越日而精神了了，乃用调理剂经日而痊愈。自后益信水气之变动不居，知打扑伤损之证，非苏木、桃仁辈所能悉治也。

《静俭堂治验》云：一男子，年五十一，心下痞硬，时或拘痛，使强忍之。黄昏，遽痰涎涌盛，呼吸急迫，烦躁闷乱，咽喉如锯声，身体壮热，手足厥冷，头面胸背，绝汗如雨，不能横卧，呻吟不止。旁人自背抱持之，命如风烛，急使求治于予。即往诊视，虽恶证蜂起，脉沉细中有神气，眼睛亦不脱，尚可措手。急作走马汤，如法绞与白沫一小盏，痰喘十减七八，寻与大剂麻杏甘石汤三帖，一宿而诸证脱然如失。夫此证，若取手足厥冷脉沉细，而用四逆辈，或见痰涎涌盛，呼吸急迫，而用沉香降气汤、正脉散（正脉散未详，汤本以为生脉之误，然与证不合）。或见烦躁自汗，而用承气辈，必生变证，不可不详。

余论 元坚云：本篇先叙腹满，如痛者为实条，厚朴七物汤、厚朴三物汤、大柴胡汤、大承气汤四条，此其属热实者也。如首条，与腹满时减复如故条，此其属寒实者也。次叙寒疝，如腹痛脉弦而紧条，与大乌头煎、当归生姜羊肉汤乌头桂枝汤条，皆以寒疝目之矣。如瘦人绕脐痛，与附子粳米汤大建中汤条，亦是寒疝已。其他诸条，如寸口脉弦者即胁下拘急而痛，与大黄附子汤证，即虚寒从下上，此寒气聚著胜胁者也。如病者痿黄证，其位虽异，亦是寒实也。如中寒家二条，即案禀阴脏，外寒易触者也。盖此三等，既非腹满，亦不寒疝，但以其属寒，仍牵联及之，且以与腹满寒疝互相发明者已，其脉数而紧一条，即系寒实诸证之诊，以为总结矣。然则二十条者，学者宜区类而看，如前注家，往往凑合为说，殆不免强会也。

问曰：人病有宿食，何以知之？师曰：寸口脉浮而大，按之反濇，尺中亦微而濇，故知有宿食，大承气汤主之。

尤氏云：寸口脉浮大者，谷气多也。谷多不能益脾，而反伤脾，按之脉反濇者，脾伤而滞，血气为之不利也。尺中亦微而濇者，中气阻滞，而水谷之精气不能逮下也。是因宿食为病，则宜大承气下其宿食。

张璐《伤寒缵论》云：所谓亦微而，濇亦字从上贯下，言浮大而按之略濇，非濇弱无力之谓。见浮大中按之略濇，方可用大承气下之，设纯见微濇按之不实，乃属胃气虚寒，冷食停滞之候。又当从枳实理中助胃消导之药矣，岂复为大承气证乎？

元坚云：缵论之说似精，然尺中既微，何能兼大？故张氏于微脉则略而不论，殊属模糊。但其云涩非濡弱无力之谓者，是矣。然则微亦沉滞不起之微，非微弱之谓也。

渊雷案：病宿食者，往往右关脉沉滑，然不如验之于舌苔腹候，及病人之自觉证。宿食而用大承气，尤须诊腹与舌，然后信而有征。今但验之于脉，且浮大微涩，皆非显然可下之脉，殊令学者疑误。此条亦见《伤寒论》可下篇，知是叔和文字，非仲景文字也。又案：自此以下三条，皆用大承气。大承气所治者，其病不在胃，而在肠。然则虽云宿食，仍是燥屎耳，在伤寒病中，宿食挟热毒为病，故称燥屎。此则不挟热毒，故独称宿食。《巢源·宿食不消候》云：宿谷未消，新谷又入，脾气既弱，故不能磨之，则经宿而不消也。令人腹胀气急，噫气醋臭，时复增寒壮热是也。

脉数而滑者，实也。此有宿食，下之愈，宜大承气汤。

《伤寒论》阳明篇云：脉滑而数者，有宿食也。当下之，宜大承气汤。

《金鉴》云：腹满而痛，脉数而滑者，实也。此有宿食，故当下之。李彣曰：滑者，水谷之气胜也。若滑而兼数，则实热已入胃腑矣，故云有宿食，可下之。

下利不欲食者，有宿食也，当下之，宜大承气汤。

欲，赵刻及俞本并误作饮，今从诸家本改。此条亦见可下篇，程应旄伤寒后条辨云：伤食恶食，故不欲食，与不能食者自别。下利有此，更无别样虚证，知非三阴之下利，而为宿食之下利也，故当下之。

大承气汤方（见前痓病中）

《建殊录》云：一男，年十三，患天行痢，里急后重，噤口三日。苦楚呻吟，四肢扑席，诸医无效，先生诊之，作大承气汤饮之。（原注每帖重十二钱）少焉，蒸振热烦，快利如倾，即愈。

《成绩录》云：浪华某氏之母，年六十余，乙卯夏，食笋及盐藏之松蕈，尔后常恶心或腹痛，延至丙辰之夏。先生诊之，为作大承气汤饮之，少焉，吐出前夏所食之笋蕈，续服前方，数十帖而复常。

宿食在上脘，当吐之，宜瓜蒂散。

旧说，胃有上中下三脘，病在上脘者可吐，此不明解剖之误也。凡病属阳证实证，其毒上迫于胸咽，温温欲吐者，当因其势而吐之，固不但宿食在上脘也，吐法详《伤寒论今释》瓜蒂散条。

瓜蒂散方

瓜蒂一分，熬　小豆一分，煮

上二味，杵为散，以香豉七合，煮取汁，和散一钱匕，温服之。不吐者，少加之，以快吐为度而止。（亡

255

血及虚者不可与之）

《伤寒论》赤小豆下无煮字，服法云：取一钱匕，以香豉一合，用热汤七合，煮作稀糜。去滓，取汁和散，温顿服之云云。当据以改正，用法治验，俱详《伤寒论今释》。

东垣试效方云：若有宿食而烦者，仲景以栀子大黄汤（出黄瘅篇）主之。气口三盛，则食伤太阴，填塞闷乱，极则心胃大疼，兀兀欲吐，得吐则已，俗呼食迷风是也。经云：上部有脉，下部无脉，其人当吐，不吐者死。宜瓜蒂散之类吐之。经云：高者因而越之。此之谓也。

丹波氏云：宿食在上脘，心腹绞痛，顿闷欲绝，仓猝之际，药不及办，以极咸盐汤一盏顿服，立吐，此《千金》疗干霍乱之法也。

脉紧如转索无常者，有宿食也。

《脉经》索下有左右二字。尤氏云：脉紧如转索无常者，紧中兼有滑象，不似风寒外感之紧，为紧而带弦也，故寒气所束者，紧而不移。食气所发者，乍紧乍滑，如以指转索之状，故曰无常。魏氏云：转索，宿食中阻，气道艰于顺行，曲屈旁行之象。

脉紧，头痛风寒，腹中有宿食不化也。（一云寸口脉紧）

《脉经》云：寸口脉紧，即头痛风寒，或腹中有宿食不化也。《金匮》夺即字或字，则义不显豁。《金鉴》云：脉紧头痛，是外伤风寒病也。脉紧腹痛，是内伤宿食病也。李彣曰：按此脉与证似伤寒，而非伤寒者，以身不疼，腰脊不强故也。然脉紧亦有辨，浮而紧者为伤寒，沉而紧者为伤食。丹波氏云：头痛，虽有宿食不化，郁滞之气上为头痛者。此则属外伤于风寒，与腹中有宿食自是两截，《脉经》腹上有或字，义尤明显。

渊雷案：以上六条论宿食，是即今之急性胃炎及急性肠炎。急性肠炎之原因多端，而由于伤食者半，急性胃炎，则几于悉由伤食而起。中医探其原因而立名，故曰宿食。西医从其病变之部位性质而立名，故曰急性胃肠炎。然急性胃肠炎之病，又多在呕吐《下利篇》中，此则中医因证候而立治法也。

金匮要略今释卷四

五脏风寒积聚病脉证并治 第十一

论二首 脉证十七条 方二首

《金匮》所论诸杂病，此篇最为难晓。风也，寒也，积也，聚也，为四种病因。然篇中所论，究不知其为何种病？盖吾人所以贯通中西古今之法。十之四，取之古书所载之证候；十之六，则取之古书所载之药方。临床上某药方所治之病，合以其方之证候，推知古人所谓某病者，在今日之病理上当为某病，如此而已。此篇药方不过二首，证候亦语焉不详。积聚之病，《难经》《巢源》虽有论列，犹难明晓，风寒则竟无可考。于是所谓风寒积聚也者，终不知其为何种病矣。意者，古昔相传有此四种病。仲景特述而不作，存而不论软。篇中药方二首，麻仁丸本出《伤寒论》，甘姜苓术汤见《外台》第十七卷肾著腰痛门，引《古今录验》名甘草汤，不云出仲景《伤寒论》（《外台》引《金匮》方皆云出《伤寒论》）。然则《金匮》此篇，本非仲景旧文。后人取《难经》《巢源》等书以补缀之软，皆未可知也。

肺中风者，口燥而喘，身运而重，冒而肿胀。

运即眩晕之晕。喘为肺脏疾患必见之证。身运而重及冒，皆因炭氧之交换不足所致，乃呼吸障碍之结果。肿胀则郁血性水肿也。此条颇似肺气肿之证。

尤氏云：肺中风者，津结而气壅，津结则不上潮而口燥，气壅则不下行而喘也，身运而重者，肺居上焦，治节一身，肺受风邪，大气则伤，故身欲动而弥觉其重也。冒者，清肃失降，浊气反上为蒙冒也。肿胀者，输化无权，水聚而气停也。

肺中寒，吐浊涕。

浊涕即黏痰，已详肺痿肺痈篇。吐浊涕，亦是呼吸器疾患常见之证。中风条云口燥，知是不吐浊涕。殆以风则生热，故口燥。寒则化水，故吐浊涕欤。

肺死脏，浮之虚，按之弱如葱叶，下无根者死。

此所谓真脏脉也。脉法，真脏脉见者死，故曰死脏。浮之谓轻按，按之谓重按也，下仿此。

程氏云：《内经》曰：真脏脉见者死（按：此句《内经》屡见），此五脏之死脉也。肺脏死，浮而虚；肝脏死，浮而弱；心脏死，浮而实；脾脏死，浮而大；肾脏死，浮而坚。五脏俱兼浮者，以真气涣散。不收，无根之谓也。《内经》曰：真肺脉至，如以毛羽中人肤（案：见《玉机真脏论》，下仿此），非浮之虚乎。葱叶，中空草也，若按之弱如葱叶之中空，下又无根，则浮毛虚弱，无胃气，此真脏已见，故死。渊雷案：五脏之死脉，皆云浮之按之，明是轻按重按之谓。程氏以为俱兼浮，殆误矣。

肝中风者，头目𥆧两胁痛，行常伛，令人嗜甘。

程氏云：肝主风，风胜则动，故头目胞动也。肝脉布胁肋，故两胁痛也。风中于肝，则筋脉急引，故行常伛，伛者不得伸也。《淮南子》曰：木气多伛。伛之义，正背曲肩垂之状，以筋脉急引于前故也。此肝正苦于急，急食甘以缓之，是以令人嗜甘也。渊雷案：此不知是何种病。《千金》第十一卷肝脏脉论门载此条，未有"如阻妇状"，四字。

肝中寒者，两臂不举，舌本燥，喜大息，胸中痛。不得转侧，食则吐而汗出也。（《脉经》、《千金》云：时盗汗，咳，食已吐其汁。）

魏氏云：肝中寒者，两臂不举，筋骨得寒邪，必拘缩不伸也。舌本燥，寒郁而内热生也。喜大息，胸中痛者：肝为寒郁，则条达之令失，而胸膈格阻，气不流畅也。不得转侧者，两胁痛满急，辗转不安也。食则吐而汗出，肝木侮土，厥阴之寒侵胃，胃不受食，食已则吐，如《伤寒论》中厥阴病所云也。汗出者，胃之津液为肝邪所乘，侵逼外越也，此俱肝脏外感之证也。

《金鉴》云："两臂不举，舌本燥"二句，"而汗出"三字，文义不属，必是错简。不释。

渊雷案：前条头目眴，两胁痛。两胁为肝经部位，头目眴即少阳证之目眩。少阳胆与肝为表里，以是断为肝病，犹可说也。此条证候，则与旧说之肝全不相涉，魏氏之注，亦牵强已甚。余谓此等诸条，是古医家别一派之说混入仲景书中。今则此派已失传，遂无可考耳。

肝死脏，浮之弱，按之如索不来，或曲如蛇行者，死。

程氏云：肝脏死，浮之弱，失肝之职，而兼肺之刑。按之不如弓弦而如索，如索则肝之本脉已失，不来则肝之真气已绝。或有蛇行之状。蛇行者，曲折逶迤，此脉欲作弦而不能，故曲如蛇行，其死宜矣，尤氏云：按《内经》云：真肝脉至，中外急，如循刀刃责责然，如按琴瑟弦。与此稍异，而其劲直则一也。

肝著，其人常欲蹈其胸上，先未苦时，但欲饮热，旋覆花汤主之。（臣亿等校诸本旋覆花汤方，皆同。）

尤氏云：肝脏气血郁滞，著而不行，故名肝著。然肝虽著，而气反注于肺，所谓横之病也，（参看《伤寒论今释》百一十四条）故其人常欲蹈其胸上。胸者肺之位，蹈之欲使气内鼓而出肝邪。以肺犹枣篱，抑之则气反出也。先未苦时，但欲饮热者，欲著之气，得热则行。迨既著，则亦无益矣。

《金鉴》云："旋覆花汤主之"六字，与肝著之病不合，当是衍文。

渊雷案:《千金》无"旋覆花汤主之"六字。赵刻本及徐镕、俞桥诸本,皆不载方。丹波氏谓:原注同字,恐阙字之误。而徐、程诸家以为即妇人杂病篇中之方。然其方治妇人半产漏下,与肝著之证不合。今从《千金》。

心中风者,翕翕发热,不能起,心中饥,食即呕吐。

程氏云:心主热,中于风,则风热相搏。而翕翕发热,不能起。心中虽饥,以风拥逆于上,即食亦呕吐也。徐氏云:饥者火嘈也。食即呕吐,邪热不杀谷也。尤氏云:心中饥,食则呕者,火乱于中,而热格于上也。村田精一云:《文选·张平子思玄赋》"温风翕其增热兮"。注:良曰:翕,热兒完。衡曰:《说文》曰:翕,炽也。是翕有热义(《金匮述义》引

渊雷案:《千金·心脏门》作"心中饥而欲食,食则呕"。此条颇似半夏泻心汤之证,当是胃病,非所谓心中风也。下二条同。古人多误胃病为心病,仲景亦称胃为心下,是也。

心中寒者,其人苦病心如啖蒜状,剧者心痛彻背,背痛彻心,譬如蛊注。其脉浮者,自吐乃愈。

程氏云:《内经》曰:心恶寒。寒邪干心,心火被敛而不得越,则如啖蒜状而辛辣,愦愦然而无奈,故甚则心痛彻背,背痛彻心,如蛊注之状也。若其脉浮者,邪

在上焦，得吐则寒邪越于上，其病乃愈。

渊雷案：《千金·心脏门》"蒜"下有"齑"字，无"譬"字。《巢源·蛊注候》云：蛊是聚蛇虫之类，以器皿盛之，令其自相啖食，余有一个存者，为蛊也。而能变化，人有造作，敬事之者，以毒害于佗，多于饮食内而行用之。人中之者，心闷腹痛，其食五脏尽则死。有缓有急，急者，仓卒十数日之间便死；缓者，延引岁月，游走腹内，常气力羸败，骨节沉重，发则心腹烦懊而痛，令人所食之物，亦变化为蛊，渐侵食脏腑尽而死，死则病流注，染著旁人，故谓之蛊注。

心伤者，其人劳倦，即头面赤而下重，心中痛而自烦，发热，当脐跳，其脉弦，此为心脏伤所致也。

尤氏云：其人若劳倦，则头面赤而下重。盖血虚者其易阳浮，上盛者，下必无气也。心中痛而自烦发热者，心虚失养而热动于中也。当脐跳者，心虚于上，而肾动于下也。心之平脉累累如贯珠，如循琅玕，又胃多微曲曰心平，今脉弦，是变温润圆利之常而为长直劲强之形，故曰此为心脏伤所致也。渊雷案：《千金·心脏门》作心中痛彻背，自烦发热，当脐跳手。

心死脏，浮之实如丸豆，按之益躁疾者死。

丸，赵刻本、俞桥本及徐、沈、尤诸本并误"麻"。今据徐、镕及魏、程诸本改。

程氏云：《内经》曰：真心脉至，坚而搏，如循薏苡子累累然，即浮之实如丸豆，按之益躁疾之脉。丹波氏云：丸谓弹丸，豆谓菽也。

邪哭使魂魄不安者，血气少也；血气少者属于心，心气虚者，其人则畏，合目欲眠。梦远行而精神离散，魂魄妄行。阴气衰者为癫，阳气衰者为狂。

尤氏云：邪哭者，悲伤哭泣，如邪所凭。此其标有稠痰、浊火之殊。而其本，则皆心虚而血气少也。于是寤寐恐怖，精神不守，魂魄不居，为颠为狂。势有必至者矣。徐氏云：心为君主之官，一失其统御。而阴虚者，邪先乘阴则癫；阳虚者，邪先乘阳则狂。癫狂虽不同，心失主宰则一也。程氏云：《内经》言重阳者狂，重阴者癫（案：二句出《难经二十难》，非《内经》之文），此阴气衰者为癫，阳气衰者为狂，似与彼异。然《经》亦有上实下虚，为厥癫疾。（案：《问脉·解篇》）阳重脱者易狂，（此句待考，《二十难》云：脱阳者见鬼。）则知阴阳俱虚，皆可为癫为狂也。魏氏云：阴气衰者，正阴衰而邪阴盛也。癫乃不识不知之状，阴邪凝闭，而灵明之窍塞矣，故为癫。阳气衰者，亦正阳衰而邪阳亢也，狂乃如神如鬼之状，阳邪暴发，而礼让之意绝矣，故为狂。朱氏云"哭"字疑误。阳气衰，阴气衰。"衰"字当作"病"字解。

渊雷案：此条诸证，除癫狂外，皆是神经衰弱。神经衰弱之根本原因，固属多端。然此病之成必以渐，及其日久而不能愈，必因血少，神经阙所营养之故。《金匮》以为血气少，是矣。然谓心主血脉，心主神识。而谓血气少者属于心，则古人之误也。神经衰弱之甚，有发为癔病及疑病者，则甚似癫狂，亦为血气少之故。若真癫狂则别是一病，殆非血少使然矣。又古人辨别癫狂，以潜静者为癫，躁动者为狂。是以《难经》谓重阳者狂，重阴者癫。此乃就病状上比较以别为阴阳。若癫狂之病因，固未必为阴阳之偏胜也。徒以《难经》为昔贤所必读，读《难经》而执定阴阳以论癫狂，乃无以解于《金匮》阴衰阳衰之适相反。于是徐、程、魏、诸氏纷纷曲解，以求调和。徐、魏用意略同，皆谓邪乘其衰而病作。然推《金匮》之意，但言血气少，非谓有外邪。求之今日之病理，癫狂亦无外铄之毒害性物质。程氏意谓癫狂之病，阴阳俱得致之，然与《金匮》《难经》辨析阴阳之意，又显相抵触，则三氏之说俱不可从。朱氏以衰为病，衰固不可训为病，推其意，殆以经文承血气少说来，故不曰病而曰衰欤。要之。癫狂之病理，绝非对立之阴阳。《金匮》《难经》师承又不必尽同，正不必彼此牵合，强作解人也。

脾中风者，翕翕发热，形如醉人，腹中烦重，皮目而短气。

程氏云：风为阳邪，故中风必翕翕发热。脾主肌肉、四肢，风行于肌肉、四肢之间，则身懈惰、四肢不收，故形如醉。入腹为阴，阴中之至阴，脾也，故腹中烦重。《内经》曰：肌肉蠕动，命曰微风。以风入于中，摇动于外，故皮目为之眮动。腹中烦重，隔其息道，不能达于肾肝，故短气也。《金鉴》、李彣云：风属阳邪，而气疏泄，形如醉人，首其面赤而四肢软也。渊雷案：皮目，《千金脾脏门》作皮肉，是。李氏以皮目为上下眼胞，误甚。

脾死脏，浮之大坚，按之如覆杯。洁洁，状如摇者，死。（臣亿等详五脏各有中风中寒，今脾只载中风，肾中风中寒俱不载者，以古文简乱极多，去古既远，无文可以补缀也。）

《金鉴》引李彤云：脉弱以滑，是有胃气。浮之大坚，则胃气绝，真脏脉见矣。覆杯则内空。洁洁者，空而无有之象也。状如摇者，脉躁疾不宁，气将散也，故死。渊雷案：洁洁，《千金》作絜絜，又于次条出"脾中寒"三字，而无证候，知其阙佚在唐以前矣。

趺阳脉浮而濇，浮则胃气强，濇则小便数，浮濇相搏，大便则坚，其脾为约，麻子仁丸主之。

趺阳脉浮濇相搏云云，绝非仲景文字。麻仁丸之证候，为大便坚，小便利，而不渴。老人虚人燥结者，宜之。详《伤寒论今释》。

尤氏云：浮者阳气多，濇者阴气少，而趺阳见之，是为胃强而脾弱。约，约束也，犹弱者受强之约束而气馁也。又约,小也,胃不输精于脾,脾乃干涩而小也。

麻子仁丸方

麻子仁二升　芍药半斤　枳实一斤　大黄一斤　厚朴一尺
杏仁一升

金上六味,末之,炼蜜和丸梧子大,饮服十丸,日三,以知为度。

略《伤寒论》作枳实半斤。尤氏云:大黄枳实厚朴所以下,令胃弱。麻仁、杏仁、芍药所以滋,令脾厚。用蜜丸者,恐速下而并伤及脾也。

肾著之病,其人身体重,腰中冷,如坐水中,形如水状,反不渴,小便自利,饮食如故,病属下焦,身劳汗出,衣(一作表)里冷湿,久久得之,腰以下冷痛,腰重如带五千钱,甘姜苓术汤主之。

"腰重",赵刻本、徐镕本、俞桥本,徐、程诸注本及《外台》,并作"腹重",惟坊刻全书作"腰"。《千金》两载此条,腰痛门作"腹",肾脏脉论作"腰"。

肾在腰部,故腰以下之病证,古人漫称肾病,其实非肾脏病也。此因水气停积于腰部,故腰以下冷痛,如坐水中。水气即湿气。湿胜,故身重。腰重如带五千钱也,形如水状。《千金》作形如水洗状,谓浮肿也。凡水气病多渴,故以不渴为反。不渴与饮食如故,皆胃无停水之征。胃无停水,故曰病属下焦。水气病有冲逆证者,多小便不利。此无冲逆证,故小便自利。"身劳汗出"三句，言其病因，然此病不必因于衣里冷湿，但湿之伤人，下部为甚，故水气积于腰部耳。尤氏云：肾受冷湿，著而不去，则为肾著。然其病不在肾之中脏，而在肾之外腑，故其治法，不在温肾以散寒，而在燠土以胜水。甘、姜、苓、术，辛温甘淡，本非肾药。名肾著者，原其病也。

甘草干姜茯苓白术汤方

甘草 白术各二两 干姜 茯苓各四两

上四味，以水五升，煮取三升，分温三服，腰中即温。

《千金》《外台》用草、术各四两，干姜三两。

《圣惠方》云：治肾著之为病，身体冷，从腰以下痛重，甘草散方。（于本方加当归。）

《三因方》云：除湿汤（即本方）治冒雨著湿，郁于经络，血溢作衄。或脾不和，湿著经络。血流入胃，胃满吐血。头疼加川芎二钱，最止浴室中发衄。

《宣明论》云：肾著汤（即本方）治胞痹，小便不利，鼻出清涕者。汤本氏云：小便自利者，膀胱括约肌麻痹；小便不利者，利尿肌麻痹也。

《方极》云：苓姜术甘汤治心下悸；小便自利，腰中冷如坐水中，若疼重，形如水状者。

《方机》云：治身体重，腰冷，小便自利者，兼用应钟。

《类聚方广义》云：此方加杏仁，名肾著汤。（案出《千金》）治孕妇浮肿，小便自利，腰体冷痛，喘咳者。

又云：治老人平日小便失禁，腰腿沉重，冷痛者。又，男女遗尿，至十四五岁犹不已者，最为难治。此方加反鼻（蝮蛇霜也），能奏效，宜随证加附子。

《方函口诀》云：此方一名肾著汤，用于下部腰间之水气，阴唇水肿等，有效。妇人久年腰冷带下者，加红花与之，更佳。

汤本氏云：本方即苓桂术甘汤去桂枝加干姜，二方之异，于此可辨。苓桂术甘汤无干姜有桂枝，故有上冲目眩之证，是因水毒上泛而集中于上半身，且见胃内停水也；本方无桂枝有干姜，则主水毒下降而集中于下半身，故无上冲目眩之证，胃内亦无停水，有之亦甚微也。干姜与附子同称大热，而有驱逐水毒之效，故其证必恶寒厥冷。师云：身体重，即组织中有水毒之征。又云：腰中冷，如坐水中，形如水状。又云：腰以下冷痛，腰重如带五千钱，皆因水毒积集于下半身故也。此毒浸润之结果，使组织弛缓膨大，故腹部软弱无力，往往类似八味丸之脐下不仁。然彼有口渴烦热之证，可以分辨。又本方证之小便自利，疑于猪苓汤证之小便淋沥。然彼属阳证，有口渴热状。此属阴证，口反不渴也。

《古方便览》云：友人某，患淋沥之证多年，腰脚冷，夜不寐，心下悸，与此方，诸证痊愈。

又云：一妇人，平生上冲甚，而有心悸之证。故先生（谓吉益东洞也）令服苓桂术甘汤。一夜腹大痛，苦楚不可言。先生往诊之，见疼痛之状，腰部为甚，与此方一剂，顿差。

又云：一士人，年七十三。平生小便频数，腰冷如坐水中，厚衣覆盖而坐，精液时泄不自禁，诸治并无效，如此已十余年矣。余诊之，心下悸，即与此方而痊愈。

《生生堂医谈》云：京师古门前一妪，来请治。腰脚冷，脚痿弱，一步不可行，如此十年矣。予乃作苓姜术甘汤，且为之放瘀，血进出许多。初来时，以肩舆，次来时人扶，次来时倚杖。次来时自步，不俟杖矣。

《麻疹一哈》云：吉邑季平之妻，年可三十。疹发时，身热甚而不多，两颧赤如裹朱，喘咳短气，烦躁不得眠，口渴欲饮水，因作大青龙汤服之。尽五帖，前证稍安，遍身汗出如流，疹子从汗而出。疹收后，经信至期不来，右胁下凝结成块，腰以下至足跗，皆浮肿，大便、自利，小便不利，更作苓姜术甘汤饮之。三十余日，经信倍常，或下黑块数枚，胁下凝结者安，浮肿亦消。诸证复旧，经信不违云。

肾死脏，浮之坚，按之乱如转丸，益下入尺中者，死。

尤氏云：肾脉本石。浮之坚，则不石而外鼓。按之乱如转丸，是变石之体而为躁动，真阳将搏跃而出矣。益下入尺，言按之至尺泽而脉犹大动也。尺下脉宜伏，今反动，真气不固，而将外越，反其封蛰，故死。

程氏云：以上真脏，与《内经》互有异同。然得非常之脉，必为非常之病。若未病者，必病进。已病者必死。总之，脉无胃气，现于三部中脉象形容不一也。

余论 元坚云：本篇所谓中风中寒，与伤寒中之中风中寒不同，亦与半身不遂之中风自异。如《内经》五脏风（案见《素问·风论》）稍似相近，而其证未必契合。则知此别是一义，不宜彼此牵凑。且其于风与寒之旨，注家不敢辨析，殊无可征验，姑阙其疑已。徐氏诸辈，于脾肾二脏补出其遗，又于肝著脾约、肾著三方，特论其趣，要皆不免臆度也。

问曰：三焦竭部，上焦竭善噫，何谓也？师曰：上焦受中焦，气未和，不能消谷，故能噫耳。下焦竭，即遗溺失便，其气不和，不能自禁制，不须治，久则愈。

赵氏云：尝考《伤寒论》脉法中云：寸口脉微而濇，微者卫气不行，濇者营气不逮，营卫不能相将，三焦无所仰，不归其部。上焦不归者，噫而吞酢（《平脉法》作酢吞）；中焦不归者，不能消谷引食；下焦不归者，则遗溺，正此之谓。《金鉴》云：三焦竭部者，谓三焦因虚竭，而不各归其部，不相为用也，不须治，久则愈，在善噫可也。若遗溺失便，未有不治能愈者，恐是错简。尤氏云：上焦在胃上口，其治在膻中，而受气于中焦。今胃未和，不能消谷，则上焦所受者，非精微之气，而为陈滞之气矣，故为噫。噫，嗳食气也。下焦在膀胱上口，其治在脐下，故其气乏竭，即遗溺失便。然上焦气未和，不能约束禁制，亦令遗溺失便，所谓上虚不能制下者也。程氏云：《内经》曰：膀胱不约为遗尿。《下经》曰：虚则遗尿。其气不和，则溲便不约，故遗失而不能自禁制。不须治之，久则正气复而自愈。魏氏云：不须治久则愈者，非听其泄脱，不为援救也，言不须治其下焦，但理其中焦可也。朱氏云：便溺虽属下焦，而实中焦气索所致也。故曰：不须治，久则愈。久则愈，谓不须治下焦，但调理脾胃，久当自愈耳。

渊雷案：此条证候，不过善噫与遗溺失便。善噫吞酢，通常是胃弛缓、胃扩张、胃多酸之证。遗溺失便，则膀胱直肠之括约肌麻痹耳。今乃以三焦为说，遂觉缥缈难凭矣。古书言三焦者，本最杂糅，余别有三焦考，文繁不录。竭部，依赵氏《金鉴》是虚竭不归其部。然终觉不根，遗溺失便，事实上亦非不治可愈者。尤氏谓俟上焦气和；程氏谓俟正气复。上焦既属渺茫，正气又太涵浑；魏氏、朱氏以为当理中焦脾胃。盖据《伤寒论》赤石脂禹余粮汤条为说，然彼论下利，究竟与遗溺失便不同。理中焦脾胃，亦是治疗，不得云不须治，要之。原文支离已甚，虽欲强解，不可得也。

师曰：热在上焦者，因咳为肺痿；热在中焦者，则为坚；热在下焦者，则尿血，亦令淋秘不通。大肠有寒者，多鹜溏；有热者，便肠垢。小肠有寒者，其人下重便血，有热者，必痔。

尤氏云：热在上焦者，肺受之。肺喜清肃，而恶烦热。肺热则咳，咳久则肺伤而痿也；热在中焦者，脾胃受之。脾胃者，所以化水谷，而行阴阳者也。胃热则实而硬，脾热则燥而闷，皆为坚也。下焦有热者，大小肠、膀胱受之。小肠为心之腑，热则尿血。膀胱为肾之腑，热则癃闭不通也。鹜溏，如鹜之后，水粪杂下，大肠有寒，故泌别不职。其有热者，则肠中之垢被迫而下也。下重，谓腹中重而下坠。小肠有寒者，能腐而不能化，故下重。阳不化则阴下溜，故便血。其有热者，则下注广肠而为痔。痔，热疾也。丹波氏云：为坚。沈及《金鉴》为腹胀坚满，不可从也。肠垢，《巢源》云：肠垢者，肠间津汁垢腻也，由热痢蕴略积，肠间虚滑，所以因下痢而便肠垢也（《巢源》止此）。下重者，后重也。《伤寒论》四逆散，泄利下重。下利篇，热利下重，白头翁汤主之。刘熙释名云：泄利下重而赤白，曰脓，是也。

元坚云：小肠受胃中水谷而分利清浊。大肠居小肠之下，主出糟粕，而其下口为肛门。因疑此条大肠、小肠系于传写互错。盖言小肠有寒，故泌别不职而水粪杂下。其有热者，肠垢被迫而下出也。大肠有寒，则阳气下坠，故下重便血。其有热者，毒结肛门，故为痔也。注家顺文解释，竟不免强凑，今大小易置，其义始了。但《脉经》以来诸书，皆与今本同，则姑记所疑，以俟有道论定已。

渊雷案：此所谓上中下焦，但指躯壳内上、中、下三部。上焦因咳为肺痿，是呼吸器病，已详肺痿篇；中焦坚，是消化器病；下焦尿血、淋秘，是膀胱、尿道病。尤氏以尿血为小肠热者。旧说以小肠主小便，此不知解剖生理之误也。大肠、小肠之病，原文固非。即从小丹波互易，亦未允惬。欲明其故，须略知肠之生理病理。盖肠之生理机能有三：为分泌、吸收、蠕动。蠕动所以迫肠内容物之下行，小肠、大肠所同也。小肠主分泌肠液，与肝脏、胰腺所分泌之消化液，共成消化作用。又主吸收脂肪、碳水化物及大部分之蛋白质，惟不吸收水分。故小肠之内容物，常为液体。大肠则专主吸收水分，使粪便硬结，此肠之生理也。至其病理机转，若小肠之吸收起障碍，则粪便中含有多量之未消化性食物，使粪便柔软；若大肠之吸收起障碍，则异便中含有多量之水分，使粪便稀薄。若小肠之分泌异常亢进，亦使粪便稀薄而下利；若肠蠕动亢进，则肠内容物不及吸收，即已排至直肠，亦令粪便柔软稀薄而下利。若是者，皆得谓之鹜溏。然则鹜溏之证，小肠、大肠之病变，俱得有之原文谓鹜溏专在大肠，固非。小丹波谓专在小肠，亦未是也。肠垢与下重、便血，常同时俱见。其病或为直肠炎，或为直肠之癌肿、溃疡，或为赤痢。原文谓下重便血，曲于小肠者，非也。小丹波谓肠垢由于小肠者，亦非也。肠垢即所下赤白痢，由黏液、血液、脓汁及肠黏膜之上皮细胞等混合而成。血液多者为赤痢，脓汁多者为白痢。痔则明是直肠肛门之病，原文属之小肠者，非。小丹波改为大肠，是也。至于寒热之辨，从药效上推测，则鹜溏多属寒，肠垢下重便血及痔多属热。谓下重、便血属寒者，亦非也，要之。古人于病理，殊少实验，其说本未尽可据。此篇之文又甚杂揉，注家随文衍述，不免多出臆见。学者当根据解剖、生理，于经文中明辨之。

问曰：病有积，有聚，有声气，何谓也？师曰：积者，脏病也，终不移；聚者，腑病也，发作有时，展转痛移，为可治；声气者，胁下痛，按之则愈，复发。为声气，诸积大法，脉来细而附骨者，乃积也。寸口，积在胸中，微出寸口，积在喉中；关上，积在脐旁；上关上，积在心下；微下关，积在少腹；尺中，积在气冲。脉出左，积在左；脉出右，积在右；脉两出，积在中央。各以其部处之。

积聚之名，亦见《难经五十五难》。云：积者，阴气也。聚者，阳气也。故阴沉而伏，阳浮而动。气之所积，名曰积。气之所聚，名曰聚。故积者五脏所生，聚者六腑所成也。积者，阴气也。其始发有常处，其痛不离其部，上下有所终始，左右有所穷处。聚者，阳气也。其始发无根本，上下无所留止，其痛无常处，谓之聚，故以是别知积聚。（以上《难经》）其言与本条之积聚合。《金匮》虽不必因袭《难经》，要亦古昔相传有此说耳。合而考之，积聚之病，系一种发作性疼痛，盖即后世所谓痞块、疝、瘕之类。其发作有一定部位而不移动者，谓之积。发作无一定部位，且发作后移动不居者，谓之聚。移动为阳，不移动为阴，故谓聚为阳气，积为阴气。古人又概括一切病而归纳于脏腑。脏为阴，腑为阳，故以积属脏，以聚属腑。其实痞块疝瘕，多有在腹膜间者，非皆脏腑所生也。声即谷字。徐氏云：谷气乃食气也。食伤太阴，敦阜之气抑遏肝气，故痛在胁下，痛不由脏腑，故按之则气行而愈。然病气虽轻，按之不能绝其病原，故复发。中气强，不治自愈。元坚云：聚者为可治，则积之为难治。可推而知，至谷气，则固属易治，然恐不得不治自愈矣。

诸积大法以下，言积聚之脉诊。徐、沈、尤、朱诸注本，俱别为一条。朱氏云：凡阴寒凝结，由渐而成者，俱之谓积。故曰：诸积，非有一例之证象也，但有一定沉细之脉象，故知其为积也。病气深沉，不可不分上中下三焦以处之。脉亦必从寸关尺三部以候之。如寸口主上焦，脉细而附骨，知其积在胸中。如胸痹之类是也。出寸口，上竟上也，主积在喉中。如痰气相搏、咽中如有炙脔等是也。关上主中焦，关脉细沉，主积在脐旁。如绕脐腹痛之类是也微上关上，积在心下，如胃寒脘痛之类是也。微下关，积在少腹，如少腹寒痛之类是也。尺候下焦，尺脉细沉，积在气冲，如阴寒疝症之类是也。尤氏云：诸积，赅气血痰食而言。脉来细而附骨，谓细而沉之至，诸积皆阴故也。又积而不移之处，其气血营卫，不复上行而外达，则其脉为之沉细而不起。故历举其脉出之所，以决其受积之处，而复益之曰：脉两出，积在中央以中央有积，其气不能分布左右，故脉之见于两手者，俱沉细而不起也。各以其部处之，谓各随其积所在之处，而分治之耳渊雷案：气冲，穴名。在脐腹下横骨两端。

痰饮咳嗽病脉证并治 第十二

论一首 脉证二十一条 方十九首

痰饮者，过量之体液，停潴于局部之病也。其致病之主因为黏液膜若浆液膜之分泌亢进，致吸收障碍，以及淋巴液还流障碍。他如郁血，血管壁之病变，心脏若肾脏之病，俱得为其助因。其病所多在胃肠及胸腹膜，亦有在气管、支气管者。故痰饮中多为消化器病，而亦有呼吸器病在焉。病既由黏液膜、浆液膜之分泌亢进而成，则所谓痰饮者，当然是黏液、浆液。或见篇中有饮后水流在胁下之文，以为直接由于饮啜所致，则疏陋甚矣。夫体液中之水分，固由饮水而来，然分泌、吸收、循环、排泄诸机能苟无障碍，则饮水纵多，无由成病。病痰饮者，虽断绝饮水，亦无由自愈，可知痰饮不由于饮啜矣。今人又多以黏稠者为痰，稀薄者为饮。此因篇中杂有呼吸器病，乃误认痰饮为痰涎。不知今之所谓痰涎，《金匮》乃名浊唾也（见第七篇）。痰饮与水气（第十四篇）皆为体液过剩之病，停灌于脏腑间者为痰饮，浸润于组织中者为水气。惟本篇中之溢饮，似与水气无别。然用大小青龙，则水气为轻，表证为重也。本篇《脉经》作淡饮，篇中痰字并作淡，接前肺痿肺痈为一篇。元坚云：本篇咳嗽诸条，本为悬饮支饮而设。题目中不应有此二字，疑是后人所误添，似宜芟去。

问曰：夫饮有四，何谓也？师曰：有痰饮，有悬饮，有溢饮，有支饮。

问曰：四饮何以为异？师曰：其人素盛今瘦，水走肠间，沥沥有声，谓之痰饮；饮后水流在胁下，咳唾引痛，谓之悬饮；饮水流行，归于四肢，当汗出而不汗出，身体疼重，谓之溢饮；咳逆倚息，短气不得卧，其形如肿，谓之支饮。

程氏云：《圣济总录》曰：三焦者，水谷之道路，气之所终始也。三焦调适，气脉平匀，则能宣通水液，行入于经，化而为血，灌溉周身。若三焦气塞，脉道壅闭，则水饮停滞，不得宣行，聚成痰饮，为病多端又因脾土不能宣达，致水饮流溢于中，布散于外，甚则五脏受病也。痰饮者何？以平入水谷之气，入于胃，变化精微，以充肌肉，则形盛。今不能变化精微，但化而为痰饮，此其人所以素盛今瘦，故水走肠间，沥沥作声也。

渊雷案：程说极明确。此所谓三焦，乃指淋巴系。三焦气塞，即淋巴液还流障碍。脾土不能宣达，即组织之吸收障碍。二者为痰饮、水气之最大原因，以此释痰饮，可谓要言不繁，于此须申说者。血浆中之滋养液从毛细血管渗出，以浸润组织而供其吸收。组织吸收之剩余及组织中排出之老废液体，由淋巴管回入静脉，是为淋巴液体。故淋巴液出自血浆，非先有淋巴而后有血也。今云：三焦调适，能宣通水液，行入于经，化而为血，似与实际相反。然小肠中之淋巴管，直接吸收小肠之滋养液（即旧说所谓精微），其色白如乳糜，谓之乳糜管，由淋巴总管入于大静脉，与红血球混合，即成为赤色之血。程氏三焦调适数句，盖指乳糜管而言，乃淋巴系中之特殊部分也。痰饮为诸饮之一，而通常以为诸饮之总名。狭义的痰饮，盖即慢性胃扩张、慢性胃炎之有多量黏液者。因胃运动之衰弱，食物及水分停滞胃中，不得下降于小肠，以成消化吸收，乃起营养障碍。即程氏所谓不能变化精微，但化而为痰饮者也，惟大部分痰饮仍是黏液，非皆水谷所变耳。水走肠间，不可拘泥。痰饮之水，固在胃而不在肠，古人疏于实验解剖，不知胃之一部分适当横结肠之里，故以胃水为肠水耳。悬饮盖即浆液性胸膜炎，其水系炎性渗出之浆液。云饮后水流在胁下者，误也。内子琰释为饮病既成之后，其渗出之水液流在胁下，亦可备一解。溢饮当是四肢水肿。支饮之水，据篇内方证，亦在胃中，盖胃扩张、胃炎之兼见咳逆者。

《金鉴》云：痰饮、悬饮、溢饮、支饮，言饮病之情状也。四饮亦不外乎留饮伏饮之理，但因其流水之处，特分之为四耳，由其状而命之名，故有四也。

丹波氏云：痰本作淡。王羲之《初月帖》："淡闷干呕"。宋黄伯《思法帖》刊误云：淡，古淡液之淡；干，古干湿之干。今人以淡作痰，以干作乾，非也。而《肘后方》有治痰癖诸方，即痰饮也。考唐慧琳一切经音义云：淡阴，谓胸上液也。《医方》多作淡饮。又云：痰癖，上音谈，下音禁反。案痰癖字无定体，胸膈中气病也。津液因气凝结不散，如筋胶引挽不断，名为痰癖。盖"痰"字，始见于《神农本经》巴豆条。云：留饮痰癖。而"饮"字则见于《内经刺志论》。云：脉小血多者饮，中热也。王注：溜饮也。又溢饮见于《脉要精微论》。依以上数义而考之，痰饮即津液为病之总称。故本经以题篇目，而又以肠间沥沥有声为痰饮者，犹伤寒外邪之统名，而又以麻黄汤一证呼为伤寒之类。本条痰饮，又与稀则曰饮，稠则曰痰之义亦自异。程云：痰饮，《脉经》《千金翼》俱作"淡饮"。当以淡饮为是，若痰饮则稠黏，不能走肠间沥沥作声也。此说似是而却非，不知痰乃淡从广者。况《千金翼》淡饮，五饮之一，与本条所谓颇异。云：大五饮圆，主五种饮。一曰留饮，停水在心下；二曰游饮，水游在两胁下；三曰淡饮，水在胃中；四曰溢饮，水溢在膈上五脏间；五曰流饮，水在肠间，动摇有声（《千金》同）。所谓流饮，乃似本条之痰饮。《巢源》云：流饮者，由饮水多。水流走于肠胃之间，漉漉有声，谓之流饮，亦本条之痰饮也。又云：支饮，谓饮水过多，停积于胸膈之间，支乘于心，故云支饮。案：支谓支撑于心膈之间，支满支结义皆同。

迂元崧云：四饮：云悬，云溢，云支，皆就饮之情状而命其名，皆是虚字，然则淡饮不应特用实字。今据水走肠间一证考之，淡者，盖是水饮摇动之名，"淡"与"澹"通。《灵枢·邪气脏腑病形篇》：心下澹澹，恐人将捕之。《说文》云：澹，水摇也，从水，詹声。并可以证焉，以其居四饮之首，故取以题篇目。从来注家，不知痰之为淡，又不知其本水摇之谓，而转为津液为病之总称。故其所解释，皆与经旨不协矣。伊泽信恬云：澹淡诸书多相通用，而痰用澹字绝少。但《医心方》引《小品》云：白微汤，治寒食药发，胸中澹（《外台》作痰）酢干呕烦。又引《效验》方云：断䰰丸，治胃间有澹水。并是"淡""痰"之正字（并《金匮述义》引）。

水在心，心下坚筑，短气，恶水不欲饮。

元胤云：坚者，心下坚实也。筑者，筑筑然悸动也。《千金》可证。（案：《千金》作"心下坚筑筑"。）短气者，饮抑往来之气故也。徐氏云：脏中非真能蓄有形之水，不过饮气侵之，不可泥。渊雷案：此亦水在胃中耳，水势澹荡，故筑筑然心下悸。停水胃满，膈膜不能下推，故短气。胃中更不能容外水，故恶水不欲饮。汤本氏以此条为苓桂术甘汤之证，是也。

水在肺，吐涎沫，欲饮水。

元胤云：涎沫，即咳而吐痰也。程氏云：吐多则津液亦干，故欲饮水。渊雷案：此条大抵是支气管炎。《金匮》既有咳嗽上气，又别出于痰饮者。盖古人于诸病必欲以五脏为经纬，遂不免牵凑也。

水在脾，少气身重。

水在脾，谓水气病之原因于吸收障碍者，肌肉中水气多，故少气身重。徐氏云：脾主肌肉，且恶湿，得水气，则濡滞而重。脾精不运，则中气不足，而倦怠少气。

水在肝，胁下支满，嚏而痛。

胁下为肝经之部位，故胁下支满为水在肝。察其证盖是胸膜积液，实非肝脏积水之谓。嚏而痛与咳唾引痛同意，盖亦悬饮之类证，而十枣汤所主也。

水在肾，心下悸。

程氏云：水在肾，则肾气凌心，故筑筑然悸也。元坚引《医碥》云：心当作脐。渊雷案：心下悸者，苓桂术甘汤证；脐下悸者，苓桂甘枣汤证。其实皆非肾脏积水。或有释二方证为肾水上泛者，拘泥此等条文而误也。

夫心下有留饮，其人背寒冷如手大。

尤氏云：留饮，即痰饮之留而不去者也。背寒冷如掌（"手"徐、尤本作"掌"）大者，留饮之处，阳气所不入也。元坚云：此亦支饮之类证已，盖初非四饮外别有留饮、伏饮也。渊雷案：留饮在心下，即胃中停水。尤注是也。背寒冷如手大，谓背部当胃之处寒冷。以上二条。汤本氏亦以为苓桂术甘证。

丹波氏云：《医学六要》：仲景曰：心下有留饮，其人背恶寒。冷如冰，茯苓丸。茯苓一两、半夏二两、枳壳五钱、风化硝二钱半，共末，姜汁和丸桐子大，姜汤下三十丸。案：此指迷茯苓丸也，而引仲景者何？又王隐君滚痰丸主疗，有脊上一条如线之寒起证，亦与此同。

留饮者，胁下痛引缺盆，咳嗽则辄已。（一作转甚）

"辄已"，《脉经》《千金》并作"转甚"。元坚云：已亦甚也，辄已即辄甚，经典中往往有此义。程氏云：缺盆者，五脏六腑之道，故饮留于胁下，而痛上引缺盆，引缺盆则咳嗽，咳嗽则痛引胁下而转甚，此属悬饮。渊雷案：痛引缺盆之故未详，其治则小青龙加石膏所主也。

胸中有留饮，其人短气而渴，四肢历节痛。脉沉者，有留饮。

短气之故，与水在心同理。饮病有恶水不欲饮者，因胃中水满之故。有渴者，因水不吸收之故。二者相因，一以逐饮为治，若见口渴而与养津药，其病必甚。此条及次条，汤本氏皆以为苓桂术甘证。

沈氏云：此明支饮甚则变为溢饮矣。盖留饮乃气郁水积，故谓脉沉者有留饮也。

程氏云：饮者湿类也。流于关节，故四肢历节痛也。《经》曰：脉得诸沉者，当责有水，故脉沉者为水饮。尤氏云：四肢历节痛，为风寒湿在关节，若脉不浮而沉，而又短气而渴，则知是留饮为病，而非外人之邪矣。

膈上病痰，满喘咳吐，发则寒热，背痛腰疼，目泣自出，其人振振身瞤剧，必有伏饮。

"病痰"，《脉经》《千金》并作之"病"，元胤云：

"满""喘"二字，疑倒置。尤氏云：伏饮，亦即痰饮之伏而不觉者。发则始见也，身热背痛腰疼，有似外感，而兼见喘满咳唾，则是活人所谓痰之为病，能令人憎寒发热，状类伤寒者也。目泣自出，振振身𥆧动者，饮发而上逼液道，外攻经隧也。元坚云："病痰"二字，当作之病为是。此条亦是支饮之类证，其人振振身𥆧剧，即与苓桂术甘汤之身为振振摇，真武汤之身𥆧动，振振欲擗地，其机相同。渊雷案：此条，真武汤证也。若苓桂术甘证，不至身𥆧剧。说在《伤寒论今释》。太阳篇云：心下悸，头眩，身𥆧动，振振欲擗地。少阴篇云：四肢沉重疼痛，自下利者，此为有水气，其人或咳云云，正与本条之证合。

夫病人饮水多，必暴喘满，凡食少饮多，水停心下。甚者则悸，微者短气。脉双弦者寒也，皆大下后喜虚。脉偏弦者饮也。

"脉双弦以下"，程氏、《金鉴》俱别为一条。沈氏、徐氏、朱氏本无"喜"字，程氏、魏氏、《金鉴》，作"大下后里虚"。

朱氏云：此明饮邪有实有虚，而所致异途，脉亦迥殊也。"饮水多"二句，是言饮之骤致者。"食少饮多"四句，是言饮之积渐者。如两手皆见弦脉，夫弦则为减，当以正气虚寒论治。设一手独弦，明是病气有偏著，偏著者为实邪，则又当以攻邪论治矣。"皆大下后虚"五字，疑属衍文。

元坚云：喘短气，是支饮所有。悸是痰饮、支饮所俱有。又，太阳中篇曰：发汗后饮水多，必喘。又曰：太阳病，小便利者，以饮水多，必心下悸。伤寒例亦论饮水多为喘。稻叶元熙曰："脉双弦者寒也"二句，是客。"脉偏弦者饮也"句，是主。主客对举，为以脉断病之法。朱氏谓为衍文者谬，此说为是。

渊雷案：饮水暴喘为暂时之现象，非饮病之由也。患慢性胃炎而渴者，食少饮多，固亦有之。然使胃本无病，则水自下降，不致停蓄。惟因胃运动衰弱之故，饮水与原有之黏液相和，致胃中停水愈多。于是胃水澹荡则悸，胃体膨满，阻碍膈膜之推动，则短气。然悸与短气，实非病势微甚所关。此条殊无谓。

丹波氏云：案徐云：有一手两条脉，亦曰双弦。此乃元气不壮之人，往往多见此脉，亦属虚证。余概温补中气，兼化痰，应手而愈。此本于吴氏脉语云：双弦者，脉来如引二线也。然与经文双弦义递别。

肺饮不弦，但苦喘短气。

尤氏云：肺饮，饮之在肺中者。五脏独有肺饮，以其虚而能受也。肺主气，而司呼吸，苦喘短气，肺病已著，脉虽不弦，可以知其有饮矣。

焦循《雕菰集》、罗浩《医经余论·序》曰：其论《金匮》以"咳则其脉弦"，与"弦则卫气不行"。如肺饮不弦，"肺饮"二字句，谓肺饮之轻者有不弦，但短气而不咳，其弦则卫气不行而咳矣，则重矣，非谓肺饮无弦脉也。(《金匮述义》引)

渊雷案：尤氏顺文注释，罗氏用意较深。若曰：肺饮之病，若脉不弦者，但苦喘短气而不咳，弦者乃咳。寒疝篇云：弦则卫气不行。本篇十枣汤条云：咳家其脉弦，为有水。此罗氏所本也。但实际上，咳者脉多不弦，咳而脉弦者，亦非卫气不行之故。且喘而短气之病，困苦殊甚，未必轻于咳，则罗说亦未可信也。愚谓此条乃支饮之类证，亦即第七篇之肺胀，今之支气管哮喘也。哮喘将已时，必咳而吐痰，是其病先喘后咳。故罗氏以为喘轻咳重欤。

支饮亦喘而不能卧，加短气，其脉平也。

"亦"字承上条。脉平即是不弦，然则支饮与肺饮无别矣，此等处直是不可解。然其意在区别病名，知非仲景意，虽不解可也。尤氏云：支饮上附于肺，即同肺饮，故亦喘而短气，其脉亦平而不必弦也。按：后十四条云，"咳家其脉弦，为有水。"夫咳为肺病，而水即是饮，而其脉弦。此云肺饮不弦，支饮脉平，未详何谓。

病痰饮者，当以温药和之。

痰饮之原因，如篇首所述，皆因机能不健全而起，故当以温药恢复其机能。但痰饮既积，则逐水自不可已，故不曰补之，而曰和之。

丹波氏云：《外台》引范汪：病痰者，当以温药和之，半夏汤即《千金》小半夏汤，附于后。

心下有痰饮，胸胁支满，目眩，苓桂术甘汤主之。

程氏云：心下有痰饮，即支饮也。徐氏云：苓桂术甘汤，即所谓温药也。桂、甘之温化气，术之温健脾，苓之平而走下，以消饮气，茯苓独多，任以君也。渊雷案：心下即胃之所在，胃有蓄水，故胸胁支满，目眩当因自家中毒之故。

苓桂术甘汤方

茯苓四两　桂枝　白术各三两　甘草二两

上四味，以水六升，煮取三升，分温三服，小便则利。

《伤寒论》作白术二两。用法、方解、治验，俱详《伤寒论今释》。

《圣济总录》云：茯苓汤（即本方）治三焦有水气，胸胁支满，目眩。

夫短气有微饮，当从小便去之，苓桂术甘汤主之；（方见上。）肾气丸亦主之。（方见脚气中。）

徐氏云：短气有微饮，即上文微者短气也。然支饮、留饮水在，心皆短气。总是水停心下，故曰当从小便去之。尤氏云：气为饮抑则短，欲引其气，必蠲其饮。饮，水类也。治水必自小便去之。苓桂术甘益土气以行水；肾气丸养阳气以化阴。虽所略主不同，而利小便则一也。丹波氏云：苓桂术甘治胃阳不足，不能行水，而微饮停于心下以短气；肾气丸。治肾虚而不能收摄水，水泛于心下以短气。必察其人之形体、脉状，而为施治。一证二方，各有所主。渊雷案：二方皆能利小便，而苓桂术甘以胸胁逆满为候，肾气丸以脐下不仁为候。

病者脉伏，其人欲自利，利反快，虽利，心下续坚满，此为留饮欲去故也，甘遂半夏汤主之。

魏氏云：病者脉伏，为水邪压溷，气血不能通，故脉反伏而不见也。其人欲自利，利反快，水流湿而就下，以下为暂泄其势，故暂安适也。和久田氏云："此为留饮欲去故也"八字，当在利反快之下。言病者脉伏，其人不药而欲自利。凡自利者，因病而下利，则不当快。今反快者，留饮欲从下利去，留饮去则毒害性物质自解故也。若心下自初坚满，下利后续坚满者，虽下利而留饮不去之候，故与甘遂半夏汤，下心下之坚满。汤本氏云：余之经验，此心下坚满为肝脏左叶肿大而连及心下也。本条所述证治，盖腹水之一种，因肝脏之肿大及硬变症而起者也。

甘遂半夏汤方

甘遂大者三枚　半夏十二枚，以水一升，煮取半升，去滓　芍药五枚　甘草如指大一枚，炙，一本作无

上四味，以水二升，煮取半升，去滓，以蜜半升，

和药汁，煎取八合，顿服之。

《千金》第十八卷痰饮门，芍药作三枚。（《外台》引《千金》作一两）甘草下亦有水一升，煮取半升之文。上四味，以蜜半升，纳二药汁，合得一升半，煎取八合，顿服之。案：据《千金》，盖甘遂、半夏同煮，芍药、甘草同煮，复以蜜和二药汁再煮也。《本草》谓甘遂反甘草。此煮法似有深意，当遵用之。原注一本作无，未详其审。元坚云：此方四味，都以枚称。径长之品，恐难以乌头附子之枚例之。岂甘遂芍药亦以如指大准之乎？考《医心方》引《小品方》云：人参一枚者，以重二分 为准，此似宜以为率，盖二分 即古秤之十二铢，但半夏在别例耳。

《方极》云：甘遂半夏汤治芍药甘草汤证，而心下硬满，呕者。《类聚方》云：芍药甘草汤加减之方也，故当有挛急证。

《方机》云：甘遂半夏汤，治下利心下续坚满者，下利拘挛而痛不可近者。

《类聚方广义》云：治饮家心下满痛，欲呕吐，或胸腹挛痛者。此方之妙，在于用蜜。故若不用蜜，则不特不得效，且瞑眩而生变，宜遵守古法。

《方函口诀》云：此方以利反快及心下坚满为目的，去心下留饮之主方也。然不但留饮而已，用于支饮及脚气等气急而喘者，有缓和之妙。控涎丹即此方之轻剂。又此方不加蜜，则反激而无效。二宫桃亭（吉益东洞之子婿）壮年时不加蜜，取大败，受东洞督责，不可忽诸。

脉浮而细滑，伤饮。

《金鉴》云：凡饮病得脉浮而细滑者，为痰饮初病，水邪未深之诊也。李彣曰：饮脉当沉。今脉浮者，水在肺也。徐氏云：不曰有饮，而曰伤饮，见为外饮所骤伤，而非停积之水也。

脉弦数，有寒饮，冬夏难治。

尤氏云：脉弦数而有寒饮，则病与脉相左。魏氏所谓饮自寒而挟自热是也。夫相左者，必相持。冬则时寒助饮，欲以热攻，则脉数必甚。夏则时热助脉，欲以寒治，则寒饮为碍，故曰难治。

渊雷案：以上两条，以脉推病，非仲景旧文。此条尤难解，姑用丹波氏所辑旧注。

脉沉而弦者，悬饮内痛。

病悬饮者，十枣汤主之。

赵氏云：脉沉，病在里也。凡弦者，为痛，为饮，为癖。悬饮结积，在内作痛，故脉见沉弦。

尤氏云：脉沉而弦，饮气内聚也。饮内聚而气击之，则痛。元坚云：内痛，诸家无解。岂胁肋内有痛之谓乎？《玉机真藏论》有内痛引肩背之文。渊雷案：本篇云：饮后水流在胁下，咳唾引痛。又云：咳烦，胸中痛。《伤寒论》太阳下篇云：心下痞硬满，引胁下痛。（百五九条）盖浆液性胸膜炎之类，胁下偏痛，上引胸中而咳者，皆所谓悬饮，而是十枣汤证也。内痛，亦谓胸胁内引痛耳，无他深意。

徐氏云：主十枣汤者，盖悬饮原为骤得之证，故攻之不嫌峻而骤，若稍缓而为水气喘息浮肿。《三因方》以十枣汤药为末，枣肉和丸以治之，可谓善于变通者矣。

十枣汤方

芫花熬 甘遂 大各等分

上三味，捣筛，以水一升五合，先煮肥大枣十枚，取九合，去滓，纳药末，强人服一钱匕，羸人服半钱，平旦温服之；不下者，明日更加半钱，得快下后，糜粥自养。

用法方解，俱详《伤寒论今释》。丹波氏云：《千金》云：十枣汤，治病悬饮者。若下后，不可与也。凡上气汗出而咳者，此为饮也。又云：钱匕者，以大钱上全抄之。若云半钱匕者，则是一钱抄取一边尔，并用五铢钱也。

《嘉定县志》云：唐呆，字德明，善医。太仓武指挥妻，起立如常，卧则气绝欲死。呆言是为悬饮，饮在喉间，坐之则坠，故无害。卧则壅塞诸窍，不得出入而欲死也，投以十枣汤而平。渊雷案：此案不云咳，不云胸胁引痛，则证候不具。其病盖是支气管囊状扩张，因囊中满贮脓状稀薄之痰，平卧则溢出囊外，堵塞不病之支气管，故气绝欲死也。

《橘窗书影》云：某尼，时时肩背急痛，胁下如刺，呼吸迫逼，不能动摇，医皆以为痰，治之不愈。余谓悬饮之属也，与十枣汤，大得效。其人平日吃肉吞酒，不能摄养。五六年后正月元旦，大发此证，卒然而死。

病溢饮者，当发其汗，大青龙汤主之，小青龙汤亦主之。

《脉经》《千金》并作小青龙汤主之。《千金》注云：范汪用大青龙汤。

徐氏云：溢饮者，水已流行归四肢，以不汗而致身体疼重。盖表为寒气所侵而疼，肌体著湿而重，全乎是表，但水寒相杂，犹之风寒两伤，内有水气，故以大青龙、小青龙主之。然大青龙、合麻桂而去芍药加石膏，则水气不甚而挟热者宜之。倘咳多而寒伏，则必小青龙为当。盖麻黄去杏仁，桂枝去生姜，而加五味、干姜、半夏、细辛，虽表散，而实欲其寒饮之下出也。

渊雷案：溢饮者，四肢水肿，身体惰重疼痛。有表证，故以大青龙汗之。若无表证者，仍宜越婢汤之类，否则水虽去而阳随亡矣。小青龙主水气在心下而咳者，心下之水久不除，泛溢于四肢，亦为溢饮也。喘咳而手足微肿者，临床上往往见之，仍用小青龙者，治其本也。然呼吸器病兼水肿者，预后多不良，又按：大青龙麻、桂、石膏为伍，发阳逐水之力俱峻，徐氏以为水气不甚，非也。又以大青龙本证为风寒两伤，亦沿旧说之误。

大青龙汤方

麻黄六两，去节 桂枝二两，去皮 甘草二两，炙 杏仁四十个，去皮尖 生姜三两 大枣十二枚 石膏如鸡子大，碎

上七味，以水九升，先煮麻黄，减二升，去上沫，纳诸药，煮取三升，去滓，温服一升，取微似汗，汗多者，温粉粉之。

《外台秘要》云：范汪溢饮者，大青龙汤主之。

方舆輗云：溢饮者，四饮之一，此水气溢于表者。其变，或有肿如风水者，或有痛类痛风者。如此之类，大青龙汤取微似汗，即愈。

《方函口诀》云：此方为发汗之峻剂。无论已其他溢饮或肺胀，其脉紧大，表证盛者，用之有效、又天行赤眼或风眼初起，此方加车前子大发其汗，奇效。盖风眼者，目之热疫也，故非峻发则无效。

《医事或问》云：某人患肿满，乞诊于余。喘鸣息迫，烦渴，小便不通，因与大青龙汤。用之虽经四十日，药不效。然舍此药外，更无的中其病证之方，故犹大剂用之。其后经二十日，来告急变。往视之，则前证益剧，恶寒战栗，漉漉然汗出不止，家人以为无命矣。

余曰：先死固不可知，然药如不瞑眩，其何能治。犹复用前剂，则终夜大汗出，易衣六七度，至其翌朝，肿满减半，喘鸣亦治，小便快利，其后十日而复常。汤本氏云：余亦曾以本方速治剧性肾炎。

小青龙汤方

麻黄去节，三两　芍药三两　五味子半升　干姜三两　甘草三两，炙　细辛三两　桂枝三两去皮　半夏半升，汤洗

上八味，以水一斗，先煮麻黄，减二升，去上沫，纳诸药，煮取三升，去滓，温服一升。

《外台秘要》云：《千金》溢饮者，当发其汗，宜青龙汤。（即本方）

《金鉴》云：杂病肤胀水肿证，用此发汗而利水。

方舆輗云：初学以小青龙汤为治咳之主方。然小青龙汤之专效，在逐水发邪。盖此咳因水邪相激而发，故用此汤发其邪，则咳自止。《金鉴》、沈明宗注云：此乃风寒挟饮咳嗽之主方也。斯言能得方意。又吉益氏《建殊录》载长门泷鹤台赠东洞书曰：凡中风寒邪者，有水迎之。故其候有头痛恶寒，汗出，痰涌，目泪鼻涕一身走痛等类。逐水则邪除，故汗出而愈。于是乎桂枝麻黄细辛、半夏、干、生姜辈才能可得而知已。（以上《鹤台书》）夫医可以事亲养身，泷氏亦通此道。大儒先生之所见，自与庸人眼目不同。

又云：大、小青龙方意相似。大青龙为大发之剂，

而与石膏为伍；小青龙无石膏，品味有八，以此可知其缓急。喻嘉言曰：大青龙升天而行云雨，小青龙鼓波而奔沧海。治饮证，以小青龙为第一义也。吉益氏为医中杰士，大叹美此论，可谓千载卓见，能知仲景之方云。

《方函口诀》云：此方治表不解而心下有水气，咳喘者，又用于溢饮咳嗽。其人咳嗽喘急，遇寒暑，则必发。吐痰沫，不能卧，喉中涩，此为心下有水饮，宜此方。若上气烦躁者，加石膏。又胸痛头疼，恶寒汗出者，与发汗剂，似违禁例。然咳而汗出者，小青龙之通证。麻杏石甘用于汗出之证，亦此意也。一老医云：此等汗，必奇臭，可作一征。凡用此方诸病之目的，主金痰沫咳嗽，无里热之证。若有老痰而热候深者，宜清肺汤（桔梗、茯苓、橘皮、桑白、当归、杏仁、栀子、黄芩、枳实、五味、贝母、甘草）清湿化痰（南星、半夏、橘皮、茯苓、苍术、羌活、黄芩、白芷、白芥子、甘草、生姜）之类。

膈间支饮，其人喘满，心下痞坚，面色黧黑，其脉沉紧，得之数十日，医吐下之不愈，木防己汤主之。虚者即愈，实者三日复发，复与不愈者，宜木防己汤去石膏加茯苓芒硝汤主之。

尤氏云：支饮上为喘满，而下为痞坚，则不特碍其肺，抑且滞其胃矣。面色黧黑者，胃中成聚，营卫不行也。脉浮紧者为外寒，沉紧者为里实。里实可下，而饮气之实，非常法可下。痰饮可吐，而饮之在心下者，非吐可去，宜其得之数十日医吐下之而不愈也。木防己、桂枝，一苦一辛，并能行水气，而散结气。而痞坚之处，必有伏阳。吐下之余，定无完气。书不尽言，而意可会也。故又以石膏治热，人参益虚，于法可谓密矣。其虚者，外虽痞坚，而中无结聚，即水去气行而愈。其实者，中实有物，气暂行而复聚，故三日复发也，魏氏曰：后方去石膏加芒硝者，以其既散复聚，则有坚定之物，留作包囊，故以坚投坚而不破者，即以软投坚而即破也。加茯苓者，引饮下行之用耳。

渊雷案：二方皆以利小便为治。去石膏加苓硝汤，治急性肾炎之尿闭，奇效。肾炎往往引起全身水肿、胸水及胸膜炎，合方药病理证候而考之，此条是慢性胸膜炎及胸水也。其水在胸膜腔内，故吐下之而不愈。上迫肺叶，故喘满；下贮于胸膜腔之底，故心下痞坚。其面色黧黑，则水病之通常证候也。又案："木防己"，俞桥本及坊刻《仲景全书》并作"术防己"，赵刻本经文作"木"，下方名及方中亦作"术"，《本经》中他方皆称"防己"，无冠"木"字者，或因此疑本方为"术"与"防己"二味为名。今考《千金》及《外台秘要》，《医心方》引《千金》，并作"木防己"。《外台》注云：此本仲景《伤寒论方》，深师同。深师是宋齐间人，是本方自六朝以来并作木防己矣。仲景撰集古方，有称防己者，有称木防己者。盖各从其朔，无足怪也。《太平御览》引《吴氏本草》，木防己一名解离；一名解燕。吴普乃华佗弟子，三国魏人，知仲景时已有木防己之名矣。赵刻《金匮》不精，远逊《伤寒论》。俞本亦未尽善。全书原出赵刻，而坊贾翻雕，皆难据依。

木防己汤方

木防己三两　石膏十二枚鸡子大　桂枝二两　人参四两

上四味，以水六升，煮取二升，分温再服。

石膏，《外台》作鸡子大三枚，当是。宋本、《外台》仍作十二枚。

《方极》云：木防己汤，治心下痞硬，烦渴者。雉间焕云：水病而心下痞硬，烦渴而上逆者，或喘满者，专主之。《方极》文恐有脱落。《方机》云：治喘满，心下痞坚者，肿满，心下硬满者，短气，或逆满而痛，或渴者。以上兼用蕤宾南吕，剧者以紫圆攻之。

《类聚方广义》云：木防己汤，治水病喘满，心下痞坚，上气而渴者，兼用陷胸丸或蕤宾丸。无喘满之证者效少，学者验诸。

《方函口诀》云：此方治膈间支饮，咳逆倚息，短气不得卧，其形如肿者。膈间水气，非石膏则不能坠下（案：**此说甚精**），越婢加半夏汤、厚朴麻黄汤、小青龙加石膏汤所以用石膏，皆同义也。其中以桂枝、人参助胃中之阳气，去心下之痞坚，以木防己利水道，可谓妙策。

《成绩录》云：某氏妻，病后两脚微肿。久之，一身面目洪肿，小便不利，短气微喘，不能自转侧。迎先生求治，乃与木防己加茯苓汤（本方但加茯苓不去石膏），日尽七帖，数日，小便快利，徐徐得愈。

又云：贾人某，一身面目浮肿，小便不利，肚腹满肿，短气不得卧，其水滴滴溢于皮外，日夜更衣数回，饮食减。众医以为必死，先生与之木防己加茯苓汤，数日而小便快利，遂得痊愈。

又云：一贾人，患所谓脚气，腰以下肿，不仁，小便不利，短气喘息，微呕，自心下至脐上硬满颇甚。与木防己加茯苓汤，数日而痊愈。汤本氏云：余用本方治浮肿性脚气，及心脏瓣膜病代偿机障碍性水肿，得捷效。

又云：一门生罹脚气之疾，两足微肿，通身麻痹，口吻最甚。自作越婢汤服之，后两脚痿弱，不能行步，头痛发热，自汗出，心下痞硬，食不进，胸中悸如奔豚状，绝食既四日。先生令服木防己加茯苓汤，呕且烦悸，恶闻食臭，一日大吐，生命殆危，自谓不复起。先生再诊之，令服茯苓饮，悸即已，但两脚痿弱不差，更服桂枝芍药知母汤，疾痊愈。

又云：一妇人，患脚气水肿，医治不奏效，迎先生疗之。其人两脚内廉及口吻麻痹，胸中悸，大小便秘结，心下痞硬满，与木防己加茯苓汤，兼服消块丸。不日肿消，麻痹尽治，自将停服。先生曰：毒未全尽，而停后服，后必再发。不听，后果短气息迫，凶证稍具，乃狼狈迎先生，复处前方，下咽则吐，更服茯苓饮，呕乃已。又与木防己加茯苓汤，兼服干姜人参半夏丸，不日而治。

又云：某人，年三十有余，自胸下至脐旁有形如盘者，面目四肢水肿，大便自调，小便不利，时时胸下痛，短气不得卧，乃作木防己加茯苓汤饮之。短气益剧，喘咳倚息，烦悸不安，仍与前方，间服吴茱萸汤。服二方数十日，小便快利，日三四升余，三月余，诸证全治。

又云：一妇人，一身肿满，四肢破坏，水自漏出，烦闷不得卧，凡六七日，喘咳殊甚，肚腹硬满。先生诊之，与木防己加茯苓汤，兼麻杏甘石汤，数日而愈。渊雷案：合以上七案观之，其主要证为肢体浮肿，小便不利，心下痞坚，咳逆倚息，短气不得卧。此虽是篇首支饮之候，然其水停蓄于膈上者少，泛滥于肢体者多。其异于溢饮青龙证者，在无热，在肿而不痛也。七案俱加茯苓者，木防己汤本治胸水及慢性胸膜炎，今治水肿，则为心脏瓣膜病或肾炎，故必加茯苓以利小便也。茯苓淡渗，无刺激性，故肾炎亦可用。

木防己加茯苓芒硝汤方

木防己　桂枝各二两　芒硝三合　人参　茯苓各四两

上五味，以水六升，煮取二升，去滓，纳芒硝，再微煎，分温再服，微利则愈。

《千金》《外台》俱作"木防己三两"，是也。

《方极》云：木防己去石膏加茯苓芒硝汤，治木防己汤证，而不烦渴。小便不利，痞坚甚者（据汤本氏所引）。

《方机》云：若喘满止，或不渴，（案承上文木防己汤。）心下悸，而痞坚难解者，木防己去石膏加茯苓芒硝汤主之。

《类聚方广义》云：此证用木防己汤，而痞坚和，心下虚软者。喘满全治，不复再发也。若心下坚实依然不解者，是病根未除。故喘满一旦虽退，不日复发，加芒硝、茯苓以破其坚垒，决其水道，则病之根柢全解散，诸证脱然而去。又按枳术汤条曰：心下坚，大如盘云云，其证状与此条略同。方后曰：腹中要，即当散也。要与软同，柔也，与此条虚者即愈，其意全同。以此见此条"虚"字，为虚软之义也。

又云：治脚气，一身面目浮肿，心下石硬，喘满气急，咽燥口渴，二便不利，胸动甚者，兼用铁砂炼陷胸丸、蕤宾丸等。

《方函口诀》云：此方治水气久不去，唇口之皮坚厚枯燥，如枯木之无润泽，心下痞硬，胸中不利，微喘者（渡边熙注云：肥厚性慢性胸膜炎），但于前方去石膏加芒硝者，以其邪已散复聚，有坚定之物，留作包囊故也。故以芒硝软其坚定之物，茯苓则助木防己引水下行也。

丹波氏云：案防己，古称木防己，分汉、木而为二种者，苏恭陈藏器以后之说。《太平御览》载《吴氏本草》曰：木防己，一名解离；一名解燕。神农辛；黄帝、岐伯、桐君苦，无毒；李氏大寒，其茎如葛蔓延，其根外白内黄似桔梗，内有黑文如车辐解，可以证矣。又案：防己散饮浊水，石膏清肺热，止喘满，桂枝、人参通阳补气。若夫水邪结实者，非石膏之所能治，代以芒硝，峻开坚结。加茯苓利水道也。

心下有支饮，其人苦冒眩，泽泻汤主之。

尤氏云：水饮之邪，上乘清阳之位，则为冒眩。冒者，昏冒而神不清，如有物冒蔽之也。眩者，目眩转而乍见玄黑也。渊雷案：此水在胃中，而证见于脑者。冒眩与苓桂术甘之头眩目眩同理，惟胸胁不逆满为异。水虽在胃，而致病之处在肾，以其用泽泻、白术，皆利小便之药，五苓散从此而出，故知致病之处在肾也。

泽泻汤方

泽泻五两　白术二两

上二味，以水二升，煮取一升，分温再服。

《方极》云：泽泻汤，治苦冒眩，小便不利者。《方机》云：心下有水气，苦冒眩，小便不利者。

《类聚方广义》云：支饮冒眩证，其剧者，昏昏摇摇，如居暗室，如坐舟中，如步雾里，如升空中，居屋床褥，回转如走，虽瞑目敛神，复然，非此方则不能治。

程氏云：白术之甘苦以补脾，则痰不生。泽泻之甘，咸以入肾，则饮不蓄，小剂以治支饮之轻者。渊雷案：药征谓泽泻主治小便不利，冒眩，据此条之证也。

《成绩录》云：一妇人，郁冒眩甚，起卧不安，无余证，不治三年所，生与泽泻汤，旬余而痊愈。

支饮胸满者，厚朴大黄汤主之。

尤氏云：胸满，疑作腹满支饮多胸满，此何以独用下法？厚朴大黄与小承气同，设非腹中痛而闭者，未可以此轻试也。《金鉴》云：胸字当是腹字，若是胸字，无用承气汤之理，是传写之讹。支饮胸满，邪在肺也，宜用木防己汤，葶苈大枣汤。支饮腹满，邪在胃也，故用厚朴大黄汤，即小承气汤也。元坚云：此条证，据尤、《鉴》二说，是支饮而兼胃实者，故有须于承气也。

渊雷案：水饮所积，多在于胃。胃水之病，多属胃炎。胃炎多可下之证，故用朴、枳、大黄。自其外证而言之，则曰腹满。自其内容而言之，则曰支饮。古人用药有定则，而立名无定例，故一病一方，而或为腹满，或为支饮矣。

厚朴大黄汤方

厚朴一尺　大黄六两　枳实四枚

上三味，以水五升，煮取二升，分温再服。

用法、方解，可参看《伤寒论今释》小承气汤及《腹满篇》厚朴三物汤。

《千金方》云：夫酒客咳者，必致吐血。此坐久饮过度所致也，其脉虚者必冒。其人本有支饮在胸中也，支饮胸满，厚朴大黄汤主之。

《腹证奇览》云：胸满而心下有支饮，结实而大便硬，或秘闭，时时心下痛，或吐水者，为厚朴大黄汤证。枳实治胸胁间痰饮结实，厚朴开痞满，和之以大黄，利宿便硬便，疏涤肠胃。证云：支饮胸满者，厚朴大黄汤主之。此方与小承气汤同药味，但分量差耳。厚朴大黄汤君厚朴，臣枳实，佐大黄，故主治胸满而不主疏涤。小承气汤主大黄，臣枳实，佐厚朴，故主利大便硬若不通，而腹证但为腹微满，心下硬耳。此古方之所以详于分量也。渊雷案：日医多以本方与厚朴三物汤为同方，和久田之论意亦尔。然本方大黄六两，枳实四枚，三物汤大黄四两，枳实五枚，则本方之大黄最多，枳实差少。又三物汤厚朴八两，本方一尺。考《名医别录》合药分剂法则云：凡方云用桂一尺者，削去皮，重半两为正，甘草一尺者，二两为正。陶所谓桂，当是桂枝，若肉桂，则同一尺度之桂，当重于甘草，不当反轻四倍。今以甘草之重，推测厚朴，则一尺当重四五两。是本方之大黄最重，厚朴犹轻。盖支饮多属急性胃炎，是以有取于大黄之荡涤也。

支饮不得息，葶苈大枣泻肺汤主之。（方见肺痈中）

《金鉴》云：喘咳不能卧（案囊括肺痈篇文也），短气不得息，皆水在肺之急证也，故以葶苈大枣汤直泻肺水也。《张氏医通》云：支饮留结，气塞胸中，故不得息，以其气壅则液聚，液聚则热结，所以与肺痈同治也。渊雷案：此证因痰涎壅塞于支气管中，致喘咳不得息，故以葶苈逐水为治。凡本方所治之病，本非肺痈。石顽因本方出肺痈篇中，故以液聚热结为说，不免附会。葶苈逐胸部之水，说在《伤寒论今释》。

呕家本渴，渴者为欲解，今反不渴，心下有支饮故也，小半夏汤主之。（《千金》云小半夏加茯苓汤）

沈氏云：此支饮上溢而呕之方也。凡外邪上逆作呕，必伤津液，应当作渴，故谓呕家本渴，渴则病从呕去，谓之欲解。若心下有支饮，停蓄胸膈制燥，故呕而不渴，则当治饮。渊雷案：胃炎、胃扩张等病，呕与渴常同见。若胃中停水甚多，则有不渴者。呕而不渴，为小半夏汤之证候。小半夏汤为镇呕剂之方祖，非专于逐饮而已。原注所引《千金》，出第十八卷痰饮门。云：小半夏汤主之，宜加茯苓者是。

小半夏汤方

半夏一升　生姜半斤

上二味，以水七升，煮取一升半，分温再服。

《千金方》云：病心腹虚冷，游痰气上，胸胁满，不下食，呕逆，胸中冷者，小半夏汤主之（本方加橘皮，一方有桂心、甘草）。

《外台秘要》云：仲景《伤寒论》。疗呕哕，心下悸，痞硬，不能食，小半夏汤。

又云：文仲疗脚气入心，闷绝欲死。半夏三两，洗切，生姜二升半，上二味，纳半夏。煮取一升八合，分四服，极效。

《圣惠方》云：治五噎，胸膈咽喉不利，痰逆食少方。半夏七枚，小者，汤洗去滑，捣，细罗为散，都为一服。以浓生姜汤调服之，患年多者，不过三服差。

《魏氏家藏方》云：殊胜汤（本方加甘草），去痰涎，进饮食。

《杨氏家藏方》云：水玉汤（即本方），治眉棱骨痛不可忍者，此痰厥也。

严氏《济生方》云：玉液汤（本方入沉香水一呷温服），治七情伤感。气郁生涎，随气上逆，头目眩晕，心嘈怔悸，眉棱骨痛。

《直指方》云：半夏丸，治吐血下血，崩中带下，喘急痰呕，中满虚肿，亦消宿瘀，百病通用。圆白半夏，刮净捶扁，以生姜汁调和，飞白面作软饼，包掩半夏，慢火炙令色黄，去面，取半夏为末，米糊丸面豆大，日干。每三四十圆，温热水下。

《圣济总录》云：小半夏汤，治霍乱呕吐涎沫，医反下之，心下作痞。

《保赤全书》云：半夏生姜汤（即本方）治小儿痘疮，噫气者。

《方极》云：小半夏汤，治吐而不渴者。《方机》云：治呕吐而不渴者，呕剧者倍加生姜汁。

《类聚方广义》云：呕吐甚，或病人恶汤药，呕吐恶心，不能服对证方者，皆宜兼用此方。汤本氏云：是等诸证，先用本方。小半夏加茯苓汤、生姜半夏汤、半夏厚朴汤、干姜半夏人参丸等，镇呕之后，用对证方为佳。

又云：此方虽为呕吐主药，若呕吐而渴，饮复呕吐，咳呕俱甚者，非此方之主治也，宜选用小半夏加茯苓汤、五苓散、茯苓泽泻汤。

又云：此方能治哕。然伤寒大热，谵语烦躁，腹满便闭诸证未退者，当治其主证，主证既治，则哕自止。若哕甚者，兼用亦好。汤本氏云：本方加橘皮益妙。

《方函口诀》云：此方为呕家之圣剂，就中最宜水饮之呕。水饮之证，背七八椎处，如手掌大冷者，是也。以此等证为目的，用此方，百发百中。又胃虚呕吐，谷不得下者，先服此方，不愈者，与大半夏汤，是大小之别也。

赵氏云：半夏之味辛，其性燥，辛可散结，燥可胜湿，用生姜以制其悍。孙真人云：生姜，呕家之圣药，呕为气逆不散，故用生姜以散之。

腹满，口舌干燥，此肠间有水气，己椒苈黄丸主之。

程氏云：痰饮留于中，则腹满，水谷人于胃，但为痰饮，而不为津液，故口舌干燥也。上证曰：水走肠间，沥沥有声，故谓之痰饮。此肠间有水气，亦与痰饮不殊，故用此汤，以分消水饮。

尤氏云：水既聚于下，则无复聚于上，是以肠间有水气，而口舌反干燥也。后虽有水饮之入，只足以益下趋之势，口燥不除，而腹满益甚矣。

渊雷案：腹满而口舌干燥，乃胃病、肠病常见之证，何以知其肠间有水气，而用逐水之剂耶？据浅田氏之说：此方有水肿证（下文所引《方函口诀》）。凡全身性水肿，大概由三种原发病而起。一由心瓣膜病，其肿起于下肢；二由肾炎，其肿起于头面；三由肝硬变，其肿起于腹部，常先为腹水，此条证候有腹满，方药逐里水，则肝硬变之水肿也。此病初期，肝脏增大后则缩小。脾脏亦随以肿大，肝脾肿大，故腹满。因门脉郁血引起胃肠之慢性炎症，故口舌干燥。门脉郁血而引起水肿，先作腹水，故曰肠间有水气。由是言之，此条乃肝硬变初期之证治也。

防己椒目葶苈大黄丸方

防己 椒目 葶苈熬 大黄各一两

上四味，末之，蜜丸如梧子大，先食，饮服一丸，日三服，稍增，口中有津液。渴者加芒硝半两。

《方极》云：己椒苈黄丸，治腹满，口舌干燥，二便涩滞者。

《方函口诀》云：因肠间有留饮而变水肿者，此方有效。四肢虽或浮肿，仍以腹胀满为主。若腹坚实者，加芒硝。此与木防己去石膏加茯苓芒硝同义，主挫实利水也。方后云渴者加，不可拘矣。

渊雷案：防己、椒目、葶苈俱逐里水。椒目尤专主腹中之水；大黄、芒硝则引以下行，兼治胃肠炎症也；椒目，即蜀椒之光黑如瞳者。苏恭云：主水腹胀满，利小便。甄权云：治十二种水气及肾虚，耳卒鸣聋，膀胱急。徐氏云：先服一小丸起，尤巧，所谓峻药缓攻也。魏引何氏云：九疑误，临病酌加为妥。元坚云：魏说似是，然赤石脂丸亦梧子大，服一丸，仍两存之。尾台氏云：稍增上，疑脱"不知"二字。

卒呕吐，心下痞，膈间有水，眩悸者，半夏加茯苓汤主之。

丹波氏云：据《千金》《外台》，半夏上脱"小"字。

尤氏云：饮气逆于胃则呕吐，滞于气则心下痞，凌于心则悸，蔽于阳则眩。半夏、生姜止呕降逆，加茯苓去其水也。渊雷案：此方之证即小半夏汤证，而加心下痞与眩悸，故方中加茯苓，以镇悸行水。心下痞，因胃中水满之故，以其疑于泻心汤证之痞，故自注曰膈间有水，可知胃部必有振水音，更掺合呕吐、眩悸，知非泻心证之气痞也。

小半夏加茯苓汤方

半夏一升　生姜半斤　茯苓三两，一法四两

上三味，以水七升，煮取一升五合，分温再服。

《千金方》云：呕家不渴，渴者为欲解。本渴，今反不渴，心下有支饮故也，小半夏汤主之，宜加茯苓者是。（参看呕吐篇第二条）先渴却呕，此为水停心下，小半夏加茯苓汤主之，卒呕吐云云。（以下同本条）

《圣济总录》云：半夏加茯苓汤（即本方）治三焦不顺，心下痞满，膈间有水，目眩悸动。

《和剂局方》云：茯苓半夏汤（即本方）治停痰留饮，胸膈满闷，咳嗽呕吐，气短恶心，以致饮食不下。

《直指方》云：小半夏加茯苓汤，治水结胸证，心下怔满，无大热，头汗出。

又云：暑家气虚、脉虚，或饮水过多，或冷药无度，伤动其中，呕吐不食，自利不渴。此则外热里寒，无惑乎伤暑伏热之说，非理中汤不可也。又有冷药过度，胃寒停水，潮热而呕，或身热微烦，此则阳浮外而不内，非小半夏加茯苓汤不可也。

《张氏医通》云：小半夏加茯苓汤，治痰饮汗多，小便不利。

《妇人良方》云：大半夏汤（即本方）治痰饮，脾胃不和，咳嗽呕吐，饮食不入。

《方极》云：小半夏加茯苓汤，治小半夏汤证而眩悸者。《方机》云：若（案承小半夏汤而言）心下痞，眩悸者，小半夏加茯苓汤主之。

《医事小言》云：恶阻不能受药者，可用小半夏加茯苓汤。若仍不受，可用伏龙肝一钱，置器中，用水二盏搅之，后静置使澄，取一盏半，用此水煎服小半夏加茯苓汤，无不受者。不但治恶阻呕吐，用于诸病呕逆，诸医所束手者，皆得奇验。

《方函口诀》云：此方治前方（谓小半夏也。）证兼停饮而渴者，又停饮，呕吐不食，心下痞硬（汤本氏云：当作痞满），或头眩者，皆有效。饮食不进者，或疟疾经日食不进者，此方倍加生姜，能奏效。

《医事小言又》云：一商患脚气，咳嗽甚，一身皆肿，呼吸促迫，有冲心之兆，与越婢加术附，不验，转豁胸汤（桑皮、吴萸、犀角、茯苓），又不验，与甘遂丸（未详），不下利。一日忽呕逆，水药俱不受，气息急迫，不能平卧，倚坐按摩其脊，阴囊肿胀，刻不得安，其呕益甚。投以小半夏加茯苓汤，乃受饮。次日仍少有呕吐，连服三日许，呕逆止，能食粥，小便清利。犹守前方，日以快利，肿亦随消，呼吸稳，得平卧，三十日许而痊愈。

方舆輗云：一人，尝他适，途中卒发眩晕，请治于余，即往视之。手足微厥，脉细欲绝。坐中一医曰：虚候可畏。余潜心诊之，脉与证虽似危，然呕多悸甚，心下痞满，此乃仲景氏所谓膈间有水之一证也，即作大剂小半夏加茯苓汤，连进六七帖。至次早，数证稍安，续用前方数日，虽日以快了，惟眩冒之意仍在，因用泽泻汤，二三旬而平复。凡药中肯綮，则微饮微汤，亦立伟勋如此。余尝遇此证卒发者两三人，皆以此方收效。因思本文"卒"之一字，可谓大眼目，《千金》改作"诸"字（案宋本《千金》仍作"卒"），非也。又《金匮》注云：病中卒然呕吐，亦非也。

《橘窗书影》云：某者，伤寒数十日不解，羸瘦骨立，脐上筑筑，动悸甚，饮食不能纳，脉虚数，濒死。余以为厥阴正证（本柯琴之说），与乌梅丸。其人恶药臭，不能服，消渴殊甚，即权与小半夏加茯苓汤，杂以前丸。服之五日，呕气止，诸证稳，连服三十日，病痊愈。

又云：一妇人，患多年反胃，至今冬增剧，饮食不能纳，自心下至脐上痛甚不能堪，余乃与小半夏加茯苓橘皮汤，兼用起废丸（用三方干漆、桃仁、反鼻霜大黄。一方以地黄易大黄；又一方仅大黄、生漆二味）。至于食料，仅啜荞麦汤少许。不过四五日，呕吐止，痛减，连进前方，病不再起。

《野津猛汉法医典·序》云：昔在门司开业，英国军医官阿来甫氏亦在此地，患胃病，呕吐不止，久绝饮食。时阿来甫之弟适为船医，与美医宁马氏合治之，百施其术，呕吐终不能止，病人日益衰弱。有宣教师为之乞诊于余，余往诊。宁马氏等告余以症状，及治疗经过，则余所欲用之普通镇呕法，彼二人皆已先我用之，余几无他法可用。忽忆汉法药，遂归家检查汉法医书，制小半夏加茯苓汤，盛以瓶，令其服用。一二服后，忽显奇效，呕吐几止。疗治数日，竟复健康。至今半夏浸剂遂为一种镇呕剂，先行于医科大学，次及于各病院及医家焉。

假令瘦人，脐下有悸，吐涎沫而癫眩，此水也，五苓散主之。

丹波氏云："癫"，徐、沈、尤、魏并作"颠"。《金鉴》云：癫当是巅字。巅者头也，文义相属，此传写讹。案：作颠为是，此乃颠倒眩晕之谓。

渊雷案：五苓散，治肾脏泌尿障碍之方，已详《伤寒论今释》。此条证候，则肾萎缩也，往时认为慢性肾炎之一种。其证状发生极缓，其自觉证为烦渴，尿意频数，时常呕吐，或头痛不眠等神经证状，与《伤寒论》所载五苓散证适合。其人全身起贫血，羸瘦极速，此因尿中漏出蛋白质，直接使营养减少，且尿毒之郁滞，间接使营养机能大起障碍故也，以其贫血羸瘦，故曰瘦人。然或同时发生全身水肿，则羸瘦之状，反被掩而不见焉。水肿为肾脏病常见之证，在肾萎缩则胸膜、腹膜等浆液膜腔内兼发渗漏液，若腹膜腔内渗漏液独多，则令脐下有悸。尿毒之郁滞于血中也，专作用于神经中枢及消化器，发生尿中毒症，故令吐涎沫而颠眩。所吐液体，时有放尿臭者。尿中毒症之缓者，不过消化障碍，不思饮食，呕吐下利，头痛失眠或嗜睡等。其急者，突然发作，昏不知人，全身瘛疭。暂时之后，起特异之癫痫样发作，昏睡数日，陷于死亡。然则颠眩之颠，从原文作癫，亦通。凡此证候皆由泌尿障碍，尿毒与水分郁滞而起，故曰此水也。肾萎缩虽经过甚缓慢，而预后不良，用五苓散排除尿毒，可以轻快一时，不致遽死于尿中毒。然于肾脏解剖上之病变，殆不能根治也。

五苓散方

泽泻一两一分 猪苓三分，去皮 茯苓三分 白术三分 桂枝二分，去皮

上五味，为末，白饮服方寸匕，日三服，多饮暖水，汗出愈。

元坚云：按小岛尚质曰：泽泻一两 一分，当作五

分，始合古义。此方《伤寒论》一以铢两称，却是后人所改，此说确。又按:《外台黄疸》引《伤寒论》，泽泻五分，益足以征矣(用法、方解互详《伤寒论今释》)。

《朱氏集验方》云:治偏坠吊疝方。五苓散，煎萝卜子汤调下，吉州彭履仲方。渊雷案:此当是阴囊水肿，肾炎之水肿，始于眼睑，其他皮下组织最疏松处继之，故常发阴囊水肿。然五苓散，非可治一切阴囊水肿者。

又云:附子五等散，治翻胃吐食。大附子一支，取空，入五苓散在内，炮熟。上为细末，用姜汤下，何元寿方。渊雷案:此亦尿中毒之消化器证状剧者。

《直指方便毒门》云:五苓散，疏利小便，以泄败精。用葱二茎，煎汤调下。渊雷案:此利用小便以冲洗淋菌也，古人不知淋菌，以为败精。

《得效方小儿门》云:五苓散，治阴核气结，肿大灼痛。多因啼怒不止，伤动阴气，结聚不散得之。或胎妇啼泣过伤，令儿生下，小肠气闭，加以风冷，血水相聚，水气上乘于肺，故先喘，而后疝痛。外肾不硬，脐下痛楚不可忍，惟利二便则安。以木通、葱白、茴香、食盐煎汤调下，得小便利为效。渊雷案:此金即朱《氏集验方》之偏坠吊疝耳。劳动或精神刺激常引起泌尿障碍，成一时的蛋白尿、糖尿。又肾脏病常引起心脏病，由肺循环郁血而起喘息，所谓心脏性喘息也。

《经验良方》云:衡阳屈朝奉，治小儿上吐下泻。用五苓为末，生姜自然汁为丸，麻子大，量儿大小，米饮送下。

附方

〇《外台》茯苓饮：治心胸中有停痰宿水，自吐出水后，心胸间虚，气满，不能食，消痰气，令能食。

茯苓 人参 白术各三两 枳实二两 橘皮二两半 生姜四两

上六味，水六升，煮取一升八合，分温三服，如人行八九里进之。

出第八卷痰饮食不消及呕逆不下食门。引延年，煮服法"六味"下有"切以"二字，"八合"下有"去滓"二字。方后注云：仲景《伤寒论》同。然则本是仲景方，而《金匮》佚脱者也。此亦胃扩张、慢性胃炎之类，胃中停水，而胃运动衰弱者。气满不能食，即橘枳姜汤之胸痹胸中气塞也。东垣脾胃诸方多脱胎于此。沈氏云：脾虚不与胃行津液，水蓄为饮，贮于胸膈之间，满而上溢，故自吐出水，后邪去（案：此证非有邪）正虚，虚气上逆，满而不能食也。所以参、术大健脾气，使新饮不聚。姜、橘、枳实，以驱胃家未尽之饮，且消痰气，令能食耳。

《外台》云：延年茯苓饮，主风痰气，吐呕水者。（出第八卷风痰门，下同）

又云：延年茯苓汤（即本方去枳实），主风痰气，发即呕吐欠哇，烦闷不安，或吐痰水者。

《方极》云：茯苓饮，治心下痞硬而悸，小便不利，胸满而自吐宿水者。

《方机》云：胸中有痰饮，满而不能食者，兼用南吕，吐出水，心下痞硬，小便不利者，兼用紫圆。脚气，小便不利，心下悸，逆满，呕者，兼用蓣宾或紫圆。

本间枣轩《内科秘录》云：脚气冲心者，服茯苓饮合吴茱萸汤（吴茱萸六分、木瓜二颗），有神验。此方下咽时，呕气立止，饮食消纳，小便亦快利。予试用此方多年，得急救者颇多。

《类聚方广义》云：茯苓饮，治胃反吞酸嘈杂等，心下痞硬，小便不利，或心胸痛者。又治每朝恶心，吐酸苦水或痰沫（案：此证显然为慢性胃炎），兼用南吕丸陷胸丸等。

又云：治老人常苦痰饮，心下痞满，饮食不消，易下利者。又治小儿乳食不化，吐下不止。并百日咳心下痞满，咳逆甚者，俱加半夏，有殊效。若胁腹有癖块，或大便难者，兼用紫圆。

《建殊录》云：甲州君，患伤寒，心胸烦热，谵言妄语，小便不利，不进食者凡六日。家人乃召先生视之，心胸烦满，四肢微肿，乃作茯苓饮饮之，吐出水数升而愈。

《成绩录》云：一妇人，患胃反九年，经众医未尝些微取效。先生诊之，心下挛急，吐而不渴，食触口则不爽快，心胸间有痰饮，则与茯苓饮，服之数日而愈。

《方伎杂志》云：某妇，患疝积留饮痛，三四年矣，发则痛苦甚，自欲死。历诸医而不治，饮食渐减，精力衰弱，垂死。其时，有美国医生夫朋者，来横滨。一妇人曾受夫朋之疗治，既用器械，复傅耳鼻于病人之胸腹。候之，病者与家人惊讶感服，以为与日本医生大异也。诊毕，夫朋云：此不治之病也，弗肯疗治。病人大沮丧，泫然而归，自分待死，以亲族之集议。乞治于余，余诊之，赢瘦无血色，心下痞硬，脊痛昼夜不已，时时吐水饮，食物不进。以夜分失眠，故昼日郁郁。气力甚恶，自云不欲对人。面部四肢肉脱，中现微肿，脉沉弱。余以为非必死之证，因与茯苓饮加半夏，兼用消块丸。每夜八分，一月许痞硬去，吐水止，稍思食。于是转当归四逆加吴茱萸、生姜汤，兼用消块丸一钱。又一月余，诸患悉去，饮食如常。夫朋氏以为不治者，竟能痊愈。

咳家，其脉弦，为有水，十枣汤主之。（方见上）

魏氏云：咳家，专为痰饮在内，逆气上冲之咳嗽言也，故其脉必弦，无外感家之浮，无虚劳家之数，但见弦者，知有水饮在中为患也。

尤氏云：脉弦为水，咳而脉弦，知为水饮渍人肺也，十枣汤逐水气自大小便去，水去则肺宁而咳愈。按：许仁则论饮气咳者，由所饮之物停澄在胸，水气上冲，肺得此气，便成咳嗽，经久不已，渐成水病，其状不限四时昼夜，遇诸动嗽物即剧，乃至双眼突出，气如欲断，汗出，大小便不利，吐痰饮涎沫无限，上气喘气，肩息，每旦眼肿，不得平眠，此即咳家有水之证也。著有干枣三味丸，亦佳。大枣六十枚，葶苈一升，杏仁一升，合捣作丸，桑白皮饮下七八丸，日再，稍稍加之，以大便通利为度。（案：出《外台》第九卷，许仁则疗咳方门。）

云坚云：据次条，此亦膈间支饮也。又沈氏析此以下九条，题云咳嗽。曰：此与肺胀、痈、痿之咳嗽不同。而肺胀、痈、痿乃陡起之证，此因饮蓄相搏而咳，所以另立一门也，此说似是。然本篇以咳嗽有因水饮者，而连类及之，非为咳嗽立门也。

夫有支饮家，咳烦胸中痛者，不卒死，至一百日，或一岁，宜十枣汤。（方见上）

赵刻及俞桥本并脱"或"字，今从诸家本补。凡十枣汤之证，曰心下痞硬满，引胁下痛，（伤寒论）曰悬饮内痛，曰咳家有水，曰咳烦胸中痛。合而考之，乃浆液性胸膜炎也。虽有咳嗽，其病不在肺脏，故不入肺痿肺痈篇。此病若浆液之渗出甚多，则肺被压迫，不但干咳引痛，且发强度之肺循环障碍，心脏亦为之变其位置，是为险证，有卒死者。若取慢性经过而不卒死，则一百日一岁不足为久，宜十枣汤者，谓咳烦胸中痛时，即宜行之，非谓待百日一岁后行之也。若百日一岁后，正气犹持者，亦可行焉。

久咳数岁，其脉弱者可治；实大数者死；其脉虚者必苦冒。其人本有支饮在胸中故也，治属饮家。（此条凭脉断病，非仲景法。凡卒病而脉衰者，为难治；久病而脉盛者，多不治。固不独咳家为然。）

沈氏云：久咳数岁，是非虚劳咳嗽，乃脾肺素本不足，肺气滞而不利，津化为饮，上溢胸中肺叶空窍之处，即支饮、伏饮之类。内之伏饮相招，外之风寒袭入，内外合邪而发，世谓痰火，屡屡举发者，是矣。然久咳必是邪正两衰，其脉故弱。脉证相应，故为可治。实大数者，邪热炽盛，阴气大亏，甚者必造于亡，故主死也。脉虚者，乃上焦膻中宗气不布，痰饮浊阴上溢胸中，气逆上冲，所以苦冒。冒者，瞑眩黑花昏晕之类。因其人本有支饮存蓄胸中，则当治其支饮，而咳自宁，故治属饮家。

咳逆倚息，不得卧。小青龙汤主之。（方见上文肺痈中）

尤氏云：倚息，倚几而息，能俯而不能仰也。元坚云：此即首条支饮证也。盖其人上焦素有停饮，今时气所触，相搏犯肺，以为此证。故与小青龙汤双解表里，然非敢备诸般表候也。渊雷案：此条证候不具，当有发热，干呕，吐涎沫，微喘诸证。原注"肺痈中"三字当衍。

青龙汤下已，多唾口燥，寸脉沉，尺脉微，手足厥逆，气从小腹上冲胸咽，手足痹，其面翕热如醉状，因复下流阴股，小便难，时复冒者，与茯苓桂枝五味甘草汤，治其气冲。

元坚云：下已者，服毕也。多唾者，青龙之功著。而饮豁之征，犹今之患支饮者，及其欲愈，必吐稠痰。唾，亦稠痰也。口燥者，亦饮去之征，与渴同机。续后三条，俱举药验。此证亦即是已，而咳止息平，义寓其中矣。此下脉证非为青龙汤而发，以其饮所在，不特上焦，亦潴于中下，而更或有所挟。今服汤之后，支饮虽散，他证嗣见者也。寸脉沉，尺脉微者。魏氏曰：寸脉沉者，支饮有窠囊，欲去之而不能尽去也。尺脉微者，正阳虚于下，而阴寒之气，斯厥逆而上奔也。此解似佳。惟尺脉微，岂为血虚而现乎？手足厥逆者，阳素不盛，今为饮遏住所致，与瓜蒂散之厥，其情相近。气从小腹上冲胸咽者，下焦之水上进也。手足痹者，其人血虚故也。其面翕热如醉，复下流阴股者，胃中有热，被饮迫动，或升或降也。小便难者，膀胱不输也。时复冒者，即是心下支饮之故，而有时失升也。此证三焦俱有水，加以血虚与胃热。然其所急。特在气冲。故先用桂苓五味甘草汤，以抑逆散饮。此方比之苓桂术甘汤，有五味而少术。彼以胃为主，而此犹兼肺，故用五味以利肺气。比之苓桂甘枣汤，彼饮在下，而此饮在上也。

渊雷案：自小青龙以下六条，随证转方，绝妙医案。盖是仲景身历之事实，然病情万变，支饮咳嗽之证，其传变非能斠若画一者。学者心知其意，自得运用之妙。若悬此六方，以逆测病证，则胶柱而鼓瑟矣。

桂苓五味甘草汤方

茯苓四两　桂枝四两，去皮　甘草炙，三两　五味子半升

上四味，以水八升，煮取三升，去滓，分温三服。

桂枝，《千金》作二两，《外台》作一两，皆非。甘草，《千金》作二两，当是。

《方极》云：苓桂五味甘草汤，治心下悸，上冲，咳而急迫者。《方机》云：咳后冲逆剧，手足厥冷，或心下悸，或头眩，或肉瞤筋惕者。以上诸证，皆兼用南吕丸。

雉间焕云：苓桂五味甘草汤以下五方，皆骨蒸家要术，五方临时活用之，则皆佳剂也。然随证加减之法，其所言则似有理者，其实不足信之。何则？病随时易转变，其预期次序必如此者，至稀也，不可拘拘者也。

《类聚方广义》云：小青龙汤，主治内饮外邪，感动触发，作喘咳者。以下五方，无发热恶风，头痛、干呕等外候，但方治内饮咳嗽，呕逆郁冒，发浮肿等者。若

咳家有稠涎胶痰，血丝腐臭，蒸热口燥等证者，非五方之所得治也。

《麻疹一哈》云：近藤九兵卫次子，年十三。疹后咳嗽不已，声哑不出者数十日。用药不知，更请予诊治。按其腹状，心下择，上逆，耳鸣目眩，胸间痰鸣。因为苓桂五味甘草汤服之，又杂服滚痰丸，下利日二三行，十四五日所，前证全治而女口旧。

冲气即低，而反更咳，胸满者，用桂苓五味甘草汤去桂加干姜、细辛，以治其咳满。

丹波氏云：案成无己云：桂枝泄奔豚。故桂枝加桂汤用五两，以主奔豚气从小腹上至心者。今冲气即低，乃桂之功著矣，故去之。沈氏、《金鉴》并云：桂走表，故去之，非。尤氏云：服前汤已，冲气即低，而反更咳胸满者，下焦冲逆之气既伏，而肺中伏匿之寒饮续出也。故去桂枝之辛而导气，加干姜、细辛之辛而入肺者，合茯苓、五味、甘草消饮驱寒，以浊满止咳也。

苓甘五味姜辛汤方

茯苓四两　甘草　干姜　细辛各三两　五味子半升

上五味，以水八升，煮取三升，去滓，温服半升，日三服。

《方极》云：苓甘五味姜辛汤，治前方（苓桂五味甘草汤）证而不上冲，痰饮满者。

《方机》云：若（承前方说来）冲逆已愈，但咳满者，苓甘五味姜辛汤主之。

咳满即止，而更复渴，冲气复发者，以细辛、干姜为热药也。服之当遂渴，而渴反止者，为支饮也。支饮者法当冒，冒者必呕，呕者复纳半夏以去其水。

尤氏云：仲景以为渴而冲气动者，自当治其冲气。不渴而冒与呕者，则当治其水饮，故纳半夏以去其水。

元坚云：此节当以至"为热药"也为一截看。咳满即止，是姜、辛之功著。然药势燥胃，故为渴。而下焦之水，亦随发动，此际更宜苓桂五味甘草汤者，意在言外矣。"服之"以下，是接上文治其咳满句。言服之咳满即止，当发渴，而反不渴者，为心下有支饮也。渴反止，赵氏注为反不渴读，程氏亦然，宜从。此支饮与青龙证不同。所谓冒者，即前条时复冒之，加重者也。复纳半夏者，所以驱水饮，止呕逆也。

桂苓五味甘草去桂加姜辛夏汤方

茯苓四两　甘草　细辛　干姜各二两　五味子　半夏各半升

上六味，以水八升，煮取三升，去滓，温服半升，日三服。

《方极》云：苓甘姜味辛夏汤，治前方证（苓甘五味姜辛汤证）而呕者。《方机》同。

《续建殊录》云：一男子，郁郁不乐，咳嗽短气，动摇则胸悸甚，上气微呕，不欲饮食，小便不利，盗汗出；时时抢于心下，或胸中痛，与苓甘姜味辛夏汤加人参。服药而诸证渐退，逾月痊愈。

水去呕止，其人形肿者，加杏仁主之。其证应内麻黄，以其人遂痹，故不内之。若逆而内之者，必厥，所以然者，以其人血虚，麻黄发其阳故也。

元坚云：水去，即心下之水去，故呕止，是半夏之功著矣。然内水外溢，以为形肿，故治犹遵前法，而表水非麻黄不能驱除。盖杏仁之与麻黄，其性虽有紧慢之别，而其功用则稍相均。以其人血虚，故以此易彼耳。其人遂痹者，前段手足痹也。厥者，亦即前段手足厥逆。倘得麻黄以亡其阳，则更甚也。血虚者，尺脉微之应也，此无救逆之法。顾证既至此，则宜别处固阳救液之药，非前方加减之所治矣。

《药征》云：杏仁，主治胸间停水也，故治喘咳，而旁治短气结胸心痛形体浮肿。又云：杏仁、麻黄同治喘，而有其别。胸满不用麻黄，身疼不用杏仁。其二物等用者，以有胸满、身疼二证也。《气血水药征》云：杏仁逐水。表有水者，合麻黄以逐之；水在里，则合茯苓或葶苈，或合巴豆以逐之。《观证辨疑》云：喘者，咽中有水而气不行之证也。麻黄汤、麻杏甘石汤、桂枝加厚朴杏子汤，皆表水逆咽所致，杏仁主之。渊雷案：《别录》谓杏仁解肌。甄权谓杏仁发汗，然今人用杏仁，但取其润肺，散滞气。西医亦但用以镇咳祛痰而已。吉益氏父子知杏仁逐水，而与麻黄并论，诚为卓见。然应内麻黄之证，惧麻黄之发其阳，而内杏仁。杏仁之发汗解肌，远不及麻黄，则其水何由得去？意者，咳嗽而形肿者，必因肺循环郁血之故。肺循环之郁血，必因呼吸困难之故。杏仁发汗之力微，而疏肺之力大。用杏仁治咳嗽形肿，盖治其原因欤。

苓甘五味加姜辛半夏杏仁汤方

茯苓四两　甘草三两　五味子半升　干姜三两　细辛三两
半夏半升　杏仁半升，去皮尖

上七味，以水一斗，煮取三升，去滓，温服半升，日三服。

《方极》云：苓甘姜味辛夏仁汤，治前方证（苓甘姜味辛夏汤证）而微浮肿者。《方机》同，兼用南吕。

《类聚方广义》云：痰饮家平日苦咳嗽者，此方以栝蒌实代半夏。白蜜为膏，用之甚效。汤本氏云：无呕证者，以栝蒌实代半夏可也。有此证者，不可代用栝蒌实。余用本方于老人慢性支气管炎兼发肺气肿者，得伟效。

若面热如醉，此为胃热上冲熏其面，加大黄以利之。

《外台》醉下有"状"字。徐氏云：面属阳明，胃气盛则面热如醉，是胃气之热上熏之也。既不因酒而如醉，其热势不可当，故加大黄以利之。虽有姜、辛之热，各自为功而无妨矣。

元坚云：此上四条，如云治其气冲，而承以冲气即低之类。其文上下相应，特此条自为起端。故程氏、尤氏以为别证，然其治仍守上方，则知亦接上来矣。面热如醉者，即前段所谓面翕热也。其初胃热未长，故不敢为意。今蓄饮未散，而胃热增剧，故加大黄以利之。徐氏所谓虽有姜、辛之热，各自为功无妨者，实得其理矣。

渊雷案：姜、辛之热，逐寒饮也。寒饮或在胃中，或在胸膜支气管中，决不在于肠。非谓肠部不得有饮，饮而咳者，其饮决不在肠也。大黄之作用，则专在于肠，故能不妨姜、辛之热。且药性之所谓寒热，多非温度高低之谓，故寒热药同用，不可与冷热水同用等视之。以大黄治面热如醉，乃使肠部蠕动亢进，引起肠腹部充血。以平面部之充血，所谓诱导法也。抑古人谓面属阳明，亦自有故。凡大便不通而引起皮肤病者，必在面部。故酒齇粉刺之类，利其大便则愈。

苓甘五味加姜辛夏仁黄汤方

茯苓四两 甘草三两 五味半升 干姜三两 细辛三两 半夏半升 杏仁半升 大黄三两

上八味，以水一斗，煮取三升，去滓，温服半升，日三服。

《方极》云：苓甘姜味辛夏仁黄汤，治前方（苓甘姜味辛夏仁汤）证而腹中微结者。《方机》云：前方证而大便不通者。《橘窗书影》云：和泉屋清兵卫之母，年五十余，曾下血过多，已后面色青惨，唇色淡白，四肢浮肿，胸中动悸，短气不能行步，时下血。余与六君子汤加香附子、厚朴、木香，兼用铁沙丸（铁沙、干漆、莎草、苍术、厚朴、橘皮、甘草）。下血止，水气亦减，然血泽不能复常。秋冬之交，咳嗽胸满甚，遍身红肿，倚息不能卧。一医以为水肿，与利水之剂，无效。余诊之曰：恐有支饮，先制其饮，则咳嗽浮肿，自得其道；因与苓甘姜味辛夏仁黄汤加葶苈，服之二三日，咳嗽胸满减，浮肿忽消散。余持此案治水肿数人，故记以示后学。

丹波氏云：以上叙证五变，应变加减，其意殆与《伤寒论》证象阳旦之一则同，示人以通变之法也。元坚云：以上六条，皆设法备变者也。盖病有证候错杂，或陆续变替，乃不可不就其所急而为之处疗者。是此诸条之所以设，而使人知圆机之妙者已。唯所叙诸证，未必一人兼备，亦未必非一人兼备，且所处之药，皆著其功。如更发他证者，是不必药之所致。要不过假此数端，以示为治之次第也。其初则时气触动，而其次则下焦水逆，次则肺饮复动，次则中焦饮遏，次则水气外溢。于是水饮之情状纤悉无遗，而加以兼虚挟热，可谓密矣。

先渴后呕，为水停心下，此属饮家，小半夏茯苓汤主之。（方见上）

丹波氏云：《千金》《外台》以此条载上文卒呕吐心下痞云云之前，似是。"后呕"作"却呕"。

徐氏云：饮有久暂不同。此云先渴后呕，渴必多饮，从无呕证。而忽于渴后见之，其为水饮无疑矣，故曰此属饮家，暂时伤饮也。尤氏云：先渴后呕者，本无呕病，因渴饮水，水多不下而反上逆也，故曰此属饮家。盖始虽渴而终为饮，但当治饮，而不必治其渴也。渊雷案：先渴后呕，正是急性胃炎之证，其呕实非因渴饮水所致。此方治呕而渴者，呕为主证，渴为副证。故汤本氏云：余之经验，此方之渴极轻微。若其剧者，可加用石膏。又呕吐甚者，加橘皮，以伏龙肝汁煎用。

消渴小便利淋病脉证并治　第十三

脉证九条　方六首

小便利，徐、沈、周、尤朱氏诸注本，并作小便不利，是也。消渴大抵为糖尿病与尿崩症。小便不利则原因甚多。淋病，多属肾盂及膀胱结石。本篇方证虽少，而杂糅不纯，难以归纳于西医的病名。篇中逐条释之，要是泌尿异常诸证而已。

厥阴之为病，消渴，气上冲心，心中疼热，饥而不欲食，食即吐蛔，下之不肯止。

喻氏《法律》云：消渴之证，《内经》有其论无其治，《金匮》有论有治矣。而集书者采《伤寒论》厥阴经消渴之文凑入，后人不能决择，斯亦不适于用也。盖伤寒热邪，至厥阴而尽，热势入深，故渴而消水，及热解则不渴，且不消矣，岂杂证积渐为患之比乎？《金鉴》云：此条是《伤寒论》厥阴经正病，与杂病消渴之义不同，必是错简。渊雷案：消渴云者，饮食多而不作肌肤，且大小便不多之谓也。厥阴病之消渴，是热病经过中一种证候，不得为消渴病。《金匮》冠此条于消渴篇之首，知编次之人，胸中无物。《伤寒论》冲作撞，不肯止作利不止，释在《伤寒论》中。

寸口脉浮而迟，浮即为虚，迟即为劳；虚则卫气不足，劳则营气竭。

赵刻及诸家本并接下条为一条，今从《金鉴》及丹波氏析之。《金鉴》云：此条当在虚劳篇中，错简在此。寸口，通指左右三部而言也。浮而有力为风，浮而无力为虚。按之兼迟，即为虚劳之证，故主卫外营内虚竭也。元坚云：按：《巢源》以此条收之虚劳候中，可以确《金鉴》说矣。

趺阳脉浮而数，浮即为气，数即消谷而大坚（一作紧）；气盛则溲数，溲数即坚，坚数相搏，即为消渴。

《脉经》"坚"字俱作"紧"，非也。《金鉴》云："而大坚"句，不成文，"大"字之下当有"便"字，必是传写之讹。案：此二条，凭脉辨证，亦是叔和法，非仲景法。

程氏云：趺阳，胃脉也。《内经》曰：二阳结谓之消。胃与大肠，谓之二阳，以其热结于中，则脉浮而数。《内经》又曰：中热则胃中消谷，是数即消谷也。气盛，热气盛也。谷消热盛，则水偏渗于膀胱，故小便数而大便硬。胃无津液，则成消渴矣，此中消脉也。

丹波氏云：《外台》古《今录验》云：消渴病有三：一渴而饮水多，小便数，有脂，似麸片甘者，皆是消渴病也；二吃食多，不甚渴，小便少，似有油，而数者，此是消中病也；三渴饮水不能多，但腿肿，脚先瘦小，阴痿弱，数小便者，此是肾消病也。又东垣《试效》方云：高消者，舌上赤裂，大渴引饮。《逆调论》云：心移热于肺，传为鬲消者，是也，以白虎加人参汤治之。中消者，善食而瘦，自汗，大便硬，小便数。叔和云：口干饮水，多食饥虚，瘅成消中者，是也，以调胃承气、三黄丸治之。下消者，烦渴引饮，耳轮焦干，小便如膏。叔和云：焦烦水易亏，此肾消也，以八味丸治之。《总录》所谓末传能食者，必发脑疽背疮。不能食者，必传中满鼓胀，皆谓不治之证。（以上东垣）案据此论，本节之证即是消中之谓。

渊雷案：消渴之名，本谓渴而不小便。其渴而小便多者，名渴利。不渴而小便多者，名内消。《巢源》《千金》所论是也，其后渐废渴利内消之名，统名消渴。宋元以后，又分消渴为上、中、下三消，以配三焦，此病名之沿革也。《古今录验》及东垣所论皆是糖尿病之证候。糖尿病者，因新陈代谢机能之紊乱，致血液中所含葡萄糖之量过多，肾脏不能截留，随小便以排出也。故西医之诊断此病，验其尿中有无糖质，或验其血中糖量是否过多，以为断。有时尿中虽有糖，而尿量则不多。尿量不多，即不渴。有时需多量之水，以溶解糖质，则渴饮而尿多。有时尿中不但有糖质，且有蛋白、脂肪，则其尿不但味甘，且如脂如膏如麸片焉。糖质为人身工作精力之原料，不当排泄。若过于排泄之，设其人消化器不病，必思摄食以为补偿。然补偿有限，而排泄无度，则体内之脂肪、蛋白，亦相与化成糖质，随时排泄，而成一往不返之势，故多食善饥，而羸瘦日甚，此病理之可知者也。若夫脚肿（肿限于足及踝。《古今录验》云腿肿，非），阴痿弱，发脑疽背疮，固亦糖尿病常见之证。其传为中满鼓胀者，未见临床纪录。至于治法，大渴引饮。有热证者，宜石膏剂。善饥多食，大便硬者，宜大黄芩连之类。阴痿脚肿者，宜肾气丸之类（肾气丸治脚气；见前）。此皆已试而效者也。而宋元诸贤以石膏剂所治者为上消，以大黄芩连剂所治者为中消，以肾气丸所治者为下消。又传会气厥论肺消鬲消之文，以上消为心移寒若热于肺，至中消下消。《内经》无文可援，则以中消为阳旺阴衰，脾胃蕴热。以下消为肾水下泄，心火上炎。截然分消渴为三段，不明三消诸证之相因而致，其误显然。喻嘉言则谓消渴始于胃而极于肺肾，以为先见中消之多食善饥，次见上下消之烦渴小便数、脚肿、羸瘦诸证也。然验之消渴病者，多尿而口渴，实为最先见之证，至其病完全成立后，然后贪食消瘦。喻氏知三消之相因，而不知不始于中消，又不知其病始终不涉于肺，犹未为得也，要之。糖尿病之原因，西医则知为胰腺中Langerhans氏岛之变化，使胰腺岛素Insulin之产量过少，因而障碍碳水化物之新陈代谢。中医古借如《巢源》《千金》诸书则以为由于服石，由于房室，由于饮酒原味。然服石之风，唐以后已息。西洋人又素来不解服石，然亦有患糖尿者，则糖尿之不因服石明矣。饮酒厚味，使体内糖质过剩，肥胖多食之人，患者固多，然其病易治，则饮酒厚味不得为重证，糖尿病之原因明矣。故以糖尿病之三种原因究之，当以房室占其主要，而内分泌紊乱之直接促成糖尿，或对于碳水化物之新陈代谢有影响者，科学家亦有种种证明也。故糖尿病之统计，男子多于女子。

男子消渴，小便反多，以饮一斗，小便一斗，肾气丸主之。（方见脚气中）

云男子者，明消渴之由于房劳者也。云小便反多者，明消渴之小便本不多，今多，故曰反，此可以证消渴之本义焉。饮一斗小便一斗，不足为肾气丸之证候，必有脚肿、阴痿、少腹不仁等证者，乃可与之。

《外台》第十一卷引《近效》祠部李郎中论云：消渴者，原其发动，此则肾虚所致。每发即小便至甜，医者多不知其疾，所以古方论亦阙而不言，今略陈其要。按：洪范"稼穑作甘"，以物理推之，淋饧醋酒作脯法，须臾即皆能甜也。足明人食之后，滋味皆甜，流在膀胱。若腰肾气盛，则上蒸精气，气则下入骨髓，其次以为脂膏，其次为血肉也，其余别为小便，故小便色黄，血之余也。骚气者五脏之气，咸润者则下味也。腰肾既虚冷，则不能蒸于上，谷气则尽下为小便者也，故甘味不变，其色清冷，则肌肤枯槁也。犹如乳母，谷气上泄，皆为乳汁。消渴疾者，下泄为小便，此皆精气不实于内，则便羸瘦也。又肺为五脏之华盖，若下有暖气蒸即肺润，若下冷极即阳气不能升，故肺干则热。故《周易》有否卦，乾上坤下，阳阻阴而不降，阴无阳而不升，上下不交，故成否也。譬如釜中有水，以火暖之。其釜若以板盖之，则暖气上腾，故板能润也。若无火力，水气则不上，此板终不可得润也。火力者则为腰肾强盛也，常须暖将息。其水气即为食气，食气若得暖气，即润上而易消下，亦免干渴也。是故张仲景云：

宜服此八味肾气丸，并不食冷物及饮冷水。今亦不复渴，比频得效，故录正方于后耳。凡此疾与脚气，虽同为肾虚所致。其脚气，始发于二三月，盛于五六月，衰于七八月。凡消渴，始发于七八月，盛于十一月、十二月，衰于二月、三月。其故何也？夫脚气者拥疾也，消渴者宣疾也。春夏阳气上，故脚疾发，即宣疾愈也。秋冬阳气下，故宣疾发，即拥疾愈也。审此二者，疾可理也。张仲景云：足太阳者，是膀胱之经也。膀胱者，是肾之腑也。而小便数，此为气盛。气盛则消谷，大便硬，衰则为消渴也。男子消渴，饮一斗水，小便亦得一斗，宜八味肾气丸主之。神方，消渴人宜常服之。

渊雷案：食物中五谷蔬果之类，其主成分为碳水化物，是为供给体温及工作精力之原料。此类食物消化时，必先化为葡萄糖，然后能吸收入血。而血中所含葡萄糖之量，常有一定，通常不超过千分之一。若所食碳水化物过多，血液不能容，则化为动物淀粉，贮于肝脏。肝脏又不能容，则化为脂肪，贮于体内。食少或绝食时，则动物淀粉及脂肪，皆能还化葡萄糖，以补充血液之需要。葡萄糖供给工作精力及生成体温之后，分解为二氧化碳及水，排出体外，此生理上糖质新陈代谢之大概情形也。此代谢机能发生障碍，如肝脏不能截留动物淀粉，或动物淀粉化糖过速，或脂肪化糖过速，或肾脏不能拦截血中糖质，皆足以致糖尿，所以使代谢机能起障碍者，虽因胰腺岛素之缺乏，余以为内分泌紊乱实居重要原因。内分泌者，古人所谓肾气也。糖尿病既成，久久不已，则体内所有碳水化物、蛋白、脂肪诸质，悉以不规则的变化，从小便而下，故饮食无度，而消瘦日加，或竟饮一溲二，则全身营养物有土崩瓦解之势，不可治矣。此糖尿病病理之大概也。李祠部之论谓消渴之小便至甜，又龌谓人食之后，滋味皆甜，上蒸精气，下入骨髓，其次以为脂膏，其次为血肉。又谓谷气尽下为小便，故甘味不变。又谓腰肾强盛，水气即为食气。是皆从物理、病理、药效上，推勘而得，故能切近实际，与近世科学所发明者，不谋而合。乃宋元以后医家，一切推本于《内经》，于是言消渴者，肺也，胃也，二阳也。既不知病理实际，更不知消渴之溺甜。例如王世懋、二酉委谭云：闽参政王懋德自延平归，忽瘦甚，须发皆枯，云乃消渴症，百药罔效。先是延平一乡官潜谓人曰：王公病，曾有尝其溺否？有此患者，其溺甚甜，此不治验也。王后闻之，初试微甜，已而渐浓，愈益甜。王亦自知不起，乃曰：消渴病闻之，溺甜则未之闻也（丹波元简《医剩》引），是消渴之溺甜，六朝人所知，而宋人转不知。此其一证也。

严氏《济生方》云：加减肾气圆（本方去附子加五味子、鹿沉香）治劳伤肾经，肾水不足，心火自用，口舌焦干，多渴而引饮，精神恍惚，面赤心烦，腰痛脚弱，肢体羸瘦，不能起止。

陈氏《外科精要》云：一士大夫病渴，治疗累岁不安。一名医使服八味圆（即本方以真北五味子代附子），不半载而疾瘥。因疏其病源云：今医多用醒脾生津止渴之药，误矣。其疾本起于肾水枯竭，不能止润。是以心火上炎，不能既济，煎熬而生渴，今服此药，降心火生其肾水，则渴自止矣。

又云：加减八味元（于本方去附子加五味子）治痈疽已发未发，作渴疾。

李氏《医宗必读》云：八味丸（于本方加车前、沉香、人参）治患淋数年，痛如刀锥，诸药不应。

方勺《泊宅编》云：提点铸钱朝奉郎黄沔，久病渴，极疲悴。予每见，必劝服八味丸。初不甚信，后累医不瘥。漫服数两，遂安。或问渴而以八味元治之，何也？对曰：汉武帝渴，张仲景为处此方。盖渴多是肾之真水不足致然，若其势未至于瘠，但进此剂殊佳，且药性温平，无害也。丹波氏云：案：汉武、仲景相去数百年，盖不过一时作此杜撰之言，取信于俗士耳。

《古方便览》云：一士人，患热病后口渴，饮茶汤，每日三四升，小便昼夜五六十行，其他无少苦，诸治不奏效，予即作八味丸料饮之，诸证顿退。

脉浮，小便不利，微热消渴者，宜利小便发汗，五苓散主之。

此条前贤多谓非真消渴，盖热病而肾脏泌尿机能起障碍者也。然吉益南涯有五苓散治验两则，其证酷似糖尿病。意者，糖尿病有因肾机能之紊乱而致者，则五苓所主也。

《医方口诀集》云：予治江府安藤氏之家人，消渴经年，且胸胁支满，头晕。与五苓散加甘草，水煎服，不三剂，诸证悉治。此盖用《金匮》苓桂术甘汤、五等散二法也。渊雷案：此案未必是糖尿病，以其但渴而无他种证候也。

《续建殊录》云：和州人某来谒曰：仆年五十有余，从来未曾有疾，今虽既老，犹矍铄，饮食倍少壮时，自以为昔时好抵角之戏，故血气周流如此。自客岁丁巳春，食饵又三倍于少壮，至今年，添渴，饮水数升，未尝腹满。顷自警，以数合为度，夫能食能饮如此，理当肥，而瘦日甚，他无所苦。先生诊之，问其他。答曰：唯腹皮麻痹，小便频数耳。乃与五苓散，服之而渴愈。

《成绩录》云：一男子患消渴，日饮水数斗，小便亦多，食倍平日。先生与以五苓散，月余而全奏效。渊雷案：以上两案渴饮，小便多，食亦多，当是糖尿病。糖尿病与尿崩症皆多饮多溲，不验其尿，本难鉴别。惟尿崩症虽能食，不若糖尿之甚，且不羸瘦。此两案皆贪食，前一案加羸瘦，与其谓为尿崩，无宁谓为糖尿矣。

渴欲饮水，水入则吐者，名曰水逆，五苓散主之。

（方见上）

尤氏云：热渴饮水，热已消而水不行，则逆而成呕，乃消渴之变证，曰水逆者。明非消渴而为水逆也，故亦宜五苓散去其停水。沈氏云：此亦非真消渴也。

渴欲饮水不止者，文蛤散主之。

沈氏云：此亦非真消渴也。《金鉴》云：渴欲饮水，水入则吐，小便不利者，五苓散证也。渴欲饮水，水入则消，口干舌燥者，白虎加人参汤证也。渴欲饮水而不吐水，非水邪盛也，不口干舌燥，非热邪盛也，惟引饮不止。故以文蛤一味，不寒不温，不清不利，专意于生津止渴也。渊雷案：此但渴而无小便之变，非糖尿病，亦非尿崩症，不知是何等病也。

文蛤散方

文蛤五两

上一味，杵为散，以沸汤五合，和服方寸匕。

以上三条，互详《伤寒论今释》。

淋之为病，小便如粟状，小腹弦急，痛引脐中。

尤氏云：淋病有数证，云小便如粟状者，即后世所谓石淋是也。乃膀胱为火热燔灼，水液结为滓质，犹海水煎熬而成盐碱也。小腹弦急，痛引脐中者，病在肾与膀胱也。按：巢氏云"淋之为病，由肾虚而膀胱热也。肾气通于阴，阴，水液下流之道也。膀胱为津液之腑，肾虚则小便数，膀胱热则水下涩，数而且涩，淋沥不宣，故谓之淋。其状小便出少起多，小腹弦急，痛引于脐"。又有石淋、劳淋、血淋、气淋、膏淋之异，详见本论，其言颇为明析，可补仲景之未备。

渊雷案：淋病之名，中西医异义。西医专指淋毒球菌作用于外生殖器之传染病，俗名白浊者是也。中医则泛指利尿困难之病。石淋即膀胱结石。气淋以膀胱小便皆满为候，则是膀胱压缩肌之麻痹，或括约肌之痉挛。膏淋当即淋毒球菌之病，然肾脏或输尿道有寄生虫时，小便中亦富有脂肪，呈乳糜状，亦即所谓膏淋也。劳淋、血淋未能确指为何病，要无非膀胱之炎症、癌肿，或泌尿器之结核病耳。此条小便如粟状，诸注皆以为石淋。然石淋下如沙石，不当云粟状。惟徐氏以为色白而滴沥甚，则为诸淋通有之证。小腹弦急，痛引脐中，即膀胱部挛急疼痛也，亦诸淋通有之证。

趺阳脉数，胃中有热，即消谷引食，大便必坚，小便即数。

尤氏云：胃中有热，消谷引饮，（尤本作饮）即后世所谓消谷善饥，为中消者是也。胃热则液干，故大便坚；便坚则水液独走前阴，故小便数。亦即前条消渴胃坚之证，而列于淋病之下，疑错简也。渊雷案：此条与坚数相搏条同义，而文特简洁，程氏移于彼条之后。

淋家不可发汗，发汗则必便血。

程氏云：膀胱蓄热则为淋。发汗以迫其血，血不循经，结于下焦，又为便血。渊雷案:《金匮》淋病仅此二条，而无方治。此条本出《伤寒论》太阳中篇，编次者取以充数,,盖杂病论之残阙，更甚于伤寒也。

小便不利者，有水气，其人苦渴，栝蒌瞿麦丸主之。

"苦"，赵刻本误若，今从诸家本改。

沈氏云:盖《本经·肿论》"腰已下肿者，当利其小便"，而不见其方，观此方后云"小便利，腹中温为知"，似乎在水肿、腹冷、小便不利之方。想编书者误入，俟高明细详用之。

丹波氏云:渴而小便不利，故非消渴。小便虽不利，而未至溺如粟状，且无小腹急痛，故非淋也。即此治水病渴而小便不利之方，沈氏之说似是。

栝蒌瞿麦丸方

括委根二两 茯苓 薯蓣各三两 附子一枚，炮 瞿麦一两

上五味，末之，炼蜜丸梧子大，饮服三丸，日三服。不知，增至七八丸，以小便利，腹中温，为知。

《方极》云:栝蒌瞿麦丸，治心下悸，小便不利，恶寒而渴者。

尤氏云:此下焦阳弱气冷，而水气不行之证，故以附子益阳气，茯苓、瞿麦行水气。观方后云"腹中温为知"可以推矣，其人若(尤本"苦"作"若")渴，则是水寒偏结于下，而燥火独聚于上，故更以薯蓣、栝蒌

根、除热生津也。夫上浮之焰，非滋不熄；下积之阴，非暖不消。而寒润辛温，并行不悖，此方为良法矣。欲求变通者，须于此三复焉。

元坚云：此证之渴，即下焦蓄水，而升腾之气液失常之所致。栝蒌根不啻生津液，亦能行水气。观柴胡桂枝干姜汤（此方治饮结说，见《伤寒论述义》）及牡蛎泽泻散而可见也。此方用治小便闭宜用肾气丸而其人厌泥恋者，甚验。危氏得效方附子散，治小便不通，两尺脉俱沉微，乃阴虚故也。用绵附子、泽泻各一两，灯心七茎。水煎服，亦此意也。

渊雷案：此亦治所谓肾消之方也。消渴病固有小便不多者，古人从证候以立名，故不云消渴，但云小便不利。凡腰肾虚冷，小便不利，合用肾气丸，而不宜地黄之滋腻者，用此方，极效。身半以下水肿，腹冷，小便不利者，亦主之。沈氏所说是也。《本经》云：瞿麦，味苦寒无毒，主关格诸癃，小便不通，出刺，决痈肿，明目去翳，破胎堕子，下闭血。

小便不利，蒲灰散主之；滑石白鱼散、茯苓戎盐汤并主之。

《金鉴》云：无表里他证，小便不利者，小便癃闭病也。尤氏云：仲景不详见证，而并出三方，以听人之随证审用，殆所谓引而不发者欤。

蒲灰散方

蒲灰七分 滑石三分

上二味，杵为散，饮服方寸匕，日三服。

徐氏云：蒲灰即蒲席烧灰也，能祛湿热，利小便。滑石能通九窍，祛湿热，故主之。丹波氏云：蒲灰，《证类本草》甄权云"破恶血"，败蒲席灰也。《魏氏家藏》方用箬灰。楼氏《纲目》云：蒲灰恐即蒲黄粉，楼说难从。然《千金》有一方，治小便不利，茎中疼痛，小腹急痛。蒲黄、滑石各等分，上二味，治下筛，酒服方寸匕，日三。

渊雷案：此方《本草纲目》收于服器部蒲席条下，以蒲灰为败蒲席灰，即徐氏、丹波氏所本。尤氏以为香蒲之灰，香蒲即蒲黄之莲叶。又名蒲翡，殆即《魏氏家藏方》之箬灰矣。二说不同，未知孰是。又，灰轻石重，而用蒲灰七分，滑石三分，恐误。他本或作蒲灰半分，盖亦有见于此而改之乎。

滑石白鱼散方

滑石二分 乱发二分，烧 白鱼二分

上三味，杵为散，饮服方寸匕，日三服。

丹波氏云：乱发，《本经》主五淋（案出《别录》。又苏恭云："烧灰疗转胞，小便不通"）。白鱼，恐非鱼中之白鱼。《尔雅》：蟫，白鱼。《本经》云：衣鱼一名白鱼，主妇人疝瘕，小便不利。又南齐书：明帝寝疾甚久，敕台省府署文簿求白鱼以为治，是也。沈云白鱼鲞"，诸注并仍之，不可从。

渊雷案：衣鱼，即书纸中蠹鱼也，亦居衣帛中，故名衣鱼。《本草纲目》收此方于衣鱼条下，是也。至鱼中之白鱼，《开宝本草》云：开胃下气，去水气，令入肥健。与此方之意不合。汤金本氏又以鲤鱼代白鱼，可谓一误再误。《别录》云：鲤鱼煮食，治咳逆上气。黄疸，止渴，治水肿脚满，下气。又此方分量，三略味皆云二分。不云等分，何也？

茯苓戎盐汤方

茯苓半斤　白术二两　戎盐弹丸大一枚

上三味，先将茯苓白术煎成，入戎盐再煎，分温三服。

"先将以下"十七字，赵刻及徐、俞本并阙，今依徐、沈、尤氏注本及丹波所引宋本补。

《方极》云：茯苓戎盐汤，治心下悸，小便不利者。

和久田氏云：茯苓戎盐汤，治小便淋沥而难通。若小便闭者，渴而好盐味者，此方为妙。

尤氏云：《纲目》戎盐即青盐，咸寒入肾，以润下之性，而就渗利之职，为驱除阴分水湿之法也。

渊雷案：以上三方但云小便不利，诸注多不能分析其证候。今案次篇云：厥而皮水者，蒲灰散主之。然则蒲灰散当有腹鼓浮肿之证。茯苓戎盐汤据吉益氏和久田氏之说，当有心下悸，渴而嗜咸之证。滑石白鱼散，则未闻他种证候，记此以待试效。

渴欲饮水，口干舌燥者，白虎加人参汤主之。（方见中暍中）

尤氏云：此肺胃热盛伤津，故以白虎清热，人参生津止渴。盖即所谓上消鬲消之证，疑亦错简于此也。喻氏《法津》云：此治火热伤其肺胃，清热救渴之良剂也。故消渴病之在上焦者，必取用之。东垣以治膈消，洁古以治能食而渴者。元坚云：此条即出阳明篇中，则犹是似非真消渴，然以为中渴证治，亦无所妨。

渊雷案：人参白虎汤，治消渴脉洪数，心下痞硬，夜间烦热更甚，肌肉消铄者。已详《伤寒论今释》。若欲问其所以然，旧说谓热伤肺胃。清热生津，固嫌偏于主观的理想。西医谓糖尿患者产生特种酸类侵入血液，使血中碱性减少，遂起酸中毒证。头痛、苦闷、谵语、失神，终至知觉全失，昏睡而死。若内服大量之碱类，或行静脉注射，可以中和血中过量之酸，取快一时。此说似较为翔实。然人参白虎汤中碱类物，惟石膏一味。而此方之效，实由知母、膏、参协力而成。设令单服石膏，必不能取效。其于人参知母等药，仍无法说明也。是故选用效方，记其证候，以待科学之证明，为吾侪今日之所有事，若欲悉为疏通证明，固非一手一足所能为力也。

《生生堂治验》云：草庐先生年七旬，病消渴，引饮无度，小便白浊，周殚百治，而疲悴日加，举家以为不得愈，病人亦嘱后事于乃弟矣。会先生诊之，脉浮滑，舌燥裂，心下硬。曰：可治也。乃与人参白虎汤，百余帖而痊愈。历一年，前病复发，家人归咎于先生之治。病人曰：余死期当在昔年，以琴溪子之灵，幸得至今日，今病深数尽，不可复救，斯乃天也，非药石所知，何为辱琴溪哉？居无几时竟即世，年七十八。

脉浮发热，渴欲饮水，小便不利者，猪苓汤主之。

沈氏云：此亦非真消渴也，伤寒太阳阳明，热邪未清，故脉浮发热，渴欲饮水，胃热下流，则小便不利。故以猪苓汤导热滋干，而驱胃邪下出也。文蛤散、猪苓汤、五苓散凡四条，编书者误入。

渊雷案：以上两条本系《伤寒论》阳明篇之文，编书者割裂以入《金匮》。猪苓汤虽出阳明篇，实为治淋病之方。而注家不知，其释猪苓汤证谓有阳明热邪，释淋病谓是膀胱积热。夫有热邪之病，而为小便淋沥之证，则与膀胱积热何异乎？注家徒以其为阳明方，故谓之阳明热邪。以其为淋病，故谓之膀胱积热。而不知猪苓汤正治淋病，是知二五而不知一十也。

猪苓汤方

猪苓去皮 茯苓 阿胶 滑石 泽泻各一两

上五味，以水四升，先煮四味，取二升，去滓，纳胶烊消，温服七合，日三服。

用法、方解、治验俱详《伤寒论今释》。

余论 尤氏云：按渴欲饮水，本文共有五条，而脉浮发热，小便不利者，一用五苓，为其水与热结故也；一用猪苓，为其水与热结，而阴气复伤也；其水入则吐者，亦用五苓为其热消而水停也；渴不止者，则用文蛤，为其水消而热在也；其口干燥者，则用白虎加人参，为其热甚而津伤也。此为同源而异流者，治法亦因之各异如此，学者所当细审也。

金匮要略今释卷五

水气病脉证并治 第十四

论七首 脉证五条 方十首

方十首。赵刻本作八首，徐镕本作九首，今据俞桥本改。水气即水肿也。篇中论及脉证，察其词气，多系后人羼入。又有讹字脱文，颇难阅读。今据《巢源》等书，稍加校理，借明编次者之本意。然亦古人之糟粕而已。其菁华，仍在诸方之证候用法。

师曰：病有风水，有皮水、有正水、有石水、有黄汗。风水其脉自浮，外证骨节疼痛，恶风；皮水其脉亦浮，外证跗肿，按之没指，不恶风，其腹如鼓，不渴，当发其汗。正水其脉沉迟，外证自喘；石水其脉自沉，外证腹满不喘。黄汗其脉沉迟，身发热，胸满，四肢头面肿。久不愈，必致痈脓。

跗《千金》作"浮"。如鼓不渴《巢源》"作如故而不满又不渴"，《脉经》注同，是也。丹波氏云：跗，《金鉴》读为"跗"，本于喻氏，盖误矣。《素水热穴论》云：上下溢于皮肤，故为跗肿。跗肿者，聚水而生病也，知是胕肿即水病之称耳。

程氏云：风水与皮水相类，属表。正水与石水相类，属里。但风水恶风，皮水不恶风。正水自喘，石水不喘，为异耳。自唐以来，复有五水、十水之说，皆由肾不主五液，脾不能行水，至津液充郭，上下溢于皮肤，则水病生矣。

《金鉴》云：风水，得之内有水气，外感风邪。皮水，得之内有水气，皮受湿邪。其邪俱在外，故均脉浮，皆当从汗从散而解也。正水，水之在上病也。石水，水之在下病也。其邪俱在内，故均脉沉迟，皆当从下，从温解也。

元坚云：风水亦外证跗肿，其不言者，盖系省文。正水征以《水热穴论》及《水胀篇》，则此证亦必腹满，今不言者，亦系省文，要之。风水、皮水以表邪有无为辨，正水、石水以喘不喘为别。其他证候，皆宜类推也。

渊雷案：《巢源·风水候》云：身浮肿，如里水之状，颈脉动，时咳，按肿上凹而不起也，骨节疼痛而恶风是也，脉浮大者，名曰风水也。又《皮水候》云：水妄行，流溢于皮肤，故令身体面目悉肿，按之没指而无汗也，腹如故而不满，亦不渴，四肢重而不恶风是也，脉浮者，名曰皮水也。又《石水候》云：水气妄行，不依经络，停聚结在脐间，小腹肿大如石，故云石水。其候引胁下胀痛而不喘是也，脉沉者名曰石水。尺脉微大，亦为石水。肿起脐下至小腹，垂垂然，上至胃脘，则死不治。无正水候，而有大腹水肿候。小丹波以为即正水。云：大腹水肿者，或因大病之后，或积虚营损，或新热食竟，入于水自渍及浴，令水气不散，流溢肠外，三焦闭塞，小便不通，水气结聚于内，乃腹大而肿，故四肢小，阴下湿，手足逆冷，腰痛上气，咳嗽烦疼，故云大腹水肿。据此则脉浮，四肢面目肿而恶风者，为风水。其不恶风者，为皮水。脉沉，腹肿而喘者，为正水。其小腹肿而不喘者，为石水。然正水之名，竟不知何所取义，篇中亦无治正水之方，当存疑。

魏氏云：黄汗者，其脉亦沉迟，与正水、石水水邪在内无异也。然所感之湿，客于皮毛者，独盛于他证，故身发热。热必上炎，故胸满，头面肿。湿热肆行，故四肢亦肿。经久不愈，瘀蕴酿致成疮痈，溃烂成脓，必至之势也。热逼于内，汗出于外，湿瘀于热，汗出必黄。此又就汗出之色，以明湿热之理，名之曰黄汗。渊雷案：黄汗之病，肢节肿痛而发热，类似历节，说见历节篇中。汗之所以黄，因有胆汁色素从汗液排泄之故。依理当先发黄疸，而《金匮》不言。然本篇治黄汗者两方，桂枝加黄芪汤亦治疸，见黄疸篇，则知黄汗者亦必身黄矣。由是言之，凡病并发黄疸，而黄色由汗排泄者，俱得为黄汗，黄汗是一种证候，不得为病名，此证为风湿病所常见。古人析历节、黄汗为二，疑非。

脉浮而洪，浮则为风，洪则为气，风气相搏，风强则为隐疹，身体为痒，痒为泄风，久为痂癞；气强则为水，难以俯仰。风气相击，身体洪肿，汗出乃愈。恶风则虚，此为风水；不恶风者，小便通利，上焦有寒，其口多涎，此为黄汗。

恶风则虚二句《圣济总录》作"恶风者为风水"。《伤寒论·平脉篇》云：脉浮而大，浮为风虚，大为气强，风气相搏，必成隐疹，身体为痒，痒者名泄风，久久为痂癞。林亿等注云：眉少发稀，身有干疮而腥臭也。

《金鉴》云：此为黄汗四字，当是衍文。六脉俱浮而洪，浮则为风，洪则为气。风气相搏之病，若风强于气，相搏为病，则偏于营，故为隐疹。身体为痒，痒者肌虚，为风邪外薄故也，名曰泄风，即今之风燥疮是也。故曰久不愈，则成痂癞。痂癞，疥癣、疬癞之类是也。若气强于风，相搏为病，则偏于卫，故为水气。难以俯仰，即今之支饮喘满不得卧也。若风气两相强击为病，则为风水，故通身浮肿也。以上诸证，皆属肌表，故当发汗，汗出乃愈也。风水无汗，当以越婢汤发汗，若汗出恶风，则为表阳虚，故加附子也。若不恶风，小便通利，非表阳有寒，乃上焦有寒也。上焦有寒，惟兼病水者不能约束津液，故其口多涎也。

元坚云：此条风强气强二证是客，风气相击证是主，宜分别看。汗出则愈，专从风水而言，不统前二证。

何氏《医碥》云："恶风则虚"一句，"不恶风者，小便通利，上焦有寒，其口多涎，此为黄汗"五句，当是错简，删之。

渊雷案：此条从脉测证，非仲景之言也。隐疹身痒，用祛风清热和血之品，如防风、黄芪、连翘、栀子、当归、黄芩之类，往往得效。谓之风强，尚较合理。气强为水，难以俯仰，风气相搏，身体洪肿云云，于病理、药效，绝无近似处。《金鉴》偏营偏卫之说，牵强殊甚。营卫之病多矣，何以独为隐疹、水气耶？疥癣与疠癞，轻重不侔，亦不当相提并论。

寸口脉沉滑者，中有水气，面目肿大，有热，名曰风水。视人之目裹上微拥，如蚕新卧起状，其颈脉动，时时咳，按其手足上，陷而不起者，风水。

丹波氏云：《脉经》《千金》《外台》并无"蚕"字。据《灵·论·疾诊尺及水胀篇》无"蚕"字，为是。盖因下文"目下有卧蚕"之语而错误也。裹，《灵枢》作"窠"。案：《水胀篇》：以手按其腹，随手而起，如裹水之状者，水也。其身尽肿，皮厚，按其腹，陷而不起者，肤胀也。肤胀者，寒气客于皮肤之间所致。寒气在于皮肤之间露出马，按而散之，则不能猝聚，故陷而不起也。当知随手而起，为有水无气。陷而不起，为有气有水也。《巢源》：燥水谓水气溢于皮肤，因令肿满，以指画肉上，则隐隐成文字者，名曰燥水；以指画肉上，随画随散，不成文字者，名曰湿水。盖湿水即《灵枢》所谓水也，燥水即所谓肤胀也，上条云：皮水其脉亦浮，外证䠁肿，按之没指。而此条云：陷而不起者风水。则知皮水、风水即《巢源》所谓燥水，而亦肤胀之属也。

渊雷案：《灵枢·论疾诊尺篇》云：视人之目窠上微肿，如新卧起状，其颈脉动，时咳，按其手足上，陷而不起者，风水肤胀也。为此条所本。凡水肿从目窠头面起，而肿与尿闭同时俱进者，为肾炎之确征。咳却与肾炎无关。水在皮下组织而为浮肿者，按之必陷而不起。然须一指尖按之，若全手掌按之，亦复随手而起。水在体腔内或在腹膜腔内，而为腹水者，其腹虽膨满，按之则随手而起。又有消化器病，因肠中多气而腹大者，按之亦随手而起。惟水肿在四肢者，按之无有不陷，以其内无腔囊，其水必在皮下组织故也。是故四肢之肿，按之必陷。腹部之肿，按之或陷或起，此自然之理也。丹波氏引《灵枢》、《巢源》，以陷而不起者为肤胀、燥水，随手而起者为水，未免不究实际。且《水胀篇》云：水始起也，目窠上微肿，如新卧起之状，其颈脉动，时咳，阴股间寒，足胫肿，腹乃大，其水已成矣。以手按其腹，随手而起，如里水之状，此其候也。其证状，与本条及《论疾诊尺篇》之风水肤胀悉同。所异者，一则按腹随起，一则按手足不起耳。然从事实上推测，按腹随起者，安知按手足而不陷乎？故以按之起不起，分别水与肤胀，不可凭也。尤氏云：腹中气大，而肢间气细，气大则按之随手而起，气细则按之陷而不起，而其浮肿则一也。此说近之。

太阳病，脉浮而紧，法当骨节疼痛，反不疼，身体反重而酸，其人不渴，汗出即愈，此为风水。恶寒者，此为极虚。发汗得之。○渴而不恶寒者，此为皮水。○身肿而冷，状如周痹，胸中窒，不能食，反聚痛，暮躁不得眠，此为黄汗。痛在骨节。○咳而喘，不渴者，此为脾胀，其状如肿，发汗即愈。○然诸病此者，渴而下利，小便数者，皆不可发汗。

尤氏云：太阳有寒，则脉紧骨疼，有湿则脉濡身重，有风则脉浮体酸，此明辨也。今得伤寒脉而骨节不疼，身体反重而酸，即非伤寒，乃风水外胜也。风水在表而非里，故不渴。风固当汗，水在表者亦宜汗，故曰汗出即愈；然必气盛而实者，汗之乃愈。不然则其表益虚，风水虽解，而恶寒转增矣。故曰恶寒者，此为极虚，发汗得之。若其渴而不恶寒者，则非病风，而独病水，不在皮外，而在皮中，视风水为较深矣。其证身肿而冷，状如周痹，为寒湿痹其阳，皮水为水气淫于肤也。胸中窒不能食者，寒袭于外，而气窒于中也。反聚痛，暮躁不得眠者，热为寒郁，而寒甚于暮也。寒湿外淫，必流关节，故曰此为黄汗，痛在骨节也。其咳而喘不渴者，水寒伤肺，气攻于表，有如肿病，而实同皮水，故曰发汗则愈。然此诸病，若其人渴而下利、小便数者，则不可以水气当汗而概发之也。仲景之意，岂非虑人之津气先亡耶？或问：前二条云风水外证骨节疼，此云骨节反不疼，身体反重而酸。前条云皮水不渴，此云渴，何也？曰：风与水合而成病，其流注关节者，则为骨节疼痛。其浸淫肌体者，则骨节不疼而身体酸重，由所伤之处不同故也。前所云皮水不渴者，非言皮水本不渴也，谓腹如鼓而不渴者。病方外感而未入里，犹可发其汗也，此所谓渴而不恶寒者，所以别于风水之不渴而恶风也。程氏曰：水气外留于皮，内薄于肺，故令人渴，是也。

渊雷案：此条分为五节，今每节臆断之。首节言风水恶寒有表证。二节言皮水不恶寒，其他皆同风水。风水可汗，则知皮水亦可汗。风水、皮水皆不言跗肿者，省文也。其言骨节之疼与不疼，渴与不渴，与前二条异者。当如尤氏之解，或者此数条本非一人之言，集书者兼收之，故前后自异欤。"身肿而冷，状如周痹"二句，当属黄汗。盖《灵枢》之周痹（引见胸痹薏苡仁附子散条）即是历节，而黄汗与历节类似。历节篇及本篇皆云：假令发热，此属历节，可证也。尤氏以此二句属皮水，非是。程注属之黄汗，是也。脾胀，诸注俱作"肺胀"解，当是。盖肺循环郁血之水肿也。此条主意，在于可汗不可汗。盖黄汗不可汗，风水、皮水、肺胀皆可汗。其渴而下利，小便数者，仍不可汗也。

里水者，一身面目黄肿，其脉沉，小便不利，故令病水。假如小便自利，此亡津液，故令渴也。越婢加术物主之。（方见下）

黄肿《脉经》作"洪肿"。《脉经》注云：一云皮水。其脉沉，头面浮肿，小便不利，故令病水。假令小便自利，亡津液，故令渴也。

程氏云：里有水则脉沉，小便不利，溢于表则一身面目黄肿，故与越婢加术汤，以散其水。若小便自利，此亡津液而渴，非里水之证，不用越婢汤也。越婢加术汤，当在故令病水之下。

丹波氏云：此条诸家并以自一身面目黄肿至故令渴也，悉属越婢汤证，殊不知此与肠痈大黄牡丹汤条同为倒装法，程注义独长矣。但据《脉经》，黄肿乃洪肿之讹。又据《外台》引《古今录验》皮水越婢加术汤主之。及《脉经注》文，里水亦皮水之讹，义尤明显。《金鉴》则不考之于古书，辄以越婢加术汤主之七字移于前条，抑亦肆矣。或疑脉沉用麻黄之义，考《本草》麻黄为肺家之专药。李氏详辨之。皮水，水气壅遏于皮肤之间，用麻黄而发之，则气行水利而脉道开，沉乃为浮。此等之义，身试亲验，然后知经文之不我欺也。

渊雷案：越婢加术汤，为逐水发汗之主剂。其证为浮肿，自汗，小便不利，口渴。其病亦是肾脏泌尿障碍，与五苓散同。惟五苓证水积于胃中，故水人则吐。此方证水泛于皮下，故浮肿而自汗。自汗者，皮肤之代偿机能，所以排除水气也。惟此条有可疑者二事：曰里水，曰脉沉，是也。里水之名，出于首条四水之外。假令水在里，即不当发汗，是里字必有讹误。据首条及第二条、第四条，当汗者，为风水、皮水。而越婢汤证云：风水恶风。方后云：风水加术四两。则本条里水，当是风水之讹。然《外台》既载越婢汤于风水门，又载加术汤于皮水门。云：《古今录验》皮水，越婢加术汤主之。《脉经》注亦云皮水云云。则本条里水，又似皮水之讹。今案风水、皮水之异，仅在恶风与否。越婢之证虽云恶风，其药味于不恶风之证，亦无所忌。是本方之为风水、为皮水，不必斤斤辨析也。又，无论风水、皮水，其脉皆浮。今云脉沉，而丹波氏之亲验，服药乃浮。吾因疑始之脉沉，乃洪肿之故，与肥人平脉常沉同理。服药而肿减，脉乃浮耳。至黄肿之当作洪肿，丹波说是。小便自利而渴者，非本方证，程说亦是。用法详中风篇。

《生生堂治验》云：某之子，年弱冠，身体肿满，延及阴囊，其大如球，茎几没于其中。师诊之曰：观汝腹内肿色，似尝有疥癣、瘾疹之患者。而曰：然。昔者请一医傅药而顿愈。曰：是矣。此内攻耳，与越婢加术汤，兼用龙门丸（汤本云与梅肉丸同小异）。每服三十丸，三日一次，数旬而愈。

《导水琐言》云：某人，年二十八，小疮内陷，遂发肿胀。医二三下之，肿益甚，寻投发表剂，又无效，困苦至极。延予诊之，通身红肿，其腹如鼓，咳逆短气，喘鸣如拽锯。余乃投越婢加苓术汤（即本方加茯苓）。一剂重十钱，兼服三圣丸（蛇黄、禹余粮、铁砂三味米醋煮干糊丸，治浮肿，喘满，小便秘涩，气急烦躁）。自初昏至平旦，尽汤药五剂，丸药四钱。平旦之后，

腹中鸣动，小便通利一升许，喘鸣减半，尔后小便日益快利，不过十日，满身无水。先所陷疮，然后勃然而发，乃以药尽其毒，制药汤浴之，三十日而全安。

跌阳脉当伏，今反紧，本自有寒（案：当句断），疝瘕，腹中痛，医反下之，下之即胸满短气。

跌阳脉当伏，今反数，本自有热，消谷，小便数，今反不利，此欲作水。

徐氏云：此二条，言水病人，别有宿病。人各不同，当从跌阳脉与其旧疾见证别之。

尤氏云：跌阳虽系胃脉，而出于阴部，故其脉当伏，今反紧者，以其腹中宿有寒疾故也。寒则宜温，而反下之，阳气重伤，即胸满短气。其反数者，以其胃中

有热故也。热则当消谷而小便数，今反不利，则水液日积，故欲作水。夫阴气伤者，水为热蓄而不行。阳气竭者，水与寒积而不下。仲景并举二端，以见水病之原有如此也。

元坚云：诸家以趺阳脉伏为病脉，尤氏特以为平脉，而其注义亦畅，更推尤意。此欲作水一句，总括二条，亦顶胸满短气来。或曰：此二条，前条是客，不过举其有寒者以为对照，实无干水病。后条是主，示水之因热生者。此说亦有理。又按：趺阳平脉，贵沉实，不贵浮露，故尤氏以伏为平脉。《辨脉法》曰：趺阳脉迟而缓，胃气如经也，其意一也。但后条有寒水相搏，趺阳脉伏语，义相矛盾，当考。又《辨脉法》曰：趺阳脉微而紧，紧则为寒，微则为虚，微紧相搏，则为短气。

渊雷案：自此以下五条，皆非仲景家言也。以脉断病，盖仓公淳于意之流亚，其法或迂阔而不切实用，或艰晦而不可喻人。炎刘而降，法虽失传，其遗文断简，时有存者。后有著述，转相钞袭，错误滋多，去古愈遥，不可索解。即如此两条，以拙吾之清澈，多纪之娴雅，尚不能自圆其说，而况智出二君下者哉。抑医家在汉以前，家派繁多，不相统贯。《本草经》与《素灵》不同，《史记仓公传》与《本经》《素灵》又不同，此犹显而易见者。《难经》号称《解释》《素灵》，实与《素灵》多所牴牾。《大论要略》专以汤药治病，宜与《本经》契合，而亦不能尽同。此无他，师承各别，门户不同故也。后人不知，必欲牵彼就此，并为一谈，实徒乱人意而已。

寸口脉浮而迟，浮脉则热，迟脉则潜，热潜相搏，名曰沉。趺阳脉浮而数，浮脉即热，数脉即止，热止相搏，名曰伏。沉伏相搏，名曰水。沉则络脉虚，伏则小便难，虚难相搏，水走皮肤，即为水矣。

《金鉴》云：此条文义不属，不释。

寸口脉弦而紧，弦则卫气不行，即恶寒，水不沾流，走于肠间。

《金鉴》云：此条必有脱简，不释。丹波氏云：考《脉经寒疝篇》云："寸口脉弦而紧，弦则卫气不行，卫气不行则恶寒，紧则不欲食，弦紧相搏，则为寒疝，知此条亦宜有紧则云云语。

《金鉴》为是。

少阴脉紧而沉，紧则为痛，沉则为水，小便即难。

《金鉴》云：四句文义不属，并有脱简，不释。

脉得诸沉，当责有水，身体肿重。水病脉出者，死。

尤氏云：水为阴，阴盛故令脉沉。又，水行皮肤，营卫被遏，亦令脉沉，若水病而脉出，则真气反出邪水之上，根本脱离。而病气独胜，故死。出与浮迥异，浮者，盛于上而弱于下，出则上有而下绝无也。

渊雷案：沉脉不皆是水。盖身体肿重，而脉得诸沉者，当责有水，倒句法也。脉出谓盛而无根。魏氏引少阴篇服汤，脉暴出者死，微续者生。是也。抑脉出者死，不但水病及白通加猪胆汁证也。凡病深沉而脉躁盛者，多不治。病轻浅而脉微弱者，虽难治，尚可救。故阳病见阴脉犹可，阴病见阳脉则死。

夫水病人，目下有卧蚕，面目鲜泽，脉伏，其人消渴。病水腹大，小便不利，其脉沉绝者，有水，可下之。

程本《金鉴》。析病水腹大以下为别一条，殆非。目下有卧蚕者，下眼胞肿，如有卧蚕也。面目鲜泽者，皮下有水也。病水腹大者，水在腹膜腔内，西医所谓腹水也。此条极似肾炎之水肿，惟肾炎，脉皆弦硬。今云脉伏脉沉绝，可疑。有水可下者，下其腹水也。凡胸水腹水可下，参看十枣汤证可知也。

元坚云：目下如卧蚕者，色黄晶肿。如新卧起者，眼胞上庞然虚浮，其证自异。方书中或有曰：若卧蚕才起之状者，谬矣。徐氏云：水病可下。惟此一条，沉绝二字妙。

何氏《医碥》云：内水，腹大，小便不利，脉沉甚，可下之，十枣汤、浚川散（甘遂、牵牛头末、大黄芒硝、木香、郁李仁）、神佑丸（即十枣汤料加黑牵牛头末、大黄、轻粉）、禹功散（牵牛子、茴香）、舟车丸

（即神佑丸加青皮、橘红、木香、槟榔）之类。盖水可从小便利，亦可从大便泄也。

问曰：病下利后，渴饮水，小便不利，腹满因肿者，何也？答曰：此法当病水，若小便自利及汗出者，自当愈。

因肿，《脉经》及程本、《金鉴》作《阴肿》，盖谓阴囊水肿也。下利后亡津液，故渴欲饮水。若小便不利，则水无从泄，故腹满阴肿，是为水肿之预兆。若小便自利，则水从下泄；汗出，则水从外泄。水有所泄，虽多饮，亦不病水也。此条言病后引饮而小便不利者，有病水之可能，似无深意。

心水者，其身重而少气，不得卧，烦而躁，其人阴肿。

程氏云：《内经》曰：心主身之血脉。《上经》曰：水在心，心下坚筑短气，是以身重少气也。《内经》曰：诸病水者，不得卧。夫心属火，水在心，则蒸郁燔烁，是以不得卧而烦躁也。心水不应阴肿，以肾脉出肺络心，主五液而司闭藏。水之不行，皆本之于肾，是以其阴亦肿也。丹波氏云：案《金鉴》云"其人阴肿"四字，当在肾水条内，错简在此。此说有理，然程注义亦通。渊雷案：此以下叙五脏之水，与痰饮篇水在五脏同一窠臼，多不可解。此条颇似浆液性心包炎，其人常左卧，或坐而不得卧，烦躁不安，呼吸困难，病重者或谵妄昏迷，惟阴肿决与心脏病无关耳。

肝水者，其腹大，不能自转侧，胁下腹痛，时时津液微生，小便续通。

此条颇似门脉郁血之证。其人腹胀痛，先发腹水。有继发全身水肿者，多数并发黄疸。若是门脉郁血，则谓之肝水正宜。尤氏云：时时津液微生，小便续通者，肝喜冲逆而主疏泄，水液随之而上下也。

肺水者，其身肿，小便难，时时鸭溏。

此不知是何种病，殆与肺脏无关也。赵氏云：肺主皮毛，行营卫，与大肠合。今有水病，则水充满皮肤。肺本通调水道，下输膀胱，为尿溺。今既不通，水不得自小便出，反从其合，与糟粕混，成鸭溏也。尤氏云：鸭溏，如鸭之后，水粪杂下也。

脾水者，其腹大，四肢苦重，津液不生，但苦少气，小便难。

此亦不知何种水肿。尤氏云：脾主腹而气行四肢，脾受水气，则腹大四肢重。津气生于谷，谷气运于脾，脾湿不运，则津液不生而少气。小便难者，湿不行也。

肾水者，其腹大，脐肿腰痛，不得溺，阴下湿如牛鼻上汗，其足逆冷，面反瘦。

反，《脉经》"作皮"。注云：一云大便反坚。此条惟腰痛不得溺，是肾脏病证候，其他皆不足为肾脏性水肿之确征。尤氏云：身半以下，肾气主之，水在肾，则腰痛、脐肿、腹大也。不得溺，阴下湿如牛鼻上汗，其足逆冷者，肾为阴，水亦为阴，两阴相得，阳气不行，而湿寒独胜也。面反瘦者，面为阳，阴盛于下，则阳衰于上也。

魏氏云：又为明水气附于五脏，而另成一五水之证。盖水邪亦积聚之类也，切近于其处，则伏留于是脏，即可以脏而名证，是五水又以分附于五脏而得名矣。但脏虽各附，而其实异其地者，不异其邪。治之者，亦异其处者不当易其法也。

师曰：诸有水者，腰以下肿，当利小便；腰以上肿，当发汗乃愈。

《金鉴》云：诸有水者，谓诸水病也。治诸水之病，当知表里上下分消之法。腰以上肿者，水在外，当发其汗乃愈，越婢、青龙等汤证也。腰以下肿者，水在下，当利小便乃愈，五苓、猪苓等汤证也。赵良曰：即《内经》开鬼门，洁净腑法也。渊雷案：中医治病分表里上下，而彼此均有联系。此义已于《伤寒论今释》发之。治水病，腰以下肿利小便，腰以上肿发汗，亦是此理。诸犹言凡也，一切也。

《陈氏证治大还》云：凡大人小儿，通身浮肿，喘急，小便不利。自下而上者，名阴水。自上而下者，名阳水。俗名河白，用河白草浓煎汤洗浴。此草三尖底平，叶底及梗有芒刺，阳水用无刺者，阴水用有刺者。

一二浴后，而小便便利，浮肿自消，神效神效。

师曰：寸口脉沉而迟，沉则为水，迟则为寒，寒水相搏。趺阳脉伏，水谷不化，脾气衰则鹜溏，胃气衰则身肿。少阳脉卑，少阴脉细，男子则小便不利，妇人则经水不通；经为血，血不利则为水，名曰血分。

尤氏云：此合诊寸口趺阳，而知为寒水胜而胃阳不行也。胃阳不行，则水谷不化，水谷不化，则脾胃俱衰。脾气主里，故衰则鹜溏；胃气主表，故衰则身肿也。少阳者生气也，少阴者地道也，而俱受气于脾胃，脾胃衰则少阳脉卑而生气不营，少阴脉细而地道不通，男子则小便不利，妇人则经血不通，而其所以然者，则皆阳气不行，阴气乃结之故。曰血分者，谓虽病于水，而实出于血也。

丹波氏云：沈际飞校本《脉经》卑作"革"。案沈云：卑者即沉而弱。徐云：卑则低而弱。《平脉法》：营气弱，名曰卑。王宇泰云：营主血，为阴。如按之沉而无力，故谓之卑也。但少阳未详何部。徐云左关胆脉也，沈云右尺，《金鉴》云左尺。然左右配位之说，仲景所未曾言，必别有所指。《史记·仓公传》：时少阳初代。亦同。血分，诸家无明解。盖分者，散也。血为水分散，流布肢体也。又有水分。《脉经》云：问曰：病有血分，何谓也？师曰：经水前断，后病水，名曰血分，此病难治。问曰：病有水分，何也？师曰：先病水，后经水断，名曰水分，此病易治。

渊雷案：此条言血分之病理诊法。然少阳脉不知诊在何处，卑不知是何脉象，其所言病理，更难推测，盖亦别派医家之遗文耳。据《脉经》则经断而病水者，为血分。病水而经断者，为水分是血分、水分皆妇人之病也。然妇人有病，鲜有不影响月事者。治其本病，则月事自复。而独于水病立水分之名，应予商榷。惟经断而病水者，苟无他种致水之原因，自当通经为主耳。

《本事续方》云：治妇人经脉不通，即化黄水，水流四肢，则遍身皆肿，名曰血分。其候与水肿相类一等，庸医不问源流，便作水疾治之，非唯无效，又恐丧命，此乃医杀之也，宜用此方。人参、当归、瞿麦穗、大黄、桂枝、茯苓各半两，苦葶苈炒，二分。上为细末，炼蜜圆如梧子大，每服十五圆，空心米饮下，渐加至二十圆，止于三十圆，每无不效者。

蒋示吉《医宗说约》云：有血分症，妇人先经水断绝，而后四肢肿满，小便不通，此血瘀水道，以通经为主，宜小调经散。案：小调经散，本治产后水肿之方。琥珀、没药、当归、桂心、白芍药、细辛、麝香为末，生姜汁、黄酒调服。

问曰：病者苦水，面目身体四肢皆肿，小便不利，脉之，不言水，反言胸中痛，气上冲咽，状如炙肉，当微咳喘，审如师言，其脉何类？师曰：寸口脉沉而紧，沉为水，紧为寒，沉紧相搏，结在关元，始时当微，年盛不觉，阳衰之后，营卫相干，阳损阴盛，结寒微动，肾气上冲，喉咽塞噎，胁下急痛。医以为留饮而大下之，气击不去，其病不除。后重吐之，胃家虚烦，咽燥欲饮水，小便不利，水谷不化，面目手足浮肿。又与葶苈丸下水，当时如小差，食饮过度，肿复如前，胸胁苦痛，象若奔豚，其水扬溢，则浮咳喘逆。当先攻击冲气，令止，乃治咳；咳止，其喘自差。先治新病，病当在后。

此条亦非仲景家言。惟水病人多有此等证候者，今参合诸家之注，顺文释之。《脉经》：脉之上有"师"字。言水病之人，身面四肢俱肿，小便不利，其水证甚急。师持脉诊察之，不以水病措意，反言胸中痛，气上冲咽，状如炙肉，当微咳喘云云。问者不知其故，因问其脉何类，何由知之也，状如炙肉者，咽中窒塞，如有炙肉也。师言：寸口脉沉紧，为水寒结在关元。关元盖泛称下焦部位，水寒结在关元，谓腹底骨盆腔内有积水也。此等腹水，有终身不见证状，死后解剖始知者，故曰始时当微，年盛不觉。当，徐、尤诸注本作"尚"，亦通。及中年以后，身体各种机能渐次衰减，营卫流行不畅，阳损而阴盛，腹水上冲而动，乃有喉咽塞噎，胁下急痛之证。其状盖似奔豚，其治法盖当温下。以其从小腹上冲，小腹为肾之区域，故曰肾气上冲。水气上冲之证，临床实验上多有之，其理尚未明也。此时病人尚未浮肿，医者以为是留饮、支饮，而用十枣等汤大下之。冲击之气不去，其病不除，后重吐之，益虚其胃，以生内烦，遂咽燥欲饮水。小便不利，水谷不化，而面目、手足浮肿矣。医见其浮肿，又与葶苈丸下水，当时水乍去，则如小差，既而食饮过度，肿复如前，上冲如故，胸胁苦痛，象若奔豚。水气既扬溢上冲，则浮咳喘逆。此病先有积水，继则冲逆，复因吐下而浮肿咳喘，是当先用苓桂味甘之类，治其冲气，冲气既低，再治其咳，咳止，喘当自差，最后乃治其腹水本病。盖冲气咳喘等，皆是新病，新病当先治，即首篇先治其卒病，后乃治其痼疾之意。病当在后句，文不通顺，要是后治痼疾之意耳。

元坚云：按《脉经》引《四时经》云：土亡其子，其气衰微，水为洋溢，浸渍为池，走击皮肤，面目浮肿，归于四肢。愚医见水，直往下之，虚脾空胃，水遂居之，肺为喘浮。注云：肺得水而浮，故言喘浮。又《巢源·伤寒咳嗽候》曰：水停心下，则肺为之浮。肺主于咳，水气乘之，故咳嗽。又《水肿候中》曰：肺得水而浮，浮则上气而咳嗽也。盖得斯说，而浮咳之义始晰矣。又，何氏《医碥》曰：水气喘者，水气逆行，肺气得水而浮。观浴河者水浸至胸则喘，可见。

汤本氏云：余之经验，误治冲气即象若奔豚者，宜苓桂五味甘草汤。其他诸证，皆可与半夏厚朴汤。（案：方出《妇人杂病篇》。）

风水，脉浮身重，汗出恶风者，防己黄芪汤主之。腹痛者加芍药。

丹波氏云：此条校之于《痉湿暍篇》，唯湿作水为异耳。盖此后人误人者。附方（本篇篇末附方也）所载外台证治，的是《本经》之旧文。《脉经》与《外台》同，可以证矣。

防己黄芪汤方

防己一两 黄芪两分 白术三分 甘草半两，炙

上剉，每服五钱匕，生姜四片，枣一枚，水盏半，煎取八分，去滓温服，良久再服。

此条经文及方，皆系后人窜入。徐镕本及诸家注本多不出方。注云出湿病中。用法方解已详湿病篇。

风水恶风，一身悉肿，脉浮不渴，续自汗出，无大热，越婢汤主之。

尤氏云：此与上条证候颇同，而治特异。麻黄之发阳气，十倍防己，乃反减黄芪之实表，增石膏之辛寒，何耶？脉浮不渴句，或作脉浮而渴。渴者，热之内炽。汗为热逼，与表虚出汗不同，故得以石膏清热。麻黄散肿，而无事兼固其表耶。丹波氏云：案大青龙汤治伤寒烦躁。麻黄杏仁甘草石膏汤，治汗后汗出而喘，无大热，俱麻黄、石膏并用之剂。而不言有渴，今验之，不

论渴与不渴皆可用。然此断云不渴者，义可疑也。以理推之，作而渴为是。下文黄汗之条"汗出而渴"。《脉经》注云：一作不渴。而渴不渴，经有误错，是其明征也。渊雷案：《评热病论》"风水有口干苦渴证"，而本篇第四条云：其人不渴，汗出即愈，此为风水。盖风水之证，有渴有不渴。越婢之证，则渴为主，不渴者亦可服。此条不渴字，当作而渴为是。

《类聚方》云：大青龙汤证，而无咳嗽、冲逆，有脚挛痛之证者，主之。不渴，当作渴。自汗出之下，当有或无汗字。

越婢汤方

麻黄六两　石膏半斤　生姜三两　大枣十五枚　甘草二两

上五味，以水六升，先煮麻黄，去上沫，纳诸药，煮取三升，分温三服。○恶风者加附子一枚，炮。○风水加术四两（《古今录验》）。

丹波氏云：《外台·风水门》引《古今录验》煮法后云：咳肺胀，加半夏五合，洗。一服五合。又《皮水门》云：《古今录验》皮水，越婢汤加术主之。煮法后云：范汪同。本出仲景《伤寒论》。案：据《外台》风水加术四两，当作皮水：原方只五味，盖加味法。编书者采录于《古今录验》，故注此四字。

《证治大还》云：越婢汤，治脉浮在表，及腰以上肿，宜此发汗。兼治勇而劳甚，肾汗出。汗出遇风，内不得入脏腑，外不得越皮肤，客于玄府，行于皮里，传为胕肿，本之于肾，名曰风水。其证恶风，一身悉肿，脉浮不渴，续自汗出。风水证少气时热，从肩背上至头汗出，苦渴，小便黄，目下肿，腹中鸣，身重难行，正卧则咳，烦而不能食。

《方极》云：越婢汤，治大青龙汤证而不咳嗽上冲者。渊雷案：本方即大青龙去杏仁、桂枝。故东洞云：尔其实大青龙主散热，本方主逐水。药虽同而主治不同，不得与大青龙等视也。本方喘咳者亦宜用。东洞云不咳嗽，太拘泥。

《方机》云：治一身悉肿，脉浮，自汗出，恶风者。

方舆輗云：上体下体，或一身悉肿，脉浮而渴，自汗出。恶风，小便不利，或喘咳者，越婢汤主之。脚气、痛风、疮毒内攻等多此证。又犯风邪久咳，因沐浴变此证者，往往见之。

《青州医谈》云：伤寒多汗憎寒，近衣被则汗漏不止，去衣被则寒不可忍。世医与柴胡汤、柴胡桂枝汤或桂枝加黄芪汤等，不愈。有变谵语，饮食不进，终至危殆者。此证内热甚，宜越婢汤。

《达生图》说云：蝮蛇、毒鼠、毒犬毒，肿者，皆可服越婢汤。在受伤时，即应从伤处将血尽量榨出。

又云：产妇血晕，或发子痫，有致汤火伤者，在尚未带水气之先，于麻油置盐，加辰砂少许，涂之即效。

延久有肿气者，投以越婢汤。

《方函口诀》云：此方以发越脾气为本义。虽属麻黄剂，而与麻黄汤、大青龙汤异趣，以无大热、自汗出为目的，故用于肺胀、皮水等，而不用于伤寒溢饮。论中麻杏甘石汤与此方同类。渊雷案：此说甚核，麻黄汤大青龙汤主发表散热。其证热高，汗不出。此方及麻杏甘石汤主因汗逐水，其证无大热，自汗出。虽俱以麻黄为君，其证则适相反矣。发越脾气云者，因《外台·肉极门》载此方，一名起脾汤，故成无己注大论，谓是发越脾气。然本方中并无治脾之药，其说不可从。越婢名义，详《伤寒论今释》。

皮水为病，四肢肿，水气在皮肤中，四肢聂聂动者，防己茯苓汤主之。

丹波氏云：《外台》引深师名木防己汤，聂聂作集集，云本出仲景《伤寒论》。

又云：《巢源、水分候》云：水分者，言肾气虚弱，不能制水，令水气分散，流布四肢，故云水分。但四肢皮肤虚肿，聂聂而动者，名水分也。案此条证，据《巢源》即水分也。渊雷案：据《脉经》则水分、血分俱为妇人病，引见前第二十一条。《巢源》列血分于妇人杂病门，列水分于水肿门，与《脉经》异。其水分之证又即防己茯苓汤证，而《金匮》名为皮水，古书病名之参错如此。

尾台氏云：聂聂动，与眴动略同，皆水气所为，而茯苓之主治也。《小补韵会》曰：聂，动貌。《素问·平人气象论》曰：厌厌聂聂，如落榆荚。又《难经十五难》曰：厌厌聂聂，如循榆叶。渊雷案：四肢聂聂动，为防己茯苓汤之主证。盖因水毒停滞于肌肉，肌肉中老废物质不得排泄，末梢运动神经起自家中毒症状，故润动也。

防己茯苓汤方

防己三两　黄芪三两　桂枝三两　茯苓六两　甘草二两

上五味，以水六升，煮取二升，分温三服。

《方极》云：防己茯苓汤，治四肢聂聂动，水气在皮肤而上冲者。

《方机》云：治四肢肿，水气在皮肤中，肉眴筋惕者，兼用桃花散（桃花、葵子、滑石、槟榔为散，每食前葱白汤调下）。

《类聚方广义》云：防己茯苓汤，专主肌表有水气者。防己黄芪汤主表里有水者，故防己黄芪皆多于防己茯苓汤。

尤氏云：防己、茯苓善驱水气，桂枝得茯苓，则不发表而反行水，且合黄芪、甘草助表中之气，以行防己、茯苓之力也。

《方函口诀》云：此方虽主皮水，而方意近防己黄芪汤，但去术加桂苓者，专行于皮肤也。一人身体肥胖，运动不如意，手足振掉，前医投桂枝茯苓白术、真武之类，或以为痰所为，令服导痰化痰之药，更无效者，与此方而愈。又下利久不治，与利水药不愈者，用此方，或有意外之治效。

《先哲医话》云：惠美宁固曰：一男子，头及两手振掉不已，得此已二三年。腹中和，饮食如故。余谓是即仲师所谓四肢聂聂之类，投以防己茯苓汤而愈。

里水，越婢加术汤主之，甘草麻黄汤亦主之。

丹波氏云：《外台》引范汪"里水"作"皮水"。又云：皮水，一身面目悉肿，甘草麻黄汤主之。二方各为一条。案：《外台》为是。

《金鉴》云：里字当是皮字，岂有里水而用麻黄之理？阅者自知是传写之讹。皮水表虚有汗者，防己茯苓汤固所宜也。若表实无汗有热者，则当用越婢加术汤。无热者，则当用甘草麻黄汤发其汗，使水外从皮去也。渊雷案：越婢加术证有脚弱口渴，小便不利，皆甘草麻黄证所无。

越婢加术汤方（见上。于内加白术四两，又见脚气中）

用法、方解、治验详上文第五条及中风篇。元坚云：此方与次方所主之证，盖在轻重剧易之别，不必拘有热无热矣。

甘草麻黄汤方

甘草二两　麻黄四两

上二味，以水五升，先煮麻黄，去上沫，内甘草，煮取三升，温服一升，重覆汗出，不汗，再服。慎风寒。

《千金》云：有人患气虚损（二字本作急积）久不差，遂成水肿。如此者众。诸皮中浮水，攻面目身体，从腰以上肿，皆以此汤发汗，悉愈。方（即本方）

《千金翼》云：麻黄汤，主风湿水疾，身体面目肿，不仁而重。方（即本方）重覆。日移二丈汗出，不出，更合服之。慎护风寒。皮水用之良。

《秘传经验方》云：走马通圣散，治诸风湿及伤风伤寒头疼，并治疔疮一切肿毒。手足疼痛，风痹不仁，（即本方）炒微黄，碾为细末，每服三钱，用水盏半，锅内滚一大沸，凉温服。金盖被暖不透风，汗出为度。仍要谨慎风触，遂无重复。

《方极》云：甘草麻黄汤，治喘，急迫，或自汗，或不汗者。

《类聚方广义》云：皮水，其脉浮，外证跗肿，按之没指，不恶风，其腹如鼓，不渴，当发其汗。按：此证，亦宜甘草麻黄汤。

吉益猷注防己茯苓汤条云：此证四肢先肿，而身不肿，与麻黄（谓本方及越婢诸汤）证异。麻黄证，则身肿而及于四肢者也。又注防己黄芪汤条云：凡防己所主者，为虚肿，自下而起。麻黄所主者，为实肿，自上而起也。

方舆轺云：往年，一男子六十余岁，患上证（谓皮水本方证也）。余一诊，即投甘草麻黄汤，服之一夜，汗出烦闷而死。后阅《济生方》曰：有人患气促，积久不瘥，遂成水肿，服此而效。但此药发表，老人、虚人不可轻用。余当弱冠，方药未妥，逮读《济生》，乃大悔昨非。

《橘窗书影》云：一人患久年哮喘，感触风寒，则必发动，不能动摇。余谕之曰：积年沉疴，非一朝药石所能除，惟宜先驱其风寒，以桂枝加厚朴、杏子汤、小青龙汤发表。表证解，则与甘草麻黄汤。服之二三帖，喘息忽和，动摇复常。复得出仕，其人大喜。每自仿此法，调药取效。后经年，虽外感稍盛，而喘气大减云：余多年苦思治哮喘，得二法焉。感触风寒者，主发汗，如森村氏之法。其由寒冷潴饮者，则与《外台》柴胡鳖甲汤（柴胡、枳实、芍药、苍术、鳖甲、槟榔、甘草）、延年半夏汤（半夏、柴胡、鳖甲、桔梗、吴茱萸、枳实、槟榔、人参、生姜）等，驱除其游饮，后以苓桂术甘汤加没食子（原注《华冈经验方》）使散服，则喘气大收。

水之为病，其脉沉小，属少阴；浮者为风，无水虚胀者，为气。水，发其汗即已。脉沉者宜麻黄附子汤，浮者宜杏子汤。

丹波氏云：案：魏"气水"之下添一"病"字，气下为句。云：无水虚胀者，所病不在水，乃气虚散漫，更不宜发汗。尤亦为气作句，以"水"字接下句。云：无水而虚胀者，则为气病，不可发汗，水病发其汗则已。今考文义，殊不相协。又《圣惠论》有气水肿，与本条所言自异。渊雷案：此条首句水之为病，则全条皆言水病，不应羼入气病。魏、尤之读固不妥。《金鉴》改气为风。而读风水为句，然既云无水，又云为风水，仍复矛盾。余意无水虚胀者为气水一句，直是衍文，当删。盖谓水病脉沉小者，属少阴虚寒证，不沉小而浮者，为风，皆可发汗而愈。其脉沉之少阴证，可用麻黄附子之少阴方。脉浮之风，则宜杏子汤也。

麻黄附子汤方

麻黄三两　甘草二两　附子一枚，炮

上三味，以水七升，先煮麻黄，去上沫，纳诸药，煮取二升半，温服八分，日三服。

此方《伤寒论·少阴篇》名麻黄附子甘草汤，煮服法中八分作八合。

凡杂病阳证各随其本证为治，为法至繁。一涉虚寒，则惟务温经复阳，其法转简。此方本温发少阴伤寒之剂，妙在即用甘草麻黄汤驱水，加附子以复阳也。用法详《伤寒论今释》。

〇**杏子汤方**（未见，恐是麻黄杏仁甘草石膏汤）

魏氏云：浮者为风。仲景自言其证矣。杏子汤之方内水湿而外风寒。其挟热者，可以用麻杏甘石也。如不挟热者，莫妙于前言甘草麻黄汤加杏子，今谓之三拗汤矣。丹波氏云：《金鉴》载杏子汤，即麻黄、甘草杏仁三味，盖依魏注也。

《类聚方广义》云：《金匮》小注云"杏子汤未见，恐是麻黄杏仁甘草石膏汤"，此说未稳。子炳以为麻黄杏仁薏苡甘草汤。试之事实，子炳为优。

厥而皮水者，蒲灰散主之。（方见消渴中）

尤氏云：厥而皮水者，水邪外盛，隔其身中之阳，不行于四肢也。此厥之成于水者，去其水则厥自愈，不必以桂枝、附子之属，助其内伏之阳也。

余论 元坚云：本篇首叙四证，而篇中特举风水、皮水，不及正水、石水。其论治法，有云可下之，有云当利小便，有云当发汗。今考篇中，殊详于发汗之方，而至攻下渗利之药，则缺而不出。岂皆是后人之所删楚，抑仲景之引而不发者乎？

又云：以下二方出《医心方》第十卷治通身水肿方中。未知果是《本经》之遗否，姑附于此。

张仲景方青龙汤，治四肢疼痛，面目胕肿方。麻黄半斤，去节去末，细辛二两，干姜二两，半夏半升，洗。凡四物，切，以水八升，煮得二升，一服止。

又云：治脾胃水，面目手足胕肿，胃管坚大满气，不能动摇，桑根白皮汤方。桑根白皮。切，二升，桂一尺，生姜三颗，人参一两。凡四物，切，以水三斗，煮取桑根，竭得一斗，绞去滓，纳桂、人参、生姜，黄饴十两，煮之，竭得七升，服一升，消息更服。（今案《本草》桂一尺重半两为正）

问曰：黄汗之为病，身体肿，（一作重）发热汗出而渴，状如风水，汗沾衣，色正黄如柏汁，脉自沉，何从得之？师曰：以汗出入水中浴，水从汗孔入得之，宜芪芍桂酒汤主之。

赵本、俞本柏并误药，今从徐镕本及诸家注本改。

和久田氏云：身体肿，肌表之瘀水多也。肌表所以多瘀水，因正气之衰虚也，故黄芪之分两为之独多。发热者血气之郁也，因发热而汗出，因汗出致内渴，故曰发热汗出而渴。风水之证，身肿脉浮汗出，其状相似，故曰状如风水。然风水其汗不黄，其脉不沉，故举汗色、脉状，辨其疑似。风水因感外邪，是以脉浮。此证因阳气不宣达，故虽发热而脉犹沉也。云自沉者，明本方之脉证自尔，非有所妨害而然。

尤氏云：黄汗之病，与风水相似，但风水脉浮而黄汗脉沉，风水恶风而黄汗不恶风为异。其汗沾衣，色正黄如柏汗，则黄汗之所独也。风水为风气外合水气，黄汗为水气内遏热气，热被水遏，水与热得，交蒸互郁，汗液则黄。按：前第二条云：小便通利，上焦有寒，其口多涎，此为黄汗。第四条云：身肿而冷，状如周痹。此云：黄汗之病，身体肿，发热汗出而渴。后又云：剧者不能食，身疼重，小便不利。何前后之不侔也，岂新久微甚之辨软？夫病邪初受，其未郁为热者，则身冷，小便利，口多涎。其郁久而热甚者，则身热而渴，小便不利，亦自然之道也。

何氏《医碥》云：水寒遏郁汗液于肌内，为热所蒸，而成黄汗。然汗出浴水，亦举隅之论耳，当推广之。

潘氏《医灯续焰》云：黄汗一证，仲景《金匮要略》收入水气病中，其主治与治疸亦自悬绝。后人以其汗黄，遂列为五疸之一，实非疸也。

渊雷案：黄汗之病，发热，身肿痛，口渴，皆与历节相类。历节之诱因为外湿，黄汗亦云水从汗孔入得之，是黄汗与历节之病因、病状俱似也。汗之所以黄，当因高热溶解红血球，血色素化为棱形麻血晶，从汗液排泄之故，是亦热溶血证，说在《伤寒论今释》。依理皮肤当发黄疸，下文桂枝加黄芪汤治黄汗者，亦治黄疸，可以见焉，后人列为五疸之一，未尝不是。潘氏《续焰》辨其非疸，特未深考耳。然黄汗病，未尝目见。西医书载风湿病之证候，亦但云多酸臭汗，不云色黄，更不云并发黄疸，记此以俟实验。又尤注所举第四条之文，尤于彼注，属之皮水，当从此注为正。

黄芪芍药桂枝苦酒汤方

黄芪五两　芍药三两　桂枝三两

上三味，以苦酒一升，水七升，相和，煮取三升，温服一升，当心烦，服至六七日乃解。若心烦不止者，以苦酒阻故也。（一方用美酒醯代苦酒）

《方极》云：黄芪桂枝苦酒汤，治身体肿，发热汗出，汗沾衣，色正黄如柏汁者。

雉间焕云：治水病身重汗出者。又云：当有从小腹引阴弦急证。

《金鉴》云：黄芪、桂枝，解肌邪以固卫气，芍药、苦酒，止汗液以摄营气。营卫调和，其病已矣。魏氏云：古人称醋为苦酒，非另有所谓苦酒也。美酒醯即人家所制社醋，即镇江红醋是也。又，醋之劣者即白酒。醋各处皆是，总以社醋入药。尤氏云：苦酒阻者，欲行而未得遽行，久积药力，乃自行耳，故曰服之六七日乃解。

黄汗之病，两胫自冷；假令发热，此属历节。食已汗出，又身常暮盗汗出者，此劳气也，若汗出已反发热者，久久其身必甲错；发热不止者，必生恶疮。若身重，汗出已辄轻者，久久必身瞤，瞤即胸中痛，又从腰以上必汗出，下无汗，腰髋弛痛，如有物在皮中状，剧者不能食，身疼重，烦躁，小便不利，此为黄汗，桂枝加黄芪汤主之。

徐镕本及赵、尤、《金鉴》诸本"暮下"并有"卧"字。

元胤云：此条当为五节读。首二句概称黄汗之证也，而下曰历节，曰劳气，曰生恶疮者，以其与黄汗相类，而实不同，举以示之也。历节必兼寒邪，故周身发热。

程氏云：湿就下而流关节，故黄汗病两胫冷。若两胫热则属历节之病。其食已汗出，为胃气外泄。暮而盗汗，为营气内虚，又属虚劳之证。二者俱汗出，皆非黄汗也，欲作黄汗之证。汗出已，而热不为汗衰，反发热，而热不止薄于外，则销铄皮肤，故令身体枯槁。薄于里，则溃脉烂筋，故令生恶疮也。夫湿胜则身重，汗出虽湿幸身轻，而正气未必不损。如此久久，必耗散诸阳，故身𤉫而胸痛。是以上焦阳虚，则腰以上汗出，下焦湿胜，而为腰髋弛痛，如有物在皮中状也。剧则内伤于脾而不能食，外伤肌肉而身体疼重。若烦躁小便不利，则水气无从出，蕴蓄肌中，必为黄汗。

渊雷案：据前条黄汗本发热。此云假令发热，此属历节（历节篇亦云尔）者，承胫而言，谓假令两胫亦热也。生恶疮一节，元胤以为不属黄汗，程氏仍属黄汗。案首条云：久不愈，必致痈脓，则程氏为是。劳气甲错恶疮，虽与黄汗有异，亦皆桂枝加黄芪汤所主。《血痹虚劳篇》之黄芪桂枝五物汤、黄芪建中汤，药味皆相似。今之中医外科，用黄芪为排脓生肌之剂，可以见焉。

桂枝加黄芪汤方

桂枝 芍药各三两 甘草二两 生姜三两 大枣十二枚 黄芪二两

上六味，以水八升，煮取三升，温服一升，须臾饮热稀粥一升余，以助药力，温覆取微汗；若不汗，更服。

《千金》第十卷伤寒发黄门、《外台》第四卷黄汗门并载本方，黄芪并作五两，当据改。

《方极》云：桂枝加黄芪汤，治桂枝汤证，而黄汗若自汗盗汗者。

《方机》云：黄汗，四肢弛痛，或身疼重，烦躁，小便不利者（烦躁，小便不利者，或然证也。身体疼重为主证也），或盗汗出者，发热恶风而发黄色者，桂枝加黄芪汤主之。

《方函口诀》云：此方能治盗汗，加当归，倍芍药，名归芪建中汤，为痘疮及诸疮疡之内托剂。若加反鼻（蝮蛇霜），其效尤捷。

渊雷案：此方及前方皆主黄汗。所异者，前方肿，此方不肿。前方之汗必黄，此方之汗不必黄。

师曰：寸口脉迟而涩，迟则为寒，涩为血不足。趺阳脉微而迟，微则为气，迟则为寒。寒气不足，则手足逆冷；手足逆冷，则营卫不利；营卫不利，则腹满胁鸣相逐；气转膀胱，营卫俱劳，阳气不通即身冷，阴气不通即骨疼；阳前通则恶寒，阴前通则痹不仁；阴阳相得，其气乃行，大气一转，其气乃散；实则失气，虚则遗溺，名曰气分。

"胁鸣"，程氏魏氏注本并作"肠鸣"，当作"肠鸣"。

尤氏云：微则为气者，为气不足也。寒气不足，赅寸口趺阳而言，寒而气血复不足也。寒气不足，则手足无气而逆冷，营卫无源而不利。由是脏腑之中，真气不充，而客寒独胜，则腹满胁鸣相逐。气转膀胱，即后所谓矢气、遗溺之端也。营卫俱劳者，营卫俱乏竭也。阳气温于表，故不通则身冷。阴气营于里，故不通即骨疼。不通者虚极而不能行，与有余而壅者不同。阳前通则恶寒，阴前通则痹不仁者，阳先行而阴不与俱行，则阴失阳而恶寒。阴先行而阳不与俱行，则阳独滞而痹不仁也。盖阴与阳常相须也，不可失，失则气机不续而邪乃著，不失则上下交通而邪不容。故曰：阴阳相得，其气乃行，大气一转，其气乃散，失气遗溺皆相失之征，曰气分者，谓寒气乘阳之虚而病于气也。

沈氏云：营卫相和，膻中宗气一转，大气乃行，痹著之邪，相随而去。谓大气一转，其气乃散。而实者矢气，邪从大便喧吹而泄。虚者遗溺，邪从小便而去，此阳虚气滞化水，而精血为痹，故曰气分。

渊雷案：此条词气，非仲景家言。《金鉴》以为名曰气分之下，当有下条"桂枝去芍药加麻黄附子细辛汤（即桂、姜、草、枣、黄、辛、附子汤）主之"十五字。余谓下条之方，证候不备，后人因补注此条耳。今寻其说理，殊无深旨。姑录尤、沈二家之注如上，学者记其证而略其词，可也。矢气遗溺，尤义为长矣。

气分，心下坚，大如盘，边如旋杯，水饮所作，桂枝去芍药加黄辛附子汤主之。

《金鉴》云："气分，心下坚，大如盘，边如旋杯，水饮所作"之十六字，当是衍文。观心下坚之本条，自知桂枝去芍药加麻黄附子细辛汤之十五字。当在上条气分之下，义始相属，正是气分之治法，必是错简在此。

《巢源·气分候》云：夫气分者，由水饮搏于气，结聚所成。气之流行，常无壅滞。若有停积，水饮搏于气，则气分结而住，故云气分。

楼氏《医学纲目》云：气分谓气不通利而胀，血分谓血不通利而胀，非胀病之外又别有气分血分之病也。盖气血不通利，则水亦不通利而尿少，尿少则腹中水渐积而为胀。但气分心下坚大而病发于上，血分血结胞门而病发于下。气分先病水胀，后经断。血分先经断，后病水胀也。

渊雷案：此条与下条，证候悉同，而方药绝异。惟下条不冠"气分"二字，于是《金鉴》以为本方主气分，气分心下不坚，非水饮所作。下条枳术汤，主心下坚，水饮所作，而不名气分，故其删接如此。今案《巢源》既云气分由于水饮搏气，而《肘后卒心痛门》载枳术汤云"心下坚痛，大如碗，边如旋拌。（即盘字）名为气分。水饮所结"。《外台》第七卷心痛癥块门引张文仲，亦同。则知心下坚痛，如碗如盘，为气分正证。而气分之病，正因水饮所作也。虽然正证悉同，而方药绝异，临床施治，将如何决择？晋人有知其法者，为桂姜草枣黄辛附子汤补注于前矣（《脉经》亦载此文，故知为晋人所补）。今摘其证候，为手足逆冷，腹满肠鸣相逐。或身冷，或骨疼，或恶寒，或痹不仁，故有气分正证，又有此等兼证者。本方所主也无此等兼证者，枳术汤所主也。盖逆冷、骨疼、恶寒者，所谓少阴证，而麻附细辛汤之合方也。学者观方后诸家之用法，则本方之主治益明。又伤寒太阳篇云：心下满，微痛，小便不利者，桂枝去芍药（原文去桂，误，详《伤寒论今释》）茯苓、白术汤主之。彼亦为水饮，但因小便不利故加苓、术。其桂枝去芍药之治心下满微痛，犹本方之治心下坚痛矣。况麻附、细辛俱能逐水，岂得谓非水饮所作乎？由是言之，《金鉴》接本方于前条，是也。删本条心下坚以下十六字，非也。尤氏删水饮所作四字，亦非也。又案此下二条，证则心下坚痛，药则枳实白术，是亦胃病，当属痰饮，不当属水气。

桂姜草枣黄辛附子汤方

桂枝_{三两} 生姜_{二两} 甘草_{二两} 大枣_{十二枚} 麻黄 细辛_{各二两} 附子_{一枚，炮}

上七味，以水七升，煮麻黄，去上沫，纳诸药，煮取二升，分温三服，当汗出，如虫行皮中，即愈。

《方极》云：桂姜枣草黄辛附汤，治桂枝去芍药汤、麻黄附子细辛汤。二方证相合者。

《方机》云：治恶寒，或身体不仁，或手足逆冷，而心下坚者，兼用紫圆、南吕，及有痰饮之变者。又云：四肢惰痛，恶寒甚者。又云：世俗所谓劳咳骨蒸，恶热恶寒，心中郁郁，或心下痞坚者，兼用南吕。无痞坚者，兼用解毒散，俱以紫圆时时攻之。

《类聚方广义》云："气分"二字，不似仲景口气，今据旁例试之。上冲头痛，发热喘咳，身体疼痛，恶寒甚者，主之。又云：老人于秋冬之交，每有痰饮咳嗽，胸背胁腹挛痛而恶寒者，宜此方，兼用南吕丸。

工藤球卿云：凡大气一转，为治万病之精义，而于血症为尤要。昔年一妇人患劳咳，咳血气急，肌热烙手，大肉尽削，脉甚细数。余以为死证，而一医以为可治，用桂姜草枣黄辛附汤，竟得痊愈。余大敬服，以此发明大气一转之理，得治乳岩、舌疽及诸翻花疮等数十人。翻花疮用黄辛附汤，盖因阴阳相隔，气无所统制，血肉失其交，以渐顽固遂致出血。据《金匮》"阴阳相得，其气乃行，大气一转，其气乃散"，故拟用此汤也。一妇人患乳岩结核（即结节非谓结核菌），处处糜烂，渐有翻花之兆，时时出血，至戊午初春，疼痛益甚，结核增长，卧床不能起。正月二十八，日与黄辛附汤。四五日，疼痛退，结核减，起床视事如平日。凡阴阳不相得而为劳咳、咳血吐血、颜色枯槁，若不可为，与此汤每得起死回生（《方函口诀》引）。

《金鉴》云：用桂枝去芍药加麻黄附子细辛汤者，盖温养营卫阴阳，发散寒邪之气也。尤氏云：当汗出，如虫行皮中者，盖欲使既结之阳复行周身而愈也。

心下坚，大如盘，边如旋盘，水饮所作，枳术汤主之。

《类聚方广义》云：《正字通》曰：盘，盛物之器，或木或铜锡为之，大小浅深方圆不一。《难经·五十六难》曰：痞气在胃脘，覆大如盘，按旋杯，盖覆杯之误。《金匮·五脏风寒积聚篇》曰：浮之大坚，按之如覆杯。《史记·仓公传》曰：齐王云：痞根在右胁下，如覆杯。《灵枢·邪气脏腑病形篇》曰：肥气在胁下，若覆杯。《难经·五十六难》曰：肥气在左胁下，如覆杯。可以见旋杯为覆杯之误，且已云如盘，又云如覆杯者。言心下坚大如盘，而其形状中高边低，按之虽外坚，而内如无物，故曰如覆杯，此所以为水饮也。此条及木防己汤之痞坚，十枣汤之痞硬满，甘遂半夏汤之坚满，大陷胸汤之石硬，其形状虽不同，均属水饮。但以缓急剧易及兼证之异，故主方各不同耳。又按《五十六难》之覆大如盘，疑大如覆盘之误。

汤本氏云：余之经验，本条证治，盖肝脾二脏中之一脏肿大，连及心下者也。然此证，单用本方者寡，合用小、大柴胡汤者多。

枳术汤方

枳实七枚　白术二两

上二味，以水五升，煮取三升，分温三服，腹中软即当散也。

《外台》第八卷饮癖门引《备急》及《证类本草》，并作枳实术汤。《外台》凡两见（其一第七卷心痛症块门引张文仲）白术并作三两。《本草》引同，无白字。水五升，并作一斗。

《千金》月令，主结气方。白术、枳壳，炒。上等分，捣筛，蜜丸如梧子大，空腹饮下二十五丸。

李氏《辨惑论》云：易水张先生枳术丸，治痞，消食强胃。积实，麸炒黄色，去穰，一两。白术二两。上同为极细末，荷叶裹烧，饭为丸，如桐子大，每服五十九，多用白汤下，无时。

《药征》云：枳术汤、桂姜枣草黄辛附汤，《金匮要略》所载同其因（谓水饮所作也）与证而不可别焉。今审其方剂，桂姜枣草黄辛附汤，其方合桂枝去芍药及麻黄附子细辛也。而桂枝去芍药汤主头痛、发热、恶风、有汗等证，而腹中无结实者也。麻黄附子细辛汤证曰：少阴病发热，为则按所谓少阴病者，恶寒甚者也，故用附子，附子主恶寒也。依二汤之证推之，心下坚大，而恶寒发热上逆者，桂姜枣草黄辛附汤主之。术主利水也，是以心下坚大而小便不利者，枳术汤主之。夫秦（越人）张（仲景）之治疾也，从其证而不取因矣，因者想象也，以冥冥决事，秦张所不取也，故其能治疾也，在方中其证矣。斯不知其方意，则未能中其证也，其知其方意，在知药能也，能知药能，而后始可与言方已。

《方极》云：枳术汤，治心下坚满，小便不利者。

《方机》云：治心下痞坚，小便不利者，或心下满痛，小便不利者，兼用仲吕。

元坚云：上条与此条，其病俱在内，与外体浮肿者不同。今编在本篇者，未详其解，疑是痰饮篇中所错也。

附方

○《外台》防己黄芪汤：治风水脉浮为在表，其人或头汗出，表无他病，病者但下重，从腰以上为和，腰以下当肿及阴，难以屈伸。（方见风湿中）

出第二十卷风水门，引深师，名木防己汤。方后注云：此本仲景《伤寒论》方。其方白术作四两，余同

《千金风痹门》所载。引见《湿病篇》，用法方解，亦详于彼。和，犹言无病也。

黄疸病脉证并治 第十五

论二首 脉证十四条 方七首

黄疸病者，肌肤遍发黄色之谓。诊察必视其眼结膜，病起则结膜先黄，病解则结膜后退。病重者，肌肤作暗褐色，或暗褐绿色，此即篇中第七条所谓黑疸，亦即后世所谓阴黄矣。解剖视之，全身诸组织无一不黄，惟脑脊髓如故。此种黄色素一方面沉著而染色于诸组织，一方面混于汗液、小便中，以排出体外。故黄疸病之差解，黄色素亦以汗液、小便为出路。黄疸之原因，必因胆汁成分混入血循环所致。无病之人，肝脏分泌胆汁，由输胆管注入十二指肠，以消化脂肪，且刺激肠壁，促其吸收。故胆汁色素杂于大便中排出，无由入于血循环。若输胆管有炎症肿疡以及形成胆石，致阻塞胆汁之灌输，则胆汁吸收于肝脏之淋巴管，经胸管而入于血循环。若因病原体之传染，致胆囊、胆管、肝脏俱发生病变，则分泌之胆汁不能抑留，直接入于肝静脉毛细管，此皆胆汁混入血循环之原因，亦即发生黄疸之原因。前者名为郁滞性黄疸，后者名为卡他性黄疸，今世所知黄疸之病理如此。《金匮》分黄疸为谷疸、女劳疸、酒疸三种。谷疸盖指十二指肠之病变。凡胃肠之炎症，古人概以伤食为原因，故知谷疸为肠炎并发之黄疸也。酒精中毒能使肝脏硬变，使肝细胞显原发性变坏，是酒家之发生卡他性黄疸，亦属可能，惟女劳疸于今世病理未有明证，考其所举证候，乃阿狄森氏病之色素沉著，非黄疸也。说详下文。

寸口脉浮而缓，浮则为风，缓则为痹。痹非中风，四肢苦烦，脾色必黄，瘀热以行。

"苦"，徐铭本及《脉经》并作"若"。

元坚云：《平人气象论》曰：缓而滑，曰热中。《邪气脏腑病形篇》曰：缓者多热。《平脉法》曰：缓者胃气实，实则谷消而水化也。又《伤寒论》曰：伤寒脉浮而缓，手足自温者，是为系在太阴，太阴者身当发黄。合此诸义观之，则知是缓为胃热，而浮缓为发黄之诊。又知"浮则为风"之"风"字，即热气外熏之谓（《伤寒论》有此例），非邪气中表之义。又知"缓"则为痹"之"搏字，盖是"瘅"字之讹，始与文义相叶，（缓、瘅、烦三字韵黄，行二字韵）顾以其讹作痹。后人不辨，遂补痹非中风一句也。再按：痹非中风一句，推他文例，当是"风瘅相搏"四字。（《仓公传》曰：风痹客脬，难于大小溲，溺赤）

尤氏云：脾脏瘀热而色黄，脾者四运之轴也。脾以其所瘀之热转输流布，而肢体面目尽黄矣，故曰瘀热以行。

渊雷案：后世医家言以黄疸为脾家瘀热。脾主湿，故又称湿热。本条末二句及尤注，即此意也。旧说所谓脾本指小肠及诸组织之吸收作用，吸收入于血管淋巴管者，必随血循环以周行全身，故曰脾主转输。古人未明病理实验，直以胆汁色素为所瘀之热，故曰瘀热以行。然行字暗合循环之义，瘀字又暗合郁滞之义。胆汁郁滞入于血循环以发生黄疸，谓之瘀热以行，乃恰合事实。其云四肢苦烦者，以旧说脾主四肢，故云尔，与《伤寒论》太阴中风之四肢烦疼同义。其实四肢之烦否，非黄疸之主证。又案：《说文》："疸"，黄病也。瘅，劳病也。医书有假瘅为疸者，因又讹瘅为痹。小丹波之校是也。

跌阳脉紧而数，数则为热，热则消谷，紧则为寒，食即为满。尺脉浮，为伤肾，跌阳脉紧，为伤脾。风寒相搏，食谷即眩，谷气不消，胃中苦浊，浊气下流，小便不通，阴被其寒，热流膀胱，身体尽黄，名曰谷疸。额上黑，微汗出，手足中热，薄暮即发，膀胱急，小便自利，名曰女劳疸。腹如水状不治。心中懊侬而热，不能食，时欲吐，名曰酒疸。

《脉经》，自"额上黑"以下，"心中懊侬"以下，各为别条。徐、沈、尤、魏诸注本并同。"疸"，沈氏、尤氏注本并作"瘅"，下仿此。元胤云：尺脉浮为伤肾，趺阳脉紧为伤脾。二句插入，以对示女劳疸谷疸二证之脉。此不承食即为满句，亦不接风寒相搏句。注家与上下相连为解，殆觉蹉谬。渊雷案：此二句盖后人旁注，传写者混入正文耳。

数为热，紧为寒。在脉象则紧、数可以并见，在病情则寒、热不能两存，故旧注多谓热在胃而寒在脾。今推其意，脾指吸收，胃指消化。胃热脾寒者，消化机能亢进而吸收机能退减也，盖十二指肠发生炎症时，因充血之故，消化机能或致亢进，惟炎症发于有黏膜之器官，必为卡他性，炎灶方分泌多量之炎性渗出物，同时吸收机能必致退减。何则？分泌则液体自肠壁出于肠管，吸收则液体自肠管入于肠壁。其机转正相反，不能同时并行也。消化亢进即所谓热则消谷。吸收退减则已消化之营养液停潴而不去，即所谓食即为满，即所谓谷气不消，胃中苦浊。盖消谷之字，指未消化之食物；谷气则指已消化之体液，不消犹言不吸收，胃中乃指肠中，苦浊即营养液停潴不去也。十二指肠有炎症，已足阻滞胆汁之灌输，况又胃中苦浊，其压力高于输胆管中之压力，胆汁自不能照常输送，而郁滞性黄疸于是乎成矣。食谷即眩，即下条之发烦头眩。浊气下流谓营养液从肠管下降。小便不通则黄色素无去路，故以为将发黄疸之候。《伤寒论》云：小便自利者，不能发黄（阳明篇百九十五条）。又云：小便不利，心中懊侬者，身必发黄（二百七条），是也。然此处小便不利，正因肠管中水分不吸收，血中水少，无以泌别之故。"阴被其寒，热流膀胱"二句，最难解，旧注皆含混其词。余谓阴指后阴，言后阴因脾寒不吸收之故，致大便溏泄。热流膀胱仍指小便不利。取文句相偶，别无深意。

女劳疸，旧注多以为肾之虚热。盖《灵枢·经脉篇》：足太阴足少阴之所生病，皆有黄疸。故以谷疸、酒疸属之脾，以女劳疸属之肾也。今案：旧说所谓肾者乃指无管腺之内分泌，虚热谓虚性兴奋。合考下文第十四条硝石矾石散之证候，所谓女劳疸者乃肾上腺之阿狄森氏病，实非黄疸。盖诸腺体之生理病理，至今未能尽晓，然确知其有相互关系。女劳直接受病者，当为性腺。因性腺之病引起肾上腺之病，固所可能也。额上黑者，旧说以黑色为肾病之候，乃阿狄森氏病之色素沉著也。微汗出，手足中热，薄暮即发，即虚劳所常见之盗汗骨蒸。膀胱急亦即虚劳之里急。此皆女劳之候，非黄疸之候也。小便自利者，下虚不能收摄之故，异于真黄疸之小便不利。《巢源》作不利，盖不知女劳疸之非真黄疸，从诸疸之通证误改也。腹如水状即后世所谓臌胀。因肠机能衰减，肠内容物发酵而成气故也。

酒疸所举证候，皆发自酒精中毒所引起之胃炎。此亦病酒之候，非黄疸候也。女劳疸、酒疸皆不言身黄者，省文也。元坚云：舒氏《伤寒论集注》曰：酒中有热有湿，均足为患，因其本气而患之。本气虚寒者，本不患热，惟患其湿。真阳素旺者，不患其湿，而患其热。（此本于张介宾酒泄说然其意少异）盖酒疸之说，舒氏所谓不患其湿而患其热也。《巢源·黄疸候》云：黄疸之病，此由酒食过度，腑脏不和，水谷相并，积于脾胃，复为风湿所搏，瘀结不散，热气郁蒸，故食已如饥，令身体面目及爪甲小便尽黄，而欲安卧，又谷疸候云：谷疸之状，食毕头眩，心忪怫郁不安而发黄。由失饥大食，胃气冲熏所致。又女劳疸候云：女劳疸之状，身目皆黄，发热恶寒，小腹满急，小便难。由大劳大热而交接，交接竟入水所致也。又酒疸候云：夫虚劳之人，若饮酒多，进谷少者，则胃内生热。因大醉当风入水，则身目发黄。心中懊痛，足胫满，小便黄，面发赤斑。（案：发赤斑黄痘重证多有之，不必酒疸。）

阳明病脉迟者，食难用饱，饱则发烦头眩，小便必难，此欲作谷疸。虽下之，腹满如故，所以然者，脉迟故也。

"发烦"《伤寒论阳明篇》作"微烦。"

脉迟为寒，腹满而食难用饱，则寒在胃肠。此盖肠炎兼胃扩张之病。肠因发炎而吸收障碍，于是血中水分之来源少，故小便难。肠炎则胆汁易于郁滞，小便难，则血液中有胆汁混入时，无由排泄，故知欲作谷疸。胃因扩张而停水，饱食则胃愈撑满，故令发烦头眩。苓桂术甘证、真武证皆有头眩，皆因胃有停水故也。抑胃肠病之头眩，因残留食物腐败，产生有毒物质，起自家中毒证状者，盖亦有之。此证虽腹满，而属于虚寒，当温中健脾。若误以为实满而下之，虽暂减而旋复如故。太阴病腹满，下之则胸下结硬同此理也。此条互详《伤寒论今释》。

张氏《伤寒心印》云：《金匮》谷疸有二证，此则虚寒而冷有鬌者也。《伤寒缵论》云：脉迟胃虚，下之无益，则发汗利小便之法。用之无益，惟当用和法。如甘草干姜汤先温其中，然后少与调胃，微和胃气是也。渊雷案：甘草干姜汤可用，调胃承气不可用。余意此证宜理中、真武之类。

夫病酒黄疸，必小便不利，其候心中热，足下热，是其证也。

程氏云：夫小便利则湿热行，不利则热留于胃。尤氏云：酒之湿热，积于中而不下出，则为酒疸，积于中则心中热，注于下则足下热也。渊雷案：云必小便不利。明小便利者，虽多饮不致病疸也。心中热，足下热，亦是病酒之证，非病疸之证。

酒黄疸者，或无热，靖言了了，腹满欲吐，鼻燥；其脉浮者先吐之，沉弦者先下之。

"靖"赵刻及俞桥本并作"请"，《外台》引《千金》

作"静"，尤注本作"清"今从徐镕本及《千金》。了了，徐镕本、俞桥本并不缒，赵刻亦作小一字，今从《脉经》《千金》及诸家注本。案：靖、静、清皆同音通假，请则形近之说。靖言了了谓言语不乱也。或无热承上条，谓心中足下不热也。此云靖言了了，明上条之证不了了，益知是病酒之证矣。尤氏云：酒黄疸者，心中必热，或亦有不热。清言了了者，则其热不聚于心中，而或从下积为腹满，或从上卫为欲吐鼻燥也。腹满者可下之，欲吐者，可因其势而越之。既腹满且欲吐，则可下亦可吐。然必审其脉浮者，则邪近上，宜先吐。脉沉弦者，则邪近下，宜先下也。沈氏云：详先字，要知吐下之后再以清解余热，不待言矣。

《千金》第十卷伤寒发黄门云：夫酒疸，其脉浮者先吐之，沉弦者先下之。夫人病酒疸者，或无热，靖言了了，腹满欲吐呕者，宜吐之，方煎苦参散七味者是。又云：治人无渐，忽然振寒发黄，皮肤黄曲尘出，小便赤少，大便时秘，气力无异，食饮不妨，已服诸汤散，余热不除，久黄者，苦参散吐下之，方：苦参、黄连、瓜蒂、黄柏、大黄各一两，葶苈二两。上六味，治下筛，饮服方寸匕，当大吐，吐者日一服，不吐，日再，亦得下。服五日知，可消息，不觉退，更服之，小折，便消息之。（案：篇中别无七味苦参散方，《千金翼》亦载此条更有黄芩一味。）

酒疸心中热，欲吐者，吐之愈。

"欲吐"赵刻本作"欲呕"，今从诸家本改。此即上条证之脉浮者，惟心中热为异。上条云或无热，则热不热本无定也。

酒疸下之，久久为黑疸，目青面黑，心中如噉蒜虀状，大便正黑，皮肤爪之不仁，其脉浮弱，虽黑微黄，故知之。

"爪"程本作"抓"，俗字也。《巢源·酒疸候》引此文，无"虽黑微黄"四字，《外台》同。

《巢源黑疸候》云：黑疸之状，苦小腹满，身体尽黄，额上反黑，足下热，大便黑是也。夫黄疸、酒疸、女劳疸，久久多变为黑疸。丹波氏云：《千金》茵陈大黄等七味方云：夫黄发已久，变作桃皮色，心下有坚，呕逆不下饮食，小便极赤少，四肢逆冷，脉深沉，极微细迟者，不宜服此方，得下必变哕也。案：桃皮色盖谓带黑不明润，故附记备考。又案：汪氏《医学原理》云：虽黑微黄者难治，未知何据。元坚云：据《巢源》《千金》，诸疸皆久为黑疸，虽黑微黄。盖通言之，不特自酒疸变者。变作桃皮色，亦本于《巢源》。（案：《巢源·黄病诸候》中无考）尤氏云：目青面黑，皮肤不仁，皆血变而瘀之征也。赵氏云：便如黑漆，其目青与脉浮弱，皆血病也。

渊雷案：黑疸者，黄色素久久沉著于肌肉中，愈积愈浓，自然转为黯黑色，一切疸皆如此。《巢源》《千金》说是。本条似以黑疸为酒疸误下所致，非也。后世分黄疸为阳黄、阴黄，色鲜明者属阳，色黯黑者属阴。治法之温凉攻补，于焉别异。本条久久为黑疸，宜即后世之阴黄。盖病久多属虚寒，自宜温补也。然尤氏、赵氏释本条为瘀血证，其说颇可信据。瘀血则不可补，施治者不可不知。又案：西医书言，黄疸因十二指肠或输胆管之炎症而起者，其色鲜明如柠檬。若因输胆道恒久梗阻而起者，其色绿如橄榄，或如古铜，又或微绿而黑。然则疸之阴阳不可全从色泽之明黯上分别，以炎症必不全属阳证，梗阻必不全属阴证故也（赵氏以脉浮弱为血病，可疑）。

师曰：病黄疸，发热烦喘，胸满口燥者，以病发时火劫其汗，两热所得。然黄家所得，从湿得之。一身尽发热而黄，肚热，热在里。当下之。

"两热所得"之"所"字，程氏、《金鉴》本并作"相"。"而黄"徐镕本、俞桥本并作"面黄"。

此条言黄疸有因火劫得之者。然多数从湿得之。火劫所得为热溶血症。《伤寒论》百一十六条云。两阳相熏灼，其身发黄。是也。湿者旧说所谓脾病，乃小肠发炎，吸收障碍之故。火劫所得，一身尽发热而肚热者，可以下之。不尔者，多非下法所宜矣。旧注多一串说下。谓火劫成黄必挟内湿之故。殆非是。盖溶血症血色素游离之发黄，其小肠并无吸收障碍，不得为内湿也。

尤氏云：一身尽热而腹热尤甚，则其热为在里，里不可从表散，故曰当下。《金鉴》云：但扪其肚热，其热在里，当下之。沈氏云：即栀子大黄汤之意也。渊雷案：肚字《说文·玉篇》俱不载，盖隋唐间后起之字。足征《金匮》中此等诸条，皆后人之言。

脉沉，渴欲饮水，小便不利者，皆发黄。

此亦即上条从湿得之之证。脉沉，病在里也。渴欲饮水，小便不利，乃体内水分之新陈代谢起障碍也。小肠不吸收则血中无新水之来源，诸组织皆感缺水，其见于自觉证者，则为渴。血中既无新水之来源，不得不保留其旧水，以免血液之浓厚，故令小便不利。因脉沉，渴欲饮水，小便不利，知其小肠不吸收，遂推知为小肠发炎，将发黄疸。然黄疸为可能之事，非必然之事耳。又渴欲饮水，小便不利，颇似五苓散证，惟脉沉而不吐为异。

《金鉴》云：首条谓脉浮缓紧数，皆令发黄，是得之于外因也。此条脉沉亦令发黄，是得之于内因也。故治黄有汗、下二法也。渊雷案：首条之浮缓紧数，非外邪之候。治黄有汗法，不过汗去其黄色。案：非治其原因。《金鉴》之说殊穿凿。

腹满，舌痿黄，躁不得睡，属黄家。（舌痿疑作身痿）

"躁"赵刻及俞桥本并误"燥",今据徐镕本及程、魏、尤、《金鉴》改。

丹波氏云:"舌痿",诸注并云作"身痿"。但尤仍原文释之,(案:魏氏亦仍原文释)非。案:痿黄即萎黄,谓身黄不明润。徐氏云:腹满,里证也。乃有腹满,而加身痿黄,躁不得睡。瘀热外行,此发黄之渐也,故曰属黄家。见当图治于将成,不得俟既成而后药之也。

黄疸之病,当以十八日为期,治之十日以上瘥,反剧为难治。

"剧"赵刻及俞桥本并作"极",今从诸家本改。

《金鉴》引高世栻云:十八日乃脾土寄旺于四季之期。十日,土之成数也。黄疸之病,在于脾土,故当以十八日为期。然治之宜先,故治之十日以上即当瘥,至十日以上不瘥,而疸病反剧者,是为难治,谓土气虚败,不可治也。渊雷案:此条无理,不可信。凡治病,药证相对,至十日以上不瘥反剧者,皆难治,不特黄疸为然。

疸而渴者,其疸难治,疸而不渴者,其疸可治。发于阴部,其人必呕;阳部,其人振寒而发热也。

"阳部"上《脉经》《千金》亦有"发于"二字,程本、《金鉴》同。"发热"之"发",《巢源》《千金》并作"微"。

旧说以黄疸为湿热外蒸所致。渴者,疸虽成而湿热内留者犹多，故难治。不渴者，湿热尽越于外，里无余邪，故可治云。阴部谓里，阳部谓表。以呕是里证，振寒发热是表证也。今案：黄疸究是一种症状，在病理学上不得为病名。其因胃肠病伴发者（如十二指肠炎），渴、呕为最可能之证候，亦间有振寒发热者，其病未必难治。若因他种急性热病伴发（如伤寒斑疹、猩红热等）或系传染性黄疸（韦耳氏病及传染性肝炎），则起病必振寒发热，经过中亦不免渴呕，而其预后之善恶至不齐。然则渴不渴未可据以决预后，发阴发阳，亦未可截然分画矣。

谷疸之为病，寒热不食，食即头眩，心胸不安，久久发黄为谷疸，茵陈蒿汤主之。

"发黄下"《肘后》复有十字云"失饥大食，胃气冲熏所致"。

此急性热病之遗后病发为黄疸者，故曰久久发黄。其寒热不食，食即头眩，心胸不安，皆未发黄时之状。寒热盖原发病未愈之证。不食即前第三条所谓食难用饱，食即头眩心胸不安即所谓饱则发烦头眩也。此因消化不良，胃有积水之故，与苓桂术甘证（《伤寒论》六十八条）、真武证（《伤寒论》八十五条）之头眩同理。消化不良而勉强纳谷，则胃内容物腐败发酵，即旧说所谓湿热、瘀热。此等腐败发酵物最易引起十二指肠之炎症，其发黄乃意中事也。

徐氏云：头眩为谷疸第一的据也。前第一段论谷疸不言寒热，而有小便不通。第二段论谷疸不言心胸不安，而有小便必难。此独不言及小便。然观方下注云。一宿腹减。此亦必小便不快而腹微胀可知，但不必专责之耳。

茵陈蒿汤方

茵陈蒿六两 栀子十四枚 大黄二两

上三味，以水一斗，先煮茵陈，减六升，纳二味，煮取三升，去滓，分温三服。小便当利，尿如皂角汁状，色正赤，一宿腹减，黄从小便去也。

用法详《伤寒论今释》。方解、治验亦宜与《伤寒论今释》参看。

赵氏云：盖茵陈汤治热结发黄。佐栀子去胃热，通小便，更以大黄为使荡涤之。虽然治疸不可不分轻重，如栀子柏皮汤解身热发黄，内热之未实者麻黄连翘赤小豆汤，治表寒湿内有瘀热而黄者。大黄硝石汤，下内热之实者，栀子大黄汤次之，茵陈汤又次之。元坚云：栀子大黄汤治上热，此方治胃热（案：胃赅肠而言），其病位本不同。且此方大黄二两，彼则一两。此方其剂大，彼则剂小，可知此方力重于彼。喻氏亦以此为轻，误矣。又按：尿如皂角汁状，此湿去之征，故曰黄从小便去也。

徐氏《伤寒类方》云：先煮茵陈，则大黄从小便出，此秘法也。

《古方便览》云：一男子，年三十余。冬月旅行，逗留海边，恣吃鱼肉，又侵寒气。归家未几，面目身体浮肿而发黄。如橘子色，小便亦如柏汁，心胸苦烦，腹满不欲食。余乃与此方，时以紫圆下之，十二三日而痊愈。

黄家日晡所发热，而反恶寒，此为女劳得之；膀胱急，少腹满，身尽黄，额上黑，足下热，因作黑疸，其腹胀如水状，大便必黑，时溏，此女劳之病，非水也。腹满者难治，硝石矾石散主之。

"之病"二字《千金》作"疸"一字。

旧注以谓日晡所发热，而反恶寒，则非表证、阳明证、疟证，故知女劳所得乃肾虚有热使然。今案：古人所称肾病者多属内分泌疾患。女劳疸实非真黄疸，盖即肾上腺病，所谓阿狄森氏病也。因肾上腺有结核或萎缩而起（结核及萎缩诸病，古人皆称劳），或因肾上腺内质之嗜铬系统有变性所致。此病有三种主要证候：一为皮之色素沉著。即本条所谓身尽黄，额上黑，因作黑疸者也；二为胃肠证状。即本条所谓膀胱急，小腹满，腹胀如水状。大便必黑，时溏者也；三为虚弱。疲惫无力，心力弱，血管弛，常头痛背痛，或惊厥。而本条不言，盖此证与日晡寒热俱为肾虚证，言日晡寒热即不必胪举诸证也。腹满者难治，旧说以为脾败而肾无所制。

果尔，当是并发黏液性水肿耳。黏液性水肿因甲状腺机能迟钝所致，其特征为身体增大而皮干厚。盖人体诸无管腺有甚密切之相互关系，故一腺受病，甚易波及他腺。阿狄森氏病，预后本恶，若并发黏液性水肿，其难治自不待言。

元坚云：此证本是虚因，而更有水蓄腹满，故云难治。盖仲景书。其称难治者，在伤寒论则七见。

在《本经》则五见。太抵谓病寒热相错，虚实互呈，其治不得纯一，有所顾虑者，宜深味焉。

硝石矾石散方

硝石　矾石烧等分

上二味，为散，以大麦粥汁和服方寸匕，日三服。病随大小便去，小便正黄，大便正黑，是候也。

"硝石"下《外台》有"熬黄"二字，《本草图经》引同。"候也"下《图经》有"大麦用无皮者"六字，《外台》作大麦则须是无皮麦者。

《肘后方》云：女劳疸者，身目皆黄，发热恶寒，小腹满急，小便难。由大劳大热，交接后入水所致，治之方（即本方）。

又云：治交接劳复，阴卵肿，或缩入腹，腹中绞痛，或便绝（即本方）。

《千金翼》云：泻肾散，主男女诸虚不足，肾气乏方（即本方用粳米粥）。

《圣济总录》云：治赤白痢，矾石丸。白矾四两，硝石一两半。捣为末，用米醋浸炊饼心丸，如梧桐子大，每服十丸，空心米饮下。

魏氏《家藏》方云：硝矾圆，治暗风痫病年深者。硝石半两，白矾一两枯，赤石脂二两火煅。为细末，糯米粥为圆，如绿豆大，每服十五圆，食后温水下，日进三服，一日一次发者，服之半月，永除根本。

《方极》云：硝矾散，治一身悉黄，腹胀如水状，大便黑，时溏者。

《类聚方广义》云：黄胖病腹满有块，胸膈跳动，短气不能起步者，宜此方加铁粉，为丸亦良。

又云：硝矾散之证，痰喘咳嗽，气急息迫，不能卧起，身面煤黄色者，极为恶候，宜用麻杏甘石汤、木防己汤等，与此方交互用之，能食者可起。

丹波氏云：硝石即火硝，时珍辨之详矣，下大黄硝石汤同。程氏云：《内经》曰：中满者泄之于内。润下作咸，硝石之苦咸，矾石之酸咸，皆所以泄中满而润下，使其小便黄而大便黑也。然硝石主胃胀闭，涤蓄结。矾石主热在骨髓。而经言劳者温之。是方得无太峻软。然所服者，方寸匕耳，和以大麦粥汁，正所以宽胃而益脾也。元坚云：此方用大麦粥，其理与石膏配粳米相同。尾台氏、苏恭曰：大麦疗腹满。渊雷案：硝石即硝酸钾。作用于肠则令微利，作用于肾则令利尿。矾石为硫酸铝与硫酸钾化合物之含水结晶体，烧之则水分蒸发已尽，其性收敛，燥湿除痰。二味盖治腹满，非治女劳之原因，亦未必能愈肾上腺之病变。其用大麦粥汁，苏恭说是。

《千金方》云：湿疸之为病，始得之，一身尽疼，发热，面色黑黄。七八日后壮热，热在里，有血当下，去之如豚肝状。其小腹满者，急下之。亦治一身尽黄，目黄腹满，小便不利。其方用滑石、矾石二味。又云：黄疸之为病，日晡所发热恶寒，小腹急，身体黄，额黑，大便溏黑，足下热，此为女劳。腹满者难治，治之方用滑石、石膏二味。《三因方》载滑石石膏散，云其脉浮紧。又载硝石矾石散，云其脉滑。喻氏《法律》云：硝石矾石散从来不解用硝石之义，方书俱改为滑石矾石散，并且改大黄硝石汤为大黄滑石汤，医学之陋，一至此乎。夫男子血化为精，精动则一身之血俱动，以女劳而倾其精，血必继之，故因女劳而尿血者，其血尚行，犹易治也。因女劳而成疸者，血瘀不行，为难治矣。甚者血瘀已久，大腹尽满，而成血蛊，尤为极重而难治矣。味仲景之文及制方之意，女劳疸非及去其膀胱少腹之瘀血，万无生路。在伤寒热瘀膀胱之证，其人下血乃愈，血不下者，用抵当汤下之。亦因其血之暂结，可峻攻也。此女劳疸蓄积之血，必匪朝夕，峻攻无益，但取石药之悍，得以疾趋而下达病所。硝石咸寒走血可消逐其热瘀之血，故以为君。矾石，《本草》谓其能除锢热在骨髓，用以清肾及膀胱脏腑之热，并建消瘀除浊之功。此方之极妙者也。以陈无择之贤模棱两可。其说谓无发热恶寒，脉滑者，用此汤。若发热恶寒，其脉浮紧，则以滑石、石膏治之。世岂有血蓄下焦，反见浮滑且紧之脉者乎？妄矣妄矣！渊雷案：喻氏释女劳疸为瘀血结，其故有三。本证云"身尽黄大便必黑时溏"，而伤寒太阳篇抵当汤证云"身黄"，阳明篇抵当汤证云"屎虽硬，大便反易，其色必黑"，一也。《千金》滑石矾石散主疗云：有血当下，去之如豚肝状。而《三因方》引作硝石矾石散王氏《准绳》亦云：此即前硝石方。硝与滑字形相近，二也。《肘后》治女劳疸又用猪膏发煎（引见下文），而猪膏乱发有利血消瘀之功，三也。今考阿狄森氏病，血压异常低降，则瘀结自属可能。硝石破血见甄权《药性本草》。喻说不为无理，录之以俟验。

酒黄疸，心中懊侬或热痛，栀子大黄汤主之。

元坚云：此上条脉沉弦者之治也。徐氏云：前酒疸正条。尚有不能食欲吐，后各变证如小便不利，足下热，腹满不一。此独举心中懊侬，为酒疸第一的据也。热而至痛，更甚矣。喻氏云：此治酒热内结，昏惑懊侬之剂。然伤寒证中有云：阳明病，无汗，小便不利，心中懊侬者，身必发黄（阳明篇二百七条），是则诸凡热甚于内者，皆足致此，非独酒也。

汤本氏云：余之经验，本方证之黄疸，肝脏或胆囊部肿胀硬结，有自他觉的疼痛，或懊侬，或热痛。凡有此腹证者，弗论酒客与否，皆用本方，且多宜与大、小柴胡汤合用。渊雷案：上文酒疸诸条举病酒之证为候，明有此证者，俱名酒疸，非谓其原因之必为嗜饮也。故栀子大黄汤，亦非专治其酒，而治其证，喻氏、汤本氏之说是。

栀子大黄汤方

栀子十四枚　大黄一两　枳实五枚　豉一升

上四味，以水六升，煮取二升，分温三服。

此即《伤寒论·差后劳复篇》之枳实栀子加大黄汤也。彼用大黄如博棋子五六枚，枳实三枚，清浆水煮。用法方解，互详于彼。又，方名《外台》引仲景《伤寒论》作栀子枳实豉大黄汤。

《肘后方》云：酒疸者，心懊侬，足胫满，小便黄，饮酒发赤斑黄黑，由大醉当风入水所致，治之方。（即本方）

《千金方》云：枳实大黄汤，治伤寒饮酒，食少饮多，痰结发黄，酒疸心中懊侬而不甚热（案：谓身热不甚也），或干呕方。（即本方）

魏氏云：为实热之邪立法也。栀子、大黄、大苦寒之品以泄之，枳实以开破之，香豉以升散之。酒家积郁成热，非此不当其施也。

诸病黄家，但利其小便；假令脉浮，当以汗解之，宜桂枝加黄芪汤主之。（方见水病中）

黄色素必经肾脏而排泄，故诸病黄家但利其小便，下文茵陈五苓散是也。然以利小便治黄疸，乃似今世所谓对证疗法，尚非原因疗法。何则？排除血中之胆汁，未能使胆汁不复入血故也。黄疸之原因疗法当推茵陈蒿汤、栀子大黄汤、大黄硝石汤。浅田宗伯《方函口诀》：谓治黄当先用茵陈蒿汤，次用茵陈五苓散（引见《伤寒论今释》茵陈蒿汤下），此言深合治黄原理。依旧说黄病于六气属湿，湿邪若不挟风寒，则尤濡滞而入里，故但利其小便。若挟风寒而在表，则当汗解。云脉浮者，示有表证，非谓治病取决于脉也。黄病有表证当汗解者，盖即今之 Weil 病，即传染性黄疸病，而与痉湿暍篇湿家为病一条，实为一病。观二丹波之言，则病理益明，治法益备。

元坚云：桂枝加黄芪汤证即湿邪表郁（疑本作"郁"表）者，盖与湿家身色如熏黄，有阴阳之别（盖谓麻黄剂、桂枝剂之异）。

丹波氏云：《外台》、许仁则疗急黄，始得大类天行病，经三两　日，宜合麻黄等五味汤服之，发汗以泄黄势。方：麻黄三两，葛根五两，石膏八两，生姜六两，茵陈二两。上以水八升，煮取二升七合，去滓，分温三服，覆被微取汗以散之。案：黄家脉浮热盛者，桂枝加黄芪汤非所宜，此方有大青龙之意，当随证选用，故附于此。

诸黄，猪膏发煎主之。

猪膏润燥，乱发通瘀，以药性论，此方当治血瘀而燥者。且古方书所载本方之主疗云：食饮不消，胃中热胀生黄衣，在胃中有干屎使病（引见方后）。则是肠壁黏膜之病变，非黄疸也。古书称胃者，其实多指肠。肠炎症黏液分泌过多，沉淀而掩盖其黏膜，或黏膜自起淀粉样变性，皆即所谓黄衣。由是而消化吸收俱受障碍，影响于营养而发萎黄，非胆汁所染之真黄疸也。

程氏云：扁鹊有疗黄经，明堂有烙三十六黄法，皆后人所未见。唯《圣济总录》载三十六黄，方论详明，治法始备。今猪膏发煎能治诸黄，当是黄之轻者，可从小便而去。至若阴黄、急黄女劳之属，岂猪膏发煎所能治乎？医者审之。

猪膏发煎方

猪膏半斤　乱发如鸡子大三枚

上二味，和膏中煎之，发消药成，分再服。病从小便出。

《外台》引仲景《伤寒论》乱发作一枚。煮服法云：上二味，内发膏中煎之。发消尽，研绞去膏细滓，分二服。病从小便去也。

方后云：太医校尉史脱家婢黄病，胃中干粪下，便差，神验。

《肘后方》云：治黄疸方，烧乱发。服一钱匕，日三服。秘方，此治黄疸。

又云：疸病有五种，谓黄汗、黄疸、谷、疸、酒疸、女劳疸也。黄汗者，身体四肢微肿，胸满不得汗，汗出如黄柏汁，由大汗出卒入水所致。方：猪脂一斤。温令热，尽服之。日三，当下，下则稍愈。

又云：女劳疸者云云（引见上硝石矾石散）。又方：乱发如鸡子大，猪膏半斤。煎令消尽，分二服。

《外台秘要》云：《近效》疗男子、女人黄疸病，医疗不愈，身目悉黄，食饮不消，胃中胀，熟生黄衣，在胃中有干屎使病尔。方：以成煎猪脂一小升。温热，顿尽服之，日三，燥屎下去乃愈。

又云：《肘后》疗黄疸者，一身面目悉黄如橘柚，暴得热，外以冷迫之，热因留胃中，生黄衣，热熏上所致。方：猪脂一升。上一味，成煎者，温令热，尽服之，日三。燥屎当下，下则稍愈便止。（案：今本《肘后》无考）

《圣惠方》云：治黄疸耳目悉黄，食饮不消，胃中胀热，此肠间有燥粪，宜服此方。上煎炼猪脂五两，每服抄大半匙，以葱白汤频服之，以通利为度。

沈氏《尊生书》云：有服对证药不能效，耳目皆黄，食不消者，是胃中有干粪也，宜饮熬猪油。量人气禀，或一杯，或半杯，日三次。以燥粪下为度，即愈。

喻氏云：盖女劳疸，血瘀膀胱，非直入血分之药，必不能开。然虻、蛭过峻，矾石过燥，明是治血燥矣。尤氏云：此治黄疸不湿而燥者之法。按：《伤寒类要》云：男子、女人黄疸，饮食不消，胃胀，热生黄衣，在胃中有燥屎使然，猪膏煎服则愈。盖湿热经久变为坚燥，譬如盒曲，热久则湿去而干也。《本草》：猪脂利血脉，解风热，乱发消瘀，开关格利水道，故曰病从小便出。渊雷案：喻据《肘后》之主疗，以女劳疸之小腹满急为血瘀，其说颇有见地，说详硝石矾石散下。尤说则较浅易。余谓肠壁之沉淀物或淀粉样变性，自当用消瘀之品，而非抵当、桃核辈所宜，膏发煎殆其特效药矣。其燥屎盖肠壁病变之结果，肠壁恢复，则燥屎自下，非膏发所润导。不然，何以不用蜜煎猪胆汁乎？

徐氏云：予友骆天游黄疸，腹大如鼓，百药不效，用猪膏四两，发灰四两，一剂而愈。仲景岂欺我哉！渊雷案：腹大如鼓当是本方要证。《肘后》以本方与硝矾散俱治女劳疸。女劳疸则小腹满急者也，意者本方无日晡寒热等证，所以异于硝矾散欤。

黄疸病，茵陈五苓散主之。（一本云茵陈汤及五苓散并主之）

《金鉴》云："黄疸病"之下，必有"小便不利者"之五字，茵陈五苓散方有著落，必传写之遗。黄疸病脉沉，腹满在里者，以大黄硝石汤下之；脉浮无汗在表者，以桂枝加黄芪汤汗之；小便不利者，不在表里，故以茵陈五苓散主之。元坚云：此条不言何疸，殆是谷疸之轻证，否则湿邪内郁所致乎。渊雷案：此治黄疸之恢复期，或轻证黄疸之方。排除组织中之黄色素，使从小便而出，然不足以治愈黄疸之原因。

茵陈五苓散方

茵陈蒿末十分　五苓散五分〇方见痰饮中

上二物和，先食饮方寸匕，日三服。

《外台》引仲景《伤寒论》主疗及药量并同。煮服法云：上二味，和，先食白饮和方寸匕服之，日三。深师、范汪同。

又云：又五苓散，利小便，治黄疸方（即五苓方不用茵陈），《千金》、深师、范、汪同。

《三因方》云：五苓散，治伏暑郁发黄，小便不利，烦渴，茵陈汤调下。

严氏《济生方》云：加减五苓散（五苓去桂枝加茵陈），治饮食伏暑郁发黄，烦渴，小便不利。

《证治准绳》云：茵陈五苓散，治伤寒温、湿热病、感冒后发为黄疸。小便黑赤，烦渴发热，不得安宁。此盖汗下太早，服药不对证。因感湿热病，以致遍身发黄。又用生料五苓散一两，加入茵陈半两，车前子一钱，木通、柴胡各一钱半。酒后得证，加干葛二钱，灯心五十茎。水一碗，煎八分，连进数服，小便清利为愈。

《方极》云：茵陈五苓散，治发黄兼前方（谓五苓散）证者。《类聚方》云：当有小便不利或渴证。雉间焕云：黄病宜从小便去之者，主之。岂必待备前方证乎？

《方函口诀》云：此方用于发黄之轻证，主小便不利者也。故《圣济总录》云：此方治阴黄，身如橘色，小便不利云云。阴略黄证详见《巢源》。此非阴证，乃言无热状者。若此方证而有热状者。宜选用栀子柏皮汤及茵陈蒿汤，黄胖可兼用铁砂散（铁砂、硫黄、小麦粉、葛粉）。东垣治酒客病用此方，最为得当。平日醉酒，烦闷不止者，发汗利小便。乃其常法也。

渊雷案：《巢源·阴黄候》云：阳气伏，阴气盛。热毒加之，故但身面色黄，头痛而不发热。然本方所治，亦有发热者。下文《医方口诀集》之治验是也。

尤氏云：此证治湿热成疸者之法。茵陈散结热，五苓利水去湿也。

《医方口诀》集云：一商人，五月间乘梅雨往返大阪，自觉身体微热，四肢倦怠。一医作风湿用药，则恶食甚。一医作伤寒治之，则发热甚。医治经月，前证愈甚，异至敝寓求治。诊之脉沉，问渴乎？曰：渴。小便利乎？曰：不利而色黄。予曰：《金匮》曰：脉沉，渴欲饮水，小便不利者，当发黄。又曰：黄疸病，茵陈五苓散主之。因日晚，不及为末，惟作汤药与之。一帖而食进，五帖而热退，十帖而病如失，后用调理而安。

黄疸腹满，小便不利而赤，自汗出，此为表和里实，当下之，宜大黄硝石汤。

宋本、俞桥本硝石并误滑石，下同。

此治黄疸之里实者。郁滞性黄疸及胆石症，大便多秘结。《外台》引《必效》疗急黄疸内等黄，用大黄、芒硝二味。今西医亦常用下剂，可以征也。胆石发黄疸者，必有疝痛，而本条不言。然腹满而用硝黄，则腹痛不言可知。腹满，小便不利而赤，皆示其里有实热也。元坚云：此条不言何疸，盖是谷疸乏最重者也。自汗出为里热蒸迫之候，诸注以为表和者，非是。盖此证一属里实，故举表和二字，以征自汗之非表邪也。

大黄硝石汤方

大黄 黄柏 硝石各四两 栀子十五枚

上四味，以水六升，煮取二升，去滓，纳硝，更煮取一升，顿服。

方名《脉经》作大黄黄柏栀子芒硝汤，《千金》作大黄黄柏汤。《外台》引仲景《伤寒论》作大黄黄柏皮栀子硝石汤。云：《小品》千《金翼》、深师、范汪并同。煮服法云：以水六升，煮三物得二升半，去滓，纳硝石，更煎取一升，先食顿服尽。硝石《脉经》《千金》并作芒硝，日医亦多用芒硝，盖非。

《圣惠方》云：治黄病腹胀满，小便涩而赤少。（于本方中加冬葵子）

《方极》云：大黄硝石汤，治发黄，腹中有结块者。

《方机》云：大黄硝石汤，治发黄色，腹满，小便不利者，身热心烦，大便不通者。

雉间焕云：大黄硝石汤，当有心烦证，治嘈杂，又平日懊侬者主之。或为丸为兼用剂，亦可也。

方舆𫐐云，此方是荡涤瘀热之剂。治疸诸方，无有峻于此者。又云：此本治黄疸之药，余假以治血淋脉数者，常加甘草，或去芒硝。按：崔氏用大黄、芒硝二味疗尿血（见《外台》），意旨相似。凡热淋暴淋，虽不见血，用此方亦得效。

《类聚方广义》云：大黄硝石汤，治嘈杂，胸中煎熬，腹满有块，二便不利，或口中觉苦辛酸咸等味者。此症后必成膈噎，早用此方，可以防之。（案：此证直是胃病）

赵氏云：邪热内结成腹满自汗，大黄硝石汤而去之。膀胱内热，致小便不利而赤，黄柏栀子凉以行之，此下黄疸之重剂也。《金鉴》引李彣云：湿热内甚，用栀子清上焦湿热，大黄泻中焦湿热，黄柏清下焦湿热，硝石则于苦寒泻热之中而有燥烈发散之意，使药力无所不至，而湿热悉消散矣：元坚云：硝石矾石散及此方，不用芒硝而用硝石者，盖以芒硝润品，不宜湿热，故取于火硝之燥且利焉。由是观之，则今之医治阳明病，于承气汤中换用硝石者，坐于不深研经旨矣。

《静俭堂治验》云：荻原辨藏患黄疸，更数医，累月不见效，发黄益甚，周身如橘子色，无光泽，带黯黑，眼中黄如金色，小便短少色黄如柏汁，吸呼迫促，起居不安，求治于予。乃以指头按胸肋上，黄气不散，此疸症之尤重者也，乃合茵陈蒿汤、大黄硝石汤，作大剂，日服三四帖，及三十日，黄色才散去，小便清利而痊愈。凡察疸症之轻重，以指重按病者胸肋之骨间，放指则黄散，其迹见白，忽复如元黄色者，此轻症，易治也。至重症，则虽重按而黄色不少散，屹然不动，以此人属重症，故合茵陈蒿汤、大黄硝石汤与之，食饵用蚬为馔，尤妙。

黄疸病，小便色不变，欲自利，腹满而喘，不可除热，热除必哕。哕者。小半夏汤主之。（方见痰饮中）

原注"痰饮中"，赵刻及俞桥本并误作"消渴中"，今检经文改。

徐氏云：此言黄疸中有真寒假热者。谓内实小便必赤，今色不变加自利，虚寒也。虽腹热能满，虚亦满。实证有喘，虚亦喘。误以为热，而攻除之，则虚其胃而哕。哕亦胃虚而气逆，逆则痰壅，故曰哕者小半夏汤主之。谓哕非小故，惟姜、半能行痰下逆而调胃，胃调然后消息治之，非小半夏即能治黄疸也。赵氏云：此汤用在除热之后，非治未除热之前者也。渊雷案：除热盖指大黄硝石汤、栀子大黄汤、茵陈蒿汤之等。

元坚云：阳明篇曰：阳明病不能食，攻其热必哕。所以然者，胃中虚冷故也。以其人本虚，攻其热必哕（二百三条）。正与此条同机。

《千金·伤寒发黄门》载此条。方后云：有人常积气结而死，其心上暖，以此半夏汤少许汁入口遂活。

《圣惠方》云：治阴黄，小便色不变，欲自利而不利，腹满而喘者，必哕，哕者宜服小半夏汤（于本方加人参、葛根）。案：据此，则不除热亦有哕者。吉益氏《类聚方》亦删去"不可除热，热除必哕"八字。

诸黄腹痛而呕者，宜柴胡汤。（必小柴胡汤方见呕吐中）

程氏云：《经》曰：呕而腹满，视其前后，知何部不利，利之则愈（《伤寒论·厥阴篇》及《本经·呕吐篇》）。今黄家腹痛而呕，应内有实邪，当是大柴胡以下之。若小柴胡则可止呕，未可疗腹痛也，明者详之。《金鉴》云：呕而腹痛，胃实热也，然必有潮热便硬，始宜大柴胡汤两解之。若无潮热，便软，则当用小柴胡汤去黄芩加芍药和之可也。渊雷案：此随证施治，而非专治其黄也。其证必胸胁苦满，乃可选用大小柴胡，俱加茵陈为是。盖柴胡汤治胸胁间病，胸胁间有肿胀硬结

之物，压迫肝脏、胆囊，以生黄疸。治其胸胁，则黄
自愈。

男子黄，小便自利，当与虚劳小建中汤。（方见虚
劳中）

赵氏云：男子黄者，必由入内虚热而致也。反见
小便自利，为中下无热，惟虚阳浮沉为黄耳（元坚云：
"沉"疑"泛"字），故与治虚劳之剂补正气。正气旺，
则营卫阴阳和，而黄自愈矣。

元坚云：赵说是。盖女劳疸初起之证治也。先兄
曰：上条有手足中热，膀胱急，少腹满诸证，而此特
举小便自利者，使人推知其他也。今与虚劳篇相参，
其膀胱急少腹满者，尤氏所谓阳病不能与阴和，则阴
以其寒独行，为里急，为腹中痛，而其实非阴之盛者。
若身体尽黄，手足中热，亦尤氏所谓阴病不能与阳和，
则阳以其热独行，为手足烦热，而实非阳之炽者。阴
阳不相和谐，外生虚热而所为黄病，非土色外呈之候。
其用小建中汤者，意在使阴阳相就，而寒以温，热以
和也。

尾台氏云：男子黄，小便自利者，与虚劳小建中
汤。按：小便自利与不利虽异，至其失常则同。桂枝加
黄芪汤证曰：黄汗云云，小便不利。由是观之，虚劳小
建中汤疑谓黄芪建中汤欤。又按：深师黄芪建中汤证
曰：虚劳云云，小便多。《必效方》黄芪建中汤证曰：小

便数（俱引见虚劳篇黄芪建中汤下），日多日数。是亦失常者已，益足以征，故余用黄芪建中汤也。

渊雷案：此条亦非真黄疸，乃营养不良，肌肤萎黄耳。小便自利句是眼目。《伤寒论》云：太阴者身当发黄。若小便自利者，不能发黄。本篇云：脉沉，渴欲饮水，小便不利者，皆发黄。又云：诸病黄家，但利其小便。其于谷疸，云小便不通，小便必难。于大黄硝石汤，云小便不利而赤。独于女劳疸及本条，云小便自利。明其黄之非疸也。建中汤既不能治黄疸之原因，又不能排除黄色素，乃是糖质滋补，治其贫血萎黄耳。小丹波据赵注以本条为女劳疸初起之证，盖有所见。特限于时代，不知黄疸之病理，不敢质言女劳疸与建中证非疸耳。

王氏《阴证略例》云：内感伤寒，劳役形体，饮食失节，中州变寒之病生黄，非伤寒坏之而得（案：王意若曰：非急性热病并发之黄疸也），只用建中、理中、大建中足矣，不必用茵陈也。何氏《医碥》云：阴黄，小便清白，大便不实，喜静能卧，脉迟弱无力，身冷自汗，当以虚寒治之。仲景所谓男子黄，小便自利，与小建中汤。王海藏谓中州寒生黄，用大小建中，不必茵陈，皆气虚之阴黄也。气虚则脾不运，久瘀于里，则脾败而色外见，故黄（案：以上四句诞妄不可从），其黄色必淡（案：萎黄非胆汁所致故也）。戴复庵谓失血后多令面黄，或遍身黄，血不荣也。如竹木春夏叶润则绿，至秋则干黄，宜养荣汤、十全大补汤，此血虚之阴黄也。此为干黄，小便利，四肢不沉重也。丹波氏云：治阴黄《医学纲目》用理中加茯苓汤，喻氏治女劳疸属虚者用八味肾气丸，《圣惠》治房黄用鹿茸散（鹿茸、熟地、山茱、五味、黄芪、牡蛎）之类，皆不用茵陈。然如韩氏小茵陈汤（附子、甘草、茵陈）、茵陈四逆汤、茵陈附子汤、茵陈茱萸汤、罗氏茯苓栀子茵陈汤之类，皆附子、茵陈并用。盖本于《千金翼》治黄疸小便赤黄方（前胡、茯苓、椒目、附子、茵陈），之意，寒热错杂者，亦宜随证而选用，不必执拘矣。

渊雷案：《医方》治阴黄不用茵陈，盖有二义。茵陈所以排除组织间之胆汁色素。萎黄之证，其黄由于血不荣，非胆汁所染，则无须茵陈，此一义也。凡病阳证难治而易愈，阴证易治而难愈。何以故？阳证虽轻，须各随其本病而施治，其方万有不齐。阴证虽重，不论何病，一以附子剂急温之，盖药物所凭借以取效者，病人抗病之正气。阳证正气自持，则各随其本病而匡赞辅翼之。阴证正气衰弱，则一以扶持正气为主。故治阴黄者，虽是胆汁染成之真疸，可以独任温补，不用茵陈，此又一义也。然既有胆汁色素沉著于组织间，则于附子剂中参用茵陈以排除之，亦复有益无损。若用茵陈于萎黄证，则无的放矢，有损无益矣。王氏、何氏主不必用茵陈，丹波主附子、茵陈并用。其说皆模棱两可，令人彷徨失据。吾特表而出之，以供读者研讨。

又西医疗黄疸，禁食油及含脂肪较多之物质。盖因胆汁之用在乳化食物中之脂肪，又刺激肠上皮而促其吸收。黄疸病人之胆汁不入于肠，则脂肪之消化吸收大受障碍，故禁食之也。中医则不禁。古方且有用蔓菁子油疗黄者，见《千金》《外台》及陈藏器《本草拾遗》、孟诜《食疗本草》。考其证候，当是真黄疸。今案：所食脂肪不消化不吸收，不过随粪便排出体外，甚则腐败分解，使粪便作恶臭而已，本无大害。蔓菁子油或别有化学上之治疗作用，今未能证明，又未可与通常脂肪等视矣。

附方

〇瓜蒂汤：治诸黄。（方见暍病中）

当即《外台》第四卷诸黄门所载，《删繁》第二方（引见下文）。此治病毒结聚于胃脘，非直接治疸，当有烦喘懊侬，温温欲吐之证。用法当参看《伤寒论今释·瓜蒂散》条。诸方书或云吐出黄水，则胆汁逆流入胃钦。《千金》《外台》用瓜蒂剂治黄者甚多，或内服，或吹塞鼻中，附录于后。

《外台秘要》云：《删繁》疗天行毒热，通贯脏腑，沉鼓（案：当即锢瘤字）骨髓之间，或为黄疸、黑疸、赤疸、白疸、谷疸、马黄等疾，喘息须臾而绝。瓜蒂散方：瓜蒂二七枚，赤小豆二七枚，秫米二七粒。上三味，捣筛为散，取如大豆粒，吹于两鼻之中，甚良。不差，间日复服之。

又云：又方：瓜蒂二七枚。上一味，以水一升，煮取五合，作一服。（案：此即暍病篇所载之方）

又云：《延年秘录》疗黄，瓜蒂汤方。瓜蒂一两，赤小豆四十九枚，丁香二七枚。上三味，捣末，以水一升，煮取四合，澄清，分为两度，滴入两鼻中。

又云：《救急》疗诸黄，暗黄眼暗及大角赤，黑黄先掷手足，内黄患渴，疸黄眼赤黄，肾黄小便不通，气急心闷，五色黄。瓜蒂散方：丁香、瓜蒂、赤小豆各十枚。上三味，细捣筛，取暖水一鸡子许和服，大神验。《广济》同。

又云：必效疗诸黄，眼已黄亦差。瓜蒂散方：丁香一分，赤小豆一分，瓜蒂一分。一方加秫米一分。上三味，捣末，温水食前顿服使尽，则当利，并吐黄水。不差更服。案以上三方并同，但滴鼻内服为异。更有许仁则一方亦同，不具录。

又云：《广济》疗急黄，身如金色。瓜蒂散方：赤小豆二七枚，丁香二七枚，黍米二七枚，瓜蒂二七枚，麝香、薰陆香等分别研，青布二方寸，烧为灰。上七味，捣筛为散，饮服一钱匕，则下黄水，其黄则定。

又云：《延年秘录》疗急黄，心下坚硬，渴欲得水吃，气息喘粗，眼黄。但有一候相当，即须宜服此瓜蒂散，吐则差。方：瓜蒂二小合，赤小豆二合，上二味，捣筛为散。年大人，暖浆水五小合，和散一服满一方寸匕，一炊久当吐，不吐，更服五分匕，水亦减之。若轻病，直吹鼻中两黑豆粒大，亦得。当鼻中黄水出，即歇。并宜灸心厌骨下一寸，名巨阙，灸五、七炷以来，初小作炷，在后渐大，仍不得大如梧子。

又云：《近效游黄疸。瓜蒂散方：瓜蒂二七枚，赤小豆七枚，生秫米二七枚，丁香二七枚。（案：此即上所引《必效》一方）

上四味，捣筛，重者取如大豆二枚，各着一枚鼻孔中，痛缩鼻。须臾，鼻中沥清黄水，或从口中出升余，则愈。病轻者如一小豆则可，一与不尽，间日复频用效。李嵩用之立验。俗人或使人以竹筒极力吹鼻中，无不死者，慎之。

又云：许仁则论云：此病俗闲亦有单煮瓜蒂汁灌鼻孔中者，亦有单服生麻油者。

又云：《古今录验》脾疸，饮少，小便多，秦椒散。方：秦椒一分，汗，瓜蒂二分。上二味，捣下筛，水服方寸匕，日三服。

《千金翼》云：黄疸目黄不除，瓜丁散。方：瓜丁（案：即瓜蒂）细末如一大豆许，纳鼻中，令病人深吸取入，鼻中黄水出，差。

〇《千金》麻黄醇酒汤：治黄疸。

麻黄三两

上一味，以美清酒五升，煮取二升半，顿服尽。冬月用酒，春月用水煮之。

出《千金》第十卷伤寒发黄门。云：治伤寒热出表，发黄疸，麻黄醇酒汤方。麻黄三两，以醇酒五升，煮取一升半，尽服之，温覆汗出即愈。冬月寒时用清酒，春月宜用水。《外台》引仲景《伤寒论》麻黄作一大把去节，云：《小品》《古今录验》、张文仲《经心录》同。煮服法中引《古今方》。文与《千金》同。据此，则本是仲景方也。醇酒者，浓厚美酒。醇酒与麻黄同煮服，发汗之力甚大，此亦祛除黄色素从汗液而出之法。然亦须病势向表，乃可用之。急性热病并发黄疸者，有本方之适应证。《千金》云：伤寒热出表，可味也。

《方极》云：麻黄醇酒汤，治喘而发黄，或身疼者。

余论 元坚云：黄疸之病有阴阳二证，更有湿胜燥胜之异。今考经文：酒疸，阳而属燥者也，故治主清凉（案谓栀子大黄汤）。女劳疸，阴而属燥者也，故初治从和中（案谓小建中也），而末治须润导（案当指猪膏发煎）。谷疸有阳有阴，其阳属湿热，治在疏荡（案谓茵陈蒿汤及大黄硝石汤）。其阴属寒湿，治要温利。后世以茵陈附子并用者，即寒湿之治已，如茵陈五等散证。岂湿热发黄之轻者乎？此诸黄者皆病之属里者也，如桂枝加黄芪汤证。湿热郁表，亦阳黄之类已。此外，《伤寒论》中发黄诸条，不一而足，皆与本篇互发，学者宜参互详审焉。

惊悸吐衄下血胸满瘀血病脉证治　第十六

脉证十二条　方五首

此篇全论血证。惊悸与血证无关，经文亦仅二条。（首条及半夏麻黄丸）胸满为血证中偶有之候，列入标题，皆可商。元坚云：惊悸、心疾（案：悸是心脏自觉证、惊则非心脏病）。血，心之所主，此其所以合为一篇欤。胸满是瘀血中一证，不宜于篇题中有此二字，从删为是。

寸口脉动而弱，动即为惊，弱则为悸。

此虽《脉经》家言，亦颇合事实。脉动者，旧说相传，为关上如豆粒动摇。此因血压非常亢进，脉管中前一波之血液未及前进，后一波之血液已挤压而至，于是脉管之一小段虬结胀大，按之如有豆粒动摇也。人受惊恐，则植物性神经起反射作用，使全身适合于抵抗防卫所需要。抵抗防卫责在手足及躯表之肌肉，于是手足及躯表肌肉即时充血。所以然者，人体某部分剧劳，其部即需多量之血液。《素问》所谓足受血而能步，掌受血而能握，指受血而能摄。是也。寸口（包寸关尺三部而言）者，解剖学所谓桡骨动脉，输血于掌指者也。故惊恐时丰足躯表之充血，表见于桡骨动脉者，则为脉动，此动即为惊之事实也。脉弱因左心室排血之力过小所致，其结果使血压低落，因而危及生命。然苟非心脏衰弱至于极度，左心室必起代偿救济作用，加强或加速其张缩以维持血压。凡心脏正规之张缩，人不能自觉，若例外加强加速之张缩，其人即自觉心择亢进，此弱则为悸之事实也。虽然动与弱不能同时俱见，而惊恐而脉动者，同时必自觉心悸亢进。又心悸亢进之原因甚多，决不悉因脉弱。且依脉法旧说，动脉不必皆为惊，弱脉不必皆为悸。则《脉经》家言终无益于实际之诊治耳。又揣编次之意，列此条于血证之首。盖示亡血家有惊悸、怔忡之证，此因神经缺于濡养所致，与脉动脉弱无关。若断章取义，舍惊悸而论动与弱，则亡血家脉动者难治。以其血压亢进，破裂之血管不易愈合故也。脉弱者反易治。

师曰：尺脉浮，目睛晕黄，衄未止。晕黄去，目睛慧了，知衄今止。

"尺"赵刻及俞桥本并作"夫"，程氏、《金鉴》同，今从诸家本改。

《金鉴》云：浮脉主阳主表，若目睛清洁，主阳表病

也；目睛晕黄，主血脉病也。盖以诸脉络于目（案：《素
问·五脏生成篇》云：诸脉者皆属于目。《金鉴》说本此
然不足据），而血热则赤，血瘀则黄。今目睛晕黄，知
其衄未止也。若晕黄去，目睛慧了，知其衄已止，故曰
衄今止也。元坚云：尺脉以候血分。《金鉴》似是。晕黄
去，目睛慧了，其脉静者，可推而知也。《周礼注》郑
司农云：辉，谓日光气也（辉即晕字）。《释名》曰：晕，
卷也，气在外卷结之也，日月皆然。渊雷案：衄家目睛
晕黄是事实，无非头面充血之故。旧注多以目黄为肝
热，以尺浮为肾火。盖以治衄宜芍药、地黄等物，以芍
药为平肝，地黄为凉肾故也。

又曰：从春至夏衄者太阳，从秋至冬衄者阳明。

尤氏云：血从阴经并冲任而出者，则为吐。从阳经
并督脉而出者，则为衄，故衄病皆在阳经。但春夏阳气
浮，则属太阳。秋冬阳气伏，则属阳明，为异耳。所以
然者，就阴阳言，则阳主外，阴主内；就三阳言，则太
阳为开，阳明为阖，少阳之脉不入鼻頞，故不主衄也。
唐宗海《血证论》云：鼻根上接太阳经脉，鼻孔下夹阳
明经脉。阳络之血伤于太阳者，由背上循经脉（案：太
阳脉行于背也），至鼻为衄，仲景所谓春夏发太阳者是
也。伤于阳明者，由胸而上（案：阳明脉行于胸也），
循经至鼻，仲景所谓秋冬发阳明者是也。

渊雷案：尤氏从阳经并督脉之语，但可以说太阳。

若阳明经脉，则行胸不行背，故尤注不如唐说无语病。然经脉出于古人理想，不合血管之径路。血之出于鼻者，必由左右颈动脉之内颈动脉而来，岂有由胸由背之异哉？

衄家不可汗，汗出必额上陷，脉紧急，直视不能眴，不得眠。

此条亦见《伤寒论·太阳中篇》。"陷"字衍，已详《伤寒论今释》。尤氏云：血与汗皆阴也，衄家复汗，则阴重伤矣。脉者血之府，额上陷者，额上两旁之动脉，因血脱于上而陷下不起也。脉紧急者，寸口之脉，血不营而失其柔，如木无液而枝乃劲也。直视不眴不眠者，阴气亡则阳独胜也。《经》云：夺血者无汗。此之谓矣。唐宗海《金匮浅注补正》云：此条垂戒，见凡失血者皆不可发汗也。

病人面无血色，无寒热。脉沉弦者，衄；浮弱，手按之绝者，下血；烦咳者，必吐血。

赵刻及俞桥本"夺无血色"之"血"字。徐氏、沈氏、尤氏同，今据徐镕本、他注本及《脉经》《巢源》《千金外》《台补》。《巢源》"寒热"上"夺无"字。

此亦《脉经》家言，示望色按脉以知病之法。面无血色，有因外感卒病而然者。今无寒热，则非外感卒病，乃亡血耳。欲知其血从何道亡失，则以脉别之。虽然失血证脉沉弦者，因血少不能充盈其血管，血管紧缩以维持血压之故。脉浮弱者，血少而有上逆之势之故。若谓沉弦者衄，浮弱者下血，则不可必矣。

程氏云：《灵枢经》曰：血脱者，天然不泽。《上经》曰：男子面色薄者，主渴及亡血。今病人面无血色，脱血之象也。《上经》曰：男子脉虚沉弦，无寒热，时目瞑兼衄。今无寒热而脉弦衄者，则与上证不殊，为劳证也。若脉浮弱，手按之绝者，有阳无阴也，故知下血。烦咳者，病属上焦也，故知吐血。

尤氏云：无寒热，病非外感也。衄因外感者，其脉必浮大，阳气重也。衄因内伤者，其脉当沉纹，阴气厉也。虽与前尺脉浮不同，其为阴之不靖则一也。若脉浮弱按之绝者，血下过多，而阴脉不充也。烦咳者，血从上溢，而心肺焦燥也。此皆病成而后见之诊也。

徐氏云：烦咳条不言脉，浮弱二字贯之也。

夫吐血，咳逆上气，其脉数而有热，不得卧者，死。

"其脉数"《巢源》作"其脉数浮大"。

尤氏云：脉数身热，阳独胜也。吐血咳逆上气不得卧，阴之烁也。以既烁之阴，而从独胜之阳，有不尽不已之势，故死。渊雷案：尤注阳胜，谓虚性兴奋也。阴烁谓血液及其他体液亏耗也。阴阳互根，阳胜则阴液愈亏，故不可治。此理已详《伤寒论今释》。

唐氏云：血随气为运行，气以血为依归。但病血而不病气，则气足以资血源，为可治。但病气而不病血，则血足以招气归，亦为可治。惟气血交病，则不可治矣。肺痿咳逆上气不休，则气不归根矣。心血太虚，其火独旺，则脉数身热，盗汗心烦，不得安卧，而血不灌溉矣。凡此二者，病血不病气，则犹可借气以启血之化源。病气不病血，则犹可借血以引气归其宅。若两无根蒂，不死何为。渊雷案：此所谓气指脏器及神经之作用而言，亦即尤注所谓阳也。惟前贤多与呼吸之气误混为一，故唐氏亦以咳逆上气为气不归根矣。血虽亡失，而脏器及神经之作用不病，则饮食之物自能消化吸收以生血，所谓气足以资血源也。脏器及神经之作用虽衰弱，而血不亡失，则血中之营养成分，自能供给精力、热力之需，而虚性兴奋自止，所谓血足以招气归也。唐氏擅长血证，故其治法多有可取者。

元坚云：按《圣惠方·脚气门》曰：上气脉数，不得卧者死。盖病属虚，及实中挟虚者，见此脉证，必为不治。

夫酒客咳者，必致吐血，此因极饮过度所致也。

《医心方·咳嗽门》引《医门方》云：夫酒客咳者，其人必吐血，此为坐极饮过度所致，难疗。《千金·痰饮门》亦载此条，引见本书痰饮篇。

徐氏云：此言吐血不必尽由于气不摄血，亦不必尽由于阴虚火盛。其有酒客而致咳，则肺伤已极，又为咳所击动，必致吐血，此非内因也，故曰极饮过度所致。则治之当以清酒热为主可知。渊雷案：气不摄血，谓血管组织疏松破裂，失其涵裹血液之作用也。阴虚火盛，谓体液亏耗，起虚性兴奋而血压充进也。

《三因方》云：病者因饮食过度伤胃，或胃虚不能消化，致翻呕吐逆，物与气上冲蹙，胃口决裂，所伤吐出，其色鲜红，心腹绞痛，白汗自流（按：以上本于《千金·吐血门》引《廪丘论》），名曰伤胃吐血。理中汤（《证治要诀》加葛根、川芎）能止伤胃吐血者。以其功最理中脘，分利阴阳，安定血脉。或只煮干姜甘草汤饮之，亦妙。渊雷案：纵饮而致吐血。粗工必用甘凉，畏忌热药矣。而陈氏用理中汤、干姜甘草汤。黄元御《金匮悬解》亦云：酒后烦渴，饮冷食凉，久而脾阳伤败，必病寒湿。庸工以为积热伤阴，最误天下。今案：谓酒性热者，非酒体自热，乃人体于酒后发生热象耳（凡言药性寒热者，理亦如此）。然热象既生，随即蒸发耗散。故纵饮之人，平日耗散体热已多，其体气遂不热而寒。陈氏、黄氏之主张极有理，惟治病处方，仍当视其证候，不可执酒因而概与理中、干姜耳。

寸口脉弦而大，弦则为减，大则为芤，减则为寒，芤则为虚，寒虚相击，此名曰革，妇人则半产漏下，男子则亡血。

此条已见《血痹虚劳篇》。彼"亡血"下有"失精"

二字，此无之者。彼为虚劳言，此专为亡血言也。旧注皆以谓亡血之由于虚寒者，余谓因亡血而虚寒耳。

亡血不可发其表，汗出则寒栗而振。

此条亦见《伤寒论·太阳中篇》，已详《伤寒论今释》。

《金鉴》云：凡失血之后血气未复，为亡血也，皆不可发汗。失血之初，固属阳热。亡血之后，热随血去，热虽消，而气逐血虚，阳亦微矣。若发其汗，则阳气衰微，力不能支，故身寒噤栗而振振耸动也。发阴虚之汗，汗出则亡阴，即发吐衄之汗也，故见不得眴不得眠亡阴之病也。发阳虚之汗，汗出则亡阳。即发亡血之汗也，故见寒栗而振亡阳之病也。李彣曰：夺血者无汗。以汗与血俱属心液，血亡液竭，无复余液作汗也。#今又发表，则阴虚且更亡阳，表间卫气虚极，故寒栗而振。

病人胸满，唇痿舌青，口燥，但欲嗽水不欲咽，无寒热，脉微大来迟，腹不满，其人言我满，为有瘀血。

"嗽"诸家注本多作"漱"。漱正字，嗽假借字。《释名·释饮食》云：嗽，促也，用口疾促也。此亦假嗽为漱也。条末《脉经》复有十一字云：当汗出不出，内结。亦为瘀血。此盖唐以前旧文，而《金匮》遗夺。观下文所引《小品》及《千金》犀角地黄汤之主疗，可知。

《金鉴》云：表实无汗，胸满而喘者，风寒之胸满也。里实便涩，胸满烦热者，热壅之胸满也。面目浮肿胸满，喘不得卧者，停饮之胸满也。呼吸不快胸满，大息而稍宽者，气滞之胸满也。今病人无寒热他病，惟胸满、唇痿舌青，口燥，漱水不欲咽，乃瘀血之胸满也。唇舌，血华之处也，血病不营，故痿瘁色变也。热在血分，故口燥漱水不欲咽也。脉微大来迟，阴凝之诊，则当腹满，今腹不满。询之，其人言我满，在胸不在腹也，与上如是之证推之，为有瘀血也。沈氏云：假令气分热盛，则腹胀满。今腹不满，而言我满者，乃外虽不满，内脏血壅气滞而胀，故言我满，知是瘀血矣。

渊雷案：唇痿，血不华而失色也。痿即萎黄字。舌青或舌有紫斑如皮下溢血者，皆瘀血之证，甚则舌静脉胀大显露焉。口燥欲漱水，因口腔内血液之供给不足，无以濡润故也。不欲咽，胃中之血循环不病也。无寒热示以上诸证非外感卒病也。此瘀血在身半以上，故自觉胸满也。脉微大来迟，心脏大作张缩，欲冲去血管中之栓塞也，张缩大则力不继，故济之以迟。腹不满其人言我满，有自觉证，无他觉证也。瘀血在腹部内脏，故自觉其满，而不见于外，若承气证有燥屎。沈氏所谓气分热盛者，当有他觉之腹满矣，此瘀血在腹部也。此条当分两截。无寒热以上，言身半以上之瘀血。脉微大以下，言腹部之瘀血。《小品》《千金》，皆截脉微大以下为别一证，可征也。

《千金方》云：犀角地黄汤，治伤寒及温病应发汗而不汗之，内蓄血者及鼻衄吐血不尽内余瘀血。面黄，大便黑，消瘀血方。犀角一两，生地黄八两，芍药三两，牡丹皮二两。上四味，㕮咀，以水九升，煮取三升，分三服。喜妄如狂者，加大黄二两，黄芩三两。其人脉大来迟，腹不满，自言满者，为无热。但依方，不须加也（出第十二卷吐血门）。《外台》引《小品》同（出第二卷伤寒衄血门）。渊雷案：此凉血和血，祛瘀生新之剂，缓于桃核承气汤一等。凡治吐血衄血，第一步当然止血。血止即须消瘀，否则既出血管之血液，留著体内，蒸蕴腐败，久久遂成痨瘵，或偏枯，或痈脓，变证不可预测，瘀尽血和，然后甘温补益以善其后。犀角地黄汤，即第二步消瘀和血之要药也。惟肠风便血之类，其血在肠管中，自能随肠内容物排泄而下，则血止后不须消瘀，径与补益可也。又伤寒热病五七日后，壮热无汗，唇干齿衄，舌质干绛者，既非表证，亦非柴胡、白虎、承气诸证，后世家谓之热入血分，则亦犀角地黄汤所主。有人治伤寒，例用平剂待期，累服豆卷、豆豉、桑叶、菊花等药者，最多此证，即《小品》《千金》所谓应汗不汗者也。

又案：吉益氏《方极》抵当汤条自注云：凡有瘀血者二焉。少腹硬满，小便快利者，一也。腹不满，其人言我满者，二也。急则以汤，缓则以丸。雉间焕云：心下痞按之濡，与腹不满其人言我满者，于证则同，于方则异。男子必三黄丸（即本篇末之泻心汤），妇人乃浮石丸（海浮石、大黄、桃仁各等分）、抵当丸。今案：瘀血自觉腹满者，当于攻瘀诸方中随宜择用，亦自有宜抵当汤丸者。子炳执男子、妇人以异治，则拘泥已甚矣。

病者如热状，烦满，口干燥而渴，其脉反无热，此为阴伏，是瘀血也，当下之。

"伏"赵刻及俞桥本并误"状"，今据诸家本改。

《金鉴》云：此承上文，互详证脉以明其治也。如热状即所谓心烦胸满，口干燥渴之热证也。其人当得数大之阳脉，今反见沉伏之阴脉，是为热伏于阴，乃瘀血也。血瘀者当下之，宜桃核承气、抵当汤丸之类也。

元坚云："而渴"，疑"不渴"讹。盖血热诸条有但欲漱水证，不敢言有渴。验之病者，亦必不欲咽。且而不互错，往往见之（参看水气病篇越婢汤条）。徐氏曰：瘀血证不甚则但漱水，甚则亦有渴者，盖瘀久而热郁也。殆是望文生义者已。

渊雷案：合两条观之，病人胸以上有热象，细诊非阳明热证者，为瘀血之候。此古人积验所得，非臆说也。其脉反无热，谓诊察上无他热证，不必单指脉。下之，亦不必桃核承气、抵当汤丸，即犀角地黄加大黄、黄芩及海心汤之类，亦得称下也。

火邪者，桂枝去芍药加蜀漆牡蛎龙骨救逆汤主之。

沈氏本不载此条。程氏云：此章当在第八篇中，简脱在此。丹波氏云：《外台·奔豚气门》引《小品》云：师曰：病有奔豚，有吐脓，有惊怖，有火邪。此四部病者，皆从惊发得之。火邪者，桂枝加龙骨牡蛎汤主之（案：原书不出方，不知是本方否）。据此则程注为是。

尤氏云：此但举"火邪"二字，而不详其证。按：《伤寒论》云：伤寒脉浮，医以火迫劫之，亡阳必惊狂，起卧不安。又曰：太阳病，以火熏之，不得汗，其人必躁，到经不解，必圊血，名为火邪。仲景此条殆为惊悸下血备其证欤。桂枝汤去芍药之酸，加蜀漆之辛，盖欲使火气与风邪一时并散，而无少有留滞，所谓从外来者驱而出之于外也。龙骨、牡蛎则收敛其浮越之神与气尔。

桂枝救逆汤方

桂枝三两，去皮 甘草二两，炙 生姜三两 牡蛎五两，熬 龙骨四两 大枣十二枚 蜀漆三两，洗去腥

上为末，以水一斗二升，先煮蜀漆。减二升，纳诸药，煮取三升，去滓，温服一升。

"为末"，《伤寒论》作七味，是。案：此方治惊狂，又治烫火伤，皆极效。烫火伤当其受伤时必兼惊，又最易失血。编次者因列于惊悸吐衄篇，而目以火邪欤，用法详《伤寒论今释》。

心下悸者，半夏麻黄丸主之。

《脉经》无此条。《金鉴》云：此方是治寒水心下悸者，与首条脉弱择病不合，必是错简。渊雷案：《金鉴》说是。亡血家神经衰弱之悸，由于心脏之虚性兴奋，宜归脾汤（白术、茯神、黄芪、龙眼、枣仁、人参、木香、甘草、生姜、大枣）、天王补心丹（地黄、人参、玄参、丹参、茯苓、桔梗、远志、枣仁、柏子仁、天冬、麦冬、当归、五味子、朱砂）之类。本方所治，则胃有积水所致，与苓桂术甘汤稍近。惟彼有头眩冲逆，此当有喘若呕，所以异耳。

半夏麻黄丸方

半夏　麻黄等分

上二味，末之，炼蜜和丸小豆大，饮服三丸，日三服。

"半夏"下《肘后》有"汤洗去滑干"五字。丹波氏云：服三丸甚少。《本草纲目》作三十丸，似是。然要之此方可疑。

《方极》云：半夏麻黄丸，治喘而呕者。雉间焕云：有惊怖而悸者，宜兼用剂。

吐血不止者，柏叶汤主之。

"止"赵刻本误"足"，今据诸家本改。

唐氏云：柏叶汤与后泻心汤，是治血证两大法门。因章节间隔，人遂未能合睹。不知仲景明明示人一寒一热，以见气寒血脱，当温其气；气热血逆，当清其血也。渊雷案：此即治血第一步止血之方耳。后人治血习用凉药，遂不敢用此方。又以其出于仲景书，又不敢非难，遂以吐血寒证为说。不知柏叶、艾叶、干姜、马通《本草经》皆明言止吐血。本条经文亦云：吐血不止。可知意在止血，无寒热之意存焉。惟吐血热证显著者，本方有所不宜。则葛可久花蕊石散（花蕊石研细、童便冲服）、十灰散（大蓟、小蓟、茅根、棕皮、侧柏、大黄、丹皮、荷叶、茜草、栀子等分为炭）之类，亦可用也。

柏叶汤方

柏叶 干姜各三两 艾三把

上三味，以水五升，取马通汁一升，合煮取一升，分温再服。

《外台秘要》引仲景《伤寒论》：青柏叶三两，干姜二两切，艾三把。上三味，以水五升，煮取一升，去滓。别绞取新马通汁一升，相和合煎，取一升，绵滤之，温分再服。马通是马屎汁也。一方有阿胶，无艾（出第二卷伤寒吐唾血门）。案：煮服法，《外台》是。

《本草图经》引张仲景方：青柏叶一把，干姜三片，阿胶二铤炙。三味，以水二升，煮一升，去滓，别绞马通汁一升，相和合煎，取一升，绵滤，一服尽之。案：此即《外台》所云一方有阿胶无艾者也。阿胶止血，见

《本草经》《日华于本草》《本草纲目》，而时医但知滋阴。

《千金方》云：治吐血内崩上气，面色如土。方：干姜、阿胶、柏叶各二两，艾一把。上四味，㕮咀，以水五升，煮取一升，内马通汁一升，煮取一升，顿服。案：此方阿胶与艾并用，可知并取其止血。

又云：治上焦热，膈伤，吐血脏血或下血，连日不止欲死，并主之。方：艾叶一升，阿胶如手掌大，竹茹一升，干姜二两。上四味，㕮咀，以水三升，煮取一升，去滓，内马通汁半升，煮取一升，顿服之，取新马屎，与少水和，绞取汁。一方不用竹茹，加干姜成七两。案：此方既云上焦热，而姜、艾与竹茹并用。一升竹茹之微寒，不敌一升艾、二两姜之大温，且有不用竹茹，加干姜成七两者，可知意在止血，不计寒温，如治血专用寒凉者，可以悟矣。竹茹止血（见《名医别录》《药性本草》）。《类聚方广义》云：柏叶汤，治咳血干呕，烦热腹痛，脉微无力者，又能止衄血。

《方函口诀》云：此方为止血专药。马粪用水化开，以布滤汁，澄清，名马通汁。马通汁宜换童便。童便治血，见《褚氏遗书》。渊雷案：徐氏亦云：无马通，童便亦得。《褚氏遗书·（此书系伪托）津润篇》云：便血犹可止，咳血不易医，喉不停物，毫发必咳，血渗入喉，愈渗愈咳，愈咳愈渗，饮溲溺则百不一死，服寒凉则百不一生。

陶氏《本草序例》云：云一把者，二两为正。《医心方》引《范汪方》云：麻黄若他草一把者，以重三两为正（《录验》方同）。胶一廷，如三指大长三寸者一枚是也。

下血，先便后血，此远血也，黄土汤主之。

《金鉴》云：先便后血，此远血也，谓血在胃也，即古之所谓结阴（案：见《素问·阴阳别论》），今之所谓便血也。先血后便，此近血也，谓血在肠也，即古之所谓肠僻为痔下血（案：见《生气通天论》，无"下血"二字，"肠澼"字则屡见），今之所谓脏毒肠风下血也。赵良曰：肠胃，阳明经也。以下血言，胃居大肠之上。若聚于胃，必先便后血，去肛门远，故曰远血。若聚大肠，去肛门近，故曰近血。徐氏云：下血较吐血势顺而不逆，此病不在气也（案：此说是），当从腹中求责，故以先便后血知未便时血分不动，直至便后努责，然后下血，是内寒不能温脾，脾元不足，不能统血。脾居中土，自下焦而言之，则为远矣。

渊雷案：下血，有因上半身脏器之出血，血液流入肠内而致者。又有乳儿吮损伤之乳房，误吞母血而致者。此等皆下血不多。下血多者，必为肠出血。《金鉴》以远血为血在胃者，沿医书通例，指小肠为胃故也。若胃出血，则必与吐血并发。肠出血除伤寒之并发病，肠结核、肠癌肿及顿出大量血液外，较吐衄为易治，预后亦较良。徐氏所谓势顺不逆，病不在气，是也。惟本条及下条，以便与血之先后，分远血近血而异其方治，则绝不可凭信。余初学治病，过信《伤寒》《金匮》之文，以为字字金科玉律，然所遇下血证，有血液与粪便混合者，又月下纯粹血液，不杂些少粪便者。若是者将谓之先便后血软，先血后便软，或谓近血色鲜红，远血色黯黑。考之病理，亦殊不尔。何则？出血在直肠者，当属近血。然大便秘结时，所出之血被阻既久，色亦黯黑。出血在小肠者，当为远血。然肠蠕动充盛时，所出之血随出随下，色亦鲜红。要之。直肠出血，血与便常分离。小肠出血，血与便常混合。小肠之下部出血，血常包被粪便之表面。若其人兼下利，则无论何部出血，血与便皆混合而不可判别矣。至血色之鲜黯，由血留肠内之久暂而异，血便之后先，由肠管有无积粪而异。出血虽在小肠，而出血部以下无积粪时，亦得为先血后便。出血虽在直肠，而出血部以下有积粪时，亦得为先便后血。是血色之鲜黯，与血便之后先，皆不足以征出血部之远近也。不宁惟是，黄土汤何以知其治小肠出血，赤小豆当归散何以知其治直肠出血，是不特远血近血不足凭其用药亦不可信矣。今以病理药理考之，黄土汤乃治多量之下血，为下血证之止血专药，犹柏叶汤为吐衄证之止血专药。经文当云：下血不止者，黄土汤主之。其有下血不多，所下如赤豆汁或带少许脓者，赤小豆当归散所主，具详方解，以此施治。虽未能十全，亦不失八九。前贤注解，既不敢破经文，又矜秘其理想之心得。余为中医之学术前途计，敢以临证之实验，剖析言之，不足云补充经文之缺失，借以助诊病者之实际考证耳。

又案:《千金·吐血门》云：诸下血，先见血后见便，此为远血，宜服黄土汤。先见便后见血，此为近血，宜服赤小豆散。《千金翼》同。是二方之治远血近血，与《金匮》同。而所以为远血近血者，则与《金匮》正相反。《外台·下焦虚寒远血近血门》引崔氏云：疗下焦寒损，或先见血后便，此为远血。或痢不痢，伏龙肝汤。疗下焦虚寒损，或前便转，后见血，此为近血或痢下，或不痢，好因劳冷而发，续断汤。此远血近血，与《金匮》相反。而《千金·三焦虚实门》伏龙肝汤（主疗及药味与崔氏略同）云：或先见血，后便转此为近血。续断止血方云：或先便转，后见血，此为远血。此又与崔氏异，与《金匮》同。凡此乖异，俱足征远血近血之无谓。

又案:《金鉴》谓远血即今之所谓便血，近血即今之所谓脏毒肠风下血。徐氏《医法指南》又以近血俗谓之肠风，远血俗谓之脏毒。夫便血以证候得名，尚无不可。脏毒肠风，则模糊臆测，不可为训。而况诸书之定义互相乖异，名愈多则实愈乱，宜一切废除。

黄土汤方（亦主吐血衄血）

甘草　干地黄　白术　附子_炮　阿胶　黄芩各三两　灶中黄土半斤

上七味，以水八升，煮取三升，分温二服。

《外台秘要》云：仲景《伤寒论》：吐血下血，黄土汤主之（釜灶下黄焦土半升绵裹，余同《金匮》）。煮服法云：以水八升，煮六味，取二升，去滓，纳胶，令烊，分三服（出《伤寒吐唾血及下血门》）。

《千金方》云：黄土汤，治卒吐血及衄血（伏龙肝半升，无地黄、附子，有干姜三两）。又云：诸下血，先见血，后见便，此为远血，宜服黄土汤（并出《吐血门》）。

《千金翼方》云：凡下血者，先见血，后见便，此为远血，宜服黄土汤（灶中黄土半升，余同本方），亦主吐血（出《吐血门》）。

《方机》云：黄土汤，治下血，四肢不仁，或冷而痛者，下血。手足烦热，心烦不得眠者，吐血衄血亦有前证，则此汤主之。

《用方经验》云：妇人崩血不止，男子下血久久不愈，面色痿黄，掌中烦热，爪甲干色，脉数胸动，或见微肿者，得效。是禁血之剂也。

《类聚方广义》云：黄土汤，治吐血下血经久不止，心下痞。身热恶寒，面青体瘦脉弱，舌色刷白，或腹痛下利，或微肿者。又治脏毒痔疾，脓血不止，腹痛濡泻，小便不利，面色痿黄，日渐羸瘠，或微肿者。

《方函口诀》云：此方治下血陷于阴分者（案：犹言属阴证者），有收涩之意，不拘先便后血（案：中土无人道及而日人言之，余多用日人书，非阿好也），以脉紧为用此方之目的。其治吐血衄血，亦同此意。又崩漏脉紧者有效。又伤寒热侵血分，暴下血，与桃核承气汤、犀角地黄汤，血不止，陷于阴位危笃者，与此方，往往得奇验。（案：此治伤寒之肠出血与桃花汤有脓无脓之辨）

渊雷案：灶中黄土（即伏龙肝）为镇静止血剂（西医治伤寒肠出血务镇静其肠部），观于《本草而》可知也。分量作半斤为是，《千金》《外台》用半升，太少。此物质重而味淡，用少则不效。"升"盖"斤"字形近而讹。地黄去瘀生新而续绝伤。出血在肠者，血止后无须消瘀，即可补益，故与灶中黄土及阿胶相协止血。三味为方中主药。用附子者，大量肠出血之际，必有失神面白，肢冷脉细等虚寒证故也。用术者，促肠管之吸收，吸收盛则渗出自减也。用黄芩者，平肠部之充血，低减其血压，使血易止也。《千金》有干姜者，制止肠蠕动，使肠动脉不受压力，则破裂处易愈合也，其为治肠出血之专药。方意至明白，而何与于远血近血哉？又治吐血衄血者，方中惟术一味与吐血不相应，他药俱可借用也。又治妇人崩中者。崩中与便血治法略同也。

《续建殊录》云：一妇人，两脚酸痛，自腨至膝膑见紫色筋。其妇曰：脐下悸。有时上突胸间，剧则精神变乱，方其时，彼紫色者忽焉而去，已则倏焉复来。先生即令服黄土汤，得之下血，疾全解。

《成绩录》云：一男子，年二十有余，喘咳数日，时时咯血，胁下结硬，脐旁有动。先生诊之，与黄土汤。四五日，血止而咳未解，乃与小柴胡汤，诸患愈，尔后复发咳，于是作苓甘姜味辛夏仁汤与之，全复常。

又云：一男子久咳数月，胸中痛，少时吐血，巨里动甚，微盗汗出，且下血亦两三次，面无血色，羸瘦骨立。先生投黄土汤兼赤石脂散（赤石脂一味为末）而愈。

《橘窗书影》云：一妇人，伤寒数日不解，一日下血数行，或如豚肝，或如漆黑，数块脱下，四肢厥冷，汗出喘鸣欲绝。余与黄土汤，下血止。

又云：一妇人，暑疫数日不解，虚羸烦热，脉微细，手足微冷，不能饮食，但啜米饮少许。以法治之，元气稍复，食少进。一日下黑血过多，舌上干燥，身发热，精神恍惚，殆将危笃。余作黄土汤，服之一昼夜，下血止，精神爽然，渊雷案：浅田氏两案皆伤寒之肠出血也。

下血，先血后便，此近血也，赤小豆当归散主之。

（方见狐惑中）

赤小豆排痈肿脓血，当归主诸恶疮疡，治痈疽，排脓止痛。此非治肠出血，乃治肠部之溃疡癌肿也，其患部必兼出血。古人于病类无法分辨，故概云下血矣。狐惑篇以治狐惑脓已成，可以互证。先血后便，亦不可拘。其证下如赤豆汁，或兼脓汁者是也。移治痔疮下脓血者，亦有相当效验。

鸡峰《普济方》云：赤小豆散，治大便秘。赤小豆，浸令芽出，日干，六两，当归三两。上为细末，温浆水调服二钱，不以时（出第十三卷大便秘门）。渊雷案：此方无润下攻导之力（三两　当归之润不敌六两赤小豆之涩），而云治大便秘者，何也？肠部癌肿及痔核最易引起便秘。此方非治便秘，乃治此种便秘之原因耳。故读古方书，当于病理药理权衡而自得之。

心气不足，吐血、衄血。泻心汤主之。

"不足"《千金·心虚实门》作"不定"，为是。

心气不足而用大黄芩、连苦寒攻伐。旧注随文曲解，终不能怡然理顺。《金鉴》改"不足"为"有余"，云是传写之讹。然"不足"字与"有余"字，形音俱远，何由得讹。是《金鉴》之改，其义虽是，犹未得古书之旧面也。《千金》作："不定"，列于心实热项下。乃"知"足字本是"定"字，因形近而讹。心气不定，谓心下动悸，即今人所谓心悸亢进，而是芩、连所主也。由是言之，此证因心张缩强盛，血压亢进，身半以上充血，故今吐衄，治以泻心汤者，平其心悸，移其血液于身半以下，则吐衄自止。此所谓原因疗法，非若柏叶、黄土诸汤专以止血为事也。若上半身血压不亢进者，泻心汤慎不可用。黄元御谓亡血皆虚寒病。此用三黄者，即经所谓急则治其标，此方可谓谬妄。夫标病之急，有甚于虚寒者乎，而可先用三黄耶。

泻心汤方（亦治霍乱）

大黄二两 黄连 黄芩各一两

上三味，以水三升，煮取一升，顿服之。

《本事方》云：治衄血无时，三黄散。大黄一两，黄连、黄芩各半两。上细末，每服二钱，新汲水调下，蜜水亦得。

《直指方》云：川芎三黄散，治实热衄血，于本方加川芎。各等分，每服二钱，食后井水调服。

《拔萃方》云：犀角地黄汤（于本方加犀角、地黄），治热甚，血积胸中。

《先哲医话》引惠美宁固云：衄血用诸药无效者，用三黄泻心汤加荆芥二钱，有奇效。

渊雷案：黄连、黄芩治心气不定，即抑制心脏之过度张缩，且平上半身之充血也。大黄亢过肠蠕动引起下腹部之充血，以诱导方法协芩、连平上部充血也。原注云亦治霍乱，不足据。赵、程、沈、尤、《金鉴》诸注本并删之，是也。用法、治验互详《伤寒论今释》。

《方伎杂志》云：京师庄长笹屋利助，年例往幕府拜年，途中下血，抵府而甚，急求诊治。周身面色皆青白，爪甲白，舌无血色，干燥，脉沉弱，胸动高，气急，饮食不进，大便频数，检视皆血，其中杂以衃血数个，日日如此。盖严冬寒气非常，日日大风，且途中旅宿，设卫不周，不胜寒气，血气脱耗，故身体手足尽冷。至于如此，余与泻心汤及四逆加人参汤，令交互服之。急使至京师告病状，皆大惊。亲族三人兼程而来，见病人情态，亦复惊愕。然服药后血减，身体手足亦温。入春，血止，大畅快，但有所谓虚热之状，一身手足勃勃然热，因转柴物汤，通计三十余日而复故，归京师。斯人年已六十余，患脱血又值严冬，余以为必死，故私告旁人以难治，今竟全治，果属侥幸。然亦服药不疑故也，纵令病不如是之重，而众议沸腾，今日请甲治，明日服乙药，则有死之道耳。

金匮要略今释卷六

呕吐哕下利病脉证治 第十七

论一首 脉证二十七条 方二十三首

皆胃肠之炎症（惟小柴胡汤、文蛤汤除外）。从病理、解剖言，实与腹满宿食及痰饮中之一部分同类。《金匮》如此分篇者，古人但认证候，忽于病理故也。篇内诸条多与《伤寒论·厥阴篇》重复。《玉函经》亦有此篇，其文则同厥阴篇中诸条。

夫呕家有痈脓，不可治呕，脓尽自愈。

胃病之有呕，虽是一种反射救济，然不足以祛病，徒增病人苦楚。故治胃病者，以止呕为要务。又有本非胃病，因他脏器之疾患而引起呕吐者。如急性心脏炎、急性肝脏炎、肾脏病、膀胱病以及女子月经、妊娠、卵巢炎等，胃中本无或种有害物，无须借呕吐以排除之，则止呕剂大有益于病体。若因胃及十二指肠之溃疡而呕，呕出脓汁者，即不可治呕，呕止而脓不出，变证将不可测，故曰不可治呕，脓尽自愈也。互详《伤寒论今释》。

先呕却渴者，此为欲解。先渴却呕者，为水停心下，此属饮家。呕家本渴，今反不渴者，以心下有支饮故也，此属支饮。

"先渴却呕"三句，已见痰饮篇，彼却作后。"此属饮家"下有"小半夏茯苓汤主"之句。"呕家本渴"以下，亦见痰饮篇。"此属支饮"句，彼作"小半夏汤主之"。《千金·痰饮门》云：呕家不渴，渴者为欲解。本渴，今反不渴，心下有支饮故也，小半夏汤主之。

宜加茯苓者是。先渴却呕，此为水停心下，小半夏加茯苓汤主之。案：一证而互见于痰饮、呕吐两门，见古人于病类、病名，虽无界限，然其治方则一，施治固不误也。

胃病之所以呕，因胃中有多量之黏液及不消化之食物，不能下降，故逆而上出也。先呕后渴者，知胃中之黏液水分已呕尽，水尽而渴。故知欲解，欲解谓呕吐之解，非胃病之解也。渴为胃病最习见之证。始病时胃内容无变化则不呕，既而胃壁分泌多量之黏液，且因渴而多饮，又或以胃扩张之故，所饮不能下入于肠，则引起呕吐。故先渴后呕者，知是水停胃中，属饮家。凡仲景书云心下，云膈间者，皆指胃也。凡胃病，呕与渴常并见。若但呕不渴，知胃中必有多量之停水及黏液，是为心下有支饮。

问曰：病人脉数，数为热，当消谷引食，而反吐者，何也？师曰：以发其汗，令阳微，膈气虚，脉乃数，数为客热，不能消谷，胃中虚冷故也。脉弦者，虚也，胃气无余，朝食暮吐，变为胃反。寒在于上，医反下之，令脉反弦，故名曰虚。

"引食"，徐氏、尤氏本作"引饮"。"脉弦者"以下，"脉经"为别条。

尤氏云：脉数为热，乃不能消谷，引饮而反吐。以发汗过多，阳微膈虚所致，则其数为客热上浮之数，而非胃实气热之数矣。客热如客之寄，不久即散，故不能消谷也。脉弦为寒，乃不曰寒而曰虚者。以寒在于上，而医反下之所致。故其弦非阴寒外加之弦，而为胃虚生寒之弦矣。胃虚且寒，阴气无余，则朝食暮吐而变为胃反也。

渊雷案：此条胃中虚冷故也以上，亦见《伤寒论·太阳中篇》，已详《伤寒论今释》。此示脉数胃虚呕吐之故，仍是泛论呕吐。"脉弦者"以下，乃专论胃反。《脉经》作别条为是。胃反之名，《素》《灵》《难经》俱未见，始见于《本经》。后世亦称反胃，其主证为朝食暮吐，暮食朝吐。质言之，即食不消化，经久仍吐出也。此病十九是幽门疾患。幽门之痉挛、狭窄、癌肿皆能使胃反呕吐，亦有胃癌症包括其中。幽门之狭窄、癌肿及胃癌皆不易治愈，故胃反为难治之病。《金匮》以胃虚为胃反之原因，故唐宋治方，多用姜、桂丁香、豆蔻、荜茇、蜀椒等温通和补之品。而张氏《儒门事亲》力斥其非，谓当导下。要之。随证施治，不可拘定法。大抵始起正气充实者，急用攻下，尚可挽救。及病久虚羸，则体不任攻，而温补诸方，亦归无效矣。

《巢源·胃反候》云：营卫俱虚。其血气不足，停水积饮在胃脘则脏冷。脏冷则脾不磨，脾不磨则宿谷不化，其气逆而成胃反也，则朝食暮吐，暮食朝吐。心下牢大如杯，往往寒热，甚者食已即吐。其脉紧而弦，紧则为寒，弦则为虚。虚寒相搏，故食已即吐，名为胃反。渊雷案：幽门狭窄或闭塞者，饮食之物停积于胃而不得下，往往引起胃扩张，故曰停水积饮在胃脘，心下牢大如杯也。胃扩张则蠕动衰弱，故曰脾不磨宿谷不化也。若食已即吐，当是胃硬化或食道疾患。

《圣惠方》论云：夫反胃者，为食物呕吐。胃不受食，言胃口翻也。则有因饮酒过伤所致，则有因忧恚怏蓄怒，肠结胃翻所致，则有宿滞痼癖，积聚冷痰，久不全除，致成兹疾。其中有才食便吐，有食久乃翻，不可一概用方，切在仔细体认也。渊雷案：胃口翻乃无稽之谈，不过形容其遇食辄吐，有如翻转耳。肠结则诚有之，即西医所谓肠梗阻。细析之，则有绞窄，有套叠，有扭结及纠搭，有狭窄及瘤。此病虽亦呕吐不受食，而患部之剧痛，为通常胃反所无。

寸口脉微而数，微则无气，无气则营虚，营虚则血不足，血不足则胸中冷。

《金鉴》云：此条文义不属，必是错简。渊雷案：脉微而数，下文有微则云云，无数则云云，不合脉经家通例，必有缺文。大意谓胃反由于胃虚，胃虚由于胸中冷，胸中冷由于营虚血不足。其实胸冷营虚由于胃反而起营养障碍，此条乃倒果为因。

跌阳脉浮而涩，浮则为虚，涩则伤脾，脾伤则不磨，朝食暮吐，暮食朝吐，宿谷不化，名曰胃反。脉紧而涩，其病难治。

"涩则"之"涩"，徐镕本、俞桥本并作"虚"。

尤氏云：胃为阳，脾为阴。浮则为虚者，胃之阳虚也。涩则伤脾者，脾之阴伤也。谷入于胃而运于脾，脾伤则不能磨。脾不磨则谷不化，而朝食者暮当下，暮食者朝当下。若谷不化则不得下，不得下必反而上出也。魏氏云：紧者寒盛也，涩者津亡也。胃中因虚而寒，因寒而燥，因燥而津枯。正不足而邪有余，反胃之病，难治可决矣。欲补阳而津枯有妨于补阳，欲生津而阳衰有碍于补阴，棘手难下者，要在乎失治于早而已。

渊雷案：胃反初期失治，久而营养不继，阴阳两竭者，固多有之，但恐不能验之于跌阳之浮涩耳。脾不磨者，胃扩张而弛缓，其螺动衰弱也。又古医书言脾者，云灌输，云行津液，皆指小肠之吸收作用，未尝言其磨也，言磨者。始见于《中藏经》，云：脾主消磨水谷。

闻声则动，动则磨胃。《脉诀》亦云：磨谷能消食，营身性本温。二书绝非汉、晋人手笔，乃托名于华佗、王叔和耳。此条亦云脾伤不磨，而脉经亦载之，可知脾磨之说，出于晋以后。

病人欲吐者，不可下之。

程氏云："欲"字，作吐而未吐之义，使人温温欲吐也。徐氏云：治病之法，贵因势利导。故《内经》曰：在上者越之，在下者竭之。今病欲上吐，不可强之使下，凡病皆然。故曰：病人欲吐者不可下之，是概言，非止反胃，而反胃在其中。《金鉴》云：病人欲吐，上越之势方盛，故不可下之。若病人吐后，其势衰矣，因其衰而济之，故已吐有可下之法也。元坚云：伤寒呕多，虽有阳明证，不可攻之（阳明篇二百一十三条）。其理一也。

渊雷案：此治外感卒病之大概方法耳（参看《伤寒论今释》二百一十三条），非指胃反。编次者列于胃反条后，注家遂谓胃反不可下，误矣。本篇用大黄甘草汤治食已即吐。《古今录验》疗胸膈痰饮，食啖经日并吐出方。《千金》治胃反吐逆不消食，吐不止方，皆用大黄。又华佗治胃反方用朴硝。《经验良方》治呕吐水浆不入，或食已即吐，且用三乙承气。安见胃反之必不可下哉？

哕而腹满，视其前后，知何部不利，利之即愈。

沈氏云：此明实哕之治也。哕者俗谓呃也。赵氏云：腹满为实，实则气上逆而作哕。魏氏云：胃气上逆，冲而为哕，治法当视其前后，审大小便调不调也。前部不利者，水邪之逆也，当利其小便而哕愈。后部不利者，热邪实也，当利其大便而哕愈。丹波氏云：前部不利，五等散、猪苓汤。后部不利，宜三承气选而用之。

渊雷案：哕系膈膜之间歇性痉挛，柿蒂、丁香为治标之特效药。然致哕之原因极多，有因慢性肾炎或尿中毒而起者，即所谓前部不利也。有因胃扩张、胃痉、肠梗阻及消化困难而起者，即所谓后部不利也。此等有腹满实证者，当治其原因。若虚脱及濒死之哕，则其腹不满，而丁、柿亦无济矣，互详《伤寒论·厥阴篇》。

元坚云：此条恐是错出，似宜在橘皮汤条上。

呕而胸满者，茱萸汤主之。

慢性胃炎、胃扩张、胃弛缓、胃多酸诸病，皆有呕而胸满之证，皆茱萸汤所主治。方意主降逆，故借治脚气冲疝等证。

互详《伤寒论今释·阳明篇》，彼"茱萸"上有"吴"字，下同。

茱萸汤方

吴茱萸一升　人参三两　生姜六两　大枣十二枚

上四味，以水五升，煮取三升，温服七合，日三服。

《本草图经》引作人参一两，生姜一大两，大枣二十枚。用法、治验，互详《伤寒论今释》。

《外台秘要》云：延年疗食讫醋咽多噫，吴茱萸汤方。吴茱萸五合，生姜三两，人参二两，大枣十二枚。上四味，切，以水六升，煮取二升，绞去滓，分为三服，每服相去十里久。《肘后》《集验》、文仲、《千金》《备急》并同。

《三因方》云：病者心膈胀满，气逆于胸间，食入即呕，呕尽却快，名曰气呕，茱萸人参汤（即本方）。治气呕胸满不纳食，呕吐涎沫，头疼。

干呕，吐涎沫，头痛者，茱萸汤主之。（方见上）

徐氏云：干呕者，有声无物也，物虽无，而吐涎沫。仲景曰：上焦有寒，其口多涎（案：见《水气病篇》）。上焦既有寒，寒为阴邪，格阳在上，故头痛，比胸满而呕，似有在上在下不同。然邪必乘虚，故亦用茱萸汤兼温补以驱浊阴。谓呕有不同，寒则一也。渊雷案：吐涎沫，谓口中自生酸冷之涎也。头痛亦胃炎、胃扩张、胃弛缓常见之证，当因自家中毒所致。注家以宋元人《本草》指茱萸为肝经药。本条又在伤寒厥阴篇中，遂谓厥阴经脉上攻而痛。徐氏又以为格阳，皆穿凿附会，互详《伤寒论今释》。

《续建殊录》云：一客某，尝患头痛，既痛则呕，其发语言不出，但以手自打其头，家人不知其头痛，皆以为狂。先生诊之，腹大挛（案：大枣所治也），恰如线引傀儡之状。盖头痛之甚，有如狂状也，急与吴茱萸汤二帖，尽之而疾愈。

《成绩录》云：一男子，干呕头痛，胸中疠痛，周身微冷，面色青白。先生与吴茱萸汤数帖，稍缓，更兼用当归芍药散，痊愈。

呕而肠鸣，心下痞者，半夏泻心汤主之。

呕与心下痞，为胃病之证。肠鸣为肠炎与胃扩张俱有之证。此证若不下利，则为胃扩张。若下利者，则胃扩张与肠炎并发也。互详《伤寒论今释·太阳下篇》。

半夏泻心汤方

半夏半升，洗 黄芩 干姜 人参各三两 黄连一两 大枣十二枚 甘草三两，炙

上七味，以水一斗，煮取六升，去滓再煮，取三升。温服一升，日三服。

用法、方解、治验互详《伤寒论今释》。

《外台秘要》云：《删繁》疗上焦虚寒，肠鸣下利，心下痞坚，半夏泻心汤（本方去大枣加桂心三两，出第六卷上焦热及寒门）。

和久田氏云：心下痞满，按之硬而不痛，呕而肠鸣者，为半夏泻心汤证。以其鸣宛如雷之鸣走，故又称雷鸣。雷鸣者，热激动其水故也，多自胸中迄于中脘脐

上。凡肠鸣瘕痛，忽然泄泻者，谓之热泻。又病人方食，忽弃箸欲泄泻者，亦有此方证。宜审其腹证以用之。此方以黄芩解心下之痞，黄连去胸中之热，故亦名泻心。然其主因为有水，故主半夏以去水，与干姜为伍以散结，与人参为伍以开胃。甘草、大枣缓其挛急，相将以退胸中之热，逐水气以治呕，去心下之痞也。云呕而肠鸣者，明其有水气，故虽不下利，亦用此方。

《古方便览》云：一男子，呕吐下利，四肢厥冷，心中烦躁，气息欲绝。一医以为霍乱，用附子理中汤，吐而不受，烦躁益甚。余即饮以此方，三服而痊愈。渊雷案：此急性肠炎之疑似霍乱者也。《外台》引《删繁》方亦编于霍乱卷中。可知古人于霍乱与急性肠炎，不甚分辨。凡肠炎之下利，多腹痛甚剧，霍乱则多不痛。肠炎所下，作腐败臭或酸臭；霍乱所下，则臭如精液，或无臭。霍乱有腓肠肌压痛；肠炎则肌肉或有牵掣痛，不限于腓肠。若无细菌诊断，可以此辨之（参看《伤寒论今释·霍乱篇》）。

干呕而利者，黄芩加半夏生姜汤主之。

利，兼泄泻、滞下而言。此与半夏泻心证近似而不同。以证候言，彼主痞坚肠鸣，此主腹痛下利。以病位言。彼主治胃而兼治肠，此则专治肠而兼和胃也。互详《伤寒论今释》。

黄芩加半夏生姜汤方

黄芩三两 甘草二两，炙 芍药二两 半夏半升 生姜三两 大枣十二枚

上六味，以水一斗，煮取三升，去滓，温服一升，日再，夜一服。

用法详《伤寒论今释》。

《金鉴》云：干呕者，胃气逆也。若下利清谷，乃肠中寒也。今下利浊黏，是肠中热也。故用黄芩汤以治其利，合半夏生姜汤，以治干呕也。徐氏云：《伤寒论》芩、甘、枣、芍四味为黄芩汤，治太阳少阳合病。或有复搏饮者，呕多，此其明证矣，故加半夏、生姜。

诸呕吐，谷不得下者，小半夏汤主之。（方见痰饮中）

小半夏汤镇呕涤饮，为急性胃病治标之剂。云谷不得下，见服汤欲使药食得下。初非治其病本也，然痰饮既除，胃黏膜不复受其刺激，则炎症亦有自然恢复者。小半夏汤所以为治呕圣药也。急性胃病呕吐剧者，与本方不效，可用加茯苓汤，又不效，则用伏龙肝搅水澄清，煮加茯苓汤。

呕吐而病在膈上，后思水者解，急与之，思水者，猪苓散主之。

《外台》引仲景《伤寒论》云：呕吐病在膈上，后必思水者，急与之，思水与猪苓散。方后云：欲饮水者，

急与之。本虚，与水则哕，攻其热亦哕。

程氏云：上章言先呕却渴，此为欲解。今呕吐而病在膈上，后思水者解。亦与上证不殊，故急与之以和胃。然思水之人，又有得水而贪饮，则胃中热少，不能消水，更与人作病。故思水者，用猪苓以散水饮。尤氏云：呕吐之余，中气未复，不能胜水。设过与之，则旧饮方去，新饮复生，故宜猪苓散以崇土而遂水也。

魏氏云：呕吐而病在膈上，后思水者，欲解之征也，即论中所言先呕后渴此为欲解之义也。急与之，呕吐后伤津液，水入而津液可复也。若夫未曾呕吐即思水者，即论中所言先渴却呕之证也，是为水停心下，应治其支饮而渴方愈也，主以猪苓散利水补土，以治湿邪者治渴，而即以治上逆之呕吐也。

渊雷案：程氏、尤氏以本方为善后之剂。先呕却渴而饮水时与之，恐其所饮复停也。魏氏读经文为两截，"急与之"以上为一截，即先呕却渴之证。猪苓散则治先渴却呕，程尤说是，魏说非也。何者？经文但云思水者，猪苓散主之。文气正接上文"后思水者"句，不得读为两截，此其一。且谓本方治渴则可，若治先渴却呕，则经文当云水入则吐者，猪苓散主之矣，此其二。《外台》方后与水则哕云云，谓呕后胃弱而多饮，有此种种变证，言外之意，示以本方助其吸收排泄，则知本方正是略呕后渴饮时善后之剂，此其三。先渴却呕水停心下之证，主小半夏加茯苓汤。痰饮篇及《千金》有明文可征，非本方所主，此其四。念庭执本条为详申第二条之文，故有此误。又案：肾炎、肾水肿等病，小便不利，呕而渴者，为五苓散证。本方即五苓散去泽泻、桂枝，其证亦呕而渴，粗工将认为肾炎。故经文辨之云：病在膈上。所以明其为胃病，非肾病也。胃在膈下，而云膈上者，古人疏于解剖部位故也。

猪苓散方

猪苓　茯苓　白术各等分

上三味，杵为散，饮服方寸匕，日三服。

《千金方》云：治呕而膈上寒，猪苓散方。猪苓、茯苓、白术各三两。上三味，治下筛，以饮服方寸匕，日三。渴者多饮水。渊雷案：膈上寒，盖言胃机能衰弱。

《方极》云：猪苓散，治渴而心下悸，小便不利者。

渊雷案：本方催促水分之吸收排泄，疏其下流，使弛弱之胃腔不致因多饮而停水。《痰饮篇》云：短气有微饮，当从小便去之，亦此意也。

呕而脉弱，小便复利，身有微热，见厥者，难治。四逆汤主之。

此全身虚寒之证影响胃机能而作呕。呕非主证，必不甚剧。四逆汤证除霍乱外，无大呕者，霍小便不利。今云小便复利，则非霍乱也。呕多者小便当不利，身热者不当见厥。今呕而小便利，身热而厥，故云难治。互详《伤寒论今释·厥阴篇》。

魏氏云：呕而脉弱者，胃气虚也。小便复利，气不足以统摄之，脱而下泄也。身有微热见厥，内积阴寒，外越虚阳。阳衰阴盛，其呕为阳浮欲越之机也。见此知为难治，非寻常火邪痰饮之呕也。主之以四逆汤，益阳安胃，温中止逆，亦大不同于寻常寒热错杂治呕之方也。附子辛热，干姜辛温，甘草甘平，强人倍用，以急回其阳，勿令飞越，则呕可止也。

四逆汤方

附子一枚，生用　干姜一两半　甘草二两，炙

上三味，以水三升，煮取一升二合，去滓，分温再服。强人可大附子一枚，干姜三两。

用法、方解详《伤寒论今释·太阳上篇》。

《三因方》云：四逆汤，治寒厥。或表热里寒，下利清谷，食人则吐。或干呕，或大汗大吐大下之后，四肢冰冷，五内拘急，举体疼痛，不渴，脉沉伏者（出第七卷阴阳厥门）。

呕而发热者，小柴胡汤主之。

此非胃病，乃外感卒病也。举发热，示其为外感耳。不然，急性胃炎有呕而发热者，小柴胡汤必不中与。惟外感发热，胸胁苦满而呕者，乃可与小柴胡汤。互详《伤寒论今释·厥阴篇》。

程氏云：《经》曰：呕而发热者，柴胡汤证具（《伤

寒论》百七十四条）。夫呕家未有发热者（案：急性胃炎间有发热者），以发热属半表半里，故与小柴胡汤以和之。

小柴胡汤方

柴胡半斤　黄芩三两　人参三两　甘草三两　半夏半升　生姜三两　大枣十二枚

上七味，以水一斗二升，煮取六升，去滓再煎，取三升。温服一升，日三服。

用法、方解、治验，并详《伤寒论今释》。

胃反呕吐者，大半夏汤主之。（《千金》云：治胃反不受食，食入吐。《外台》云：治呕，心下痞硬者）

小半夏汤、小半夏加茯苓汤，其证呕吐不止，虽不饮食而亦吐者也。本方证，食入则吐，不食即不吐，或稍有呕恶而不甚者也。半夏泻心汤证，病在胃肠，故有肠鸣下利。本方证，病在食管或幽门（狭窄、癌肿），胃中或有振水音，然绝对不下利。又小半夏汤及半夏泻心汤证，比较的属于急性。本方证则属于慢性。经文简略，证不备具，故原注引《千金》《外台》以足之。然今本《千金》与原注所引少异，引见方下。

大半夏汤方

半夏二升，洗完用　人参三两　白蜜一升

上三味，以水一斗二升和蜜，扬之二百四十遍，煮取二升半。温服一升，余分再服。

《千金方》云：治胃反不受食，食已即呕吐，大半夏汤方。半夏三升，人参二两，白蜜一升，白术一升（案：术不以升计，可疑），生姜三两。上五味，㕮咀，以水五升和蜜，扬之二三百下，煮取一升半。分三服。

《外台秘要》云：仲景《伤寒论》：呕，心下痞坚者，大半夏汤主之。方：半夏三升洗，人参三两切，白蜜一升。上三味，以泉水一斗二升，并蜜和，扬之二百四十遍，煮药取二升半，温服一升，日再服。注云：本论治反胃支饮（案：此注盖出林亿等）。《医心方》云：范汪方半夏汤，治胸中乏气而欧（案：即呕字）欲死。方：人参二两，茯苓二两，生姜三两，白蜜五合，半夏三升洗。凡五物，以蜜内六升水中，挠之百过，以余药合投中，煮得三升，分四服，禁冷食。治干呕亦用此（出第九卷呕吐门）。

《本草图经》云：《经验后方》：治大人小儿不进乳食，和气去痰。人参四两，半夏一两，生姜汁熬一宿，曝干为末，面糊丸如绿豆大。每服十丸，食后生姜汤下。

《三因方》云：大半夏汤（即本方。一法有生姜七片），治心气不行，郁生痰饮，聚结不散，心下痞硬，肠中漉漉有声，食入即吐（出第十一卷痰呕门）。

《圣济总录》云：半夏人参汤（即本方），治霍乱逆满，心下痞塞。

《御药院方》云：橘皮枳壳汤，治胸膈气痞，短气噎闷，不得升降。枳壳麸炒去穰，半夏不制，各二两，陈皮不去白，三两，人参一两。上四味，用泉水五大升，入白沙蜜四两，调匀。用勺扬药水二百四十遍，煮取一大升，去滓，分作三服，一日当服尽，食后服之。渊雷案：自《外台》以下六条，皆借治胃病，非食管病也。

《方极》云：大半夏汤，治呕吐而心下痞硬者。

《方机》云：呕吐而心下痞硬者，兼用太蔟（大黄、黄芩、人参）或紫圆。呕而心下痛者，兼用南吕。《方函口诀》云：此方用于呕吐时，以心下痞硬为目的，先与小半夏汤，不差者与此方，如大小柴胡汤、大小承气汤之例（案：见《伤寒论》百八条、二百一十七条）。盖比之小半夏汤为伍蜜，有深意焉。咽膈间交通之气不得降而呕逆者，以蜜之腻润，融和半夏、人参之力，徐徐斡旋于胃中（案：此说本之魏荔彤），可谓古方之妙。故此方能治膈噎。膈噎症，心下逆满而索然枯燥者，此方必效。若不枯燥者，为水饮在膈，无效。又胃反噎膈，食少乏气力者，此方加羚羊角用之。渊雷案：羚羊角治噎，见《别录》及《外台》。

《金鉴》引李升尔云：呕家不宜甘味（案：见小建中汤下），此用白蜜，何也？不知此胃反自属脾虚，《经》所谓甘味入脾，归其所喜，是也。况君以半夏，味辛而止呕。佐以人参，温气而补中。胃反自立止矣。雉间焕云：胃反之病，因急结故大便秘闭，秘闭故吐逆不止。若服蜜则急结愈，大便通，而后呕吐得止。唐氏云：此反胃即脾阴不濡，胃气独逆。今之膈食病是矣，或粪如羊屎或吐后微带血水。用半夏降冲逆，即是降胃。用参、蜜滋脾液以濡化水谷，则肠润谷下。西医所谓食物全凭津液及甜肉汁、苦胆汁化之，正与此理合。渊雷案：粪如羊屎，吐后微带血水者，为胃扩张兼溃疡或癌肿，用参、蜜滋润导下，说本不误。若比之西医之津液、甜肉汁、苦胆汁，则殊不伦。津液即唾液及胃液，甜肉汁即胰腺分泌液，此等对于食物皆有化学作用。岂仅若参，蜜之滋养润下已哉？又案：以水和蜜，扬之数百遍用之，盖与苓桂甘枣汤之甘澜水同意。此等皆不知其所以然之故，姑遵用之可也。

《建殊录》云：某人，年二十余。请治曰：膈噎二年所，十日、五日必发，顷者胸腹胀满，举体愈不安。众医皆以为不治，无一处方者。先生为大半夏汤饮之，饮辄随吐，每吐必杂黏痰。居八九日，药始得下，饮食不复吐。出入二月所，痊愈。

《麻疹一哈》云：桥本忠介，年三十余。疹子既出，发热犹未减，疹欲收未收，卒尔吐饮食，汤药亦从而吐出，如斯二三日，前医既不能治，更请诊治于余。按其腹状，心下痞硬，胸腹漉漉有水声（参看《三因方》之主疗）。因为大半夏汤饮之，尽二帖，欲吐不吐，胸中愦愦不安。尽三帖后，少间就睡，寐后下利二三行，吐全已，而身热犹未解，烦渴引饮，更作石膏黄连甘草汤饮之。尽七帖，前证渐退，疹子全收，前后十八九日所而如旧。

食已即吐者，大黄甘草汤主之。（《外台》方又治吐水）

《金鉴》云：朝食暮吐者寒也，食已而吐者火也。以寒性迟，火性急也，故以大黄甘草汤缓中泻火，火平自不吐也。王肯堂曰：病人欲吐者，不可下之。又用大黄甘草治食已即吐，何也？曰：欲吐者其病在上，因而越之可也。而逆之使下，则必抑塞愦乱而益甚，故禁之。若既已吐矣，吐而不已，有升无降，则当逆而折之，引令下行，无速于大黄，故取之也。

元坚云：先兄曰：此证胃中旧有积滞，故新谷人则不能相容，霎时变出也。古人属火之说，恐为强解。《千金》用单甘草汤治服汤呕逆不入腹者，正此汤用甘草之意（以上引元胤）。又按：《金鉴》朝食暮吐者，寒也，食已而吐者，火也。此寒火二字改为虚实，其理自通。

渊雷案：此因大便不通，肠中阻塞，胃中不能复容，故食已即吐。所谓闭塞性呕吐也，其为因食而吐，与大半夏证同。惟彼属虚，此属实。虚实之辨，当细察脉证以决之。古人皆谓朝食暮吐属寒，食已即吐属热，此特言其大概耳。朝食暮吐者，病多在幽门。食已即吐者，病多在食管，安见幽门病之必属寒，食管病之必属热哉？急性热病发呕吐者甚多，如葛根加半夏汤证，小柴胡汤证、黄芩加半夏生姜汤证，其病皆属热然，其呕无时，不因饮食而起。假令远食而呕，将谓之寒乎。且胃反之吐，有朝食午吐者，有暮食而子夜吐者，将谓之非寒非热乎。惟食久而吐，吐出之食物仍不消化者，斯为胃寒无疑，要之。经文食已即吐，重在"食"字，谓因食而吐。注家则看重"即"字，与朝食暮吐对勘，遂有此误。又案：欲吐不可下一条，谓自然疗能有向上祛毒之势，故不可下。瓜蒂散证之气上冲咽喉不得息，是也。本方证则因肠管不通而吐，病位之上下不同，不可以彼例此。观王肯堂之注，似未吐不可下，吐而不已皆当下者，非也。

大黄甘草汤方

大黄_{四两} 甘草_{一两}

上二味，以水三升，煮取一升，分温再服。

甘草，《肘后》《千金》《外台》并作二两，宜从。

《肘后方》云：治人胃反不受食，食毕即吐出方（即本方）。

《外台秘要》云：《必效》疗胃反吐水及吐食方（即本方）。方后云：如得可，则隔两日更服一剂，神验。《千金》不传。此本仲景《伤寒论》方（出第八卷胃反门）。

《千金方》云：治食已吐其食方（即本方）。

《千金翼》云：治脾气实，其人口中淡甘，卧愦愦，痛无常处及呕吐反胃并主之。方：大黄六两。上一味，破。以水六升，煮取一升，分再服。又主食即吐，并大便不通者，加甘草二两，煮取二升半，分三服。

《圣济总录》云：大黄甘草汤，治水黄状，面目俱青，狂言妄语，不出者。

《古今医鉴》云，老军散（即本方为散），治发背痈疽，疔毒恶疮。一切无名肿痛掀热，初起未溃者。

《张氏医通》云：治痘为痰闷，不能发出。

《方极》云：大黄甘草汤，治秘闭急迫者。

《方机》云：大黄甘草汤，治大便不通。急迫者，食已即吐，大便不通者。

雉间焕云：吐食或因大便秘闭，故用大黄。治心腹虫痛，加鹧鸪菜，益奇。渊雷案：鹧鸪菜见《本草纲目拾遗》，云：疗小儿腹中虫积，食之即下。如神。产漳州海石上，一名海人草，日医用之颇广，而我国医药家处方中不甚用之。

《芳翁医谈》云：病人食则不得不吐，故自探吐以求稍安。或时腹痛，或时下利者，全属胃反，宜大黄甘草丸（即本方为丸）。

《类聚方广义》云：大黄甘草汤，治胃反隔噎，心胸痛。大便难者，倍加鹧鸪菜，名鹧鸪菜汤。治蛔虫心腹痛，恶心唾沫者，小儿蛔症及胎毒腹痛，夜啼，头疮疳眼。

《方函口诀》云：此方即所谓欲求南薰，先开北牗之意，导胃中壅闭之大便，以止上逆之呕吐也。妊娠恶阻，大便不通者，有效，亦同此理。丹溪治小便不通，用吐法以开提肺气，使上窍通而下窍亦通。与此方，法虽异而理则同（案：此说本之尤氏注）。此外，一切呕吐属肠胃之热者，皆可用。欲辨胃热，大便秘结；或食已即吐，或手足心热，或目黄赤，或上气头痛者，可知胃热。以上冲证为目的而用之，无大误矣。虚证大便久燥结者，用此方，为权道，必不可胶柱。蓟州御池平作多以此方为丸用之，即今之大甘丸。中川修亭言：调胃承气汤为丸，能治吐水病，皆同意也。

胃反，吐而渴欲饮水者，茯苓泽泻汤主之。

此亦胃弛缓、胃扩张等病，胃中停水极多者也。胃中停水，故吐不止。水不下于肠，又无吸收水分之力，于是全身诸组织感缺水，故渴。渴而饮水，则胃中停水愈多，其扩张愈甚，于是愈饮愈吐，而渴亦愈不得止。治之以茯苓泽泻汤，所以使水下入于肠，吸收于血管，散布于全身，而排泄于肾脏也。此证胃中停水而吐，似小半夏汤。然小半夏汤不渴，此方则渴甚。方证又甚似五苓散，然五苓病在肾，小便不利为主。此方病在胃，渴呕为主，或且腹痛。五苓因肾不排水，体内水液充溢。此方因胃不降水，体内水液干涸。临床诊察，以此种种参互辨析，则于用方之道，思过半矣。

茯苓泽泻汤方（《外台》治消渴脉绝，胃反叶食者有小麦一升）

茯苓半斤　泽泻四两　甘草一两　桂枝二两　白术三两　生姜四两

上六味，以水一斗，煮取三升，纳泽泻，再煮取二升半。温服八合，日三服。

《千金方》云：治消渴阴脉绝，胃反而吐食方。茯苓八两，泽泻四两，白术、生姜、桂心各三两，甘草一两。上六味，㕮咀，以水一斗，煮小麦取五（本作三，据《外台》改）升。去麦下药，煮取二升半，服八合，日再服（出二十一卷消渴门）。《外台》引《千金》同，即原注所云也。

《外台秘要》云：《集验》疗胃反吐而渴者，茯苓小泽泻汤方。茯苓、泽泻、半夏各四两，桂心、甘草炙，各二两。上五味，以水一斗，煮取二升半，去滓，服八合，日三。《千金》同。云：一方入生姜四两。

《医心方》云：《经心方》茯苓汤，治胃反而渴（即《集验之方》）。

《圣济总录》云：治胃反吐逆，发渴饮水，茯苓饮方（本方去生姜加干姜）。

又云：治心脾壅滞，暴渴引饮，茯苓饮方（本方去生姜加黄连、大黄、小麦）。

《宣明论》云：桂苓白术丸（本方用干生姜加半夏、红皮为丸），消痰逆，止咳嗽，散痞满壅塞，开坚结痛闷。

《方极》云：茯苓泽泻汤，治心下悸，小便不利，上冲及呕吐，渴欲饮水者。

《方机》云：吐而渴欲饮水者，此正证也，兼用紫圆。渴（有水而渴也）而小便不利，心下悸，或腹胀满（水满也）者，蕤宾、紫圆、仲吕之类选用。

雉间焕云：呕吐，盖因心下有支饮也。吐而渴者，胃反吐水谷而腹中空乏故也。渴而饮，乃为支饮。服汤而支饮下，则吐止渴差。故泽泻之主治吐与渴者，以除心下支饮故也。

《兰台轨范》云：此治蓄饮之吐。内泽泻再煮，似先煮五味，后煮泽泻。

藤田谦造云：茯苓泽泻汤，于治呕吐方中特云渴，又云欲饮水，重言以明其主证为渴也。又既云胃反，则有腹痛可知。

故本此意而施用，不但胃反而已，无论呕吐与否，有停饮而心下痛，发渴者。泛用于诸病，其效亦多，此可以知古方之妙也。渊雷案：《千金》《外台》列此方于消渴门，故知其主证为渴。

又云：一寡妇名玉川丰者，年三十许。自初冬之顷患腹满，渐渐膨大，经水少通，诸医百方治其腹满而不效。至季冬之顷，加以腹痛，休作不差，困苦殆极，至是乞治于同藩师户崎省庵。其证腹部紧满，脉数，舌上有白苔。而腹中如癥瘕者频出没，或乍横斜如臂，或乍磊砢如块，上下往来，出则痛，没则休，似大七气之证。又常腹中雷鸣，痛发则歇，痛止亦必以雷鸣，其声如倾水，口舌干燥甚，二便秘极。又似己椒苈黄丸证，而出没痛苦，心下最甚，烦渴引饮。不论温冷，饮必愠愠欲吐。前医用气剂，渴益甚。用硝黄，病反剧。用驱蛔药，无效亦无害。省庵诊之，谓宜先治心下之饮，因与茯苓泽泻汤，服之四五日，渴减痛缓，满稍软。又连进十五六日，小便通利，病势十减七八，惟小腹仍满。一夜俄然暴泄如倾，翌朝又泄如前，两度下水四五升，满气顿失如忘。未几，经水亦通利。迄今七八年，强健如前，已再嫁，亦奇验也。渊雷案：大七气汤，治六聚，状如癥瘕，随气上下，心腹疗痛，攻刺腰胁方。三棱、莪术、桔梗、桂枝、橘皮、藿香、甘草、莎草、益智九味（见丹波氏《观聚方要补》、浅田氏《方函口诀》），并云出《济生》。而我国所行严用和《济生方》，从《永乐大典》录出者，无之。日本殆尚有严氏原书欤。

又云：中原德藏者，父年殆已八十，极强健，虽耳聋，而其他不异壮人。性嗜酒，虽不多饮，每日不下二三次。某年当夏暑时患腹满，四肢羸瘦如水蛊，食不进，大便秘结，小水不利赤浊。其脉滑数，舌上黄胎干燥，渴好汤水，心下痛，恶闻酒香。余先泻其实，令服小承气汤。初头硬，后溏，里急后重，上圊频数，不快通，腹满益甚，食益不进。余悟其误，乃与茯苓泽泻汤，服之四五日，诸证渐缓。三十日许，腹满如失，但气力困倦，饮食不复，以香砂六君子汤调理而愈。

又云：一妇，年二十四五，患呕吐，三四日或四五日一发，发必心下痛，如此者二三月，后至每日二三发，甚则振寒昏迷，吐后发热。诸医施呕吐之治，或与驱蛔之药，无效。余诊之，渴好汤水甚，因与茯苓泽泻汤，令频服少量。自其夜病势稍缓，二十余日，诸证悉退，惟腰间有水气，令服牡蛎泽泻散料而愈。

《续建殊录》云：一禅师，平日饮食停滞，胸腹动悸，雷鸣呕吐，腹中痛，志气郁郁不乐。一医与附子粳米汤或半夏泻心汤，不愈。一日呕吐甚，累日绝谷食，呕吐益甚，服小半夏汤或小半夏加茯苓汤，疲劳日加，烦闷欲死。予投茯苓泽泻汤，呕吐止，翌日啜糜粥，不过十日，诸证痊愈。渊雷案：此案必有口渴证，否则投茯苓泽泻汤为尝试而偶中矣。初与附子粳米汤不应者，为其腹痛不剧，且无寒证故也。与半夏泻心汤不应者，为其心下不痞硬与腹痛故也'与小半夏及加茯苓汤不应者，为其渴故也。

《成绩录》云：安部侯臣菊池大夫，从侯在浪华，久患胃反。请治于先生曰：不佞曩在江户得此病，其初颇吐水，闻交以食，吐已乃渴。一医教我断食，诸证果已，七日始饮，复吐如初。至今五年，未尝有宁居之日。先生诊其腹，自胸下至脐旁硬满，乃与茯苓泽泻汤，数日而痊愈。

又云：一贾人，患胃反，饮食停滞，腹吐胀满，心胸不安。每三日若五日，必大吐宿水，吐已乃渴，若此者三年，辟食断饮，针灸百治，皆不奏效。先生与茯苓泽泻汤，兼服南吕丸，月余而痊愈。

吐后渴欲得水而贪饮者，文蛤汤主之，兼主微风脉紧头痛。

尾台氏云：文蛤汤，其证明有错误。验之事实，则自了了。夫此方与大青龙汤，其所出入仅一味，惟分量小异耳。此方本发散之剂，观方后汗出即愈之语可知。兼主云云八字，虽似注语，亦足以见其方意。今所举特渴饮一证耳，是与渴欲饮水不止同（见消渴病篇），乃文蛤散证也。由此观之。"吐后"以下十字，其为错简，断乎明矣。按"五苓散条所列举之证"（案：指《伤寒论》百四十七条），正是文蛤汤证。本论作文蛤散者，误也。

元坚云：此条病轻药重，殊不相适。柯氏以此汤移置于太阳下篇文蛤散条。仍考此条乃是文蛤散证，彼此相错也。消渴篇曰：渴欲饮水不止者，文蛤散主之，可以互征矣。"但兼主微略风脉紧头痛"一句，即汤方所主也。

渊雷案：二氏之说是也。吐后渴欲得水而贪饮，饮入不复吐，是胃中停水已尽，胃机能渐恢复，需新水以自养故也。然支饮乍愈，恐贪饮则复停，故与一味文蛤，咸寒利水之品；一以止渴，一以使所饮不留滞也。传抄讹误，使此条及《伤寒论》百四十七条，汤散互易，遂令药证不相对。后人读《金匮》，亦知文蛤汤发表之剂，似不对证，而不敢议经文之误，故注兼主云云一句。复经传抄，乃亦入正文耳。互详《伤寒论今释》。

文蛤汤方

文蛤五两　麻黄　甘草　生姜各三两　石膏五两　杏仁五十个　大枣十二枚

上七味，以水六升，煮取二升，温服一升，汗出即愈。

《方极》云：文蛤汤，治烦渴而喘咳急者。雉间焕云：近方川芎茶调散证而烦渴者，主之。渊雷案：《局方》川芎茶调散，治诸风上攻，头目昏重，偏正头疼。川芎、荆芥、白芷、羌活、甘草、薄荷、香附、细辛、防风，为末，茶清下。

又云：文蛤散，治渴者。干呕吐逆，吐涎沫，半夏干姜散主之。

干呕吐逆，吐涎沫，大类茱萸汤证，惟无胸满头痛耳。此亦慢性胃炎之多黏液者，位盖近太阴。

半夏干姜散方

半夏　干姜等分

上二味，杵为散，取方寸匕，浆水一升半，煮取七合，顿服之。

《千金方》云：治干呕吐逆、涎沫出者方。半夏、干姜各等分。上二味，㕮咀，以浆水一升半，煮取七合，顿服之，日三。

《圣惠方》云：治冷痰饮，胸膈气满，吐逆不思饮食方。半夏二两，干姜、丁香各一两。为末，以生姜粥饮调下一钱。

又云：治痰逆，暖胃口，恶饮食方。半夏、干姜各半两，白矾一两烧灰，为末。以生姜汁煮面糊和圆，如梧桐子大，每服不计时候，以姜、枣汤下二十圆。

《方极》云：半夏干姜散，治干呕吐逆涎沫者。雉间焕云：或加伏龙肝可，又为兼用剂。

《方机》云：治干呕不止者，吐涎沫者，兼用南吕。

病人胸中似喘不喘，似呕不呕，似哕不哕，彻心中愦愦然无奈者，生姜半夏汤主之。

彻，通也。愦愦，乱也。言病人自觉心胸烦闷之甚，此亦胃病常见之证，妇人妊娠中亦有之。此方药味，同小半夏汤，惟煮服法异。依化学之理，成分同，功效当亦同。然小半夏主呕，此方则似呕不呕。是医疗之奥蕴，尚非今日之化学所能测知也。向疑此方与小半夏汤，本是一方一证，传者不同，而仲景两存之。今考诸家用法，并治心胸烦闷，与小半夏证自异，则非一方两传也。雉间焕云：此与半夏厚朴汤同病，然云咽中如有炙脔者，毒结著于咽中，仅为有小异。案：据此则此方亦可治食管病，可参看妇人杂病篇。

生姜半夏汤方

半夏 半升 生姜汁一升

上二味，以水三升，煮半夏，取二升，纳生姜汁，煮取一升半，小冷，分四服。日三夜一服。止，停后服。

《外台秘要》云：仲景《伤寒论》疗胸内似喘不喘，似呕不呕，似哕不哕，心中愦愦然，彻无聊赖者，生姜汁半夏汤，兼主天行。生姜汁一升，半夏半升，洗切。上二味，以水三升，煎半夏取一升，内姜汁，取一升半，绵漉，小冷，分二服，一日一夜服令尽，呕哕一服得止者，停后服。

又云：深师疗伤寒病哕不止，半夏散方。半夏，洗，焙干。上一味，末之，生姜汤和服一钱匕（并出伤寒呕哕门）

又云：《必效》疗脚气方。大半夏三两，净，削去皮，生姜汁三升。上二味，水五升，煮取二升，去滓，空腹一服尽。每日一剂，三剂必好。此方梁公家出方始有本，奇异神效（出脚气服汤药包目门）。

又云：文仲疗脚气入心，闷绝欲死者。半夏三两，洗切，生姜汁二升半。上二味，纳半夏，煮取一升八合，分四服，极效（出脚气冲心烦闷门）。

《肘后百一方》云：斗门方，治胸膈壅滞，去痰开胃。用半夏洗净焙干，捣罗为末。以生姜自然汁和为饼子，用湿纸裹，于慢火中煨令香熟。水两盏，用饼子一块，如弹丸大。入盐半钱，煎取一盏，温服，能去胸膈壅逆，大压痰毒，及治酒食所伤，其功极验。《圣济总录》云：半夏丸（即本方为丸），治风湿脚气，痰壅头痛。

《幼幼新书》云：一方，治胎惊涎盛不乳（亦即本方为丸）。

《直指方》云：半夏丸（即本方为丸），治吐血下血，崩中带下，喘息痰呕，中满虚肿。

《类聚方广义》云：凡诸病痰饮卒迫，咽喉闭塞不得息，汤药不下咽者，非此方则不能开通。当先以此方解其急，而后从宜处方，加熊胆则其效尤速。又治哕逆。

干呕、哕，若手足厥者，橘皮汤主之。

或干呕，或哕，甚则因呕哕而手足厥，此皆神经性胃病之冲逆证也。橘皮为神经性健胃药，古人谓之下气健脾。下气云者，犹言平冲逆之神经症状也。本方以橘皮为主药，故知所治为神经性胃病。手足厥不用附子者，他无虚寒证故也。

橘皮汤方

橘皮四两　生姜半斤

上二味，以水七升，煮取三升，温服一升，下咽即愈。

《外台秘要》云：仲景《伤寒论》疗干呕哕，若手足厥冷者，小橘皮汤，兼主天行。方（即本方），上二味，狭长切，以水七升，煮取三升，去滓，小冷服一升，下咽则愈。

又云：深师疗伤寒呕哕胸满，虚烦不安，大橘皮汤（于本方加甘草、人参）。

又云：《广济》疗呕哕不止，橘皮汤（于本方加甘草、枇杷叶，出霍乱呕哕门）。

又云：范汪：病痰饮者，当以温药和之。疗心腹虚冷，游痰气上，胸胁满不下食，呕逆，胸中冷，半夏汤（于本方加半夏，出冷痰门）。

《肘后方》云：治卒呕哕，去厥逆方（即本方）。

《十便良方》云：《指迷》橘皮甘草汤（于本方加甘草），治若身大热，背微恶寒，心中烦闷，时时欲呕，渴不能饮，头目昏痛。恶见日光，遇凉稍清，起居如故。此由饮食失宜，胃中空虚，热留胃口。其脉虚大而数，谓之中暑。

《方极》云：橘皮汤，治胸中痹，呕哕者。

程氏云：干呕哕，则气逆于胸膈间，而不行于四末，故手足为之厥。橘皮能降逆气，生姜为呕家圣药，小剂以和之也。然干呕非反胃，厥非无阳，故下咽气行即愈。

《古方便览》云：一男子，患热病十日许，发呃逆，一昼夜不愈，已将死，余与此方而治。

方舆锐云：此证虽曰手足厥，实从气逆得之，而非发于虚寒。其手足之厥，以气逆于胸膈，不行于四末故也。故其证虽似危殆，用此轻淡之药，气行则愈。尝有一男子，暑月霍乱，吐泻虽已止，干呕未止，兼发哕，手足微厥，脉细至欲绝。更医数人，凡附子理中汤、四逆加人参汤、吴茱萸汤、参附、参姜之类，殆尽其术，一不容受。余最后至，诊之，少有所见，即作橘皮汤令煮，斟取澄清，冷热得中，细细啜之。余镇日留连于病家，再四诊视，指令服药之度，移时药达，稍安静，遂得救治。

哕逆者，橘皮竹茹汤主之。

《金鉴》云：哕逆属气上逆为病也。上逆之气得出上窍，皆能作声。故肺气虚上逆，则作咳。气从喉出，而有咳逆之声。若为邪所阻，则为喘满，故无声也，胃气虚上逆，则作哕，气从咽出，而有哕逆之声。若与物凝结，则为痞痛，故无声也，是知气病也明矣。渊雷案：哕逆有因实阻而起者，视其前后，利之则愈，是也。本方证则纯乎神经性，故以橘皮为主药，《金鉴》所谓气病者也。《金鉴》以咳与哕为肺胃之气上逆，固是，以为气虚上逆则非。咳与哕固有不虚者，其上逆则一也。

橘皮竹茹汤方

橘皮一斤　竹茹二升　大枣三十枚　生姜半斤　甘草五两人参一两

上六味，以水一斗，煮取三升，温服一升，日三服。

尾台氏云：此方药量与水率不相当，且他药分两多，人参仅一两。长沙方中绝无如此者，疑有错误。按：《朱肱活人书》有半夏。

《外台秘要》云：深师疗伤寒呕哕，胸满虚烦不安，大橘皮汤（于本方去竹茹、大枣）。

《千金翼》云：竹茹汤，主哕方。竹茹一升，橘皮、半夏洗，各三两，生姜四两切，紫苏一两，甘草一两炙。上六味，哎咀，以水六升，煮取二升半，分三服（出霍乱门）。

《活人书》云：大橘皮汤，动气在下，不可发汗。发汗则无汗，心中大烦，骨节疼痛，目运恶寒。食则反吐，谷不得入。先服大橘皮汤（即本方），吐止后，服小建中汤。

《三因方》云：橘皮竹茹汤（即本方），治咳逆呕哕，胃中虚冷，每一哕八九声相连，收气不回至于惊人者。

又云：橘皮竹茹汤（于本方去大枣加茯苓、枇杷叶、麦门冬、半夏），治胃热多渴，呕哕不食（元坚引，今检《三因》未见）。

《卫生家宝》云：人参竹茹汤（于本方去大枣加半夏），治一切呃逆，及治伤寒中暑等吐。

《活人事证方后集》云：橘皮汤（即本方）治中暑痰逆恶寒。

《伤寒蕴要》云：橘皮竹茹汤（于本方去参、姜、枣加半夏、茯苓、黄连、葛根），治胃中壅热而哕呕者。

《伤寒大白》云：人参橘皮竹茹汤（于本方去大枣加厚朴、半夏、藿香），治胃虚呃逆。

《方极》云：橘皮竹茹汤，治胸中痹，哕逆者。《方机》云：治胸中痹而呃逆者。

《类聚方广义》云：小儿呃乳及百日咳，此方加半夏，极效。随腹诊，兼用紫圆、南吕丸。

《方函口诀》云：此方主橘皮之下气，兼竹茹之润降，故气逆发哕者主之。又用大量甘草，妙法也，用少则不效。伤寒痢病，脱阳而哕者，不效。至于杂病之哕，虽经月余者，必效。若浊饮上逆而哕者，在阳则半夏泻心汤，在阴则吴茱萸汤所主也。若胃气衰脱，奔腾而哕者，不在此数，乃死证也。

魏氏云：哕逆者胃气虚寒，固矣。亦有少挟虚热作哕者，主之橘皮竹茹汤。橘皮、竹茹行气清胃，而毫不犯攻伐寒凉之忌，佐以补中益气温胃之品，而胃气足，胃阳生，浮热不必留意也。

《古方便览》云：一贾人七十余岁，患呃逆三十日，口不通勺饮，诸医治之不愈。东洞先生往诊之，咽喉肉脱，吃吃之声已出尽，惟腹中有响，乃作橘皮竹茹汤，一帖重十二钱，与之，二剂而奏效。

余论　元坚云：呕吐之证，其因不一。今细检经方，吴茱萸汤之呕与干呕，因阴逆。四逆汤之呕，因阳败。大黄甘草汤之吐，因食壅。除此之外，凡十一方，虽有兼凉兼温之殊，大要皆不出于驱饮逐水，则知其系于水饮所致者为多。盖胃喜燥而恶湿，故水饮停潴，其气易逆也。蛔之为物，最能使呕，叙在次篇。哕，啻举气逆证。然黄疸篇有小半夏汤之法，则亦有自停饮者。可以推知，而其更有数因，前人辨之尽矣。

夫六腑气绝于外者，手足寒，上气脚缩，五脏气绝于内者，利不禁，下甚者，手足不仁。

赵氏云：六腑主表为阳，五脏主里为阴。阳为卫，阴为营。程氏云：手足寒者，阳不行于四末也。上气者，宗气衰微也。平人宗气积于胸中，出于喉咙，以贯心脉而行呼吸，宗气衰则奔促上气也。脚缩者，寒主收引，无阳以伸也，此六腑气绝于外者如此。下利不禁者，下焦不和也。脾衰则四脏俱衰，故《经》曰：脾气孤弱，五液注下。下焦不和，清便下重，即不禁之谓也。不禁则上无胀闷，中无痛楚，下无奔迫，但孔如竹筒，漫无约束，直流不休。诃子、粟壳，咸无功矣。虽有卢扁，将安施乎？下甚而至于手足不仁者，四体绝也，此五脏气绝于内者如此。徐氏云：此言凡病危笃，必脏腑之气先绝，而脏尤主利也。不仁者，伸缩皆不能也。

渊雷案：此亦别派古医家言也。其意盖谓腑主表，主体温。脏主里，主体液。诚如赵注所云：手足寒者，体温低落也。上气者，心脏性喘息也。脚缩者，少阴证之蜷卧也。利不禁者，太阴少阴之下利也。下甚而手足不仁者，体液被夺，神经失养所致也。然手足寒、上气、脚缩，由于全身衰弱，就中心脏衰弱为尤要，而非六腑之病。下利不禁，全是肠病。肠为腑，绝非五脏之病。则其所谓腑气脏气者，乃与事实正相反。且考编次之意，此条盖为下利发凡。然下文大、小承气、白头翁、黄芩诸证，皆是实证。今以寒利发凡，与下文不相应，知非仲景本意矣。惟寒利失禁者，多死证。程氏所举证状，实无治法，此则学者所当知耳。

下利脉沉弦者，下重，脉大者，为未止。脉微弱数者，为欲自止，虽发热不死。

自此以下五条，互详《伤寒论今释·厥阴篇》。

魏氏云：此滞下之病，非殡泄之病也。徐氏云：下利者，里有邪气也。脉沉则为寒，弦为气结，沉而弦，则为病邪结于下焦，故下体之阳道不行而重。脉大主虚，主邪盛，故大则为未止。微弱者，邪衰正亦衰也。数为阳脉，于微弱中见之，则为阳气将复，故知欲自止。下利热不止者死，谓阳亡于外，阴亡于内也。脉既微弱数，则邪去。邪去而发热，则虽有余邪，正将胜之，故曰不死。

下利、手足厥冷、无脉者，灸之不温，若脉不还，反微喘者死。少阴负趺阳者，为顺也。

尤氏云：下利厥冷无脉，阴亡而阳亦绝矣。灸之所以引既绝之阳，乃厥不回，脉不还，而反微喘，残阳上奔，大气下脱，故死。下利为土负水胜之病，少阴负趺阳者，水负而土胜也，故曰顺。渊雷案："少阴"二句，《玉函经》、成本《伤寒论》俱为别条，其义难晓，尤注亦姑备一说耳。

下利有微热而渴，脉弱者，今自愈。

今，宋版《伤寒论》作"令"，《玉函经》无之。下二条并同。

程氏云：下利大热而渴，则偏于阳。无热不渴，则偏于阴，皆不能愈。以微热而渴，知阴阳和。脉弱，知邪气去，故即自愈。

尤氏云：微热而渴者，胃阳复也。脉弱者，邪气衰也。正复邪衰，故今自愈。

下利脉数，有微热汗出，今自愈，设脉紧，为未解。

赵刻本条首有若字，非，今据诸家本删。

程氏云：寒则下利，脉数有微热，则里寒去。汗出则表气和，表里俱和，故今自愈。设复紧者，知寒邪尚在，是为未解也。

下利脉数而渴者，今自愈，设不差，必清脓血，以有热故也。

程氏云：脉数而渴，则寒邪去而利当止。《经》曰：若脉不解而下不止，必挟热而便脓血。此有热陷于下焦，使血流腐而为脓也。元坚云：邪热逼血，血渗入于肠，故清脓血。魏氏曰：热且蓄停肠脱，酿为污秽，脓血随利而下，（以上引魏）此亦理之所有也。

下利脉反弦，发热身汗者，自愈。

《金鉴》云：下利，脾病也。弦，肝脉也。脾病不当见肝脉，略故曰脉反弦也。赵氏云：此脉初不弦，后乃弦，故曰脉反弦。程氏云：脉弦为寒，发热则阳气复，汗出则寒邪去，故知自愈。渊雷案：此与前后诸条，皆论传染性赤痢，脉弦因腹痛里急后重之故。赤痢之脉，本多弦者，今云反弦，故赵氏释为初不弦后乃弦，差为近是。《金鉴》脾病肝脉之说，殆难信从。赤痢发热，因菌毒散布血液中所致，热度通常在三十七度半至三十八度之间，最高至四十度，然不多见。热愈高，可知菌毒愈重，故古人以痢疾发热为危证。发热有表候者，知正气欲驱菌毒于肌表，故治法亦宜解表，葛根汤所以为治痢要药也。若发热微，则知菌毒不盛。自汗出，则知毒能自泄。故《本经》及伤寒厥阴篇皆以微热汗出为欲愈之候。

下利气者，当利其小便。

气，《脉经》作"热"。

魏氏云：下利气者，下利矢气也。清气所化，出于小便，阳也；浊质所变，出于大便，阴也，人之常也。今清气出于大便，清浊阴阳不分也。法当利其小便，使清气仍自小便出，则下利

可已矣。

《金鉴》云：下利虚者，初利则为气郁于大肠而不外渗，水气并下，但当利其小便，输其渗泻之窍，气宣而利止也。久利则为气陷于大肠而不上举，又当于升补中兼利小便也。

渊雷案：痢疾必小便不利。然治法不需利小便，痢减则小便自利。此因痢之病灶在肠，肠失其吸水之力，故令小便不利。痢减而肠机能恢复，则小便自利也。若下利多失气者，即下文诃梨勒散之证，与小便似无关系。魏氏清气浊气之说，既空言无据。《金鉴》气郁、气陷之气，又皆指机能作用，而非气体之气，与不得

已，姑从缺疑。

下利，寸脉反浮数，尺中自涩者，必清脓血。

自此以下五条，亦互详《伤寒论今释·厥阴篇》。

程氏云：寸脉浮数，其热有余。尺脉自涩，为血不足。以热有余，则挟热而变脓血。

余论 唐氏云：仲景文总是错举互见，使人比较而辨其真也。此章（自"下利脉沉弦者"条至此）论下利先辨脉，亦是交互文字。下利脉沉弦，下重，脉大者为未止，是言痢证也。古无痢字，通称下利，故仲景恐人不辨，因与洞泻利下并论之，使人得分别焉。脉微弱数者，欲自止。痢证忌脉大，以微弱为邪轻。痢证忌发热，虽发热而脉微弱，故不死。下一节下利手足厥冷，是言洞泻虚寒，与上节迥异。盖同名下利，而上节是痢证，此节是洞泻，故脉法之生死大不同也。此两节是一寒一热之提纲。以下又承明之曰：下利若是痢证，有微热而渴，脉弱者，今自愈。下利脉数，有微热，热不甚而脉尚不大，故汗出，今自愈。设脉紧，则是下利脉大之例，故为未解。下利脉数而渴，设不差，必圊脓血。凡此数节皆是申明痢证之脉，总见痢证脉微弱者邪轻，脉大紧涩者邪重。后人不知此是辨痢证，而牵混洞泻飧泄，故多不明。自此节以下，又是辨洞泻之脉。故下节先提明"下利清谷"四字，以见是洞泻，与上之痢证不同也。脉沉而迟，其面戴阳，下虚故也。下利后脉还者生，不还者死，皆虚寒洞泻之脉也。能分痢证、洞泻为两证，则仲景文了如指掌。渊雷案：唐氏谓以上八条中之七条皆论痢，是也，谓手足厥冷条及下二条专论洞泻，则未是。痢证虚寒者，惟务回阳，与洞泻同治。洞泻亦有实热须疏荡者，惟脉证与上文七条不合。故知上文七条论痢，其余则合论痢证、洞泻也。且诸条文剧不似仲景，其编次亦出后人，故次序与伤寒厥阴篇互异。若谓仲景错举互见，使人比较而辨其真，吾斯之未能信。

下利清谷，不可攻其表，汗出必胀满。

《脉经》于条末更有七字云：其脏寒者当下之。

程氏云：寒不杀谷，寒胜则下利清谷也。若发其表，汗出则胃中之阳益虚，其寒益胜，故作胀满。渊雷案：此条当与后下利腹胀满，身体疼痛条参看。

下利脉沉而迟，其人面少赤，身有微热。下利清谷者，必郁冒汗出而解，病人必微厥。所以然者，其面戴阳下虚故也。

厥，赵刻及俞桥本并误"热"，今从诸家本改。此条无理，不可信，已详《伤寒论今释》。

下利后脉绝，手足厥冷，晬时脉还。手足温者生，脉不还者死。

尤氏云：下利后脉绝，手足厥冷者，阴先竭而阳后脱也。是必俟其晬时经气一周，其脉当还，其手足当温。设脉不还，其手足亦必不温，则死之事也。渊雷案：晬时脉还，手足温，谓既服白通、通脉四逆等汤之后。若弗药而静观其变，即无脉还厥回之望矣。

下利腹胀满、身体疼痛者，先温其里，乃攻其表。温里宜四逆汤，攻表宜桂枝汤。

尤氏云：下利腹胀满，里有寒也。身体疼痛，表有邪也。然必先温其里而后攻其表，所以然者，里气不充，则外攻无力，阳气外泄则里寒转增，自然之势也。而四逆用生附，则寓发散于温补之中，桂枝有甘、芍则兼固里于散邪之内，仲景用法之精如此。渊雷案：治外感卒病，有表里证者。正气足，则先解表后攻里，外感之毒当从外散故也。正气不足，则先温里后解表，抗病之力悉赖正气故也，温里即所以助正气。说详《伤寒论今释》。

四逆汤方（方见上）

桂枝汤方

桂枝三两去皮　芍药三两　甘草二两，炙　生姜三两　大枣十二枚

上五味，㕮咀，以水七升，微火煮取三升，去滓，适寒温，服一升。服已须臾，啜稀粥一升，以助药力，温覆令一时许，遍身漐漐似有汗者益佳。不可令如水淋漓，若一服汗出病差，停后服。

用法、方解并详《伤寒论今释》。

下利三部脉皆平，按之心下坚者，急下之，宜大承气汤。

下利下，《脉经》有"后"字。案自此以下四条，并见《伤寒论·可下篇》。

《金鉴》引李彣云：下利按之心下坚者，实也。设或脉见微弱，犹未可下。今三部脉皆平，则里气不虚可知，自宜急下之。

此凭脉又凭证之法也。

渊雷案：下利赅滞下泄泻而言。而其方证，则滞下为多。以下诸条仿此。心下坚者，横结肠或胃中有积滞也。三部脉平，但有心下坚一证，而须大承气急下，理颇难解，注家亦未有能质言其故。李彣注较平正，故姑用之，不宁唯是。《伤寒》《金匮》中急下诸条，皆不能无疑，为其证轻而药重也。虽然，尝治一叟伤寒，热高汗多，脉洪大而数，不大便五六日，腹虽不软，亦不甚坚。以其年高有烟癖，不敢遽下，与大剂白虎汤。越两日，下证较显，急与大承气汤，已不及救。因思《大论·阳明篇》云：阳明病发热汗多者，急下之。盖谓稍有可下之证，而发热汗多，即当急下。自恨读书不精，坐令可救不救。然因此略知《伤寒》《金匮》中方法，苟非显然刺谬，必有效验。虽不能知其理，未尝不可用其法也。

下利脉迟而滑者，实也。利未欲止，急下之，宜大承气汤。

沈氏云：此亦食滞之利也。食壅于胃，气道不利，故脉来迟。然脉虽迟，而非虚寒之比。但迟为气壅，滑为血实，血实气壅，水谷为病，故为实也。内滞中气不和，利未欲止，但恐成停搁之患，故宜大承气汤急夺其邪也。渊雷案：脉迟而不细弱，正是大承气证（参看《伤寒论今释》二百一十六条）。况迟而滑，又以下利知为胃肠病，故急下无疑。成注《伤寒论》引《经》曰：脉迟者，食干物得之。案：此语未详所出。

下利脉反滑者，当有所去，下乃愈，宜大承气汤。

成氏《伤寒论注》云：《脉经》曰：脉滑者为病食也。下利脉滑，则内有宿食，故云当有所去，与大承气汤以下宿食。赵氏云：下利，虚证也。脉滑，实脉也。以下利之虚证，而反见滑实之脉，故当有所去也。

下利已差，至其年月日时复发者，以病不尽故也。当下之，宜大承气汤。

程应旄《伤寒后条辨》云：下利差后，而余邪之栖于肠胃回折处者未尽，是为伏邪。凡得其候而伏者，仍应其候而伸。

下则搜而尽之矣。渊雷案：此盖赤痢菌潜伏肠间。病愈而菌未死灭，即西医所谓带菌者。至明年适当气候，乃再发病，大承气汤所以下去潜伏之菌也。

丹波氏云：程、尤并云：脾主信，故按期复发。凿甚。许氏《本事方》云：有人因忧愁中伤食，结积在肠胃，故发吐利。自冬至后至暑月，稍伤则发，暴下数日不已。《玉函》：云：下利至隔年月日，不期而发者，此为有积，宜下之，止用温脾汤（厚朴、干姜、甘草、桂心、附子、大黄）尤佳。如难取，可佐以干姜圆（即备急圆加人参），后服白术散（即附子理中汤去甘草、干姜加木香、生姜、大枣）。戴氏《证治要诀》云：泻已愈，隔年及后期复泻。古论云：病有期年而发者，有积故也，宜感应圆（《局方新拣》丁香、南木香、肉豆蔻、川干姜、巴豆、百草霜、杏仁），并本条之义也。渊雷案：经年复发之痢，多宜温药下之，非必大承气证。临病时选用为是。

大承气汤（方见痉病中）

《建殊录》云：贾人某，患天行痢。一医疗之，虽度数颇减，尚下臭秽，日一再行，饮食无味，身体羸瘦，四肢无力，至其年月益甚，众医无效。先生诊之，作大承气汤饮之，数日痊治。

下利谵谵语者，有燥屎也，小承气汤主之。

《金鉴》云：下利，里虚证也。谵语，里实证也。何以决其有燥屎也？若脉滑数，知有宿食也。其利秽黏，知有积热也。然必脉证如此，始可知其有燥屎也，宜下之以小承气汤。于此推之，而燥屎又不在大便硬不硬也。渊雷案：《大论要略之例》以谵语为实证，故主小承气汤。然与郑声之虚甚难辨，必参察其他脉证以决之。且谵语之故，宜下之理，亦不必是燥屎。肠中留著有毒物质，亦致谵语，亦须下去，互详《伤寒论今释》。

小承气汤方

大黄四两 厚朴二两，炙 枳实大者三枚，炙

上三味，以水四升，煮取一升二合，去滓，分温二服，得利则止。

厚朴，徐镕本作三两。案：《伤寒论》作二两。用法、方解，并详《伤寒论·阳明篇》。

下利便脓血者，桃花汤主之。

《金鉴》云：初病下利，便脓血者，大承气汤或芍药汤（芍药、当归、黄连、黄芩、大黄、官桂木、香槟榔、甘草）下之。热盛者，白头翁汤清之。若日久滑脱，则当以桃花汤养肠固脱可也。渊雷案：滞下日久滑脱者，本方主之。伤寒肠出血，带脓者，本方加附子。血多无脓者，黄土汤。此条互详《伤寒论今释·少阴篇》。

桃花汤方

赤石脂一斤，一半剉，一半筛末 干姜一两 粳米一升

上三味，以水七升，煮米令热，去滓，温七合。纳赤石脂末方寸匕，日三服。若一服愈，余勿服。

干姜一两，似已少。《肘后》赤石脂汤用二两，《外台》引崔氏作四两，冷多白滞者加四两，《外台》似是。

温七合,《伤寒论》作温服七合。用法、方解、治验,并详《伤寒论今释》。

热利下重者,白头翁汤主之。

下重,赵刻及俞桥本并作"重下",今据诸家本及《伤寒论》改。《外台·重下门》不载本方,《伤寒下痢门》引《千金翼》仍作热利下重。注云:此张仲景《伤寒论》方。

魏氏云:滞下之病多热,不同于泻泄下利之证多寒也,故名之曰热利,而以下重别之。渊雷案:此治赤痢热证,里急后重,肛门灼痛者之方,详《伤寒论今释》。

白头翁汤方

白头翁二两 黄连三两 黄柏三两 秦皮三两

上四味,以水七升,煮取二升,去滓,温服一升,不愈,更服。

白头翁,徐镕本及《玉函》全书并作三两。用法、方解,详《伤寒论今释》。

《外台秘要》云:范汪疗伤寒腹中微痛不止,下利,秦皮汤(即本方去黄柏加阿胶)。

又云:《古今录验》白头翁汤(于本方去黄柏加干姜、甘草、当归、石榴皮)疗寒急下及滞下。

下利后更烦,按之心下濡者,为虚烦也,栀子豉汤主之。

方氏《伤寒条辨》云:更烦,言本有烦,不为利除而转甚也。尤氏云：热邪不从下减，而复上动也。按之心下濡，则中无阻滞可知，故曰虚烦。渊雷案：此条亦详《伤寒论·厥阴篇》。

振子豉汤方

栀子十四枚　香豉四合，绵裹

上二味，以水四升，先煮栀子，得二升半，纳豉，煮取一升半，去滓，分二服，温进一服，得吐则止。

绵，赵刻本作"绢"，今据诸家本及《伤寒论》改。"得吐则止"四字，盖后人所沾，当删之。用法、方解、治验并详《伤寒论今释·太阳中篇》。

下利清谷，里寒外热，汗出而厥者，通脉四逆汤主之。

清同圊，圊谷谓所下者完谷不化也。徐氏以谓屎水杂出而色不大黄，则望文生义矣。里寒即指下利清谷。外热谓身发热而汗出也。此等证，必头上热，手足冷，故曰汗出而厥，其脉必微细欲绝。互详《伤寒论今释》。

通脉四逆汤方

附子大者一枚，生用　干姜三两，强人可四两　甘草二两，炙

上三味，以水三升，煮取一升二合，去滓，分温再服。

用法、方解，详《伤寒论今释》。

下利肺痛，紫参汤主之。

"肺痛"二字，《本草图经》引作者一字。

《金鉴》云：按此文脱简，不释。程氏云：肺痛未详，或云肺痛当是腹痛。《本草》云：紫参治心腹积聚，寒热邪气。渊雷案："肺痛"字，古医书中他无所见，必有讹误。旧注多谓肺与大肠相表里，故下利而肺痛。穿凿甚矣，阙疑为是。

紫参汤方

紫参半斤　甘草三两

上二味，以水五升，先煮紫参，取二升，纳甘草，煮取一升半，分温三服。（疑非仲景方）

《本草图经》引甘草二两，煮取半升。案：此方《千金》《外台》诸书俱无考，故林亿等疑非仲景方。紫参为通经药，能破血止血，诸《本草》并载之。然沪上药商不识其物，市医多书丹参为紫丹参，遂有臆断紫参即丹参者。其实，紫参属蓼科植物，丹参属唇形科植物。《本草》中二物分载，不可混也。紫参治血，虽略同丹参，而《本草》白字又主利大小便，为丹参所无。程氏所引主疗，亦出《本草》白字（即《本草》经）。苏恭又云主赤白痢，恐是据此方为说。要之。此方用法未详。

气利，诃梨勒散主之。

尤氏云：气利，气与屎俱失也。《金鉴》云：气利，所下之气臭秽，所利之物稠黏，则为气滞不宣。或下之或利之，皆可也。若所利之气不臭，所下之物不黏，所谓气陷肠滑，故用诃梨勒散以固肠，或用补中益气以举陷，亦可。渊雷案：赤痢、直肠炎等病，肠中多炎性渗出物及脓汁，又以肛门括约肌挛缩，不能排泄通畅，久留腹中，发酵而成气体，如厕则气体与黏液杂下如泡沫，所谓泄如蟹渤者也。《金鉴》以为气陷肠滑，非是。气陷之气意指机能作用，而非指气体。且气陷而滑脱则有之，气陷而失气，未之闻也。

诃梨勒散方

诃梨勒十枚，煨

上一味，为散，粥饮和顿服。（疑非仲景方）

《外台秘要》云：《近效》诃梨勒散，疗一切风气痰冷，霍乱食不消，大便涩方。取诃梨勒三颗，捣取皮，和酒顿服，三五度则差。

又云：《广济》疗呕逆不能多食方。诃梨勒三两，去核，煨。上一味，捣为散，蜜和丸，空腹服二十丸，日二服，以知为度，利多减服。

《本草图经》云。诃梨勒主痢，《本经》不载。张仲景治气痢，以诃梨勒十枚，面裹焙，灰火中煨之，令面黄熟，去核，细研为末，和粥饮顿服。唐刘禹锡传信方云：予曾苦赤白下，诸药服遍，久不差，转为白脓。令狐将军传此法，用诃梨勒三枚上好者，两枚炮取皮，一枚生取皮，同末之，以沸浆水一两合服之，淡水亦得。若空水痢，加一钱匕甘草末。若微有脓血，加二匕。若血多，加三七，皆效。

程氏云：寇宗奭曰：诃梨勒能涩便而又宽肠，涩能治利，宽肠能治气，故气利宜之。调以粥饮者，借谷气以助肠胃也。论曰：仲景治气利用诃梨勒散，详其主治，不知其义。及后读杜壬方，言气利里急后重（元坚云本出本草黄连条），始知诃梨勒用以调气。盖有形之伤，则便垢而后重；无形之伤，则气坠而后重。便肠垢者得诸实，气下坠者得诸虚，故用诃梨勒温涩之剂也。唐贞观中，太宗苦气利，众医不效。金吾长张宝藏以牛乳煎荜茇进服之，立差（丹波氏云：此见刘禹锡隋唐嘉话）。荜茇温脾药也。刘禹锡传信方治气利用矾石，矾石亦涩气药也。大都气利，得之虚寒气下陷者多，其用温涩之药可见矣。

丹波氏云：杨氏直指方，牛乳汤，治气痢泄如蟹渤。荜茇末二钱，牛乳半升，同煎减半，空腹服。今验之，气坠而后重，气与屎俱失者，其所泄多如蟹渤。程注得直指而义尤明显。

渊雷案：诃梨勒治气利，唐以前医书无所见。苏颂《图经》称张仲景，乃在要略既出之后，即据要略为说，故林亿等疑本方非仲景方也。此药主消痰下气，乃通利药，近效云大便涩，广济云利多减服，明其有微利之效。今人以为收涩药，殆非。据化验所得，其主成分为没食子酸及单宁酸，入胃能凝固胃中之胃蛋白酶Pepsin

及蛋白质，又能收缩胃黏膜而减其分泌，此即所谓消痰矣。入肠能收缩肠黏膜及其微血管，使分泌减而下利差，又以其通利之力，排除肠内容物，使不至停留发酵，此其所以治气利数。

附方

〇千金翼小承气汤，治大便不通，哕数谵语。（方见上）

出第十八卷霍乱门，谵语上有口字，枳实用五枚。

沈氏云：此燥屎内结，大便不通，壅逆胃邪上行，而哕数谵语。所以亦宜轻利和中，而涤热开结也。渊雷案：数，当读所角切，原文有口字，句愈佶倔，故林亿等删之。

丹波氏云：尤氏云：即前下利谵语有燥屎之法，虽不赘可也（以上尤注），误。本文主下利，而此条示哕用小承气之法，即上文哕而腹满，后部不利者。《丹溪医案》载超越陈氏二十余载，因饱后奔走数里，遂患哕病，但食物，则连哕百余声，半日不止。饮酒与汤则不作，至晚发热，如此者二月。脉涩数，以血入气中治之，用桃仁承气汤加红花煎服，下污血数次，即减。再用木香和中丸（白术厚朴陈皮半夏木香槟榔枳实甘草）加丁香服之，十日而愈，此亦以攻下治哕之一格也。

〇外台黄芩汤，治干呕下利

黄芩 人参 干姜各三两

桂枝二两 大枣十二枚 半夏半升

上六味，以水七升，煮取三升，温分三服。

出第六卷杂疗呕吐哕门，引仲景《伤寒论》，云出第十六卷中。

《医心方》云：范汪方，治伤寒五六日，呕而利者。黄芩汤（即本方），用人参二两，干姜三累（出十四卷伤寒五日方门）。

《方极》云：六物黄芩汤（即本方）治心下痞硬，干呕下利上冲者。

《方机》云：六物黄芩汤，治干呕下利，心下痞硬者。痢疾，心下痞硬而呕，不能食者，兼用紫圆。

《类聚方广义》云：久痢疝痢，干呕不止者，间有宜此方者。

尤氏云：此与前黄芩加半夏生姜汤治同，而无芍药甘草生姜，有人参桂枝干姜，则温里益气之意居多，凡中寒气少者，可于此取法焉。

元坚云：此黄连汤类方，亦治上热下寒，以为干呕下利也。

《方函口诀》云：此方位于黄芩汤桂枝人参汤之间，用于上热下寒之下痢，有效，且黄芩汤主腹痛，此方主干呕，桂枝人参汤主腹痛不呕，有表热而属于虚寒者。盖此方类半夏泻心汤，治下痢之效最捷。

渊雷案：此方即黄连汤去黄连甘草加黄芩，亦即半夏泻心汤去黄连甘草加桂枝，三方皆以一二味出入，故其主治亦相类，于此可悟加减古方，以适合病证之法，且知日医古方派之拘守成方，为胶柱鼓瑟。又，此方与黄芩加半夏生姜汤、桂枝人参汤皆相近，数方者皆治胃肠病，仲景书治胃肠病之法独详，医所遇病，胃肠病亦居十之四五，是知仲景书最切实用，市医束置高阁。

成绩录云：一男子患痢，虽日三十余行，不自知其利，腹痛干呕，不能食，胸中烦，心下痞硬，身热微渴，口苦唇干，舌上无胎，脉微数，不能起卧，医以为困极，先生与之六物黄芩汤而愈。

余论 元坚云：朱丹溪曰："仲景治痢（案此痢谓泄泻也）可温者温，可下者下，或解表，或利小便，或待其自已，区别易治难治不治之证，至为详密，然犹与滞下混同，立方命论。"（出《局方发挥》）盖肠澼滞下，与濡泻滑泄，其证与治，本自不同，仲景一以下利命之，并而为篇，然逐条寻究，判然而明矣。抑更有一义，盖泻滑泄，固宜温固，然有内有宿积，而治宜疏刷者，肠澼瘕下，固宜疏刷，然有阳虚气陷，而治宜温固者，然则学者宜审其脉证而处其方剂，不须特以肠僻泄泻为分别，仲景之合为一篇者，意或在于此欤？"五十七难"，大瘕泄者，里急后重，数至圊而不能便，茎中痛，亦即滞下，而居五泄之一，其意与仲景一也。渊雷案：后人凿分滞下泄泻者，著意于病名，仲景则著意于证候，此等病名既不甚合，其施治又仍须视证候，则又何必凿分此无谓之病名耶！

疮痈肠痈浸淫病脉证并治　第十八

论一首　脉证三条　方五首

《脉经》题曰："痈肿肠痈金疮浸淫脉证"，似是。方五首，徐镕本作六首，盖并数黄连粉原缺之方也。此篇论化脓疾患及金疮，惟方法太少，学者宜别读外科书以自广。

诸浮数脉，应当发热，而反洒淅恶寒，若有痛处，当发其痈。

《辨脉法》无"反"字，其下文云"若有痛处，饮食如常者，蓄积有脓也"。

此示疮痈化脓时期，脉浮数而恶寒，有似表证也。外感初起之恶寒，脉虽浮而不数，及其数，则不恶寒而入于阳明矣。今脉浮数而反恶寒，明非外感，即有化脓之可能。若有痛处，且饮食如常，则非全身病，而是局部病，可以决其化脓成痈也。但疮痈之化脓期，非特恶寒，亦复发热，今云"应当发热，而反"云云，似不发热者，盖脉经家言，不无小疵尔。徐氏云："内有壅结之毒，致卫气为内热所搏，不行于表，而外反洒淅恶寒，自当发散结气，则壅自开，故以一'发,字尽之。"

渊雷案：疮痈之发热恶寒，乃白血球停积死亡，化成脓汁时所引起之现象，古人辄以营卫阻遏为说，限于时代知识故也。疮痈初起，有解表法，又有托里酿脓法，皆可谓之"发"。然此条本意，在诊察而不在治法，《辨脉法》但云"蓄积有脓"，则不当凿说"发"字。

师曰：诸痈肿欲知有脓无脓，以手掩肿上，热者为有脓，不热者为无脓。

程氏云：《灵枢经》曰："营卫稽留于经脉之中，则血涩而不行；不行则卫气从之而不通，壅遏而不得行，故热；大热不止，热胜则肉腐，腐则为脓。"（案：出《痈疽篇》）故知热聚者则作脓，热未聚者，但肿而未作脓也，皆以手掩知之。）

渊雷案：痈肿盖指躯表之炎症，当其发炎之初，大抵因化脓球菌之刺激继续不已，被刺激处之毛细血管引起充血，白血球亦自动渗出血管外，包围其刺激物，是为炎症。此时虽未成脓，然因充血红肿之故，按之固已热矣，此即《灵枢》所谓营卫壅遏而热者也。白血球既出血管，不得血液之营养，日久死亡，始成脓汁，脓乃白血球所腐成，非《灵枢》所谓"肉腐"。若肉腐，则是坏疽，而非痈肿矣。由是言之，有脓无脓，未可以热不热为断，今举诸书辨脓法若干则如下：

《巢源》云：凡痈经久不复可消者，若按之都牢鞕者，未有脓也；按之半鞕半软者，有脓也。又以手掩肿上，不热者为无脓，若热甚者为有脓。

陈自明《外科精要》云：《伍氏方论》曰："凡疮肿，以手指从疮旁按至四畔上，赤黑者按之色不变，脓已结成。"又，"按之随手赤色，此亦有脓；按之白，良久方赤，游毒已息。"

齐德之《外科精义》云：凡疮疽肿，大按之乃痛者，脓深也；小按之便痛者，脓浅也；按之不甚痛者，未成脓也。若按之即复者，有脓也；不复者无脓也，非也，必是水也。若发肿都软而不痛者，血瘤也；发肿日渐增长而不大热，时时牵痛者，气瘤也；气结微肿，久而不消，后亦成脓，此是寒热所为也。又：凡疗痈疽，以手掩其上，大热者，脓成，自软也；若其上薄皮剥起者，脓浅也；其肿不甚热者，脓未成也。若患瘰疬、结核，寒热发渴，经久不消者，其人面色痿黄，被脓上蒸，已成脓也。

王肯堂《证治准绳》云：《集验》云：脉紧而数为脓未成，紧去但数为脓已成。以手按上，热者为有脓，不热者为无脓。按略之牢硬，未有脓也；按之半软，已有脓也，大软方是脓成也。大按之痛者，脓深也；按之不甚痛者，未成脓也。按之即复者，为有脓也；不复者，无脓也。小按便痛，薄皮剥起者，脓浅也；按之四痛，皮色不变，不高阜者，脓深也。（以下论血瘤、气瘤、瘰疬等文与《精义》同，不备录。）

陈实功《外科正宗》云：轻按热甚便痛者，有脓且浅且稠；重按微热方痛者，有脓且深且稀。按之陷而不起者，脓未成；按之软而复起者，脓已成。按之都硬不痛者无脓，非是脓，即瘀血也；按之都软不痛者有脓，非是脓，即湿水也。

渊雷案：合观以上诸论，知辨脓法不可但凭热不热，更有软硬陷起，及痛不痛，色之变不变，皆须参合详审焉。

肠痈之为病，其身甲错，腹皮急，按之濡，如肿状，腹无积聚，身无热，脉数，此为肠内有痈脓，薏苡附子败酱散主之。

肠痈者，盲肠或阑尾，及其周围之炎症也。大肠自右腹角上行，其与小肠相接，乃不在大肠之端，而在大肠端向上约二三寸之处，是为阑门；阑门以下一段大肠，形如短袋，是为盲肠（或称阑肠）；盲肠下又垂一试验管状之物，大如手指，是为阑尾。盲肠、阑尾，形皆如袋，故粪便及误吞之果核毛发等物入于其中，往往不能排出，引起发炎，若有化脓球菌，则成脓灶，是即所谓肠痈也。病者多属十五岁乃至二十五岁之少年，初起时，右肠骨窝突然作痛，发热在三十九至四十度之间，惟极重之疗痛，亦有不发热者，痛处肿大有硬块，亦有绵软而漫无定界者，惟少耳，右侧腹直肌挛急殊甚，病人仰卧时，常屈其右足，以自缓其痛，俗谓之"缩脚肠痈"。马克孛内氏（MacBumey）发明一压痛点，自脐至右腹角高骨引一直线，此线与右腹直肌边线相交之点，按之作剧痛，谓之"马克氏点"，于诊断上甚为重要。舌苔多垢腻而润，又常有呕吐便秘等胃肠证候。病之转归，约分三类：其一，逐渐复原，约一星期而病状全退，惟甚易复发。其二，成局部脓肿，则肿痛日以扩大，全身症状亦日重，此即《金匮》本条之证，而薏苡附子败酱散所主也。惟溃脓处穿破时，有极大危险，或引起第三种转归之广泛性腹膜炎；或化脓茵入于血循环，而成败血病；或则血管被穿破；或引起门静脉炎，若是者多致命。其三，发广泛性腹膜炎，盲肠及阑尾穿破时，固易引起，亦有并不穿破而腹膜同时受病者，肠痈之死，多由于此。

尤氏云："甲错"，肌皮干起，如鳞甲之交错，由营滞于中，故血燥于外也（案：参看"虚劳篇"大黄䗪虫丸证）。"腹皮急，按之濡"，气虽外鼓，而病不在皮间也。积聚为肿胀之根，脉数为身热之候，今"腹如肿状"，而中无积聚，身不发热，而脉反见数，菲肠内有痈，营郁成热而何。

元坚云：次条其痛未至脓溃，故"少腹肿痞"；此条既经脓溃，故"按之濡，如肿状，腹无积聚"。次条血犹瘀结，营郁而卫阻，故"时时发热，复恶寒"，病犹属实，故"其脉迟紧"；此条营分既无所郁，故"身无热"，脓成则血燥，故"脉数"。要之，此二条，其别在脓已成与未成之分，而不拘其部位，如前注家以大小肠为辨者（案：程、尤等并如此云），殆失之迂矣。

《巢源·肠痈候》云：肠痈者，由寒温不适，喜怒无度，使邪气与营卫相干，在于肠内，遇热加之，血气蕴积，聚成痈，热积不散，血肉腐坏，化而为脓。其病之状，小腹重而微强，抑之即痛，小便数似淋，时时汗出，复恶寒，其身皮肤甲错，腹皮急，如肿状。诊其脉洪数者，已有脓也；其脉迟紧者，未有脓也。甚者腹胀大，转侧闻水声；或绕脐生疮，穿而脓出；或脓自脐中出，或大便出脓血，惟宜急治之。又云：大便脓血，似赤白下而实非者，是肠痈也。渊雷案：巢氏言原因，涵浑臆测，其言证候，有参考之价值。

薏苡附子败酱散方

薏苡仁十分 附子二分 败酱五分

上三味，杵为末，取方寸匕，以水二升，煎减半，顿服，小便当下。

《圣惠方》云：治肠痈皮肉状如蛇皮，及如错，小腹坚，心腹急。方：败酱二两，附子半两，薏苡仁二两半，上捣，盆罗为散，每服三钱，以水中盏，入生姜半分，煎至六分，去滓，温服。丹波氏云：案本方仅用方寸匕，似甚少，《圣惠》为是。

《方极》云：薏苡附子败酱散，治身甲错，腹皮急，按之濡，如肿状，腹无积聚者。雉间焕云：此方亦主水气之变，腹无积聚四字，于方极为剩语，恐记者讹也。

《方机》云：治肠痈，其身甲错，腹皮急，按之濡，如肿状，脉数者，疮家身甲错者，所谓鹅掌风者。以上兼用梅肉。

《用方经验》云：薏苡附子败酱散，旁治遍身疮疖如癞风，肌肤不仁，不知痛痒者。

《类聚方广义》云：此方与大黄牡丹皮汤同治肠痈，其有轻重浅深，不俟论也。彼云小腹肿痞，痛如淋，此云腹皮急，按之濡，如肿状；彼云时时发热，自汗出，复恶寒，此云身无热；彼云脉迟紧，此但云数，可以见其证之轻重，而毒之所结，亦自有浅深也。肠痈可针者，当认肌肤甲错处入针，若犹豫旷日，则腐溃蔓延，脓自脐孔出，荏苒不愈，或致不起。审断脓之浅深，其浅者速入针为要，"肠内"二字宜活看。渊雷案：脓在盲肠阑尾之内者为深，在其外，或在腹膜者为浅，然深者易愈，浅者反难治。尾台所云脓自脐孔出，及《巢源》所云绕脐生疮，皆广泛性腹膜炎也。尾台又云"肠内"二字宜活看，则指独立之化脓性腹膜炎，不因阑尾之炎引起者。此皆极恶难治之病，不可不知。

尤氏云：薏苡破毒肿，利肠胃，为君。败酱一名苦菜，治暴热火疮，排脓破血，为臣。附子则假其辛热，以行郁滞之气尔。鹤台氏《腹诊图汇》云：腹胀似胀满，其身甲错，腹皮急，按之濡，间有此证，方证不相对，则经年不治。先年，浪华谷街某之妻，二十七岁许，患此证，不治已三年，诸医术尽，后请治于余。乃往诊之，腹满身重如孕，虽不致卧，然心烦不能步行，余以未熟故，误见为腹坚满，以大承气汤攻之，无效，因转与大柴胡，凡半岁，更无效，于是告余师霍先生。先生往诊察，责余曰："汝医术未熟，今汝所见腹证，乃大误也，汝不知而投峻剂，以苦病者，不仁之至。夫大承气汤之腹证，坚满而按之有力，且腹底有若抵抗者；大柴胡汤证，胸胁苦满，腹实而稍有拘挛；今病者虽腹满，而按之濡，又腹底无力，身甲错，腹皮急，是即薏苡附子败酱散之正证也。"

《橘窗书影》云：某人，年六十余，少腹凝结，觉微痛，小便淋沥不通快，步行则小腹挛急，苦汗出，身无寒热，饮食如故，邸医以为寒疝，以为淋毒，疗之数旬不效。余诊之曰："肠间有一种累累凝固之物，然非疝块，亦非积聚，按之濡活，似肠痈之状，宜温和以观其进退。"因与归芪建中汤，以温熨熨脐下，四五日，脐中忽突出成赤色，其夜，脐中喷出白脓一合余，即投薏苡附子败酱散，二三日而脓尽，小腹之块如失。渊雷案：此证当是化脓性腹膜炎，惟不剧痛不发热为可疑，古人亦混称肠痈，虽方剂多可通用，不无措施失当之处，故西法之病理及诊察，吾人在所必学。

肠痈者，少腹肿痞，按之即痛如淋，小便自调，时时发热，自汗出，复恶寒。其脉迟紧者，脓未成，可下之，当有血；脓洪数者，脓已成，不可下也。大黄牡丹汤主之。

肠，徐镕本作"肿"，魏氏、尤氏同，误也。

"小腹肿痞者"，肿胀痞硬亦在右腹角，然初起时，望之多无异征，按之则右腹直肌挛急，重按则痛而已，又有肿而不痞硬者，肿痞非必具之证也。"按之即痛如淋"者，痛处改延及会阴精腺故也。"小便自调"者，示其非淋，然初病时，小便多频数，儿童尤甚。"发热、汗出、恶寒"者，亦起病已后通常证候，以其脉或迟紧，或洪数，知非表证也。脓未成可下者，本方所主；脓已成不可下者，薏苡附子败酱散所主也。此条言肠痈始起未成脓之候，前条言病久已成脓之候；此条近于急性，前条近于慢性。学者合观两条，及元坚之注，《巢源》之候，则肠痈之病，大概尽矣。又案：西医治盲肠阑尾诸炎，惟于宿便闭塞而起者，用蓖麻子油或灌肠法，此外绝对禁用下剂，惧其穿孔也。然余治肠，审是阳明实证后，颇有以小承气获愈者（惟大承气证绝少此，或时会使然），未遇穿孔之弊。治肠痈，往年以大黄牡丹汤加败酱获愈者亦有三数人，预后皆佳，盖西医之法，乃理所当然，而事实亦有不尽然者。其后得马齿苋、红藤为肠痈特效药，即用二物加薏苡败酱等治之，不复用大黄牡丹汤，避蹈险也。

程氏云：大黄牡丹汤在"当有血"句下，以古人为文法所拘，故缀于条末，《伤寒论》中多有之。尤氏云：云"不可下"者，谓虽下之，而亦不能消之也，大黄牡丹汤，肠痈已成未成皆得主之，故曰"有脓当下，无脓当下血"。渊雷案：肠痈已成脓，如前条之证者，下之真有穿孔之祸，岂特不能消而已。本方所治，经文但云"当有血"，方后"有脓当下"之文，愚别有说，在下文。元坚云："方后所谓有脓者，其脓稍萌之义，与前条之全就腐溃者不同矣。"

大黄牡丹汤方

大黄四两 牡丹一两 桃仁五十个 瓜子半升 芒硝三合

上五味，以水六升，煮取一升、去滓，纳芒硝，再煎沸，顿服之。有脓当下，如无脓，当下血。

牡丹，《鬼遗方》《千金方》并作三两，为是。

《刘涓子鬼遗方》云：治肠痈大黄（案：当脱汤字）。肠痈之为病，诊小腹肿痞坚，按之则痛，或在膀胱左右，其色或赤，或白色，坚大如掌热，小便欲调，时色色（丹波引作白一字）汗出，时复恶寒。其脉迟坚者，未成脓也，可下之，当有血；脉数脓成，不可服此方。大黄四两，牡丹三两，芥子半升，硝石三合，桃仁五十枚，去皮炒，切之，上五味，㕮咀，以水六升五合，分为两服，脓下，无者下血，大良。丹波氏云：案《千金》引《刘涓子》（见下文），不用芥子，必后世传写之讹，而《圣济总录》及《外科正宗》等亦用芥子，《得效方》则用瓜蒌子，并误。

《千金方》云：治肠痈大黄牡丹汤方，大黄四两，牡丹三两，桃仁五十枚，瓜子一升，芒硝二两，上五味，㕮咀，以水五升，煮取一升，顿服之，当下脓血。《删繁方》用芒硝半合，瓜子五合，《刘涓子》用硝石三合，云："肠痈之病，少腹痞坚，或偏在膀胱左右，其色或白，坚大如掌热，小便欲调，时白汗出，其脉迟坚者未成脓，可下之，当有血，脉数脓成，不复可下。"（案与今本《鬼遗方》文少异，故具录之）《肘后》名"瓜子汤"（案：今本《肘后方》不见。）

又云：治肠痈汤方，薏苡仁一升，牡丹皮、桃仁各三两，瓜瓣仁二升，上四味，㕮咀，以水六升，煮取二升，分再服。姚氏不用桃仁用李仁，崔氏有芒硝二两，云："腹中疠痛，烦毒不安，或胀满不思饮食，小便涩，此病多是肠痈，人多不识，妇人产后虚热者，多成斯病，纵非痈疽，疑是便服此药，无他损也。"张氏《千金方衍义》云：即《金匮》薏苡附子败酱散之变方也。渊雷案：此即大黄牡丹汤去硝黄，加薏苡仁也，虽椎钝，却平稳，无论脓成与否，俱可用之。有人既惧硝黄，又惧附子，得此方正是寡过之妙法。

《圣惠方》云：牡丹散（于本方以冬瓜子代瓜子加生姜），治产后血运腹满，欲狼狈（出"妇人产后门"）。

又云：牡丹散（于本方加木香、芍药、败酱），治肠痈未成脓，腹中痛不可忍（出"肠痈门"，下同）。

又云：甜瓜子散（于本方加薏苡、败酱、当归、槟榔），治肠痈肿痛，如闷气欲绝。

又云：赤茯苓散（于本方加赤茯苓），治肠痈小腹牢强，按之痛，小便不利，时有汗出恶寒，脉迟未成脓。

《产育宝庆方》云：牡丹皮散（即本方亦用冬瓜子），治产后血晕，闷绝狼狈。若口噤，则撬开灌之，必效。欲产先煎下，以备缓急。

《圣济总录》云：梅入汤（于本方以梅核仁、冬瓜仁，代桃仁、瓜子，加犀角），治肠痈里急隐痛，大便秘涩。

《奇效良方》云：梅仁散（即圣济梅仁汤），治肠痈里急隐痛，大便秘涩。

《张氏医通》云：肠痈下血，腹中疠痛，其始发热恶寒，欲验其证，必小腹满痛，小便淋涩，反侧不便，即为肠痈之确候，无论已成未成，俱用大黄牡丹汤加犀角急服之。

《方极》云：大黄牡丹汤，治脐下有坚块，按之即痛，及便脓血者。

《方机》云：治腹痛，按之即痛，时时发热，自汗出，复恶寒者。腹中有坚块，经水不顺者；腹胀满如鼓，生青筋，或肿，小便不利者；小腹有坚块，小便淋沥者。

雉间焕云：按便毒与肠痈治相类，故便毒未溃者服之，可以下之，奇术也，便毒肠痈，共不可论脓成与未成（案：此古方家武断语）。又云：此方不独治肠痈而已，专能治无名恶疮，痈疔肿块，瘰疬流注，杨梅便毒，及一切有脓者，及淋病带下，痔漏痢疾等，虽及数年者，皆有奇功。

方舆輗云：瓜子仁汤（即《千金》肠痈汤），治产后恶露，或经行瘀血作痛，或肠痈。此方《千金》第二十三卷名"肠痈汤"，曰"腹中疗痛，烦满不安云云"（引见上）。

又云：大黄牡丹皮汤，脉迟紧者脓未成，可下之；脉洪数者脓已成，不可下。四句示大法也，然临治之际，无界限可画，是以方后再云。"有脓当下，无脓当下血"，据此，则大黄牡丹汤之意始活。渊雷案：盲肠阑尾之炎，当其发炎而脓未成之际，服本方，则炎性渗出物随下，其状亦似脓，方后所云"有脓当下"者，盖指此，非谓脓成之证亦可用本方也。脓成与否，为本方与薏苡附子败酱散之界画，不容假借，其证候，在肿痛处之痞硬与濡软（参看上文辨脓法），在寒热与无热，在脉之迟紧与数，学者详焉。

又云：痢经久脓血，或如鱼脑髓，下恶物者，宜大黄牡丹汤。盖此等恶物，非肠胃之积垢，乃肠胃面之皮肉，为热毒糜烂腐败而下来，要属肠痈之类（案：据此可知本方所下之脓非真脓），故以肠痈之法治之为妙。此奥村翁发千载未发之妙，可谓方法奇古。今虽举大黄牡丹一方，然瓜子仁汤、排脓散、薏苡附子败酱散，皆可酌用。

《类聚方广义》云：大黄牡丹汤，治诸痈疽疔毒，下疳便毒淋病，痔疾脏毒，瘰疬流注，陈久疥癣，结毒瘘疮，无名恶疮，脓血不尽，腹中凝闭，或有块，二便不利者。随证兼用伯州散、七宝丸、十干丸等。

又云：治产后恶露不下，小便不利，血水壅遏，少腹满痛，通身浮肿，大便难者。又产后恶露不尽，过数日，寒热交作，脉数急，小腹或腰髀剧痛者，发痈之兆也（参看上文《千金方》引崔氏）。当审病情病机，早以此方下之，虽已脓溃者，亦宜此方。

又云：治经水不调，赤白带下，赤白痢疾，小腹凝结，小便赤涩，或有水气者。

《方函口诀》云：大黄牡丹皮汤，虽为用于肠痈脓溃以前之药，其方与桃核承气汤相似，故先辈运用于瘀血冲逆，凡桃核承气证而小便不利者，宜此方。其他，用于内痔毒淋便毒，有效，皆以有排血利尿之效故也。又：痢病下如鱼脑者，用此方奏效，其虚者宜驻车丸（黄连、干姜、当归、阿胶、出《千金方》）之类。凡痢疾久不痊者，视为肠胃腐烂而下赤白，后藤艮山所发明，奥村良筑本其说，于阳证用此方，阴证用薏苡附子败酱散，可谓发古今所未发。

又云：肠痈汤（即上文所引《千金方》），用于大黄牡丹汤之证，而不便硝黄者，或于大黄牡丹汤攻下之后，与此方以尽余毒，不但肠痈而已，诸瘀血证多此方所治。渊雷案：《方函》有肠痈汤二方，一引《集验》，本出《医心方》，即《千金》薏苡、牡丹、桃仁、瓜瓣四味之方，其口诀如上；又一方引《千金》，乃牡丹、甘草、败酱、生姜、茯苓、薏苡、桔梗、麦门、丹参、芍药、生地黄十一味之方，别有口诀。汤本氏《皇汉医学》载四味之方，名"大黄牡丹皮汤去大黄芒硝加薏苡仁方"，去主药而蒙原方之名，已甚离奇，其下乃引十一味方之口诀，以说四味之方，鲁莽灭裂，至于如此。

汤本氏云："师曰小腹肿痞。"东洞翁曰："脐下有结毒，按之即痛，及便脓血者。"据此，则脐下部有凝块或坚块，按之立即疼痛者，似即本方之腹证矣。然据先师和田先生之发明，及余相从之实验，如此者比较的稀有。乃于盲肠部或阑尾部，及相对之左侧腹部，各有一个凝块或坚块，按之立即疼痛，如此者反多。故合此二说，以为本方之腹证焉，苟有此腹证，则不问盲肠炎与其他各种病证，皆施本方可也。

《千金衍义》云：大黄下瘀血血闭，牡丹治瘀血留舍，芒硝治五脏积热，涤去蓄结，推陈致新之功，较大黄尤锐，桃仁治疝瘕邪气，下瘀血血闭之功，亦与大黄不异。甜瓜瓣《别录》治腹内结聚，破溃脓血，专于开痰利气，为内痈脉迟紧未成脓之专药。

程氏云：诸疮疡痛，皆属心火，大黄、芒硝，用以下实热；血败肉腐则为脓，牡丹、桃仁，用以下脓血（案：此说较石顽切近）。瓜子（当是甜瓜子）味甘寒，神农经不载主治，考之雷公曰"血泛经过，饮调瓜子"，则瓜子亦肠中血分药也，故《别录》主溃脓血，为脾胃肠中内壅要药，想亦本诸此方。丹波氏云：瓜子，沈以为冬瓜子，盖依时珍治肠痈之说，然古本草无所考，程注为是。渊雷案：甜瓜子，药店多不备，今从圣惠用冬瓜子，亦效。

元坚云：痈肿之病，不论外内诸证，其初起也，乘其未溃而夺之；其既成也，扶正气以外托。故葶苈大枣泻肺汤，肺痈逐毒之治也；桔梗汤，肺痈排脓之治也。大黄牡丹汤，肠痈逐毒之治也；薏苡附子败酱散，肠痈排脓之治也。盖疡医之方，皆莫不自此二端变化，亦即仲景之法则也。

《建殊录》云：某者，年八十余，恒以卖菜，出入先生之家，尝不来者数日，使人问之，谢曰"顷者病愠郁，以故不出"，居数日，复问之，脐上发痈，其径九寸许，正气乏绝，邪热如燉。先生愍其贫困不能药，乃作大黄牡丹汤及伯州散饮之，数日，脓尽肉生，躄铄能行。

又云：一京人，素刚强，脐下发痈，使疡医治之，无效，乃自用刀剜之，且灸其上，汁出而愈，而按之硬如石。无何之东都，道经诹访，浴温泉，即大疼痛不可忍，于是自以为初剜犹浅，而其根未尽也，更又剜之，灸其上数十壮，少焉肠烧烂，水血进出，然其人能食，食则清谷出，故常以绵絮其腹。先生诊之，乃为大黄牡丹皮汤及伯州散饮之，数日痊愈。

《续建殊录》云：某者之女，年十八，便秘难通，于兹有年，近日经闭及三月，父母疑其有奸私，乃使医察之，医曰"怀孕也"，女不自承，乃复使他医察之，医不能断，遂求诊于先生。按其腹，脐下有一小块，手近之则痛，先生曰"是蓄血，非双身也"，乃与大黄牡丹皮汤，服汤三帖，下利十数行，杂黑血，尔后块减半，又兼用当归芍药散，未几，经水来，大便如平日。

《成绩录》云：一妇人，腹痛十有三年，诸药无效，小腹硬结，与大黄牡丹汤，后数日，下如碗状者，碎割视之，有牛蒡根一撮。问之，曰：十余年前食牛蒡，为其所伤，遂发腹痛至今，后不复食牛蒡云。下后腹痛乃已，食牛蒡如故。

又云：池田屋之妻，患所谓臌胀三年，百治无效，乃弃置不疗者数月，后闻先生有起废排痼之术，来求诊治。其腹胀大，见青筋，不能行步，乃令服大黄牡丹汤，旬余，小便快通，经一月许，旧病如洗。

又云：一妇人，患鼓胀既经五年，胀势最甚，治之不治，乃请先生。先生诊之曰："非不可治也，然既为痼，非久服药，则疾必不除，敢从否乎？"妇人唯诺。乃令服大黄牡丹汤，得之十余日，小便快通，续服数帖，随服而通，其胀不减自若，进前方经数十日，始疾去如平日。

又云：某氏之妻，腹满八九日，饮食如故，小便自利，色如柏汁，请治于先生。先生诊之曰"此瘀血也"，与大黄牡丹汤，可十日，下赤白秽物，益与前方，遂下如鱼肠状者数枚，腹满渐减，经三十余日，诸患悉退。

又云：一贾人，年可三十，腹大满，四肢枯燥，众医疗之，岁余无寸效，请治于先生。先生诊之，作大黄牡丹汤与之，兼用夷法丸（疑是夷则丸），秽物下，腹满减，终于复常。

又云：一妇人，年甫十九，八月以来，经水不来，大便不通，小便自调，饮食如故，时腹自痛，至十一月，大便始一通，他无所苦，医时与下剂，则大便少通，明年白春至夏，大便仅一次，经水亦少来，至七月下旬，请先生求治。诊之，腹软弱，少腹突兀有物，按之即痛，乃与大黄牡丹汤，一月许，诸证尽治。

《古方便览》云：一男子，病风毒肿，愈后，疮口未收而出水，后脚挛急，疼痛不可忍，余用此方而痛除，疮口亦全治。

金又云：一女子十四岁，初左腿发毒肿，溃后余毒未消，脓汁淋沥不差，脚强直如棒，不能登厕，已及六年，诸医疗之不得求治于余，即作此方饮之，时时以虎黛丸（未详）攻之，两月余而痊愈。

又云：一男子患热病，大半愈，后一日，腹大满，脐旁如刺，与此方三剂而愈。

《生生堂治验》云：某男人，年二十有一，一日更衣，忽腹痛，施及四肢，急缩不能屈伸，家人闻其闷呼，就视之，昏绝，四肢厥，即扶之卧于室内，延医针灸，徐徐厥反脉应。腹复进痛，闷呼不忍闻，肛门脱出，直下腐烂如鱼肠者，脓血交之，心中懊侬，食饮不下咽，医以为噤口痢，疗之数日，时闻先生多奇术，遽走人迎先生。往诊之，脉迟而实，按之胸腹尽痛，至脐下，则挠屈拗闷，自言痛不可堪。先生曰"此肠痈也"，先以冷水渍食食之，病者鼓舌尽一盂，因与大黄牡丹皮汤，五六日而痊愈。

《麻疹一哈》云：一女子，年可二十许，疹后经十四五日，鼻内生息肉，如赤小豆粒大，不愈五六十日所，医疑为梅毒，用药而不知，更请诊治于余。按腹状，脐腹有块如盘，按之坚硬，腰脚酸痛，小便淋沥，大便难，经水不利，因作大黄牡丹汤饮之。无虑百日所，大便下利二三行，经利綦多，息肉徐销，鼻内复故，诸证自宁。

《方伎杂志》云：某妇人，经水不来三四个月，一医以为妊娠，至五个月，产婆亦以为妊，施镇带，其人曾产数胎，以经验故，亦信为妊，然至十一月，全无产意，于是乞诊于余。余熟诊之，腹状虽似妊，实非妊也，因告以经闭，夫妇闻之大惊，频乞药，乃与大黄牡丹皮汤，日用四服。服之四五日，下紫血衈血甚夥，二十日许而血止，腹状如常，翌月月信来，自其月妊娠，翌年夏，举一子，此瘀血取尽之故也。

问曰：寸口脉浮微而涩，法当亡血若汗出，设不汗者云何？答曰：若身有疮，被刀斧所伤，亡血故也。

《脉经》无"浮"字，赵刻及俞桥本，"法"并作"然"，今据诸家本改。

《金鉴》云：脉微，气夺也；脉涩，血夺也，故曰法当亡血汗出也。设无亡血汗出等病，则必身有疮，被刀斧所伤，亡血也。元坚云："不汗者"一句，宜云"设不亡血若汗出者"，今特举不汗，而不云不亡血者，盖省文也，《金鉴》为是。又，"疮"古作"创"，即金疮之义也，其从"广"者，系于六朝俗字。

渊雷案：此条亦脉经家言之甚无谓者，脉微而涩，非亡血即汗出，今不汗，则当然为亡血，何庸问？若如元坚所释，问不亡血不汗出，而答为金疮，则金疮正是亡血，何云不亡血？且金疮亡血，至于脉微而涩，则所创必甚大，病者必告，医者亦必见，何待持脉讨论而知？况脉微而涩者，未必皆因亡血汗出乎？

病金疮，王不留行散主之。

沈氏云：此金刃所伤皮肉筋骨，故为金疮，乃属不内外因。《金鉴》云：金疮，谓刀斧所伤之疮也，渊雷案："疮"即"创"之俗字，非疮疡之疮，《金鉴》注不合诂训。

王不留行散方

王不留行十分，八月八日采　蒴藋细叶十分，七月七日采　桑东南根白皮十分，三月三日采　甘草十分　川椒三分，除目及闭口者汗　黄芩二分　干姜二分　芍药二分　厚朴二分

上九味，桑根皮以上三味，烧灰存性，勿令灰过，各别杵筛，合治之为散，服方寸匕。小疮即粉之，大疮但服之，产后亦可服，如风寒，桑东根勿取之，前三物皆阴干百日。

甘草，诸本俱作十八分，似不当多于主药，故从坊刻《全书》改。川椒下"者"字，徐镕本作"去"字，赵注本作"者去"一字。

魏氏云：王不留行为君，专走血分，止血收痛，而且除风散痹，是收而兼行之药，于血分最宜也。佐以蒴

藋叶，与王不留行性共甘平，入血分清火毒，祛恶气。倍用甘草，以益胃解毒。芍药黄芩，助清血热。川椒干姜，助行血瘀。厚朴行中带破，惟恐血乃凝滞之物，故不惮周详也。桑根白皮性寒，同王不留行、蒴藋细叶烧灰存性者，灰能入血分止血也，为金疮血流不止者设也。小疮则合诸药为粉以敷之，大疮则服之，治内以安外也。"产后亦可服"者，行瘀血也。风寒之日桑根勿取者，恐过于寒也。"前三物皆阴干百日"，存其阴性，不可日曝及火炙也。此金疮家之圣方，奏效如神者也。

丹波氏云：案徐云"若风寒，此属经络邪，桑皮止利肺气，不能逐外邪，故勿取"，沈及《金鉴》义同，此解似不允当。王不留行，《本经》云"治金疮，止血逐痛"；蒴藋，本草不载治金疮，而接骨木一名木蒴藋，《唐本草》云"治折伤，续筋骨"，盖其功亦同；桑根白皮，《本经》云"治绝脉"，《别录》云"可以缝金疮"，知是三物为金疮之要药。

渊雷案：此方，《千金》《千金翼》《外台》《医心方》诸书并不载，采药刻月日，亦非仲景法度，疑非仲景方，不知果有效否。

排脓散方

枳实十六枚　芍药六分　桔梗二分

上三味，杵为散，取鸡子黄一枚，以药散与鸡黄相等，揉和令相得，饮和服之，日一服。

《张氏医通》云：排脓散，治内痈脓从便出。

《方极》云：排脓散，治疮家胸腹拘满，若吐黏痰，或便脓血者。《类聚方》云：有疮痈而胸腹拘满者主之。

《方机》云：排脓散，治疮痈痛而欲脓溃者，兼用梅肉。

《险症百问》云：青州云："眼下鼻傍一所肿起者，其初头痛，肿所亦微痛，色全不变，久不愈，其肿渐大，痛渐甚，遂溃脓而死。又有一症，其初为上齿一所疼痛，除其齿视之，有小穴甚深，然不觉痛。"师曰："眼下鼻旁一所肿起云云，排脓散兼用伯州散，时时以梅肉散攻之，间得治效。"

《类聚方广义》云：东洞先生以此方合排脓汤，名排脓散及汤，治诸疮痈，兼用应钟再造伯州七宝，各随其证。

又云：骨槽风脓溃后，不收口者，毒之根蒂必著齿根，故不拔去其齿，则绝不得全治，须先拔去其齿，而后与此方，必效，兼用伯州散，时以梅肉散下之。

又云：产后恶露壅滞，发小腹痛臀痛等，腹拘挛而痛，大便泄利，心下痞塞，不欲饮食而呕咳者，亦宜此方，兼用伯州散。

又云：咽喉结毒，腐烂疼痛，颈项生结核者，宜兼用鼹鼠丸（鼹鼠霜赤小豆轻粉大黄遗粮）。用鼹鼠丸则咽喉更加腐烂，而后渐渐平复，结核随而消却。

《方函口诀》云：此方排挞诸疮疡之效最捷，其妙处在桔梗与枳实合。《局方》人参败毒散连用枳壳桔梗，亦即此方之意也。发散用枳实，下气用当归，乃古本草之说。又，此方煎汤活用时，宜与排脓汤合方。

尤氏云：枳实苦寒，除热破滞，为君，得芍药则通血，得桔梗则利气，而尤赖鸡子黄之甘润，以为排脓化毒之本也。

《成绩录》云：加贺侯臣某，便脓血既五年，来浪华从医治之亦三年，一门生，与桂枝加术附汤及七宝丸，不治，遂请先生。诊之，腹满挛急，少腹硬，底有物，重按则痛，乃与排脓散，受剂而去，未几，来谢曰："宿疴尽除矣。"

排脓汤方

甘草二两　桔梗三两　生姜一两　大枣十枚

上四味，以水三升，煮取一升，温服五合，日再服。

《张氏医通》云：排脓汤，治内痈脓从呕出。

《方极》云：排脓汤，治脓血及黏痰急迫者。

吉益氏云：排脓汤之证虽缺，而据桔梗汤观之，则其主治明矣。桔梗汤证曰"出浊唾腥臭，久久吐脓"，仲景曰"咽痛者可与甘草汤，不差者与桔梗汤也"。是乃甘草者，缓其毒之急迫也，而浊唾吐脓，非甘草之所主，故其不差者，乃加桔梗也。由是观之，肿痛急迫则桔梗汤，浊唾吐脓多则排脓汤（出《药征》桔梗条）。

雉间焕云：排脓散、排脓汤二方，"排脓"字足以知其主治，故略其证乎。又桔梗汤下"咳而胸满振寒"条（即"肺痈"桔梗汤证也，据《类聚方》而言，故曰桔梗汤下），即排脓汤证也，用之大胜桔梗汤。

尤氏云：此亦行气血和营卫之剂。

《续建殊》录云：一男子，患肺痈，其友人佐佐氏投药，尔后脓自口鼻出，两便皆带脓，或身有微热，时恶寒，身体羸瘦，殆如不可药，乃来求治。先生与以排脓汤及伯州散，经日而瘳。

又云：加州士人某者，来在浪华，患淋病七年，百治无效。其友人有学医者，诊之，与汤药，兼以七宝丸梅肉散，久服而不治，于是请治于先生。先生诊之，小腹挛急，阴头含脓，疼痛不能行步，乃作排脓汤与之，服之数日，旧疴全瘳。

《成绩录》云：一男子患痈，所谓发背，大如盘，一医疗之，三月而不差，因转医，加外治，肿痛引股，小便难，大便不通，腹硬满，短气微喘，舌上无苔，脉弦数。先生视其硬满，与以大黄牡丹皮汤，虽秽物下，硬满减，惟发背自若，喘满时加，浊唾黏沫如米粥，因与以排脓汤，兼服伯州散，吐黏痰数升，诸证痊愈。

丹波氏云：案以上二方，徐注为疮痈概治之方。沈云"此两方专治躯壳之内肠胃之痈而设"，魏云"排脓散为疮痈将成未成治理之法也，排脓汤甘草桔梗，即桔梗汤，盖上部胸喉之间有欲成疮痈之机，即当急服也”，数说未知孰是。程本、《金鉴》并不载此两方，似有所见矣。

渊雷案：二方皆有方无证，又不见于《千金》《外台》诸书，不知是否仲景方，然方意明显，其效不待试而可知，医疗上不可废也。汤散俱名排脓，而俱用桔梗，知《日华》《大明本草》言桔梗排脓，信而有征，惟古人所谓脓者，不必化脓菌所酿，白血球所腐，凡体内不应有之半流动质，皆谓之脓。余常用排脓散去鸡子黄，为痢疾辅佐药，得之则下赤白冻极爽利，因是缩短病之经过，此为一般医家始则怀疑，继则惊奇，终乃表示其信服者。

浸淫疮，从口流向四肢者，可治；从四肢流来入口者，不可治。

《金鉴》云：浸淫疮者，“浸”谓浸浸，“淫”谓不已，谓此疮浸淫，留连不已也。从口流向四肢者轻，以从内走外也，故曰“可治”；从四肢流走入口者重，以从外走内也，故曰“不可治”。魏氏云：“不可治者，难治之义，非当委之不治也。”

丹波氏云：《玉机真脏论》“身热肤痛而为浸淫”，《汉书·五王传》师古注“浸淫，犹渐染也”，《巢源》“浸淫疮候”云“浸淫疮是心家有风热，发于肌肤，初

生甚小，先痒后痛，而成疮汁出，侵溃肌肉，浸淫渐
阔，乃遍体。其疮若从口出，流散四肢者轻；若从四肢
生，然后入口者则重。以其渐渐增长，因名浸淫也"，
《千金》云"浸淫疮者，浅搔之蔓延长不止，瘙痒者初
如芥，搔之转生汁相连著是也"，又云"疮表里相当，
名浸淫疮"，乃知此瘑疥湿疮之属。沈云"脱疽游丹之
类"，《金鉴》云"犹今之癞疬之类"，皆非。

渊雷案：此疮作琐细颗粒，疏密相间，各颗粒间肌
肤发赤，痒而搔之，则颗粒中黄汁出，旋干结成痂，更
痒更搔，痂脱而疮如故，黄汁所沾，转相蔓延，或致遍
体，吾乡俗名"蛇缠"。余幼时尝患此，始自头面，蔓
延及肩项，医药禁咒俱不效，后有人教以涂柿漆（即烂
柿汁制纸伞者用之），始渐愈。从肢向口，从口向肢，
宜无轻重之理，存疑。谓之"浸淫"者，书无逸伪孔传
云"浸淫不止也"，《汉书·食货志》"浸淫日广"，注
亦云"犹渐染也"，《巢源》谓"以其渐渐增长，因名浸
淫"，义甚明显。陈念祖、唐宗海之徒，不知浸淫字系
叠韵连语，乃以为淫疮杨梅之属，可笑甚矣。考梅毒之
记载，欧西自一四九二年，西班牙军出征西印度之海堤
岛，染此病以归。明年，法皇募西军攻意，大肆淫掠，
遂盛行于意大利，其时当我国明孝宗弘治间。日本则鸟
羽酉天永元年，已娼妓横行，淫疮遍地，其时当宋徽宗
大观四年。我国则实汉卿《疮疡全书》始论杨梅，汉卿

宋仁宗庆历间人，其书或出其裔孙梦麟依托，非汉卿自撰。要之，梅毒始于宋元以后，岂仲景所及知耶？！

浸淫疮，黄连粉主之。（方未见）

尤氏云：方未见，大意以此为湿热浸淫之病，故取黄连一味为粉粉之，苦以燥湿，寒以除热也。渊雷案：徐氏、沈氏皆以为黄连一味之粉，尝有妇人，唇四周糜烂汁出，疼痛不可饮食，教以一味黄连粉粉之，汁大出而愈。然古医书别有数方，以黄连、胡粉为主药。

《医心方》云：极要方，疗身上疮，疮汁所著处即成疮，名曰"浸淫"，痒不止。方，黄连一两，黄柏一两，芦茹一两，矾石一两，甘草一两，生胡粉一两，上捣甘草已上为散，胡粉于枪子中著熬令黄，和之为散，欲敷药，先以苦参汁洗，故帛拭干，即著药，不过三四度即差。

《外台秘要》云：删繁疗瘑疮多汁方，水银八分，以唾手掌中研，令入药用，黄连八分，胡粉八分，熬令黄，上三味，黄连为末，和以粉，敷疮上。

《千金方》云：治瘑疽浸淫多汁，日渐大。方，胡粉、甘草、蔺茹各二分，黄连二两，上四味，治下筛，以粉疮上，日三四（出"瘑疽门"，《外台》引名《胡粉散》）。

又云：黄连胡粉散方，黄连二两，胡粉十分，水银一两，上三味，黄连为末，以二物相和，软皮裹，熟挼之，自和合也，纵不得成一家，且得水银细散入粉中也，以敷乳疮诸湿疮黄烂肥疮等，若干，著甲煎为膏。

渊雷案：以上四方，皆黄连胡粉成剂所谓黄连粉者，当即此类。

趺蹶手指臂肿转筋阴狐疝蛔虫病脉证治　第十九

论一首　脉证一条　方四首

方四首，徐镕本作五首，并数藜芦甘草汤未见之方也。此篇合运动器病、睾丸炎、蛔虫病为一篇，最为不类。魏氏云：仲景叙男子杂症，因收罗细碎，诸篇未及者历言之。

师曰：病趺蹶，其人但能前，不能却，刺腨入二寸，此太阳经伤也。

趺，徐氏、沈氏、《金鉴》本并作"跌"，是。丹波氏云：杨子"方言"，"跌，厥"也，《说文》"蹶也"。程云"跌足背也，趺蹶即痹厥之意"，恐非。《金鉴》云"证刺俱未详，必有缺文，不释"，此说近是。

徐氏云：人身阳明脉络在前，太阳脉络在后，故阳明气旺无病，则能前步，太阳气旺无病，则能后移，今倾跌之后，致蹶而不能如平人，能前步，不能后却，必须刺腨肠入二寸。盖腨肠者，太阳脉之所过，邪聚于太阳脉之合阳承筋间，故必刺而泻之。谓伤止在太阳经也，然太阳经甚多，而必刺腨肠者，盖腨肠即小腿肚，本属阳明，太阳脉过此，故刺之，使太阳与阳明之气相通，则前后如意耳。

周氏云腨名承筋，在上股起肉处，脚跟上七寸，腨之中陷者是，法不可刺，或刺转深，遂伤其经，以致能前而不能却，此仲景自注已详。

渊雷案：跌蹶为病名，能前不能却为跌蹶之证候，太阳经伤为其原因，此原文之可知者，"刺腨入二寸"句，则有疑义。徐意谓此病当刺腨入二寸，其穴则合阳承筋也，他注家多从徐说，惟周氏反之，谓此病因误刺腨，深及二寸，伤其太阳经所致。今案经文但云腨，何以知是合阳承筋？依针法，合阳可入五分，承筋为禁针之穴，更无刺入二寸之理。腨肠部自委中至跗阳六穴，大抵主转筋痔漏带下等病，无主治跌蹶者。且《伤寒》《金匮》中设为问答，及称"师曰"者，皆脉经家后世家言，但作空论，不出治法。以是考之，则周注为是，惟以文气论，"刺腨"上仍有缺文耳。

病人常以手指臂肿动，此人身体𥆧𥆧者，藜芦甘草汤主之。

方证不详，"以"字似衍，"肿动"字不词，不可强释。尤氏引李彣云：湿痰凝关节则肿，风邪袭伤经络则动，"手指臂肿动，身体瞤者"，风痰在膈，攻走肢体。陈无择所谓痰"涩留在胸膈上下，变生诸病，手足项背牵引灼痛，走易不定者"，是也。藜芦吐上膈风痰，甘草亦能取吐，方虽未见，然大略是涌剂耳。

藜芦甘草汤方（未见）

转筋之为病，其人臂脚直，脉上下行，微弦，转筋入腹者，鸡屎白散主之。

转筋系运动神经之痉挛，系一种症状，不得为独立之病名，此证多见于霍乱，腨肠痉痛最甚，臂则不常痉，故俗称"吊脚痧"。"转筋入腹者"，痉痛自两腿牵引小腹也，《千金》《外台》诸书，此证皆入霍乱门，《脉经》亦载此条于霍乱篇，是也。"脉上下行微弦者"，脉管神经同时挛急故也，魏氏云：直上下行，全无和柔之象，亦同于痉病中"直上下行"之意也。

鸡屎白散方

鸡屎白

上一味，为散，取方寸匕，以水六合和，温服。

《肘后方·霍乱门》云：若转筋入腹中，如欲转者，取鸡屎白一寸，水六合。煮三沸，顿服之，勿令病者知之。《外台》亦引《肘后》云《仲景经心录》《备急》《集验》《必效》同。

丹波氏云：鸡《屎白》，《别录》云"治转筋，利小便"，故取而用之。《素问》用鸡屎醴治鼓胀，通利大小便，验之，虽本草云微寒无毒，然泻下之力颇峻，用者宜知之，况霍乱转筋，多津液虚燥者，恐非所宜。渊雷案：鸡屎白主通利大小便，若肠病肾脏病，因自家中毒而发痉挛者，此方或能取效；若霍乱转筋，则因血中液少，体温低落，神经失于煦濡所致，多属四逆通脉四逆、白通等汤证，《伤寒论》四逆汤证，云"内拘急""四肢疼"，云"四肢拘急"，通脉四逆加猪胆汁汤证，云"四肢拘急不解"，皆是也。

阴狐疝气者，偏有小大，时时上下，蜘蛛散主之。

丹波氏云：《灵·经脉篇》云"肝足厥阴所生病者"，狐疝，葛氏《伤寒直格》云"狐疝言狐者，疝气之变化，隐见往来，不可测如狐也"，陈氏《三因》云"寒疝之气，注入癫中，名曰狐疝，亦属癫病"。

尤氏云：阴狐疝气者，寒湿袭阴，而睾丸受病，或左或上，大小不同，或上或下，出没无时，故名狐疝。

渊雷案：狐疝之名，《巢源》《千金》《外台》《医心方》俱不见。《内经》凡三见皆不言症状，一见《经脉篇》，丹波所引是也；又《素问·四时刺逆从论》云"厥阴滑则病狐疝风"；又《灵枢·本脏篇》云"肾下则腰尻痛，不可以俯仰，为狐疝"。张志聪注云"狐疝者，偏有小大，时时上下，如狐之出入无时，此肾脏之疝也"，惟张氏《儒门事亲》云"狐疝者，其状如瓦，卧则入小腹，行立则出小腹，入囊中，狐昼则出穴而溺，夜则入穴而不溺，此疝出入上下往来，正与狐相类也，宜以逐气流经之药下之"，此言症状最详。是知经文"偏有小大"者，谓一睾丸发肿，其病当是睾丸炎。"时时上下"者，即张氏所谓卧则人小腹，行立则入囊也。盖胎儿在母腹中，第六月以前，睾丸在内鼠蹊轮之近部，第七月，下降至鼠蹊管中，至第八月，始下入于囊，然有生产后仍未入囊者，谓之睾丸之位置异常，技击家练气，能任意吸睾丸入腹内，是知睾丸本有通入小腹之管，故狐疝病者"时时上下"也。又案经文虽不言痛，然医书称疝者，皆以痛得名，《灵枢》且明言"腰尻痛"，若是睾丸炎，亦鲜有不痛者，狐疝之痛，不待言而可知。

蜘蛛散方

蜘蛛十四枚，熬焦　桂枝半两

上二味，为散，取八分一匕，饮和服，日再服，蜜丸亦可。

《幼幼新书》云：婴孺，治少小偏癫方，上以蜘蛛一个，烧灰作末，饮服之愈。

程氏云：《别录》云"蜘蛛，治大人小儿㿗，癀，疝也，其性有毒，服之能使人利，得桂枝引入厥阴肝经，而治狐疝"，王氏《古方选注》云"蜘蛛性阴而厉，其功在壳，能泄下焦结气，桂枝芳香人肝，专散沉阴结疝"。阴狐疝偏有大小，时时上下，如狐之出入无定，《四时刺逆从论》云"厥阴滑，为狐疝风"，推仲景之意，亦谓阴狐疝气是阴邪挟肝风而上下无时也，治以蜘蛛，如批却导窍，蜘蛛本草言有毒，人咸畏之，长邑宰林公讳瑛，山海卫人，壮年调理方用之多年，炙热其味鲜美，恒得其功，本草言有毒者，南北所产不同耳。

渊雷案：此方不知是否出仲景，唐以前医书俱不载，惟苏氏《图经》引之，在《要略》已出之后矣。余所遇睾丸炎，无时时上下之证，未得一试，又睾丸炎治法，通常用橘核、茴香、延胡、金铃等药，试之多不效，惟日人野津氏《汉法医典》载橙皮汤一方，无论偏大两大，有热无热，服之皆效，其方乃橙皮木通大黄茴香桂枝、槟榔也，橙皮，药店所无，须自觅之，代以橘皮则不效。

问曰：病腹痛有虫，其脉何以别之？师曰：腹中痛，其脉当沉若弦，反洪大，故有蛔虫。

尤氏云：腹痛脉多伏，阳气内闭也，或弦者，邪气人中也，若反洪大，则非正气与外邪为病，乃蛔动而气厥也，然必兼有吐涎心痛等证，如下条所云，乃无疑耳。渊雷案：蛔虫病之证候极难察，以理推之，当不形见于脉，尤氏谓必兼察吐涎心痛等证，亦知腹痛脉洪大之不足据也。

蛔虫之为病，令人吐涎，心痛发作有时，毒药不止，甘草粉蜜汤主之。

蛔虫病，详《伤寒论今释·厥阴篇》，"吐涎心痛"，为蛔病比较多见之证，然亦有系胃病而非蛔虫者。尤氏云："吐涎"，吐出清水也，"心痛"，痛如咬啮，时时上下是也，"毒药"，即锡粉雷丸等杀虫之药。有持氏云：蛔虫心腹痛发作有时，毒药无效者，以此甘平之品得安者，间有之，此证脉多洪大。

甘草粉蜜汤方

甘草二两　粉一两　蜜四两

上三味，以水三升，升煮甘草取二升，去滓，内粉蜜搅令和，煎如薄粥，温服一升，差即止。

《千金方》云：解鸩毒，及一切毒药不止，烦懑，方甘草蜜各四分，粱米粉一升，上三味，以水五升，煮甘草，取二升，去滓，歇大热，纳粉汤中，搅令匀调，纳白蜜更煎，令熟，如薄粥，适寒温饮一升，佳。丹波氏云：《千金翼》同，《外台》引《翼》作白粱粉，《圣济总录》用葛粉，《杨氏家藏方》用绿豆粉，《圣济》名"甘草饮"。

《方极》云：甘草粉蜜汤，治吐涎吐虫，心痛发作有时者。

方舆𫐐云：此本治虫痛之方，吾辈活用于水饮腹痛，得效甚多，此药应，则手足身体发肿，此胃气复之佳兆也，不可以浮肿而遽用利水剂，经日自消，若或不消，与肾气丸可也。大凡一旦肿而愈者，永不再发，百试百效，真可谓神方。此事古书未曾道及，余不自秘惜，记之以备同志学士之识见。

《方函口诀》云：此方不但治蛔虫吐涎，亦用于不吐涎而心腹痛甚者，故投乌梅丸、鹧鸪菜汤等剂，反激痛者，与此方弛之，腹痛必止，凡治虫积痛，嫌苦味药，强与则呕哕者，宜此方。论中"毒药不止"四字，宜深味焉，故凡众病，服诸药呕逆不止者，有效。一妇人，伤寒热甚，呕逆不止，用小柴胡汤不解，一医以为水逆，与五苓散，益剧，与此方，呕逆速差，即《玉函》单甘草汤之意（《玉函经》附方，治小儿撮口发噤。），而更妙。

雉间焕云：粉之说纷纷，谁知其是非，然余谨案是甘草粉也。何则？吐涎吐虫，此是病危笃欲绝之时多有焉，急迫至剧者也；"心痛"，所谓朝发夕死，夕发朝死，非药力所及，是也；且曰"毒药不止"，言虽刚烈之药，不能治之，而此方能救之，亦何神也，急食甘以缓之之谓也。其如是，故一味甘草煮汁而不足，再纳甘草粉，又纳蜜，以助其药势，而后始有靡西日之力焉。其他称温粉白粉，而此但曰粉，且受于甘草下，故余知之。不啻以此知之而已，经验无算，故居恒每戏云，当死者我能使之起，勿诮余诞。又按甘草一名粉草者，盖本于斯，可以为征也。

尾台氏云：粉，粉锡（即铅粉又名胡粉）也，《千金》用粱米粉，《外台》用白粱粉，近世又有用轻粉、甘草粉等者，俱误也。余家以粉锡、大黄二味等分为丸，名粉黄丸，治蛔虫心腹搅痛，吐白沫者，蛔下其痛立愈。按《神农本草经》曰"粉锡杀三虫"，陶弘景曰"疗尸虫"，李𤧚之、陈藏器共曰"杀虫"，又《本草纲目》粉锡条，引邵真人治妇人心痛方曰"急者，好官粉为末，葱汁和丸小豆大，每服七丸黄酒送下，即止，粉能杀虫，葱能透气故也"，又引张文仲《备急方》云"治寸白蛔虫，胡粉炒燥方寸匕，入肉臛中，空心服，大效"，又葱白条引《杨氏经验方》云"蛔虫心痛，用葱茎白二寸，铅粉二钱，捣丸服之，即止，葱能通气，粉能杀虫也"，粉锡驱虫之功，学者宜体验。

丹波氏云：粉诸注以为铅粉，尤云"诱使虫食，甘味即尽，毒性旋发，而虫患乃除，此医药之变诈也"，此解甚巧。然古单称粉者，米粉也，《释名》云"粉，分也，研米使分散也"，《说文》"粉，傅面者也"，徐曰"古傅肤面亦用米粉"，《伤寒论》猪肤汤所用白粉，亦米粉耳，故万氏《保命歌括》载本方云"治虫啮心痛毒药不止者，粉乃用粳米粉"，而《千金》诸书借以治药毒，并不用铅粉，盖此方非杀虫之剂，乃不过用甘平安胃之品，而使蛔安，应验之于患者，始知其妙而已。甘味蛔所喜，东方朔《神异经》云"南方有甘蔗之林，其高百丈，围三尺八寸，促节多汁，甜如蜜，咋啮其汁，令人润泽，可以节蛔虫"。人腹中蛔虫，其状如蚓，此消谷虫也，多则伤人，少则谷不消，是甘蔗能减多益少，凡蔗亦然，此所以得甘味而平也。

伊泽信恬云：《外台·天行》，《备急·疗劳复方》，"以粉三升，以暖饮和服，又，以水和胡粉少许服之，亦佳"。据此，则粉与胡粉自别可知。

渊雷案：丹波、伊泽说是，不特《千金》《外台》可征，若用粉锡，则不当单称粉，且经文云"毒药不止"，示本方为平剂也，用粉锡杀虫，则仍是毒药矣。若用甘草粉，依桃花汤用、赤石脂之例，当云甘草三两，二两锉，一两筛末，今直云甘草二两，粉一两，明非甘草粉也。若谓粉即粉草，将谓水即水银，豆即豆蔻乎？强辞甚矣。惟本方改用粉锡，亦可下蛔，改用草粉，亦可缓急迫，故尾台、雉间各以其试效云尔。

蛔厥者，当吐蛔，令病者静而复时烦，此为脏寒，蛔上入膈，故烦，须臾复止，得食而呕，又烦者，蛔闻食臭出，其人当自吐蛔。

令，《玉函》作"今"，《伤寒论·厥阴篇》，上更有"伤寒脉微而厥"云云二十八字，下并次条为一，撰次《金匮》者，截去条首二十八字，又割乌梅丸为别条也，已详《伤寒论今释》。

尤氏云：蛔厥，蛔动而厥，心痛吐涎手足冷也，蛔动而上逆，则当吐蛔，蛔暂安而复动，则病亦静，而复时烦也。然蛔之所以时安而时上者何也？虫性喜温，脏寒则蛔不安而上膈，虫喜得食，脏虚则蛔复上而求食，故以人参、姜、附之属益虚温胃为主，而以乌梅、椒、连之属苦酸辛气味，以折其上入之势也（案尤及诸家注本合下条为一）。

蛔厥者，乌梅丸主之。

乌梅丸方

乌梅三百个　细辛六两　干姜十两　黄连一斤　当归四两
附子六两，炮　川椒四两，去汗　桂枝六两　人参六两　黄柏六两

上十味，异捣筛，合治之，以苦酒渍乌梅一宿，去核，蒸之五升米下，饭熟，捣成泥，和药令相得，纳臼中，与蜜杵二千下，丸如梧子大。先食饮服十丸，日三服，稍加至二十丸，禁生冷滑臭等物。

用法方解，并详《伤寒论今释》。

丹波氏云：此方主胃虚而寒热错杂，以致蛔厥者，故药亦用寒热错杂之品治之。而有胃虚以偏于寒而动蛔者，陶华因立安蛔理中汤主之（即理中汤加乌梅、花椒、出《全生集》）；而有胃不虚以偏于热而动蛔者，汪琥因制清中安蛔汤主之（黄连、黄柏、枳实、乌梅、川椒，出《伤寒辨注》）。此各取本方之半，而治其所偏也，对证施之，皆有奇效。

金匮要略今释卷七

妇人妊娠病脉证并治　第二十

证三条　方八首

此以下三篇，论妇人胎产经带诸病。仲景自序，称《伤寒杂病论》十六卷，说者谓十卷论伤寒，六卷论杂病。杂病即今之《要略》，故《外台》引《要略》方，亦称《仲景伤寒论》。今考《隋书·经籍志》，有《张仲景方》十五卷，《疗妇人方》二卷，知仲景妇人方本不在杂病论中。且本篇中诸方，《外台》无所引（惟白术散《外台》引《录验方》，后注云裴服张仲景方，不知何谓），文字亦多断阙不可解。意者本是疗妇人方之文，撰次者并入杂病论欤？

师曰：妇人得平脉，阴脉小弱，其人渴，不能食，无寒热，名妊娠，桂枝汤主之。（方见利中）于法，六十日当有此证，设有医治逆者，却一月，加吐下者，则绝之。

《脉经》"妊娠"二字作"躯"一字，此证二字作"娠"一字。

魏氏云"妇人得平脉",无病之人也,然阳脉盛大,阴脉小弱(案徐注云:关前为阳,关后为阴,魏意亦当尔),是旧经血已尽,新经血方生,乃所生之血归于胞胎以养妊娠,而血分遂觉不足,气分遂觉有余,故阴脉独见小弱也。阴虚必内热生,内热生必渴,此其可征者一也。内热者必消谷而能食,妊娠在身,气血聚于下,下盛上虚,虚热必不能消谷思食,此其可征者二也。若为他气血虚实之证,必寒热作,今却无寒热,是上虚下实,实者妊娠而非疾病,此其可征者三也。是名之曰妊娠,而知为无病之妇人矣。但妊娠虽非病,而上虚下实,阴弱阳盛,不治之亦足以为病,主之以桂枝汤,意在升阳于胃则思食,胃阳足则津足而渴止。所以不治于血分者,妊娠至三五月,经血久闭而不泄,则阴之弱者自渐强矣。若遽滋其阴分,反伤其阳分,上虚而滋阴伤阳,岂不愈致他变乎?故治妊娠而动以养血滋阴为事者,皆不知仲景之法者也。"于法六十日当有此证者",一月而经应至不至,妊娠之胎始含气血如水,于胞中,再一月经又不至,妊娠之胎方合气血而有形质,与母同气息,所以觉血不足阴弱而渴,上不足胃虚而不能食也,此必两月前后有此证也。设不知此理,以为渴与不食乃虚实疾病之类也,医家逆治之,却于一月之外经不至之时,疑为经闭不行,或将两月之际,以渴不能食为实邪在胸胃,误吐误下,将妊娠中之气血初聚者易散矣。必绝其医药，或如疟证中饮食消息止之之法，忌其油腻生冷肥甘，胃气自复，而吐下俱可已矣。楼全善曰："绝之者，谓止医治也。尝治一二妇恶阻病吐，前医愈治愈吐，因思仲景绝之之旨，以炒糯米汤代茶，止药月余，渐安。"丹波氏云："案楼氏《纲目》云，绝之者，谓绝止医治，候其自安也，予常治一二妇阻病吐，愈治愈逆，因思此仲景绝之旨，遂停药月余，自安。真大哉，圣贤之言也，楼所载如此，以炒糯米代茶汤。魏注必有所据。"

徐氏云：用桂枝汤者，此汤表证得之为解肌和营卫，内证得之为化气调阴阳。今妊娠初得，上下本无病，因子宫有凝，气溢上干，故但以芍药一味固其阴气，使不得上溢，以桂甘姜枣扶上焦之阳，而和其胃气，但令上焦之阳气充，能御相侵之阴气足矣。未尝治病，正所以治病也。

《金鉴》云：妇人经断，得平脉，无寒热，则内外无病，其人渴不能食，乃妊娠恶阻之渐也，故阴脉虽小弱，亦可断为有孕，但恶阻，于法六十日当有此证，设医不知是孕，而治逆其法，却一月即有此证也。若更加吐下者，则宜绝止医药，听其自愈可也。然脉平无寒热用桂枝汤，与妊娠渴不能食者不合，且文义断续不纯，其中必有脱简。

渊雷案：此条主旨，是论妊娠恶阻。恶阻之主证为呕吐，此因受孕后子宫起一种反射刺激，由延髓之呕吐中枢，传达于胃壁之迷走神经所致。其证见饮食物辄吐，舌干而红，渴不能饮，心中愦愦头重眼眩，四肢沉重，懈惰不欲执作，恶闻食气，欲啖咸酸果实，多卧少起，大抵始于妊娠第二月之末，至第五月而自愈，亦有极呕吐至浮肿衰弱而死者。此云"渴不能食，无寒热，于法六十日当有此证"，于事有征，于文可解者也。"设有医治逆者"三句，依魏氏《金鉴》，亦皆可通。其最难解者，为桂枝汤及则绝之句，治恶阻法，下文有干姜人参半夏丸，盖半夏茯苓生姜橘皮竹茹之属，为主要药，虚则参术，实则枳朴，随证增损，《千金》外台以至后世妇人方。莫不如此。今用桂枝汤，则方证不相对，徐注虽欲强为之说，然其词肤泛甚矣。"则绝之"句，诸注多以为停药弗医，盖恶阻不甚者，四五月能自愈，停药未为无理，然必俟却一月先阻，又加吐下后，始停药，正恐轻证亦不能自愈耳。徐氏以为随证施治，断绝病根，然于原文语气亦未稳贴，阙疑为是。

妇人宿有癥病，经断未及三月，而得漏下不止，胎动在脐上者，为癥痼害。妊娠六月动者，前三月经水利时胎也。下血者，后断三月衃也。所以血不止者，其癥不去故也，当下其癥，桂枝茯苓丸主之。

赵刻本，妊娠上有一圈，作两条，无"胎也"之"也"字，"衃"作"不血"二字，并非，今从诸家本并改。《脉经》作"妇人妊娠，经断三月而得漏下，下血四十日不止，胎欲动，在于脐上，此而妊娠六月"云云。《三因方》以意改之云："妇人宿有癥瘕，妊娠经断，未及三月即动，此癥也，经断三月，而得漏下不止，胎动在脐上者，为癥痼害，当去其癥。"

此条大旨，论子宫肌肿之妊娠，即可于妊娠中治其子宫肌肿也。子宫肌肿以出血（崩漏）疼痛压迫症状为主征，多发于子宫体部，硬固作球形，颇似妊娠，惟妊娠则子宫之膨大与月俱增，按之，停匀柔软而不痛，肌肿之胀大，不与月数俱进，细按之，硬固而突兀不平，且有压痛，是即所谓"宿有癥病"也。患肌肿者，通常仍能受孕，惟受孕率较低，与无病妇人，为五与三之比。肌肿既以出血为主征，故孕后经断未及三月而漏下，若夙无癥病，于初妊二三月间见少量之血者，往往不为病，因其时子宫黏膜之游离面尚在，其小出血，固与月经同理也。经断未及三月，则受孕至多未及四月，虽或胎动，绝不在脐上，今动在脐上，必别有原因，合观宿有癥病与漏下，则知子宫本有肌肿，受孕后，其肿往往增进，于是子宫之膨大，视无病之孕相差甚远，故未及四月而动势及于脐上，是为癥痼害明矣。无病之孕，二三月间见血者，其量既少，旋亦自止，今血不止，是其癥不去故也，当下其癥。桂枝茯苓丸为逐瘀血之方，今以治子宫肌肿者，肿疡必因血瘀而起，且子宫肌肿，于解剖上有所谓血管扩张性或腔洞性肌肿者，状如海绵，有许多腔洞，大者如豌豆，皆满贮血液血块，其为瘀血甚明，故治之以逐瘀方。原文"妊娠六月动者"四句，当是后人旁注，传写误入正文，旧注随文作解，嗫嚅不通，引而辨之如下。

徐氏云：妇人行经时遇冷，则余血留而为癥，癥者谓有形可征，然癥病女人恒有之，或不在子宫，则仍行经而受孕，经断即是孕矣。"未及三月"，将三月也，既孕而仍见血，谓之漏下，今未及三月而漏下不止，则养胎之血伤，故胎动，假使胎在脐下，则真欲落矣。今在脐上，是每月凑集之新血，因癥气相妨而为漏下，实非胎病，故曰"癥痼害"。痼者，宿疾难愈曰痼；害者，无端而累之曰害。至六月胎动，此宜动之时矣，但较前三月经水利时胎动下血（案胎也"之"也"，徐云该是"动"），则已断血三月不行，乃复血不止，是前之漏下，新血去而癥反坚牢不去，故须下之为安。渊雷案：子宫疾患，无论炎症肿疡，多数仍能受孕，卵巢疾患，则多不孕。徐云癥或不在子宫，则仍行经而受孕，非也。古人不知卵巢产卵，以为生殖机能悉在子宫，故有此误。其释"胎动在脐上"句，谓胎在脐上，亦误。孕后第七月，子宫始及脐上，然直至临产，子宫之大部分固仍在脐下也。其释"妊娠六月"四句，文意仍不明析，似谓孕后始三月漏下，继三月断血不漏，至六个月后又胎动下血，然所改所释，于原文仍不能稳贴。何则？前三月既是胎动下血，即不得云经水利下血者病词，经水利者，无病之词也，且依其所改，读当"前三月经水利时"句绝，不词甚矣。

《张氏医通》云：宿有癥病，虽得血聚成胎，胎成三月而经始断，断未三月而癥病复动，遂漏下不止，癥在下迫其胎，故曰"癥痼害"。所以脐上升动不安，洵为真胎无疑，若是鬼胎，即属阴气结聚，断无动于阳位之理，今动在于脐上，是胎已六月，知前三月经水虽利而胎已成，后三月经断而血积成䘌，是以血下不止。渊雷案：此本徐注而稍变其意，谓始孕三个月间经利如常，复三个月，乃经断而漏下，是经断虽三月，受孕已六月矣。如此解释，于胎动在脐上句可无疑义，且上下文气一贯，较徐注为长矣。然宿有癥病者，平时经水必困难不利，岂有孕后三月仍利者；孕后三月间虽有见血者，其量甚少，亦不得云经水利；又有孕后经水照行如平日者，此当宿无癥病，且不当后三月经断成䘌，反复推寻，于事实仍不可通。

魏氏云：此言误以妊娠为疾病，又误治之过也（案承前条"医治逆"言）。然有妊娠自妊娠，而疾病自疾病，俱在其人腹中难辨者，又何以明之？如妇人宿有癥病，旧血积聚之邪也，忽而经断，未及三月，即上条六十日以上见渴不能食证之候也。又忽尔经血至，且得漏下不止之证，以为胎堕乎？胎固在腹中，但动而不安，有欲堕之机矣。是癥之为病而累及于胎者，如癥在脐下，邪居于下，可以随血漏而癥散，止漏安胎，病去胎全矣；如癥在脐上，邪居于上，虽血漏不止，而癥自沉痼，名曰癥痼，势必令胎中之气血先随血漏而坠，所以可决其害将及于妊娠也（案魏读"害妊娠"为句）。此就宿血积聚居于胎之上下，以卜血漏不止有无干碍妊娠之义也。再或妊娠六月矣，胎忽动者，此亦宿血癥症所致，又当明辨其孰为正胎，孰为癥邪而治之。前三月之间经水顺利，得其正道，无胎应行则行，有胎应止即止，此胎之正也；至三月以后，邪癥为患，忽而漏血不止，此血非关胎血，乃断经之后三月之血闭而未行，于邪癥之所在，必加添积聚，成为血瘀，所以漏下不止，而自与胎不相涉也，惟久久不止，方害及于胎耳。血不止而痼癥不去，必累害于胎，故曰"当下其癥"，癥自下而胎自存，所谓有"物无殒"者，即此义也。又曰：胎与瘀之辨，当于血未断之前三月求之，前三月经水顺利，则经断必是胎；前三月有曾经下血者，则经断必成瘀。此说较前注之说明畅易晓，附载于此，以质高明。渊雷案：魏前一义，以有胎应止即止，释经文经水利，固甚牵强；后一义，以前三月曾经下血，释经文下血者后断三月，仍不明畅。要之，俗师旁注之话，于理欠通，无可强解耳。

《金鉴》云：此条文义不纯，其中必有阙文，姑存其理可也。楼全善曰：凡胎动多在当脐，今动在脐上，故知是癥也。

元坚云：瘀血癥瘕，必在脐下，妊娠二三月堕者，多其所害。此云"在脐上"者，窃不无疑，或是讹字，敢俟有识论定。《脉经》"胎在脐上"，更疑。

桂枝茯苓丸方

桂枝　茯苓　牡丹去心　桃仁去皮尖，熬　芍药各等分

上五味，末之，炼蜜和丸，如兔屎大，每日食前服一丸，不知，加至三丸。

《妇人良方》云，"夺命圆，专治妇人小产，下血至多，子死腹中，其人增寒，手指唇口爪甲青白，面色黄黑；或胎上抢心，则闷绝欲死，冷汗自出，喘满不食；或食毒物，或误服草药，伤动胎气，下血不止。胎尚未损，服之可安；已死，服之可下。此方的系异人传授，至妙。"（《准绳》云此即仲景桂枝茯苓圆）即本方。"以蜜圆如弹子大，每服一圆，细嚼，淡醋汤送下，速进两圆，至胎腐烂腹中，危甚者，立可取出。"

《济阴纲目》云："催生汤"（即本方水煎热服），"候产母腹痛腰痛，见胞浆下，方服。"

《方极》云：桂枝茯苓丸，治拘挛上冲心下悸，及经水有变，或胎动者。

《方机》云：治漏下不止，胎动在脐上者，妇人冲逆

头眩，或心下悸，或肉胴筋惕者，兼用夷则（大黄、桃仁、海浮石）；经水不利，面部或手足肿者，汤或散而服之，夷则或抵当丸兼用；病有血证之变，手足烦热，小便不利者，兼用夷则。

雉间焕云：此催生之佳方，一名夺命圆，又名催生汤，凡妊娠中见血下者，此子死于腹中之征也（案不可以一概论）。死胎见种种变证者，皆主之，夫下死胎者，用他攻击剂甚不可，即促命期，大可畏哉。余屡有治验，且间见忽略而误者，故委悉之。

略方舆𫐐云：此方，于产前则催生，在生后，则治恶露停滞，心腹疼痛，或发热憎寒者，又出死胎，下胞衣，胎前产后诸杂证，功效不可具述。

又云：经水不通，虽通亦寡，或前或后，或一月两至，两月一至等，蓄洩失常者，皆用之，无不效，每加大黄水煎可也，如积结成久癥，则非此方所主矣。

山边笃雅《产育论》云：凡产后玉门不闭（汤本云即会阴破裂），与桂苓黄汤（即本方加大黄作汤）除瘀血，则清血充畅，其不闭自治。

又云：产后恶露不下，腹中胀痛者，宜桂苓黄汤。

又云：产后气喘为危证，危便方书名败血上攻，其面必紫黑，宜桂苓黄汤及独龙散。

《类聚方广义》云：桂枝茯苓丸，治经水不调，时时头痛，腹中拘挛；或手足麻痹者，或每至经期，头重眩晕，腹中腰脚疼痛者，又治经闭上冲头痛，眼中生翳，赤脉纵横，疼痛羞明，腹中拘挛者。

又云：孕妇颠仆，子死腹中，下血不止，少腹挛痛者，用之胎即下；又用于血淋肠风下血，皆效。以上诸证，加大黄煎服为佳。

又云：产后恶露不尽，则诸患错出，其穷至于不救，故其治以逐瘀血为至要，宜此方。

《方函口诀》云：此方主去瘀血所成之癥瘕，故可活用于瘀血所生诸证。原南阳加甘草大黄，治肠痈；余门加大黄附子，治血沥痛及打扑疼痛，加车前子茅根，治血分肿及产后水气。又，此方与桃核承气汤之别，桃承为如狂小腹急结，此方则以其癥不去为目的，又不若温经汤（在"妇人杂病篇"中）之上热下寒。

汤本氏云：本方中有芍药，其证固有腹直肌之挛急，然非因水谷二毒而起，乃因于瘀血，故左腹直肌挛急，而上侧全不挛急，假令有之，亦比左侧为弱。方中又有桃仁、牡丹皮，故于脐直下部得征知血塞，即所谓癥者，然其高度，不如大黄牡丹皮汤之小腹肿痞，抵当汤之少腹硬满，而比较的软弱，呈凝块，按之微痛而已。方中又有桂枝、茯苓，如苓桂术甘证之发上冲眩晕心下悸，然彼必伴水毒，沿上腹直肌而上冲，胃内有停水，此则沿左腹直肌上冲，胃内无停水。故病者若诉上冲心悸心下悸等，按其左腹直肌之横径，而挛急疼痛，且诊得脐下部软弱，触知凝块，而有压痛者，不问男女老少，皆属于本方之腹证。

丹波氏云：桂枝，取之于通血脉，消瘀血，犹桃核承气中所用。《张氏医通》改作桂心，非也。《千金·恶阻篇》茯苓圆注，《肘后》云"妊娠忌桂，故熬，"庞安时云"桂炒过则不损胎也"，此等之说，不必执拘。陈氏《伤寒五法》云"桂枝不饬胎，盖桂枝轻而薄，但能解发邪气而不伤血，故不堕胎"，元坚云：此方茯苓，亦是引药下导者（案：元坚说详"妇人杂病篇"肾气丸下），芍药取之通壅（案：元坚以太阴伤寒为寒实证，又以桂枝加芍药汤为太阴主方故云尔），此五味之所以相配也。《玄珠经》通真丸，妇人通经，男子破血，用大黄桃仁天水末（一名益元散）干漆杜牛膝（《医学纲目·四卷》中引），正得此方之意。

丹波氏又云：《炮炙论序》曰"大豆许，取重十两鲤目比之；如兔屎，十二两鲤目；梧桐子，十四两鲤目"，知兔屎小于梧桐子。朱氏云："服法甚缓，以深固之邪，止堪渐以磨之也。"渊雷案：此方药性平缓，而服如兔屎大一丸，太少，可疑。今于催生下死胎诸急性病，改用汤剂，每味重三钱至五七钱，慢性调经，则仍用丸，每服亦须三五钱，少则不效。

《续建殊录》云：一妇人，身体羸瘦，腹中挛急，经水少而不绝，上逆目眩，饮食如故，大便秘结，唇口干燥，乃与桂枝茯苓汤，兼用䗪虫丸，经日而诸证愈。

《生生堂治验》云：医人藤本氏之妻，始患瘟疫，余邪不除者有日，神气幽郁，懒于动作，饮食不进，好居暗处。先生诊之，脉细无力，少腹急结（案当是外挛急内有块耳）。曰："邪已除矣，今所患，惟血室有残热耳，医治苟误，恐变为骨蒸。"即与桂枝茯苓丸料加大黄汤，后复来曰："诸证虽退。"更罹疫痢之厄，腹绞痛，里急后重，所下赤白糅然，先生复诊之曰"鹧鸪菜汤证也"，与十有三帖，果下蛔虫数条，乃愈。

又云：一妇人年三十，久患头疮，臭脓滴流不止，或发黏结，不可梳。医因以为梅毒，攻之不愈，痛痒不止。先生诊之，其脉弦细，小腹急痛引腰腿，曰"瘀血也"，投桂枝茯苓丸加大黄汤，兼以坐药，不出月而全瘥，后一夜，腹痛二三阵，大下蓄血云。

《方伎杂志》云：尝疗七岁女儿经行，服药十余日而治，此女至十四五岁，始经行无滞，十七岁时，初产一子。又疗二岁女子经行，初疑为小便下血，因检视阴户，真为经水，洵希有之事，二人并无特异之证，因但见血妄行，用桂枝茯苓丸煎汤，皆不日而愈。

又云：一农家妇，产后患痿蹙者三年，病中又妊娠，腹大渐不能登厕，乞治。余诊之曰："此症起于产后，不能速治，先缓其腹部足部，使产后可以起立"，乃以桂枝茯苓丸加大黄煎汤服之，大小便快利，气分颇佳，体亦宽缓，至月杪，分娩无滞。产后转方桃核承气汤，恶露大下，毒便昼夜二行，通体闭塞之毒悉解，气血次第宣通，腰膝渐活动，服药二十日许，起步如常。

妇人怀娠六七月，脉弦发热，其胎愈胀，腹痛恶寒者，少腹如扇，所以然者，子脏开故也，当以附子汤温其脏。（方未见）

《脉经》：愈胀作"逾腹"，如扇下有"之状"二字。

尤氏云：脉弦发热，有似表邪，而乃身不痛而腹反痛，背不恶寒而腹反恶寒，甚至少腹阵阵作冷，若或扇之使然。所以然者，子脏开不能合，而风冷之气乘之，夫脏开风入，其阴内胜，则其脉弦为阴气，而发热且为格阳矣，胎胀者，内热则消，寒则胀也。

徐氏云：子脏者，子宫也，开者，不敛也，宜以附子汤温其脏。原方失注，想不过《伤寒论》中附子合参苓术芍之附子汤耳。

元坚云：恶寒，尤氏为腹恶寒，然犹似身恶寒，存考。

尾台氏云：扇，扉也。《正字通》曰："户之开合，犹如鸟羽之翕张，故从户从羽。"今验之，妊娠六七月之间，少腹时时缩张为痛者，多发热恶寒，小便不利，用附子汤当归芍药散，则小便快利，胀痛速差。又按：愈张（案尾台所读《金匮》殆作"愈张"耶）殆翕张之误，此条似非张氏口气，然用之有效，学者试之。

渊雷案：此不知究是何病，脉弦发热腹痛恶寒，似内生殖器之急性炎症，然炎症之急性者，非附子所宜，尾台氏有附子汤之治验，且有小便不利之证，则又似子宫位置异常之病，如子宫后倾后屈，子宫上升等，然此等病又无发热恶寒腹痛等证，疑莫能明。子脏开，更无此事实，要是古人臆想耳。恶寒当是全身恶寒，若妊娠中腹恶寒，即是胎死之征。尤氏又以"如扇"字状腹恶寒，亦非。《脉经》有"之状"二字，可知如扇是状其外形，非状其自觉，尾台以为翕张，盖近是。

师曰：妇人有漏下者，有半产后因续下血，都不绝者，有妊娠下血者，假令妊娠腹中痛，为胞阻，胶艾汤主之。

《脉经》：半产作"中生"，胞阻作"胞漏"。

徐氏云：此段概言妇人下血，宜以胶艾汤温补其血，而妊娠亦其一。但致病有不同，无端漏下者，此平日血虚，而加客邪；半产后续下血不绝，此因失血血虚，而正气难复；若妊娠下血，如前之因癥者固有之，而兼腹中痛，则是因胞阻（案：因癥者亦腹痛当以既往证辨之）。阻者阻其欲行之血而气不相顺，非癥痼害也，故同以胶艾汤主之。

《金鉴》云：五六月堕胎者，谓之半产。程氏云：半产者，以四五月堕胎，堕胎必伤其血海，血因续下不绝也。渊雷案：西医分半产为三种；孕后至四月下者，曰流产，Abortion；孕后四月至六月下者，曰小产，Miscarriage；孕后六月至九月下者，曰早产，Prematute Labour；此三者，共居妊娠率十之一，而流产为尤多。

元坚云：此条，漏下与半产后下血，是客，妊娠下血腹中痛，是主，三证并列，以备参对也。但芎归胶艾汤，则足以兼三证而治之矣。唐氏云：此节须分宾主，妇人有无胎即经水漏下不匀者，有半产后因下血不绝者，此两证是宾，有妊娠下血者，此一句是主。"假令"二字，承上文而言，假令妊娠而下血腹中痛者，此为胞阻也。胞阻是阻胞中之血，恶阻是阻胃中之水，此又当辨。

渊雷案：此条言胶艾汤治非月经性之子宫出血也。此种出血，不因妊娠者，即为漏下，其起于妊娠中者，或因半产而下血不绝，或胎不损伤，但腹痛下血，即为胞阻。苟其证偏于虚者，胶艾汤悉主之。惟此条次于妊娠篇中，故说者以胞阻为主，他二证为宾矣。胞阻之名，实无深意，注家多从阻字望文凿说，不知阻塞者不当下血，且《脉经》作"胞漏"，《巢源》名"漏胞"，其义颇觉允惬。子宫出血之原因甚多，或由炎症，或由癌肿，或由精神刺激，用方者旧法但视其外证，今能索其原因，则大有助于择方之当否也。

《巢源·妊娠漏胞候》云：漏胞者，谓妊娠之月而经水时下，此由冲脉任脉虚，不能约制太阳少阴之经血故也。冲任之脉，为经脉之海，皆起于胞内。手太阳，小肠脉也，手少阴，心脉也。是二经为表里，上为乳汁，下为月水，有妊之人经水所以断者，壅之以养胎，而蓄之为乳汁。冲任气虚，则胞内泄漏，不能制其经血，故月水时下，亦名胞阻，漏血尽则人毙也。

芎归胶艾汤方（一方加干姜一两，胡氏治妇人胞动无干姜）

芎䓖 阿胶 甘草各二两 艾叶 当归各三两 芍药四两 干地黄

上七味，以水五升，清酒三升，合煮取三升，去滓，内胶，令消尽，温服一升，日三服，不差，更作。

原注胡氏，徐镕本作"胡洽"，赵刻及徐镕本、俞桥本并阙干地黄两数，坊刻《全书》作六两，《千金》用干地黄四两 、艾叶三两，余各二两，《外台》引《集验》同。

《千金方》云：治妊娠二三月，上至八九月，胎动不安，腰痛，已有所见，方（即本方无芍药、地黄，《外台》引《集验》同）。

又云：治妊娠二三月，上至七八月，其人顿仆失踞，胎动不下（《外台》引《集验》作"不安"），伤损腰腹痛欲死，若有所见，及胎奔上抢心，短气，胶艾汤（即本方，《外台》引《集验》同）。

又云：治男子伤绝，或从高堕下伤五脏，微者唾血，甚者吐血，及金疮伤经者，大胶艾汤（即本方有干姜一两）煮服法后云："此汤治妇人产后崩伤，下血过多，虚喘欲死，腹中激痛，下血不止者，神良。"（出二十五卷被打门）

《圣济总录》云：治妊娠因惊，胎动不安，当归汤（于本方加人参，不用清酒）。

又云：治妊娠卒下血，致胎不安，少腹疼痛，人参汤（于本方去芍药，加人参、黄芩、吴茱萸、生姜，不用清酒）。

又云：治妊娠胎动，有所下血，腹胁疼痛，宜服阿胶散（于本方去芍药，加赤石脂、龙骨、黄芪、干姜，不用清酒）。

《和剂局方》云：胶艾汤（即本方），治劳伤血气，冲任虚损，月水过多，淋沥漏下，连日不断，脐腹疼痛；及妊娠将摄失宜，胎动不安，腹痛下坠；或劳伤胞络，胞阻漏血，腰痛闷乱，或因损动，胎上抢心，奔冲短气；及因产乳，冲任气虚，不能约制经血，淋沥不断，延引日月，渐成羸瘦。

《妇人良方》云：陈氏六物汤（即本方去甘草），治血痢不止，腹痛难忍。

《卫生家宝》云：丁香胶艾汤（于本方加丁香末），治崩漏走下不止。

《兰室秘藏》云：丁香胶艾汤（于本方去甘草加丁

香），治崩漏不止。盖心气不足，劳役，及饮食不节，所谓经漏少时，其脉二尺俱弦紧洪，按之无力，其证自觉脐下如冰，求厚衣被以御其寒，白带白滑之物多，间有如屋漏水下，时有鲜血，上尺脉时微洪也。

《方极》云：芎归胶艾汤，治漏下腹中痛者。

《类聚方》云：凡治吐血下血诸血证者，不别男子妇人矣。雉间焕云：血证有不别男女者焉，有不可不别者焉。此有为而言已，盖欲救理学之弊也。又云：妇人每有孕二三月或五六月，必堕胎不育者，始觉有孕，辄服此药，续服不怠，以及八九月，或终十个月，而免不育之患者，不鲜。

《方机》云：芎归胶艾汤，治漏下者，产后下血不绝者，下血吐血不止者，兼用解毒散。

方舆輗云：妊娠下血一见者，任其下可也，如不止，名曰胞漏，此症恐胞干则子厄，又有妊娠中忽然下血者，不速治，必致坠胎。以上二症，虽缓急异势，并宜芎归胶艾汤。此汤不惟治下血，妊娠杂症，效用甚多，《千金·卷三》"妊娠诸病篇"引之（案即《千金》胶艾汤引见上）。吾师此，以为保孕之药，假令妊娠腹中痛者，下血而有腹痛也。

《产育论》云：产后恶露日久不断，时时淋沥者，当审其血色之污浊浅淡臭秽，以辨方药，浅淡宜芎归胶艾汤，污浊臭秽者宜桂苓黄汤。

《类聚方广义》云：孕妇颠踬，胎动冲心，腹痛引腰股，或觉胎萎缩状，或下血不止者，用此方。胎未殒者即安，若胎殒者即产。

又云：治肠痔下血，绵绵不止，身体痿黄，起则眩晕，四肢无力，少腹刺痛者，若胸中烦悸，心悸郁结，大便燥结者，兼用街心汤黄连解毒汤。

又云：血痢不止，无腹满实热证，惟腹中挛痛，唇舌干燥者，此方间有效。

又云：妇人妊娠每有堕胎者，产每有不育者，若症之人，始服此方，五月以后，严慎枕席，可以免不育之患。若浮肿小便不利者，宜当归芍药散。

《方函口诀》云：此方为止血主药，故不但用于漏下胞阻，《千金》《外台》用于妊娠失仆伤产，及打扑伤损诸失血。《千金》芎归汤（治去血多因致眩冒困顿），《局方》四物汤，虽皆祖此方，以有阿胶滋血，艾叶调经，加之甘草和中，是以有此妙效，故先辈每谓四物汤板实不灵云。又，痔疾及一切下血，与此方；血止后，血气大虚，面色青惨如土，心下悸，或耳鸣者，宜三因加味四君子汤（参术苓草黄芪扁豆）。盖此方主血，彼方主气，各有攸宜也。

汤本氏云：方中有芍药甘草，腹诊上固有腹直肌挛急，惟不由他原因而由于瘀血，故其挛急限于左侧，亦如桂枝茯苓丸证。所异者，此方无桂枝，故无上冲之候；又无茯苓，故无心悸、心下悸、肉瞤、筋惕等证；又因无桃仁、牡丹皮，而有芎䓖、当归、艾叶，故彼治比较的实证性瘀血，此主阴虚性（案谓阴性虚性也）瘀血，故腹部不如彼之实，大抵软弱无力，脐下纵有瘀血块，亦软弱微小；然以有地黄，故烦热者，且有脐下不仁之证；且有阿胶，故治脱血颇有力云。

程氏云：胶艾主乎安胎，四物主乎养血，和以甘草，行以酒势，血能循经养胎，则无漏下之患。魏氏云：用芎䓖行血中之凝，阿胶甘草当归地黄芍药五味，全补胞中之虚，艾叶温子脏之血，寒证见，加干姜，热证见者，干姜烧灰存性（案不如赵氏加黄芩），温经散寒，开凝通阻，而血反止矣。干姜之加，乃注中所增，实不易之药。余治妇人经血，屡试屡效者也，故竟僭而添入方中，高明鉴焉。

渊雷案：芎䓖当归，皆治血之药，据近人之说，当归能促进血球之氧化作用，芎䓖则富冲动性，盖冲动司血行之神经，故二物合用，能生新血而破瘀血，此配合之妙也。仲景方中，本方及当归芍药散当归散，皆芎归合用，皆治妊娠诸病，《千金》《外台》所载妊娠及诸妇人方，鲜有不用芎归者，《外台》引文仲、徐王效《神验胎动方》"若胎死即出，此用神验，血上心腹满者，如汤沃雪"（出妊娠胎动门）。又引崔氏"疗子胎在腹中，恐死不下方，若胎已死即下，如胎未死，即便安稳也"

（出子死腹中欲令出门）。《产育宝庆方》芎蒡散"治产后去血过多，晕闷不省，及伤胎去血多不止，悬虚心烦，眩晕头重，目昏耳聋，举头欲倒诸证"。《济生方》芎归汤"治大产小产，对证加添服饵"。以上皆专用二物，奏其生新去瘀之效，后世四物汤以芎归为君，虽或讥为板实不灵，要不失为妇科主药，此皆芎归配合之妙，而本之仲景方者也。西人研究中药，亦知当归治子宫病，而以芎蒡为冲动药，此但凭化验，不解配合之过也。

又案：四物汤不知始于何时，今人概以为《局方》，其实宋以前已有之，陈氏《妇人良方》云："四物汤，治妇人经病，或先或后，或多或少，疼痛不一，腰足腹中痛，或崩中漏下，或半产恶露多，或停留不出，妊娠腹痛，下血胎不安，产后块不散，或亡血过多，或恶露下，服之如神。"此药不知起于何代，或云始自魏华佗，今《产宝方》乃朱梁时节度巡官昝殷所撰，其中有四物散，国朝太平兴国中，修入《圣惠方》者数方，自后医者易散为汤。自皇朝以来，名医于此四物中增损品味，随意虚实寒热，无不得其效者，然非止妇人之疾可用而已。施氏《医方祖剂》云：仲景芎归胶艾汤，乃四物汤之祖剂也，中间已具四物，后人裁而用之。

妇人怀妊，腹中疞痛，当归芍药散主之。

妊，徐镕本、俞桥本并作"娠"。

尤氏云：按《说文》，"疒音绞，腹中急也。"乃血不足而水反侵之也，血不足而水侵，则胎失其所养，而反得其所害矣，腹中能无无痛乎！芎归芍药，益血之虚；苓术泽泻，除水之气。元胤云：《说文》有云。"腹中急也，从广，四声。"渊雷案：此云"怀妊腹中㽲痛"，后妇人杂病篇云"妇人腹中诸疾痛"，是本方所主为痛，然所以致痛之故甚多，则本方之证仍不具也。方中多用芍药，而㽲痛之"㽲"即"云"字，训为"腹中急"，则知其证为挛急而痛，又用苓术泽泻，则知证有小便不利，或水气之变，然其适应证甚宽泛，未能确指为何种病也。

当归芍药散方

当归三两　芍药一斤一作六两　茯苓四两　白术四两　泽泻半斤　芎劳半斤一作三两

上六味，杵为散，取方寸匕，酒和，日三服。

《三因方》云：当归芍药散，治妊娠腹中绞痛，心下急满，及产后血晕，内虚气乏，崩中久利，常服通畅血脉，不生痈疡，消痰养胃，明目益津（《妇人良方》《和剂局方》并同）。服法后云：《元和纪用经》云，本六气经纬丸，能祛风补劳，养真阳，退邪热，缓中，安和神志，润泽容色，散邪寒温瘴时疫，安期先生赐李少君久饵之药，后仲景增减为妇人怀妊腹痛方。本方用芍药四两，泽泻、茯苓、川芎各一两，当归、白术各二两，亦可以蜜丸服。丹波氏云：此说涉荒诞，不可信据。

雉间焕云：当归芍药散，治小便微难，腹中痛者。

《青州医谈》云：当归芍药散之腹候，脐旁拘挛，痛推上则移于左，按左则移于上，其痛在心下，或彻于背之七八椎。

又云：当归芍药散最深之证，面色痿黄，腹中如有物而非块，又如包物之状，若是者用之奇效，要是因血滞而水亦滞者也（案：当是因郁血而腹内有水肿）。世所谓"劳瘵"者，正证虽无效，至于甚疑似之证，则为效甚多，妊中保胎亦佳，并有作汤用之者。

《类聚方广义》云：当归芍药散，治妊娠产后下利腹痛，小便不利，腰脚麻痹而无力者，或眼目赤痛，若下利不止。恶寒者，加附子；若不下利，大便秘者，加大黄。

又云：妇人经断已三四月，诊之，腹中挛急，胎不应手，或腹中疞痛，类于血瘕，妊否难决者，此方加大黄用之，则二便快利，不过十日，腹中松软，若怀妊者，胎气速张。又怀妊已累月，胎痿缩而不长，腹中拘急者，亦宜此方。

又云：妇人血气痛，小便不利者，有宜此方者，汤本氏云：妇人胃及子宫之痉挛，用本方，多有奇效。

又云：眼目赤痛症，其人心下有支饮，头眩涕泪，腹拘挛者，亦宜此方。渊雷案：此与苓桂术甘汤治目赤同理，可参看《伤寒论今释》，于此可知目赤痛多有因于胃中积水者，此又专门眼科所应知者已。

又云：脱肛肿痛，出水不止者，奇效。

《方函口诀》云：吉益南涯活用此方于诸病，最为得意，其治验详于《续建殊录》。此方主治妇人腹中疗痛，而兼和血利水之效，故建中汤证而兼水气者，逍遥散证而带痛者，皆可用之。华冈青洲则常加吴茱萸而用之。又对于胎动腹痛，此方曰疗痛，芎归胶艾汤曰腹痛，似胶艾证较轻者，其实不然，此方主痛甚而在大腹者也，胶艾汤证，痛在小腹而及于腰，不速治，则有堕胎之兆者也，二汤宜细意辨别而用之。

汤本氏云：仲景师不过示本方用于妇人腹痛，然此方用途，不当如斯其狭少也，苟有其腹证，则不论男女老幼何种病症，皆可用之，实不可一日或缺之要方。据余之经验而归纳之，本方类似芎归胶艾汤，其主治亦相似，所异者，彼于当归芎劳外，复有地黄、阿胶、艾叶，故止血作用颇为有力，此则仅有当归、芎劳，故止血比较的微弱，然更有茯苓、术、泽泻，故治眩冒心悸心下悸肉眮筋惕，特为有效，是以于脑神经筋肉心肾子宫诸病，皆能奏效也。腹证上虽亦酷似彼方，然以有水毒停蓄，故腹部更软弱，胃内必有停水，他体部亦或有停水之候，此其别也。

朱氏云：芎归芍药，足以和血舒肝，苓术泽泻，足以运脾胜湿，此即后人逍遥散之蓝本也。元坚云：妊娠之常，饮水动易停潴，是以内寒腹痛，此方利水散寒，以使胎气盛实，芎归二味。不特养血，亦能散寒止痛，古方往往见之，此方所用，或此意也（《抱朴子·至理篇》曰"当归芍药之止绞痛"）。先兄亦曰："此方芍药多用，取之缓其痛，与小建中之芍药同趣。"

《续建殊录》云：某人，患腹痛，来谒先生，自以手按其腹，曰："仆自得斯疾，索医四方，吐下针灸，无不尽其术，然而百事无效，旷日七年。"先生诊之，自脐旁至胸下挛急疠痛，日夜无间断，乃与当归芍药散，三日而沉疴顿去。

又云：某者，尝患腹痛，腹中有一小块，按之则痛剧，身体娃羸，面色青，大便难通，饮食如故，乃与大柴胡汤，饮之岁余，少差，于是病者徐怠慢，不服药，既经七八月，前症复发，块倍前日，颇如冬瓜，烦悸喜怒，剧则如狂，众医交疗而不差，复请治。先生再与以前方，兼用当归芍药散，服之月余，一日大下异物，其形状如海月，色灰白，似囊，内空虚，可盛水浆，其余或圆或长，或大或小，或似纽，或黄色如鱼馁，或如肉败，千形万状，不可枚举。如此者九日，而后旧疴顿除。

《成绩录》云：一男子，腹痛七年，上迫胸背，请治于先生，略与当归芍药汤（即本方作煎剂）服十五六帖，下黑血而愈。

又云：一男子，六七年来病腹痛，汤液丸散，镵石娇引，无所不至，未有小效，遂来求治。先生诊之，腹中挛急，不能俯仰，痛引胸背，其腹如刺，胸背如啮，与以当归芍药汤，时调下消块丸，以渐而愈。

又云：某人，病鼓胀，一医以大黄剂攻之，其胀自如，短气腹痛，患倍前日，戊午春，舆疾来京。先生诊之，胀自胸肋起，波及心下少腹，其气沸腾抢胸，势如激波，日晡潮热，大便秘结，或咳或眩，饮食如平日。塾生诊之，皆曰"其治一在大黄芒硝"，先生与以当归芍药散，谕之曰："散郁蓄之气，疏滞瘀之血，则病必愈。"其人配药去，服之三日，泻下数回，约计下水五六升，数日而胀减半，惟迫气未除，犹仍用前方，兼以消块丸，无几何而愈。

又云：一贾人，当行步时，人误蹈其足，遂为跛蹩，众皆以为脚气，因延先生诊之。无短气倚息之证，腹中痛，上迫，时时上窜，神气将乱，乃用当归芍药汤，尿快通，色如皂角汁，蹩随愈。

《险症百问》云：两脚若一脚乍大酸痛，不能步行，如此凡二三日或十日许，用药则止，不用亦止，或每岁一二发作，遂为沉疴。师曰：两脚若一脚大酸痛云云，顷者一妇人患此症，不能步行，数月，痛遂近胸腹，腹挛痛，饮食俱吐，小便不利，唇口干燥，短气急迫，不知人事，自心下至少腹不可近手，医以为脚气，投药数剂，无寸效。予诊之，胸中无动悸，短气有缓急，是非脚气冲心之症，乃用当归芍药散作汤液与之。三服而痛退，腹中雷鸣，小便快利，其色紫黑，忽知人事，好饮不吐，翌日腹满大便不通，兼以消块丸，大便下黑血，腹满顿退，服前剂十余日而行步如常。渊雷案：当归芍药散，吉益东洞未经试用，其子猷始得其用法，治验极多，具详《续建殊录》《成绩录》诸书。学者宜细味，并参看妇人杂病篇。

妊娠呕吐不止，干姜人参半夏丸主之。

此即所谓恶阻病也，云"呕吐不止"，可知已用治阻诸方不效，然后与本方。盖为病日久，必人阴位而为虚寒，故干姜人参取理中之半，合半夏生姜以止呕也，治阻常用之方。详本篇首条及方后尤氏注。

干姜人参半夏丸方

干姜 人参各一两 半夏二两

上三味，末之，以生姜汁糊为一丸，如梧子大，饮服十丸，日三服。

《医心方》云：僧深方云："治妇人妊娠恶阻酢（案即今之醋字）心，胸中冷，腹痛，不能饮食，辄吐青黄汁，方用人参干姜半夏。凡三物，分等，治下，以地黄汁和丸如梧子，一服三丸，日三。"《极要方》云："各八分，稍加至十丸。"《产经》云："人参丸神良。"渊雷案：此证候较详，《圣惠方》名半夏丸，主疗同。

《幼幼新书》云：婴孺治小儿调中止痢，去冷进食，人参丸（于本方加茯苓蜜丸）。

《方极》云：干姜人参半夏丸，治呕吐不止，心下痞硬者。雉间焕云：或三味水煎，合生姜汁服，或为兼用方（案此语本出《方机》）。又云：此方立功专在妊娠，世医对孕妇多不敢用生半夏者，不通之至也，非生物无功。

《方机》云：干姜人参半夏丸，治妊娠呕吐不止者，心下痞硬而干呕不止者。

《类聚方广义》云：妊娠恶阻殊甚，不能服汤药者，用此方徐徐收效为宜。大便不通者，间服太簇丸黄钟丸（即三黄丸）等；若兼蛔者，宜鹧鸪菜丸。

《方函口诀》云：此方本治恶阻之丸方，今为料（案谓改为汤剂也），用于诸呕吐不止，胃气虚者，有捷效。

程氏云：寒在胃脘，则令呕吐不止，故用干姜散寒，半夏生姜止呕，人参和胃，半夏干姜能下胎。楼全善曰："余治妊阻病，累用半夏，未尝动胎，亦有故无殒之义，临病之工，何必拘泥。"渊雷案：凡滑利香窜攻下降坠破血诸药，本草多云孕妇忌服，不顾而用之，纵令病愈，訾议之者，必以为不谙妇科法律，及其自用，则又执"五常政大论"有"故无殒"之文以自解。夫服药必因疾痰，既云"有故无殒"，则何孕妇忌服之有，须知堕胎之药，非配合得宜，不能得确效，本草忌服之云，不过谓其可能，非谓其必然也。尝见羸弱妇人妊三个月，医者用牛膝三钱，谓有故无殒也，乃胎遽堕而漏不止。又见强健妇人苦多孕，用大量麝香，内服敷布并进，糜费甚大，乃竟安然足月而产，可知堕胎与否，由于孕妇之强弱者半，由于药性之淡峻者半，既不可拘孕妇忌服而畏首畏尾，亦不可执有故无殒而恣用峻药也。夫半夏桂枝之等，本极平淡之药，中病则可以取效，不中亦无所取祸，若谓其能下胎，则杯弓蛇影之惧耳。

尤氏云：此益虚温胃之法，为妊娠中虚而有寒饮者设也。夫阳明之脉，顺而下行者也，有寒则逆，有热亦逆，逆则饮必从之，而妊娠之体，精凝血聚，每多蕴而成热者矣。按《外台》方，青竹茹、橘皮、半夏各五两，生姜、茯苓各四两，麦冬、人参各三两，为治胃热气逆呕吐之法，可补仲景之未备也。渊雷案：尤氏虽注释仲景书，实未尝敢用仲景方。试观其《金匮翼》及医案数十则，皆苏派平淡之方，绝不似宗师仲景者，誉之者且以为化去形迹，愚则恶其言行不相顾，有相传口号，谓"胎前不嫌凉，产后不嫌温"，尤注盖亦此意而已。又案：胃为消化管之一段，其位置虽因饥饱而异，然自大体观之，其蠕动常自上而下，与肠管一致，过寒过热，皆能引起逆蠕动，而发呕吐，尤说自不误。至谓阳明之脉顺而下行，则附会经脉，不可从矣。足阳明胃脉从头下行至足，谓顺而下行可也，然肠之蠕动亦自上而下，而手阳明大肠经，手太阳小肠经，皆从手上行至头，将谓大小肠之蠕动本逆而上行乎？！要之，经脉之说，为针灸而设，后人附会以说一切病理，遂多穿凿不通，此亦医学上一大障碍也。尤所引《外台》方，出妊娠呕吐恶食门，云"《集验》疗妇人妊娠恶阻，呕吐不下食汤方"，其方无麦冬、人参，尤氏殆误记。

《橘窗书影》云：一妇人，年二十许，产后胃中不和，时时吐饮食，赢瘦极，遂发大呕吐，药食不能入口，脉微细，四肢微冷，口干燥，欲冷水，医束手无可如何。余诊之，作半夏干姜人参丸料，煎为冷液，令时时饮少许，又以冷水送下乌梅圆，药始下咽，呕吐止，经二三日，啜稀粥，胃气渐复，用前方月余，肌肉肥胖，遂得痊愈。

又云：某女人，年四十余，尝有吐水之癖，经炎暑，其病益甚，食气绝粒，身体骨立，心中疼热，好冷水，西洋医者流五六辈疗之，更无效。余与半夏干姜人参丸料，兼服乌梅丸，呕吐顿止，心中疼热日减，方得进饮食。

妊娠小便难，饮食如故，归母苦参丸主之。

徐链本作"当归贝母苦参丸"，诸家注本同。

"饮食如故"，示胃肠无病也，妊娠胃肠无病而小便难，大略抵是器械的压迫，如子宫后倾后屈之等。药物之效，但能强壮正气，使自然恢复正常位置而已（参看杂病篇肾气丸），今用当归贝母苦参，未详其义。

尤氏云：小便难而饮食如故，则病不由中焦出，而又无腹满身重等证，则更非水气不行，知其血虚热郁，而津液涩少也。本草，当归补女子诸不足，苦参入阴利窍，除伏热，贝母能疗郁结，兼清水液之源也。

当归贝母苦参丸方（男子加滑石半两）

当归　贝母　苦参各四两

上三味，末之，炼蜜丸，如小豆大，饮服三丸，加至十丸。

《时氏产经》苦参圆，主疗同《本经》，用当归、贝母、苦参各三两，滑石半两，上为末，蜜圆如小豆大，以米饮下二十圆。

《张氏医通》云：此小便难者，膀胱热郁，气结成燥，病在下焦，所以饮食如故，用当归以和血润燥，贝母以清肺开郁，苦参以利窍逐水，并人膀胱，以除结热也（案：此说本赵氏而稍加简练）。丹波氏云："贝母，《本经》甄权并云"治产难"，而《外台·子痫门》《小品》葛根汤方后云"贝母令人易产，若未临月者，升麻代之"，此说虽不可信，然足见其亦有利窍之功，本方所用，盖取之于利窍耳。元坚云：《本草序例》《雷公炮灸论》云："如小豆许者，取重八两鲤鱼目比之。"

妊娠有水气，身重，小便不利，洒淅恶寒，起即头眩，葵子茯苓散主之。

沈氏云：此胎压卫气不利致水也。渊雷案：妊娠水气，多因子宫压迫门静脉，先起瘀血性腹水，即沈氏所谓胎压卫气不利也（"卫气"字可商）。若并发肾脏病者，小便不利，往往引略起子痫，而浮肿遍四体，即本方所主治也。

《金鉴》云：妊娠外有水气，则浮肿洒淅恶寒；水盛贮于肌肤，故身重；内有水气，则小便不利；水盛阻遏阳气上升，故起即头眩也（案：头眩因自家中毒）。用葵子茯苓者，是专以通窍利水为主也。

葵子茯苓散方

葵子一斤　茯苓三两

上二味，杵为散，饮服方寸匕，日三服，小便利则愈。

《千金方》云：治妊娠小便不利方（用葵子茯苓各一两）。《翼方》及《外台》引翼，并同。

《妇人良方》云：葵子散，治妊娠小便不利，身重恶寒，起则眩晕，及水肿者。王子亨云：妊娠小便不通，特避寒药（又名茯苓汤），葵子五两，茯苓三两，上二味，为末，每服二钱，米饮调下，小便利则愈。《时氏产经》云：如不通，恐是转胞，加发灰少许调服，极妙

（葵子用黄葵子）。

《圣惠方》云：葵子散（于本方加汉防己，三味各二两），治妊娠身体浮肿，小便不利，洒淅恶寒。

《方极》云：葵子茯苓散，治小便不利，心下悸，肿满者（吉益氏从本草所引用葵子茯苓各三两）。

《类聚方广义》云：妇人妊娠，每有水肿而坠胎者，若难用它逐水剂者，宜此方煎服，喘咳者，合甘草麻黄汤为良。

朱氏云：葵子通利诸窍，称能滑胎，其疏泄血分可知，而得茯苓之淡渗，功专气分者，为之佐，使水从气分而去，则胎自无虞。元坚云：冬葵子，本草白字曰"主五癃，利小便"，黑字曰"疗妇人乳难内闭"。

妇人妊娠，宜常服当归散主之。

主之下，《脉经》复有六字云，"即易产无疾苦。"

《金鉴》云：妊娠无病，不须服药，若其人瘦而有热，恐耗血伤胎，宜常服此以安之。尤氏云：妊娠之后，最虑湿热伤动胎气，故于芎归芍药养血之中，用白术除湿，黄芩除热，丹溪称黄芩白术为安胎之圣药，夫芩术非能安胎者，去其湿热而胎自安耳。渊雷案：当归散盖有预防子痫之效，说在方解中。

当归散方

当归 黄芩 芍药 芎䓖各一斤 白术半斤

上五味，杵为散，酒饮服方寸匕，日再服，妊娠常服即易产，胎无苦疾，产后百病悉主之。

《易简方》云：治经三四月不行，或一月再至（即本方加山茱萸）。

方氏《丹溪心法附余》云：此方，养血清热之剂也，瘦人血少有热，胎动不安，素曾半产者，皆宜服之，以清其源而无患也。王氏《明医杂著》云：调理妊娠，在于清热养血，条实黄芩为安胎圣药，清热故也，暑月宜加之；养胎全在脾胃，譬犹悬钟于梁，梁软则钟下坠，折则堕矣，故白术补脾，为安胎君药。

渊雷案：王纶之说太浅陋，谓暑月宜加黄芩，不知暑月正多寒证也。谓养胎须补脾，譬钟悬于梁，不知世之堕胎者其脾胃果尝折绝否也。如此说医，无一是处。案《外台妊娠心痛门》引《古今录验》云"疗妊娠卒得心痛欲死，术汤方，白术六两，黄芩三两，芍药四两"，煮服法后云"微下水，令易生"，《千金方》云："治妊娠腹中满痛入心。不得饮食"，方同，方后亦云"微下水。令易生，月饮一剂为善"，是术芩芍三味，所以治心腹痛也。夫术芩固能治腹痛，然观其多用芍药，则知其痛由于挛急，盖胃肠之痉挛也。妇人妊娠，以兼营胎血循环之故，新陈代谢所产生之有毒物质，比平时为多，而内生殖器亦容有特异之分泌物，应行排泄，斯时肾脏机能稍有障碍，即易引起病证，神经系受此等有毒物质之刺激，乃起痉挛，最易受病者为消化器，浸久而及于全身运动器，恶阻呕吐，心腹痛，子痫，皆由此而起也。《古今录验》之术汤，盖以芍药治痉挛，以术苓引入消化器（即旧说所谓引经药），而术之促吸收，利小便，尤为排除有毒物质之根治法，方意如是，岂有所谓清热与补脾也哉？当归散者，术汤加芎归二味而已，芎归专治子宫病妊娠病，合术汤，则子宫之胎血循环利，有毒物质之排除速，神经系统之痉挛平，自然易产而胎无苦疾矣。不但如此，子痫之证候为全身痉挛，多发于兼有肾炎之人，则知痉挛之发，正因有毒物质不得排除之故，余故臆揣此方可预防子痫，若子痫既发，则痉挛极剧，绝非一味芍药所能奏效矣。

妊娠养胎，白术散主之。

《金鉴》云：妊娠妇人肥白有寒，恐其伤胎，宜常服此。尤氏云：妊娠伤胎，有因湿热者，亦有因湿寒者，随人脏气之阴阳而各异也，当归散正治湿热之剂，白术散白术牡蛎燥湿，川芎温血，蜀椒祛寒，则正治湿寒之剂也。仲景并列于此，其所以诏示后人者深矣。

渊雷案：白术散及当归散，本经但云"养胎"，但云"妊娠宜常服"，皆有方无证，程氏、《金鉴》并以肥瘦寒热别之，是但说蜀椒、黄芩，而未有以说余药也。尤氏以湿寒湿热别之，是兼及术，而犹未有以说全方也，且安见妊娠之必病湿者？今考《古今录验》术汤及《千金》之主疗，则当归散当有心腹痛之证，考本方方后加味法，则本方亦有心腹痛及呕吐之证，若依吉益氏《方极》之例，则当云"当归散，治妊娠心腹挛急而痛，心下痞，小便不利者。白术散，治妊娠心腹冷痛，胸腹有动，小便不利者"。

白术散方（见《外台》）

白术　芎藭　蜀椒三分，去汗　牡蛎

上四味，杵为散，酒服一钱匕，日三服，夜一服。但苦痛，加芍药，心下毒痛，倍加芎藭；心烦吐痛，不能食饮，加细辛一两，半夏大者二十枚。服之后，更以醋浆水服之。若呕，以醋浆水服之；复不解者，小麦汁服之。已后渴者，大麦粥服之，病虽愈，服之勿置。

方，诸本皆如此作，分两有疑义。《外台·胎数伤及不长门》引《古今录验》主疗同，作白术芎藭各四分，蜀椒三分汗，牡蛎二分，服法文亦稍有异同，云："上四味，捣下筛，酒服满一钱匕，日三夜一。但苦痛，加芍药；心下毒痛，倍加芎藭；吐唾不能食饮，加细辛一两，半夏大钱二十枚。服之，复更以醋浆水服之。若呕，亦以醋浆水服之；复不解者，小麦汁服之。已后其人若渴，大麦粥服之，病虽愈，尽服之勿置。"注云："裴服张仲景方。"

《和剂局方》云：白术散，调补冲任，扶养胎气，治妊娠宿有风冷，胎痿不长，或失于将理，动伤胎气，多致堕损，怀孕常服，壮气益血，保护胎脏（《三因方》

同）。

《妇人良方》白术圆，主疗同《局方》白术散，即本方加阿胶、地黄、当归，上为末，蜜为圆，如梧子，米饮吞三四十圆，酒醋汤亦可。

程氏云：白术主安胎（案出洁古《珍珠囊》）为君，芎䓖主养胎（案《大明》云"养新血"）为臣，蜀椒主温胎（案本草无考）为佐，牡蛎主固胎（案本草亦无考，程盖凭臆为说）为使。按瘦而多火者，宜用当归散，肥而有寒者，宜用白术散，不可混施也。芍药能缓中，故苦痛者加之；芎䓖能温中，故毒痛者倍之；痰饮在心膈，故令心烦吐痛不能食饮，加细辛破痰下水。半夏消痰去水，更服浆水以调中。若呕者，复用浆水服药以止呕；呕不止，再易小麦汁以和胃；呕止而胃无津液，作渴者，食大麦粥以生津液，病愈服之勿置者，以大麦粥能调中补脾，故可常服，非指上药可常服也。（案：原文文意是常服药）

元胤云：《千金》半夏汤，治脚气上入腹，方中用细辛，与此治心烦吐痛者同趣。又范汪旋覆花汤，治胸膈痰结，亦用细辛，俱取其辛温通气，散膈上寒饮也。元坚云：《千金》"治咳嗽胸胁支满多唾上气方，酒一升半，浸肥皂荚两挺，经宿，煮取半升，分三服，七日忌如药法，若吐多，以酢饭三四日止之"。此方呕用醋浆，其义一也。

徐氏云：予治迪可弟妇，未孕即痰嗽见血，既孕而不减，人瘦，予以此方治之，因其腹痛，加芍药，两大剂而痰少嗽止，人爽胎安。

妇人伤胎怀身，腹满不得小便，从腰以下重，如有水气状，怀身七月，太阴当养不养，此心气实，当刺泻劳宫及关元，小便微利则愈。（见《玉函》）

此条见《金匮玉函经·可刺篇》，"伤胎"作"伤寒"，"身"并作"娠"，"不得小便"作"不得大便"，无"微利"之"微"字。丹波氏校此条，云"《玉函》关元作小肠之募，不云小便作大便"。盖余所读《玉函经》，系康熙间上海陈世杰校刻本，陈序称"义门何内翰手抄宋本见授，惜其讹脱者多，乃博考众籍，以相证佐，补亡灭误，十得八九"云云，是陈本玉函已经改窜，丹波所见作"小肠之募"者，或系宋本之旧，陈殆据《要略》改作"关元"，又臆改"小便"作"大便"欤？

丹波氏云：案《金鉴》云"文义未详，此穴刺之落胎，必是错简，不释"，此说固是，然依《玉函》，"伤胎"作"伤寒"，乃义稍通。徐之才逐月养胎方云："妊娠七月，手太阴脉养，不可针灸其经。"

渊雷案："伤胎"作"伤寒"为是，若是伤胎，其下何必又云"怀身"，且别无伤胎之证也。"不得小便"之"小便"，不当改作"大便"，惟其不得小便，故腰以下重，如有水气，且刺泻关元，取小便微利也。此证盖即葵子茯苓散证，因妊娠子宫压迫门静脉而起腹水，因肾脏疾患而不得小便。今云"太阴当养不养"，"心气实"，乃针石家言，非仲景语也。程氏释之云：七月手太阴肺经养胎，金为火乘，则肺金受伤，而胎失所养，又不能通调水道，故有腹满不得小便，从腰以下有如水气状。案《素问·经脉别论》云"脾气散精，上归于肺，通调水道，下输膀胱"，程氏据此为说，夫肺循环瘀血，固有发生水肿者，然其肿不在腰以下，肺亦无通调水道之事实，宋元以后医家，喜取《内经》之单词只义为说，不足辩也。劳宫穴在手掌中，手厥阴心包经之荥穴也，关元在脐下三寸，任脉穴，亦即小肠之募，刺劳宫者，泻心气之实，刺小肠募者，古人以小便出自小肠，刺之使小便利也。徐之才逐月养胎方，出《千金方》，云"妊娠一月，足厥阴脉养，不可针灸其经，二月足少阳脉，三月手心主脉，四月手少阳脉，五月足太阴脉，六月足阳明脉，七月手太阴脉，八月手阳明脉，九月足少阴脉"，《外台》引《千金》，云《集验》《延年》同，又见《巢源》及《医心方》引《产经》，《医心方》有"十月足太阳脉"之文，此亦针灸家一种禁忌，于妊娠生理固无征验也。

妇人产后病脉证治　第二十一

论一首　证六条　方七首

方七首，徐镕本作八首，非，若并数复出三方，则当十首。

问曰：新产妇人有三病，一者病痉，二者病郁冒，三者大便难，何谓也？师曰：新产血虚多汗出，喜中风，故令病痉；亡血复汗，寒多，故令郁冒；亡津液胃燥，故大便难。

痉，当作"痉"，详"痉湿暍篇"，新产之痉，亦是破伤风，破伤风菌染著于产道创伤面，其分泌毒传布于全身，此毒对于脑神经系统有特殊之亲和力，故发剧烈之神经证状，与金创腕折之破伤风原无二致，特产后血虚多汗，尤为险恶难治耳，证治可参看痉病篇。郁冒之病，循名责实，宜即后世所谓血运，又俗称败血冲心，然据次条所云，乃指产褥热中一种证候，非通常所谓血晕，今云"亡血复汗寒多"，则是郁冒之虚证，乃急性脑贫血耳。大便难则极轻微之证状，比之痉与郁冒，夷险天渊，不可并论，其原因，当如经文所云"亡津液而胃燥"之故。又案本条云血虚多汗出，云"亡血复汗"，似新产必有汗出证者，又似汗出必因血虚者，其实，新产自汗，必别有触冒，兼发热等证，若睡中盗汗，乃因亡血阴虚耳。

程氏云：产后血晕者为郁冒，又名血厥。尤氏云：痉，筋病也，血虚汗出，筋脉失养，风入而益其劲也；郁冒，神病也，亡阴血虚，阳气遂厥，而寒复郁之，则头眩而目瞀也；大便难者，液病也，胃藏津液而渗灌诸阳，亡津液胃燥，则大肠失其润而便难也。三者不同，其为亡血伤津则一，故皆为产后所有之病。

元坚云：产后痉病，其证治与上经所叙无别，故更不论列，郁冒开在次条，但大便难则不出其方，然不出于脾约丸等润燥手段也。

产妇郁冒，其脉微弱，呕不能食，大便反坚，但头汗出。所以然者，血虚而厥，厥而必冒，冒家欲解，必大汗出。以血虚下厥，孤阳上出，故头汗出。所以产妇喜汗出者，亡阴血虚，阳气独盛，故当汗出，阴阳乃复。大便坚，呕不能食，小柴胡汤主之。（方见呕吐中）

赵刻及俞桥本并接上条为一，夺前一"呕字"，今据徐铸本及诸家注本析补。

此承上条，言郁冒之证治也。本条之郁冒，盖即今之产褥热，亦因产道创伤面传染细菌所致，其菌多属酿脓性球菌，故往往遍身发脓疡，极重者发全身败血脓毒证，轻者亦必恶寒发热而多汗，此即前条所谓多汗出，亦即余所谓汗出必别有触冒也。本条不言发热者，省文，次条云"七八日更发热"，明本条本有发热矣。

篇末附方《千金》云："妇人在草褥，自发露得风，四肢苦烦热，头痛者，与小柴胡汤。"亦足征褥后柴胡汤证有发热也。其脉微弱者，因新产血虚，虽有外感，脉不能浮大也；呕不能食，大便反坚，但头汗出，皆水毒上逆而不下逮之象，故曰"血虚而厥，厥而必冒"，又曰"血虚下厥"，盖《素问》有"下厥上冒"之语（五藏生成篇）。即郁冒之名所由昉。郁冒脉微弱，呕不能食，大便坚，但头汗出，为小柴胡所主。"所以然"五句，释郁冒及大汗而解之故，"厥"者逆也，"冒"者昏也，因血虚而水毒与体温上逆，与格阳之体温上逆同理，详第二篇湿家"其人但头汗出"条。冒家大汗出，则上逆之水毒体温得以疏泄，故为欲解，可参看首篇卒厥条之解释。"以血虚下厥"三句，释头汗出之故，血为阴，体温为阳，血虚则阳不得与阴匹敌，故曰"孤阳"。"所以产妇"五句，因上文有头汗及大汗出，遂并释前条多汗之故，意谓血虚阴弱，则阳强不相匹，阴既不能猝复，惟有损其阳以配于阴，汗出所以泄阳气，阳泄而不强，然后匹敌弱阴而复于平，此亦自然疗能之一种消极救济法。盖阴阳偏胜，则为病尤亟，不若阴阳两弱，反得维持生命，徐图恢复。此义，《素问·生气通天论》《阴阳应象大论》言之綦详，学者宜参读焉。此两条，本是后世家言，本条原文，"必大汗出"下盖径接"小柴胡汤主之"句，中间八句三十七字，盖出后人旁注，及传抄并入正文，读者又嫌小柴胡汤主产妇喜汗出，乃复沾大便坚呕不能食二句，析于文辞者自能辨之，又案：汤本《皇汉医学》，依吉益氏《类聚方》，接前条为一，谓痉、郁冒、大便难三者皆小柴胡所主，此误也。本条小柴胡专治郁冒，故以产妇郁冒句提起，文意甚明，大便坚为郁冒中一证，固亦小柴胡所主，然与前条之大便难无他证者，究属两事，至于产妇破伤风，又岂小柴胡所得治耶？《类聚方》虽接前条为一，然已节去全文，仅留"大便坚，呕不能食"二句，自无不可，汤本循文串说，遂不可通。汤本之书，抄集众说，颇省读者分检之劳，偶出己意，便觉乖张，今稍予指责，无使学者眩惑尔。

《金鉴》云：大便坚，呕不能食，用小柴胡汤，必其人舌有苔，身无汗，形气不衰者，始可，故病得解，自能食也。若有汗，当减柴胡，无热，当减黄芩，呕则当倍姜半，虚则当倍人参，又在临证之变通也。

丹波氏云：《巢源》云："运闷之状，心烦气欲绝是也，亦有去血过多，亦有下血极少，皆令运闷。若去血过多，血虚气极，如此而运闷者，但烦闷而已；若下血过少而气逆者，则血随气上掩于心，亦令运闷，则烦闷而心满急。二者为异，亦当候其产妇血下多少，则知其产后应运与不运也，然烦闷不止则毙人。"巢氏所论如此，知产后血晕，自有两端，其去血过多而晕者，属气脱，其证眼闭口开，手撒手冷，六脉微细或浮，是也；

下血极少而晕者，属血逆，其证胸腹胀痛，气粗，两手握拳，牙关紧闭，是也。此二者证治霄壤，服药一差，生死立判，宜审辨焉。而本条所论，别是一证，《活人·书妊娠伤寒门》载此条于三物黄芩汤之后，则知是专治妇人草褥伤风，呕而不能食者，若以小柴胡汤为产后郁冒之方，则误人殆多矣。

元胤云：《明理论》云："郁为郁结而气不舒也，冒为昏冒而神不明也，世谓之昏迷者是也。"此条不言发热，然后条有更发热之语，则其有热者可知，即为草褥伤风明矣。

元坚云：此条文法，稍近倒装，"小柴胡汤主之"一句，本当在"但头汗出"下。其以先辨郁冒之理，故更于章末补出三句也，冒家大汗出，即是小柴胡相适之效，亦犹少阳病振汗之比（详《伤寒论今释》百六条）。且以"血虚下厥"三句，释头汗出之理，"所以产妇喜汗出者"四句，释前条亡血复汗之理，即血虚邪客之候，"阴阳乃复"一句，与"冒家欲解必大汗出"相应，盖喜汗出、头汗、大汗，三证不同，宜分别看。又按"大便反坚"，"反"字对"呕不能食"而言，盖呕不能食，是少阳证。大便宜未至坚，今产后液燥，故大便反坚也。

又云：《本事方》曰："妇人产后有三种疾，郁冒则多汗，多汗则大便秘，故难于用药，惟麻子苏子粥，最佳且稳。"按冒家汗出乃复，后但肠燥便秘者，此粥为佳，首条所谓大便难者，亦或所宜。渊雷案：产后肠燥便秘，用蜜煎导灌肠诸法即得，许氏麻子苏子粥法，紫苏子大麻子二味各半合，洗净，研极细，用水再研，取汁一盏，分二次煮粥啜之。又，《产育宝庆方》云："产妇水血俱下，肠胃虚竭，津液不足，是以大便秘涩不通也，若过五六日，腹中闷胀者，此有燥粪在脏腑，以其干淫，未能出耳。宜服麻仁丸，以津润之，麻仁、枳壳、人参、大黄各半两，上为末，炼蜜丸梧桐子大，空心温汤下二十丸，未通，加丸数。"

病解能食，七八日更发热者，此为胃实，大承气汤主之。（方见痉病病）

《脉经》及程氏《金鉴》本，并接前条为一。"胃实"，《脉经》作"胃热气实"。

此又承上条"呕不能食"而言，服小柴胡后，郁冒解而能食，经七八日而更发热，若有腹满脉沉实之里证，则知前日病虽解，尚有余毒。盖前条柴胡证，毒害性物质在半表半里，服柴胡汤而大汗，毒害性物质之在半表者虽去，其在半里者，犹潜伏未去，复经七八日能食，则毒势又炽，与所食相结而成里实证。所以然者，产褥热为急性热病，其经过略同伤寒，故前条属少阳，此条属阳明也。此条旧注，徐氏、朱氏俱以为食复，魏氏周氏意亦尔。夫新产血虚，食复轻病，岂宜大承气峻攻？惟沈氏云：病解者，谓郁冒已解，能食者，乃余邪隐伏胃中，风热炽盛而消谷，但食入于胃，助起余邪复盛，所以七八日而更发热，故为胃实，是当荡涤胃邪为主，故用大承气，峻攻胃中坚垒，俾无形之邪随有形之滞一扫尽出，则病如失。仲景本意，发明产后气血虽虚，然有实证，即当治实，不可顾虑其虚，反致病剧也。尤氏云"病解能食"，谓郁冒解而能受食也，"至七八日更发热"，此其病，不在表而在里，不属虚而属实矣，是宜大承气以下里。二说皆是，而尤氏更核，然此为胃实云者，必有胃实之脉证，然后可用大承气，非谓病解能食七八日更发热者必为胃实。又，时医执丹溪"产后当大补气血"之说，虽有实证，不敢议攻，则又执一而无权矣。

产后腹中疠痛，当归生姜羊肉汤主之。并治腹中寒疝，虚劳不足。

魏氏云：妊娠之疠痛，胞阻于血寒也，产后腹中疠痛者，里库而血寒也，一阻一虚，而治法异矣。程氏云：产后血虚有寒，则腰中急痛，《内经》曰"味厚者为阴"，当归羊肉，味厚者也，用以补产后之阴，佐生姜以散腹中之寒，则疠痛自止。夫辛能散寒，补能去弱，三味，辛温补剂也，故并主虚劳寒疝。尤氏云：当归生姜，温血散寒。孙思邈云：羊肉止痛，利产妇。

渊雷案：产后腹痛，有因于里虚者，本方所主也；有因于里实者，枳实芍药散所主也；实甚者，大承气；

有因于瘀血者，下瘀血汤所主也。

当归生姜羊肉汤方（见寒疝中）

《外台秘要》云：许仁则，产后更无他状，但觉虚弱，欲得补气力，兼腹痛，宜羊肉当归汤。方，肥羊肉一斤，去脂膜，当归五两，生姜六两，黄芪四两，上四味，切，以水一斗，缓火煮羊肉，取八升，澄清纳药，煮取二升半，去滓，温分服。若觉恶露下不尽，加桂心三两；恶露下多，觉有风，加芎䓖三两；觉有气，加细辛二两；觉有冷，加吴茱萸一两；觉有热，加生地黄汁二合。

又云："《广济》疗产后内虚，寒入腹，腹中绞痛，下赤烦毒，谵语见鬼，羊肉汤方。"即本方去生姜，加甘草芍药。

《千金方》云：治产后虚羸喘乏，白汗出，腹中绞痛，羊肉汤方。于本方加桂心、芍药、甘草、芎䓖、干地黄（《圣惠》更加人参，名羊肉地黄汤）。

又云："羊肉当归汤，治产后腹中心下切痛，不能食，往来寒热，若中风乏气力。"方，于本方加黄芩、芎䓖、甘草、防风、芍药。

《圣济总录》云："治产后血气不利，心腹急痛，上下攻冲。气逆烦闷，黄芪汤方。"于本方加黄芪、白术、甘草、人参。

《严氏济生方》云："当归羊肉汤，治产后发热自汗，肢体痛，名曰褥劳。"于本方加人参、黄芪（四库辑本无此，从丹波氏所引）。

《本草衍义》云：张仲景治寒疝用生姜羊肉汤，服之无不应验。有一妇人，产当寒月，寒气入产门，腹脐以下胀满，手不敢犯，此寒疝也，师将治之以抵当汤，谓有瘀血，非其治也，可服张仲景羊肉汤，二服遂愈。

产后腹痛，烦满不得卧，枳实芍药散主之。

此治腹满挛急而痛，为比较的实证。《金鉴》云：产后腹痛，不烦不满，里虚也；今腹痛烦满不得卧，里实也。尤氏云：产后腹痛，而至烦满不得卧，知血郁而成热，且下病而碍上也，与虚寒疠痛不同矣。枳实烧令黑，能入血行滞，同芍药为和血止痛之剂也。

枳实芍药散方

枳实烧令黑勿太过 芍药各等分

上二味，杵为散，服方寸匕，日三服，并主痈脓，以麦粥下之。

《方极》云：枳实芍药散，治腹满拘挛，或痛者。

《方机》云：枳实芍药散，治腹痛烦满者，兼服夷则。

《雉间焕》云：枳实芍药散治腹痛，宜生姜汁送下之。又云：服紫圆、备急、大陷胸辈而不得效者，宜以此方为后方，乃如神，且下瘀血、抵当辈，亦同例也。

《险症百问》云：半产后腹痛，呕吐发热，下利不食，或吐下蛔虫，舌正赤色者。师曰：半产后腹痛云云，枳实芍药散可也。呕吐止，则与当归建中汤；有蛔虫者，与鹡鸰菜汤。

汤本氏云：本方包含于大柴胡汤四逆散中，腹证殊与四逆散类似，惟无胸胁苦满，与彼二方异耳。

《金鉴》云：气结血凝而痛，故用枳实破气结，芍药调腹痛，枳实炒令黑者，盖因产妇气不实也，并主痈脓，亦因血为气凝，久而腐化者也，佐以麦粥，恐伤产妇之胃也。魏氏云：大麦粥取其滑润宜血，且有益胃气也。丹波氏云：朱震亨云"芍药产后禁用"，程氏辨其误，极是。又案，此前排脓散中去桔梗，不用鸡子黄，用麦粥，立方之意稍近，故并治痈脓乎。

师曰：产妇腹痛，法当以枳实芍药散。假令不愈者，此为腹中有干血著脐下，宜下瘀血汤主之。亦主经水不利。

《金鉴》云：产妇腹痛，属气结血凝者，枳实芍药散以调之，假令服后不愈，此为热灼血干，著于脐下而痛，非枳实芍药之所能治也，宜下瘀血主之。下瘀血汤，攻热下瘀血也，并主经水不通，亦因热灼血干故也。渊雷案：《金鉴》谓血干由于热灼，为方中有大黄故也，然大黄不过取其泻下，非为里热而设。血之所以干凝，因血液中有一种纤维素母，血液流出血管，或血管内壁有病变时，纤维素母即变为不溶解之纤维素，与红白血球缠结而凝固，故血干亦不由于热灼，诚为热灼，则当为溶血症，血球崩坏而不凝固矣。本条证，因干血著脐下而痛，其痛亦必在脐下，与枳实芍药散之痛连大腹者自异，且必别有一二瘀血证，可以鉴别。由是言之，岂待服枳实芍药散不愈，然后用本方乎。瘀血证者何？小腹有痛块，肌肤甲错，目中色蓝，脉迟紧沉结或涩，舌色紫绛，或有紫斑，皆是也。又案："法当以枳实芍药散"句，语气不完，此条亦后世家言，特下瘀血汤不可废耳。

下瘀血汤方

大黄二两　桃仁二十枚　䗪虫二十枚，熬，去足

上三味，末之，炼蜜和为四丸，以酒一升，煎一丸，取八合，顿服之，新血下如豚肝。

大黄二两，俞桥本同，徐镕本及诸家注本并作三两。

《方极》云：下瘀血汤，治脐下毒痛，及经水不利者。雉间焕云：干血著脐下，故其痛不可忍，是以称毒痛，又因经水之变。又云：治打扑，功次于抵当汤，凡攻瘀血剂皆治打扑。又云：若无䗪虫，以虻虫代之。

《类聚方广义》云：产后腹中结实拘挛，或烦满痛者，当以枳实芍药散和之，若不愈者，其人必有干血，宜下瘀血汤。汤本氏云：如师言，干血著脐下，本方证之瘀血块，密著于脐下部之腹底，按之，则有抵抗压

痛，往往为知觉过敏，不能触诊，以此可与他瘀血证鉴别。

程氏云：䗪虫主下血闭，咸能软坚也；大黄主下瘀血，苦能泄滞也；桃仁亦下瘀血，滑以去著也，三味相合，以攻脐下干血。魏氏云：此类于抵当汤丸之用，亦主经水不利，无非通幽开积之治也，和酒煎丸者，缓从下治也。元坚云：此方犹是抵当丸、大陷胸丸之例，宜云下瘀血丸，今作汤字者，盖传写之讹耳，方后"煎"字，亦宜作"煮"字，始合古义。徐氏《兰台轨范》云"新"字当作"瘀"字。

尾台氏云：此方，《本草纲目》"䗪虫条"称大黄䗪虫丸，曰"治产后腹痛有干血"，又《大观本草》亦称大黄䗪虫丸，曰"主久瘕积结"（案详虚劳篇大黄䗪虫丸）。按此本丸方，非汤方，其制亦与抵当丸相似，则称丸为当，其称下瘀血者，疑后人以方功号之，犹陷胸、备急之类耳。又倪珠谟《本草汇言》曰："仲景方治五劳虚极，羸瘦腹满，不能饮食，内有干血，肌肤甲错者，干漆大黄各一两，䗪虫十个，酒煮半日，捣膏为丸黍米大，每服十丸，白汤送下。"此比《金匮》大黄䗪虫丸，药味寡而功力专，虽似后人裁酌，实简捷有效。

《腹证奇览》云：脐下有瘀血，小腹急痛不可忍，甚则不可近手者，本方所主也。此症诊脐下时，触指觉有坚硬物，病人急痛者，此方之正证也。余考此为大血证，妇人则经水不通，男子亦多有血证，其人或腰痛久不止，或有淋病痔脱肛等患者，或发大建中汤证者，间有此证。余旧在东都时，一男子三十四五岁，大腹痛连脐下痛者，三年，百疗无效，余诊之，暗然觉冷气，腹皮强急，如有头足，乃与大建中汤，一月许，渐渐愈，又觉脐下痛难忍，乃与下瘀血汤，数日而痊愈。

《成绩录》云：一妇人，月经过度，或月再见，肩背强，腹中挛急，或硬满，饮食能进，大便秘结，阴门时痒，患之者数年，未得治效，先生与当归芍药散，兼用下瘀血丸，宿疴遂全治。

产后七八日，无太阳证，少腹坚痛，此恶露不尽。不大便，烦躁发热，切脉微实，再倍发热，日晡时烦躁者，不食，食则谵语，至夜即愈，宜大承气汤主之。热在里，结在膀胱也。（方见痉病中）

不大便以下，《脉经》作"不大便四五日，趺阳脉微实再倍，其人发热，日晡烦躁者，不能食，谵语，利之则愈，宜大承气云云"。程氏云：此条前后错简，"热在里"八字，当在"恶露不尽"之下，"至夜即愈"四字，衍文，《脉经》无。

《金鉴》云："热在里，结在膀胱也"之八字，当在本条上文"恶露不尽"之下，未有大承气汤下膀胱血之理，必是传写之讹，"再倍"二字，当是衍文。李彣曰：此一节具两证在内，一是太阳蓄血证，一是阳明里实证，因古人文法错综，故难辨也。无太阳证，谓无表证也，少腹坚痛者，以肝藏血，少肝为肝经部分，故血必结于此，则坚痛亦在此，此恶露不尽，是为热在里，结在膀胱，此太阳蓄血证也，宜下去瘀血；若不大便烦躁，脉实谵语者，阳明里实也，再倍发热者，热在里，蒸蒸发于外也，阳明旺于申酉戌，日晡是阳明向旺时，故烦躁不能食，病在阳而不在阴，故至夜则愈，此阳明府病也，宜大承气汤以下胃实。

元坚云：此条李注极允，且据"无太阳证"一句考之，则其有里证可以推知，盖是产后得邪，邪气下陷，与血相搏者，既有热候，亦有少腹坚痛，与产后得胃家实者，其证相似易错，故对待为辨也。又膀胱犹言下焦，不须深讲。

渊雷案：此条文字，当从《脉经》为是，但"再倍"二字，仍是衍文。此语他无所见，李注依原文，读"再倍发热"为句，《脉经》"发热"上有"其人"二字，则"再倍"字当上属"微实"为句，然无论发热与脉实，皆不可以再倍量计也，李注大体不误，小丹波注尤晰。大承气虽专治里实，其恶露不尽之少腹坚痛，亦得同时俱治。所以然者，恶露非干血之比，无须桃仁䗪虫，但得大承气引起骨盘腔中之充血，又借其下达之力，则恶露亦随下也。恶露者，子宫创伤面之分泌液也，当分娩时，子宫血管张大，血液外流，既娩后子宫收缩，则血管随之而缩，惟渗略出血水，其红血球与纤维素不复出，故始娩二三日间之恶露，几全为血液，而混有黏液及脱落膜之残片等，有特异之臭气，经三四日，即稀薄，仍略带红色，七八日后，为黏稠白色之液，混少量之脓，大抵二三星期而绝，亦有五六日即绝者。但无痛无寒热，即不须过虑，此因少腹坚痛，故知恶露不尽。恶露出自子宫，故坚痛在少腹，李注谓肝藏血，少腹为肝经部位，此旧说之误，李又谓太阳蓄血当下去瘀血，似非大承气所主者，亦未是。此证产后七八日但少腹坚痛，自可下去瘀血，轻则桂枝茯苓丸，重则下瘀血汤，复四五日，有不大便烦躁谵语诸证，虽少腹依然坚痛，亦皆大承气所治。盖此条辞气，是先后两级，非平列两证也。

雉间焕云：此条恐桃仁承气汤证。《类聚方广义》云：此证脉实里实，发热烦躁，便秘谵语，且少腹坚痛，亦非急结之比，所以用大承气汤也。子炳以为桃核承气汤证，未深考耳。

产后风，续之数十日不解，头微痛，恶寒，时时有热，心下闷，干呕汗出，虽久，阳旦证续在耳，可与阳旦汤。（即桂枝汤，方见"下利"中）

产后风，《脉经》作"妇人产得风"，徐氏、沈氏作"产后中风"。续之，徐氏沈氏作"续续"，盖传抄行草，"之"字与"复"举字相似也。闷，《脉经》作"坚"。耳，或作"者"。

徐氏云：此段言产后中风，淹延不愈，而表里杂见者，仍当去其风也。谓中风之轻者，数十日不解，似乎不可责表，然头疼恶寒汗出时有热，皆表证也，心下闷干呕，太阳之邪欲内入而内不受。考《伤寒论》有阳旦汤，乃桂枝汤加黄芩，以治太阳中风而挟热者。今久风而热不已，则阳旦证仍在，阳旦汤何不可与，而因循以致误也。

丹波氏云：阳旦汤，徐、沈、尤、《金鉴》为桂枝汤加黄芩，而魏则据《伤寒论》证象阳旦条，为桂枝加附子，并误，惟程依原注为是。

沈氏云：上下三条，乃产后感冒证也。世谓产后气血两虚，不论外感内伤，皆以补虚为主，而仲景拈伤寒中之风伤卫发热，仍以表里阴阳去邪为训，奈后人不察其理，反谓芍药酸寒，能伐生生之气，桂枝辛热，恐伤其血，弃而不用，以致病剧不解，只因未窥仲景门墙耳。故《千金方》以此加饴糖当归，为当归建中汤，治产后诸虚或外感病，推仲景之意，尝以此汤加减出入，治产后诸病，屡获神效，故表出之。

尤氏云：夫审证用药，不拘日数，表里既分，汗下斯判。上条里热成实，虽产后七八日，与大承气而不伤于峻；此条表不解，虽数十日之久，与阳旦汤而不虑其散。非通于权变者，未足语此也。

渊雷案:《伤寒论·太阳上篇》"证象阳旦"条,本非仲景语,成注谓阳旦桂枝之别名,与《金匮》本条林亿原注同,《外台·伤寒中风门》引《古今录验》阳旦汤,即桂枝汤加黄芩二两,注云"《千金》同",今本《千金·伤寒发汗汤门》阳旦汤条下,但云"桂枝汤主之",不出方,则阳旦仍是桂枝汤耳,别有阴旦汤,即桂枝汤加干姜黄芩。本条不云桂枝而云"阳旦",又云"续之",又云"心下闷",皆非仲景辞气,余故谓《金匮》妇人诸篇,非《伤寒杂病论》之文也。

产后中风,发热,面正赤。喘而头痛,竹叶汤主之。

徐氏云:中风发热头痛,表邪也,然面正赤,此非小可淡红,所谓面若妆朱,乃真阳上浮也,加之以喘,气高不下也,明是产后大虚,元气不能自固,而又杂以表邪,自宜攻补兼施。尤氏云:此产后表有邪而里适虚之证,若攻其表,则气浮易脱,若补其里,则表多不服,竹叶汤用竹叶、葛根、桂枝、防风、桔梗,解外之风热,人参附子固里之脱,甘草、姜、枣以调阴阳之气而使其平,乃表里兼济之法。凡风热外淫而里气不固者,宜于此取则焉。

沈氏云:产后最易变为柔痉,故发热头痛,虽属太阳表证,恐隐痉病之机,所以方后云"颈项强加大附子一枚"。丹波氏云:是方盖防发痉之渐,若至直发痉,则难奏效也。

渊雷案：前小柴胡大承气，治产褥热之实证，此治产褥热之虚证。其欲作痉者，亦是末梢神经之麻痹痉挛，非破伤风也。

竹叶汤方

竹叶一把 葛根三两 防风 桔梗 桂枝 人参 甘草各一两 附子一枚，炮 大枣十五枚 生姜五两

上十味，以水一斗，煮取二升半，分温三服，温覆使汗出。颈项强，用大附子一枚，破之如豆大，前药扬去沫。呕者，加半夏半升洗。

《千金》用淡竹叶一握，防风二两，煮服法中无"破之"以下十字。《活人书》方中无附子。赵刻本"前"作"煎"，今据徐镕本俞桥本及诸家注本改。徐氏云"大"（"如豆大"之"大"），该是"人"字，盖读如豆句绝也。案《千金》无此十字，当是。

《方函口诀》云：此方用于产后中风虚热，颈项强急，欲发痉病者，然老人虚热著于上部，头痛恶寒微咳，连绵经日者，用之奏意外之功。

程氏云：产后血虚，多汗出，喜中风，故令病痉今证中未至背反张，而发热面赤头痛，亦风痉之渐。故用竹叶主风痉，防风治内痉，葛根治刚痉，桂枝治柔痉（案诸药治诸痉太凿），生姜散风邪，桔梗除风痹，辛以散之之剂也，邪之所凑，其气必虚，佐人参以固卫，附

子以温经（案此本有虚证耳非邪凑气虚之谓），甘草以和诸药，大枣以助十二经，同诸风剂，则发中有补，为产后中风之大剂也。颈项强急，痉病也，加附子以散寒；呕者，风拥气逆也，加半夏以散逆。

妇人乳中虚，烦乱呕逆，安中益气，竹皮大丸主之。

乳，《脉经》作"产"。

丹波氏云：乳中，盖在草褥之谓，故《脉经》作"产中"。而徐云"乳者，乳子之妇也"，魏云"乳即血也，初产血虚"，沈云"乳下当有闭字，谓乳闭而不通也"。《金鉴》云"此条文义药证未详"，张璐云"乳中虚，言哺乳而乳汁去多"，并误。渊雷案：徐说尚不误，《说文》"人及鸟生子曰乳，兽曰产"，《广雅》《释诂》一。乳，生也，是乳子不必哺乳之谓，犹云分娩耳。

尤氏云：妇人乳中虚烦乱呕逆者，乳子之时，气虚火胜（案此乳子亦指分娩），内乱而上逆也。渊雷案：安中益气，殊非仲景辞气，竹皮大丸之方，亦无安中益气之效，但热证烦乱呕逆者，或能取效耳。

竹皮大丸方

生竹茹二分　石膏二分　桂枝一分　甘草七分　白薇一分

上五味，末之，枣肉和丸弹子大，以饮服一丸，日三，夜二服。有热者，倍白薇；烦喘者，加柏实一分。

柏实，《活人书》作"枳实"，载于"丈夫诸方"中，云"治虚烦"。

《方函口诀》云：血热甚，烦乱呕逆，诸药不能入口者，此方有奇效。白薇能走血分，《千金妇人门》白薇诸方可征也，与《本事方》治血厥白薇汤同意。又《小品方》于桂枝加龙骨牡蛎去桂枝，加白薇附子，名二加龙骨汤，治虚弱浮热汗出者。渊雷案：浅田作汤用之，名竹皮大丸料，本条云"虚"，云"益气"，而方用石膏白薇，则不中病情，故浅田但以血热为说，然此证气分亦热，故有石膏二分，引《小品》二加龙骨汤者，明白薇治浮热也。二加龙骨汤出《外台·虚劳梦泄精门》，引见虚劳篇中，《本事方》白薇汤，用白薇当归各一两，人参半两，甘草一分（即四分两之一），云："凡人平安无疾苦，忽如死人，身不动摇，默默不知人，目闭不能开，口哑不能言，或微知人，恶闻人声，但如眩冒，移时方寤。此由自汗过多，血少，气并于血，阳独上而不下，气壅塞而不行，故身如死，气过血还，阴阳复通，故移时方寤，名曰郁冒，亦名血厥，妇人多有之，宜白薇汤。"

程氏云：竹茹甘寒，以除呕哕；石膏辛寒，以除烦逆；白薇咸寒，以治狂惑邪气。夫寒则泥膈，佐桂枝以宣导；寒则伤胃，佐甘草以和中。有热倍白薇，白薇咸寒，能除热也；烦喘加柏实，柏实辛平，能治喘也。用枣肉为丸者，统和诸药，以安中益气也。渊雷案：此方主证为烦乱呕逆，而以甘草七分，配他药六分，是甘草所以治呕逆，与《千金》单甘草汤，治服汤呕逆不入腹者同意（引见伤《寒论今释》甘草汤下），不但作佐和中已也。

产后下利虚极，白头翁加甘草阿胶汤主之。

《脉经》作"热痢重下"。新产虚极，《千金》"虚极"上有"兼"字。

元坚云：虚极，犹言疲惫。尤氏云："伤寒热利下重者，白头翁汤主之。"（案详《伤寒论·厥阴篇》）寒以胜热，苦以燥湿也。此亦热利下重，而当产后虚极，则加阿胶救阴，甘草补中生阳，且以缓黄连黄檗之苦也。徐氏云：凡治痢者，湿热非苦寒不除，故类聚四味之苦寒不为过，若和血安中，只一味甘草及阿胶而有余，治痢好用参术者，正由未悉此理耳。渊雷案：此治血痢困惫之方，不特产后而已。白头翁汤治热痢，阿胶止血，甘草治困惫，即吉益氏所谓急迫，故又治肠风痔血诸病。旧注多以虚极为虚弱，以阿胶甘草为养阴补中，非也。

白头翁加甘草阿胶汤方

白头翁 甘草 阿胶各二两 秦皮 黄连 柏皮各三两

上六味，以水七升，煮取二升半，纳胶，令消尽，分温三服。

"下利篇"白头翁汤，徐镕本作"白头翁三两"，《玉函》《全书》同，当据改。

《方极》云：白头翁加甘草阿胶汤，治前方证（指白头翁汤）而有血证，急迫者。

《类聚方》云：虽曰产后，非惟言产后也，当以血证为准，又当有急迫证。雉间焕云：曰"非惟言产后"者，然。然产后下利者服之，亦殊有效。

《方机》云：若（承白头翁汤证而言）心烦不得眠，或烦躁者，白头翁加甘草阿胶汤主之。

《类聚方广义》云：白头翁加甘草阿胶汤，治痔疾肛中掀热疼痛，或便血者，若大便燥结者，加大黄。

又云：治产后下利腹痛，荏苒不止，羸瘦不食，心悸身热。唇口干燥，便血急迫，或恶露犹不止者。

《方函口诀》云：此方惟云"虚极"者，"极"字与六极之"极"同义，谓虚惫甚也。阿胶主下利，甘草主扶中气也，《外台》厚朴汤（厚朴、干姜、阿胶、黄连、石榴皮、艾叶、本出《千金》），安石榴皮汤（干姜、黄柏、石榴、阿胶）之阿胶，亦同意。其他，猪苓汤之阿胶主利水，人参养荣汤（《圣济方》柴胡、桑皮、阿胶、桔梗、贝母、杏仁、茯苓、五味子、人参、甘草、枳实）之阿胶主止咳，与此不可混。

轩村宁熙云：此证本自热利，故虽至虚极，犹用白头翁汤，其加甘草阿胶者，不啻补血益气，兼为缓中调肠之用。陶氏云：甘草通经解毒。丹溪云：热药得之缓其热，寒药得之缓其寒（案此是东垣语）。甄氏云：阿胶止痢。杨仁斋云：痢疾多因伤暑伏热而成，阿胶乃大肠之要药，有热气留滞者，则能疏导，无留滞者，则能平安。据此诸说，则增加之意可知，虚闭并用阿胶，乃是此意。

《成绩录》云：一男子患疫八九日，一医下之，黑血数行，下利不止，气力颇脱，渴而不能食，昼夜烦躁不能眠。先生诊之，脉微弱，舌上有苔，乃与白头翁加甘草阿胶汤，未几而全治。

《橘窗书影》云：某妇人，产后下血久不止，肛门疼痛，日夜不能忍，颜色青惨，短气有微热，脉数无力。余诊曰："肠中湿热酿内痔，血管破裂，故苦痛，非真下血也。"即与白头翁甘草阿胶汤，兼用蜡矾丸（熔黄蜡二两和明矾三两为丸，治内外诸痈止痛预防溃透），疼痛大减，下血亦随止，后不疼痛，时时下血，因与温清饮（四物汤加芩连柏栀）而全治。

又云：某女，产后下利不止，虚羸不足，诊之，脉数无力，舌上无苔而干燥，有血热，便色亦茶褐色，带臭气，因与白头翁加甘草阿胶汤，下利逐日减，血热大解。

附方

○《千金》三物黄芩汤：治妇人在草褥，自发露得风。四肢苦烦热，头痛者，与小柴胡汤；头不痛但烦者，此汤主之。

黄芩一两 苦参二两 干地黄四两

上三味，以水八升，煮取二升，温服一升，多吐下虫。

出第三卷妇人产后中风门，云："治妇人在褥得风，盖四肢苦烦热，皆自发露所为。若头痛，与小柴胡汤，头不痛但烦热，与三物黄芩汤。方黄芩亦作二两。"在褥，谓在产褥中，言产后未离床也。此示产褥热有外内二因，头痛者外邪之候，即东垣所谓外伤，故用小柴胡汤，与上文郁冒用小柴胡同意；头不痛但烦热者，为无外邪，即东垣所谓内伤，亦即后世所谓褥劳之类，故用三物黄芩汤。尾台氏云：小柴胡汤，治四肢烦热，而有头痛恶风，呕不欲食等证者，此方治外证已解，但四肢烦热甚，或心胸苦烦者，不可以不辨识也。

徐氏云："在草褥"，是未离产所也，"自发露得风"，是揭盖衣被，稍有不慎而暂感也。产后阴虚，四肢在亡血之后，阳气独盛，又得微风，则苦烦热。然表多则上入而头痛，当以上焦为重，故主小柴胡和解；若从下受之，而湿热结于下，则必生虫，头不痛，故以黄芩消热为君，苦参去风杀虫为臣，而以地黄补其元阴为佐。曰"多吐下虫"，谓虫得苦参必不安，其上出下出，正未可知也。丹波氏云：《别录》云苦参除伏热，本方所用，盖不在杀虫，当考《千金·伤寒杂治门》。

《肘后方》云：伤寒若汗出不歇，已三四日，胸中恶，欲令吐者云云，若已五六日以上者（《外台》引无此八字），苦参二两，黄芩二两，生地黄半斤，水八升，煮取一升，分再服，或吐下毒则愈。

《千金·伤寒杂治门》云：治热病五六日已上，苦参汤方，苦参三两，黄芩二两，生地黄八两。渊雷案：此即丹波所云当考者，明苦参治伏热也。《千金》又云：治温气病欲死方，苦参一两，以酒二升，煮取一升，尽服之，当吐则除，诸毒病服之覆取汗皆愈。

《方极》云：三物黄芩汤，治心胸苦烦者。

《方机》云：三物黄芩汤，治四肢烦热者，兼用黄连解毒散。

雉间焕云：产后四肢苦烦热，此转变生虫也，服三物黄芩汤，得虫下乃愈。产后诸疾久久不差，或致不救者，间有此证，不可不知也。

《类聚方广义》云：三物黄芩汤，治骨蒸劳热，久咳，男女诸血证，肢体烦热甚，口舌干燥，心气郁塞者。

又云：治每至夏月，手掌足心烦热难堪，夜间最甚，不能眠者。

又云：治诸失血后，身体烦热倦怠，手掌足下热更甚，唇舌干燥者。

《方函口诀》云：此方不限褥劳，治妇人血证头痛有奇效。又干血劳亦用之，要皆以头痛烦热为目的，此证俗称疳劳，女子十七八时多患之，必用此方，一老医传云"手掌烦热，有赤纹者，为瘀血之候，干血劳有此候，无他证候者，为此方之的治"，亦可备一征。凡妇人血热不解，诸药不应者，此方治之。渊雷案:《千金》云头不痛但烦热，而浅田乃云以头痛烦热为目的，浅田之书，多由躬验，非虚言夸世者比，今与《千金》背驰者何也?《千金》古书，其主疗证候，皆有所受之，古文简省，往往举一隅以概全体，此云头痛头不痛，乃示外邪之有无，非质言病人之自觉证，不然，头痛岂小柴胡之主证耶?《伤寒》《金匮》中此例尤多，有举脉浮以概表证者，有举不大便以概里证者，有举清谷以概虚寒证者。明乎此，然后可读古医书。又案:浅田谓此方治血热，极精确，惟血热之征，在医者之体会自得，难于胪举自他觉证以实之（例如手足热唇舌绛），此等即须玩读后世书。若如日本所谓古方派者，自囿于《伤寒》《金匮》，但记自他觉证，摒弃抽象概括之词，则其术有时而劳。

《成绩录》云:某人，年二十余岁，胸中烦闷（是热证），按腹则空洞无物（非实证），神气郁郁，悲喜无恒（此无关弘旨），手足烦热（是血热），汗出如油（通常是脱证反复发作则非附子证），口干燥，大便秘，朝间小便浊（合此种种血热可知），夜则诸证皆稳。先生诊之，与三物黄芩汤（治血热），兼用黄连解毒散（治胸中烦闷），而愈（注此一案示体会之例）。

《橘窗书影》云：某妇人，产后发烦热，头痛如破，饮食不进，日渐虚赢，医以为褥劳，辞去，余与以《金匮》三物黄芩汤，服之四五日，烦热大减，头痛如失，时恶露再下，腰痛如折，与小柴胡汤合四物汤，兼服鹿角霜，全安。余治血热，用竹皮大丸料三物黄芩汤，屡奏奇效。往年吾友尾台榕堂女，寒热久不解，遂如劳状，诸药无效，父母深患，乞诊于余，余以有血热之候，处三物黄芩汤，服此数日，热渐解，后服当归建中汤而全治，尔后发血热时，自制此方服之云。

〇《千金》内补当归建中汤：治妇人产后虚赢不足，腹中刺痛不止，吸吸少气，或苦少腹中急，摩痛引腰背，不能食饮。产后一月，日得服四五剂为善，令人强壮宜。

当归四两　桂枝三两　芍药六两　生姜三两　甘草二两　大枣十二枚

上六味，以水一斗，煮取三升，分温三服，一日令尽。若大虚，加饴糖六两，汤成内之，于火上暖令饴消；若去血过多，崩伤内衄不止，加地黄六两，阿胶二两，合八味，汤成，纳阿胶，若无当归，以芎劳代之，若无生姜，以干姜代之。

出第三卷产后心腹痛门，无"妇人"字，刺作

"疬"，少腹中急作"小腹拘急"，无"摩"字，食饮作"饮食"，强作"丁"，宜作"方"。用生姜六两，大枣十枚（十下恐有漏刻之字，一本作十八枚）。煮服法中内衄作"内竭"，干姜下有"三两"字。丹波氏云：内衄，《千金》作内竭，非也，《千金翼》与本条同。巢源云：吐血有三种，一曰内衄，出血如鼻衄，但不从鼻孔出，或去数升乃至斛，是也。

《方函口诀》云：方后加地黄阿胶者，用于去血过多之症，比十补汤等为确当。故余治上部失血过多，用千金肺伤汤（人参、生姜、桂心、阿胶、紫菀、于地黄、桑根白皮、饴糖）；下部失血过多，用此方，名内补汤。

《张氏医通》云：此即黄芪建中之变法，彼用黄芪，以助外卫之阳，此用当归，以调内营之血，两不移易之定法也。

《漫游杂记》云：一妇人，经水五十余而不断，其至辄十四五日，血下三倍常人，面目黧黑，肌肤甲错，晕眩日发四五次，不能行数步，彻夜不眠，呻吟之声闻四邻，其脉沉细，其腹空胀，心下及肚腹各有一块，坚如石，盖败血凝结，而震荡鲜血也。余一诊曰："腹力虚竭，不可攻积块，但与滋润之方，观其动静可耳。"乃作当归建中汤，令日服二帖。经五十余日，无他异，惟觉晕眩仅减，又数日，其左足发毒肿，一日三五次暴热来去，家人惊请他医，他医诊为气疾，与三黄汤，二日许，晕眩大发，卒厥欲死，于是遑遽再请余。余曰："病不可攻而攻之，故有斯变，斯人斯病，除当归建中汤，别无一方可进者。"令服建中汤数百日，身觉滋润，可徐加艾炷，于是再作建中汤与之。居半岁，晕眩不发，日行数百步，血来减前，于是灸脊际，日三四穴，渐增至五六穴，都凡三十七穴，每月为轮次，终则复始，与建中汤自若，一年许，血来减半，面目肌肤生津液，又经一年，徒步涉山河，诣筑后善导寺焉。

《绩建殊录》云：一老妇，脚足疼痛十余年，遂挛急为痿躄，身体羸瘦，腹中拘挛，胸张如龟背，仰卧不能转侧，惟饮食如常，以故气力不衰，先生与当归建中汤及消块丸（大黄芒硝），逾月，得步行。

《成绩录》云：男子二十余岁，腰脚挛急微痛，上冲耳鸣，经年不治，先生用当归建中汤，兼以应钟散而愈。

余论 徐氏云：近来肾气丸、十全大补汤俱用肉桂，盖杂温暖于滋阴药中，故无碍。至桂枝汤，因作伤寒首方，又因有春夏禁用桂枝之说，后人除有汗发热恶寒一证，他证即不用，甚至春夏，则更守禁不敢用矣。不知古人用桂枝，取其宣通气血，为诸药向导，即肾气丸，古亦用枝，其意不止于温下也。他如《金匮》论虚损十方，而七方用桂枝，胎前用桂枝汤安胎，又桂苓汤去癥，产后中风面赤，桂枝附子并用，产后乳子烦乱呕逆，用竹皮大丸，内加桂枝治热烦，此于建中加当归为内补。然则桂枝岂非通用之药，若肉桂，则性热下达，非下焦虚寒者不可用，而人反以为通用，宜其用之而多误矣。予自究心《金匮》以后，其用桂枝取效，变幻出奇，不可方物，聊一拈出，以破时人之惑。

妇人杂病脉证并治 第二十二

论一首 脉证合十四条 方十四首

方十四首，赵刻本作十六首，俞桥本作十三首，今据徐镕本改。篇中所用二十方，除复出六方（小柴胡、小青龙、泻心、当归芍药、小建中、膏发）则当十四，又胶姜汤未见，疑即胶艾汤，肾气丸亦复出，若并除之，则当云十二首。

妇人中风七八日，续来寒热，发作有时，经水适断，此为热入血室，其血必结，故使如疟状，发作有时，小柴胡汤主之。（方见呕吐中）

此条已见《伤寒论》太阳下篇，来作"得"，适断下有"者"字。

妇人伤寒，发热，经水适来，昼日明了，暮则谵语，如见鬼状者，此为热入血室，治之无犯胃气及上二焦，必自愈。

亦见太阳下篇，无"治之"二字。

《本事方》云：治妇入室女伤寒发热，或发寒热，经水适来或适断，昼则明了，夜则谵语，如见鬼状，亦治产后恶露方来，忽尔断绝，小柴胡加地黄汤（即小柴胡汤加生干地黄）。王仲礼之妹病伤寒，发寒热，遇夜则如有鬼物所凭，六七日，忽昏塞，涎响如引锯，牙关紧急，瞑目不知人，疾势极危，召予视之，予曰："得病之初，曾值月经来否？"其家云："月经方来，病作而经遂止，得一二日，即发寒热，昼虽静，夜则有鬼祟，不省人事。"予曰："此热入血室之症也，仲景云，妇人中风，发热恶寒，经水适来，昼则明了，暮则谵语，如见鬼状，发作有时，此名热入血室。医者不晓，以刚剂与之，遂致胸膈不利，涎潮上脘，喘急息高，昏冒不知人，当先化其涎，后除其热。"予急以一呼散（天南星制剂）投之，两时顷，涎下得睡，即省人事，次予小柴胡加地黄汤，三服而热除，不汗而自解矣。

妇人中风，发热恶寒，经水适来，得七八日，热除脉迟，身凉和，胸胁满，如结胸状，谵语者，此为热入血室也，当刺期门，随其实而取之。

亦见太阳下篇，得下有"之"字，脉迟上有"而"字，身凉下无"和"字，胸胁满作"胸胁下满"。

《本事方》云：又记一妇人患热入血室症，医者不识，用补血调气药，迁延数日，遂成血结胸，或劝用前药，予曰："小柴胡用已迟，不可行也，无已，则有一焉，刺期门穴斯可矣，但予不能针，请善针者治之。"如言而愈，或问曰："热入血室，何为而成结胸也？"予曰："邪气传入经络，与正气相搏，上下流行，或遇经水适来适断时，邪气乘虚而入血室，血为邪迫，上入肝经，肝受邪则谵语而见鬼，复入膻中，则血结于胸也。何以言之？妇人平居，水当养于木，血当养于肝也，方未受孕，则下行之以为月水，既妊娠，则中蓄之以养胎，及已产，则上壅之以为乳，皆血也。今邪气逐血，并归肝经，聚于膻中，结於乳下，故手触之则痛，非汤剂可及，故当刺期门也。"《活人书》治妇人伤寒，血结胸膈，揉而痛，不可抚近，海蛤散，海蛤、滑石、甘草各一两，芒硝半两，上为细末，每服二钱，鸡子清调下。渊雷案：热入血室之病，初时血结在子宫，病进则结于两胁乳下，故状如结胸。夫病伤寒而经水中绝，其血结子宫，显而易晓也，病进而结于两胁乳下，则理不可晓矣。虽然，怀孕则酿乳，免身则乳汁涌溢，乳子则经水不行。柴胡本主胸胁之病，而能治血结子宫（旧说谓柴胡治肝，肝脉绕阴器，其说茫昧难从），是胸胁两乳之与生殖器，必有极密切之感应作用，许氏以为血逐肝经上行，在彼时惟有如此说耳。又，小柴胡既能治血结子宫，又本是胸胁部之药，酌加逐瘀之品，以治血结胸，必能奏效，许云小柴胡用已迟，余不谓然。

阳明病，下血谵语者，此为热入血室，但头汗出，当刺期门，随其实而泻之，濈然汗出者愈。

此条见《伤寒论》阳明篇，当作"者"，属上为句，者愈作"则愈"。以上三条，并详《伤寒论今释》。案妇人伤寒，与男子同治，惟妊娠产后及适值经行，有特殊证候者，为妇科所当有事，编次《金匮》者于此出伤寒文三条，意在斯乎？

妇人咽中如有炙脔，半夏厚朴汤主之。

《金鉴》云：咽中如有炙脔，谓咽中有痰涎，如同炙肉，咯之不出，咽之不下者，即今之梅核气也。此病得于七情，郁气凝涎而生，故用半夏厚朴生姜，辛以散结，苦以降逆，茯苓佐半夏，以利饮行涎，紫苏芳香，以宣通郁气，俾气舒涎去，病自愈矣。此证男子亦有，不独妇人也。元坚云：梅核气之名，防见《直指方》，前人或谓为噎膈之渐，盖在男子，往往驯为噎证，女子则多不过一时气壅痰结也。

《巢源·妇人杂病候》云：咽中如炙肉脔者，此是胸膈痰结，与气相搏，逆上咽喉之间结聚，状如炙肉之脔也。

渊雷案：咽中如有炙脔者，谓咽物时自觉咽中如有小块肉，妨碍其吞咽，此即神经性食管痉挛，多并发于各种官能性神经病，如癔病、Hysteria疑病、Hypochondria癫痫、舞蹈病等。官能性神经病，古人谓之气病，故称本病为梅核气，而《金鉴》释为七情郁气也。食管痉挛亦为恐水病（疯犬咬）之一证候，然非本方所主，以其病属不内外因（有细菌则是外因），非内伤七情所致也。谓此病有痰涎者，因方用半夏厚朴茯苓之故，西医书不言此病有黏液，然食管为有黏膜之器官，痉挛时黏液增多，亦可想见。此病妇女较多，男子亦有，古人或谓噎膈之渐者，痉挛久久不弛，致食管狭窄甚，则成噎膈矣。

半夏厚朴汤方（《千金》作"胸满，心下坚，咽中帖帖，如有炙肉，吐之不出，吞之不下"）

半夏一升　厚朴三两　茯苓四两　生姜五两　干苏叶二两

上五味，以水七升，煮取四升，分温四服，日三，夜一服。

原注帖帖，赵刻本作"怗怗"，今据徐镕本俞桥本改，所引《千金》，出第三卷妇人杂治门，肉下有"胾"字，吞作"咽"，方后云："一方无苏叶、生姜。"

《医心方》云：医门方，疗咽中如肉胾，咽不入，吐不出，方（于本方去苏叶，加橘皮）。

《圣惠方》云：治咽喉中如有炙腐，半夏散方（于本方加枳壳、诃黎勒皮）。渊雷案：《金匮》本条"胾"字，《脉经》作"腐"，《圣惠》盖从《脉经》，然《脉经》"腐"字，实胾字之形讹。

又云：治膈气胸中烦闷，痰壅不下食，紫苏散方。

（于本方加枳壳、柴胡、槟榔、桂心）

又云：治心腹胀满，痰饮不下食，厚朴散方。（于本方加陈橘皮、前胡、槟榔）

《三因方》云：大七气汤（即本方），治喜怒不节，忧思兼并，多生悲恐，或时震惊，致脏气不平，憎寒发热，心腹胀满，旁冲两胁，上塞咽喉，有如炙脔，吐咽不下，皆七气所生。渊雷案：七气之名，昉见《巢源》。云：七气者，寒气、热气、怒气、恚气、忧气、喜气、愁气，凡七气，积聚牢大，如杯若柈（即盘字），在心下腹中，疾痛欲死，饮食不能。时来时去，每发欲死，如有祸祟，此皆七气所生云云。然《三因》论七气，与此稍异，云："夫喜伤心者，自汗而不可疾行，不可久立，故经曰喜则气散；怒伤肝者，上气不可忍，时来荡心，短气欲绝，不得息，故经曰怒则气激；忧伤肺者，心系急，上焦闭，营卫不通，夜卧不安，故经曰忧则气聚；思伤脾者，气留而不行，积聚在中脘，饮食腹胀满，四肢怠惰，故经曰思则气结；悲伤心胞者，善忘不识人，置物在处，还取不得，筋挛，四肢浮肿，故经曰悲则气急；恐伤肾者，上焦气闭不行，下焦回还不散，犹豫不决，呕逆恶心，故经曰恐则精却；惊伤胆者，神无所归，虑无所定，说物不竟而迫，故经曰惊则气乱。七者虽不同，本乎一气，脏气不行，郁而生涎，随气积聚，坚大如块，在心腹中，或塞咽喉，如粉絮，吐不出，咽不下，时去时来，每发欲死，状如神灵所作，逆害饮食，皆七气所生所成。"案《巢源》寒热二气，非关情志，故陈氏本《素问·阴阳应象大论》，专就情志立论，而沾出悲伤心胞，惊伤胆二者，所引经，当是《素问·举痛论》，惟文不尽合，所举七气证候，多非情志之病，其言原因，尤茫昧难信。惟半夏厚朴汤，为后世诸气剂之祖方，有多种官能性疾病，因情志郁塞而起者，本方速治之，故于此附详七气旧说。

《王氏易简方》云：四七汤（即本方），治喜怒悲恐惊之气，结成痰涎，状如破絮，或如梅核，在咽喉之间，咯不出，咽不下，此七气之所为也。或中脘痞满，气不舒快，或痰涎壅盛，上气喘急，或因痰饮中节，呕吐恶心，并宜服之。

又云：妇人性情执著，不能宽解，多被七气所伤，遂致气填胸臆，或如梅核，上塞咽喉，甚者满闷欲绝，产妇尤多此证。服此剂，间以香附子药，久服取效，妇人恶阻，尤宜服之，间以红圆子，尤效。一名厚朴半夏汤，一名大七气汤。

《仁斋直指方》云：桂枝四七汤（于本方合桂枝汤，加枳壳人参），治风冷寒邪搏心腹作痛。

又云：四七汤。（即本方），治惊忧气遏上喘。

又云：加减七气汤（于本方去紫苏，加桂枝、人参、甘草、大枣），治气郁呕吐。

又云：加味四七汤（于本方加茯神、远志、甘草、石菖、大枣），治心气郁滞，豁痰散惊。

《瑞竹堂经验方》云：四七汤（于本方加香附子、甘草、琥珀末），治妇人女子小便不顺，甚者阴户疼痛（四库本佚此方，今据丹波氏引）。

《证治大还》云：半夏厚朴汤，治积块坚硬如石，形大如盘，坐卧不安，中满腹胀。

《医方口诀集》云：三因七气汤，诸气不调而作痛者非一，或手足疼痛，走注如痛风，或拘挛搐搦，或腹膈掣痛不可忍，或寒热交作，或小便短涩如淋者，能审其证，皆可用之。

《方极》云：半夏厚朴汤，治咽中如有炙脔，或呕，或心下悸者。雉间焕云：加桔梗、枳实益可也，又代苏叶以苏子，尤可。

《方机》云：半夏厚朴汤，治咽中如有炙脔者，兼用南吕，若感冒桂枝之证，而有痰饮者，桂枝汤合方主之，屡所经验也。《险症百问》云：平常患感冒，咳嗽声嘶者，师曰："平常风邪声嘶者，桂枝汤合半夏厚朴汤投之则效。"凡咳嗽声嘶者，咳嗽治则数日自愈，虽不药亦可也，声嘶者，痰饮之变也。

《导水琐言》云：水气蓄滞心胸而难利，用吴茱萸橘皮汤等而不通利者，可用半夏厚朴汤加犀角。又小疮头疮内攻之肿，未至十分喘满，但腹胀而利水难者，用之尤妙。

《东郭医谈》云：疝气阴囊肿，后世家或用五积散加茴香，或用木香通气，或用三和散，古方家则用乌头煎，如是而不治者，诸医术尽矣，予尝以半夏厚朴汤加犀角治之。

《类聚方广义》云：此证，后世所谓梅核气也，加桔梗尤佳，兼用南吕丸。又治妊娠恶阻极妙，大便不通者，兼用黄钟丸或太簇丸，且用苏子，其效胜苏叶。

《方函口诀》云：此方，《局方》名四七汤，气剂之权舆也，故不但治梅核气，尽可活用于诸气疾，《金匮》但用于妇人，非也，盖妇人气郁者多，故血病多自气生者。一妇人产后气不舒畅，少有头痛，前医以为血症，投川芎当归剂，不治。诊之脉沉，为气滞生痰之症，与此方，不日而愈，血病理气，亦一法也。东郭治水气，用此方加犀角，得奇效，又加浮石，治噎膈轻症，有效。雨森氏《治验》云：睾丸肿大如斗之人，诊其腹，必滞水阻膈，心腹之气不升降，因使服此方加上品犀角末，百日余，心下渐开，囊里蓄水亦消化而愈。又身体发巨瘤者有效。然不限此二症，凡腹形恶而水血之毒痼滞者，此方皆有奇效云。

孙氏《三吴医案》云：张溪亭乃眷，喉中梗梗有肉如炙脔，吞之不下，吐之不出，鼻塞头运，耳常啾啾不安，汗出如雨，心惊胆怯，不敢出门，稍见风即遍身疼，小腹时疼，小水淋沥而疼，脉两寸皆短，两关滑大，上关尤搏指，此梅核气症也。以半夏四钱，厚朴一钱，紫苏叶一钱五分，茯苓一钱三分，姜三分，水煎食后服，每用此汤调理，多效。

丛桂亭《医事小言》云：一士人妇，猝患积，饮食不入口。夜中，延予门人，脉平稳，惟滴水下咽，则烦躁欲死，腹满，不能进药食。门人归，问方于予，予以所言考之。得非喉痹欤？曰："非也，咽不痛。"问之看护人，则云昨日食饼后发，初，一医官治之，谢去，门人谓得非食滞乎，欲与中正汤，任令与之。次日，乞予往诊，即至其家，问之，则前夜饮医官之药，下咽难，吐之不出，大发汗而烦闷，饮门入药，则不如是之甚，苦痛似稍减，虽以一滴润喉，亦留滞难下云。诊之，无异状，仍与水试之，下喉如噎如呛，如欲从鼻孔出。问昔尝患此否，则病属猝起，见其暂时甚苦，旋即下去，问痛否，则不痛，但觉在嗯中心口。看护者三四辈，抚胸按背，皆为之流汗，云心下有逆上之物，其呛势令腹气引张。因决为喉中之病，然窥其喉，又无他异。殆穷于处方，姑与半夏厚朴汤，得小快，更投之，经三四日，竟愈。渊雷案：此亦脏躁之一证，心下逆上之物，即西医书所谓癔病也。

《橘窗书影》云：某人，年四十余，患膈噎，食道常有物如梗塞，饮食至此悉吐出，支体枯柴，自以为必死。余诊之曰："自心下至胸脘间，无凝结顽固之状，病方在食道。"因与半夏厚朴汤理其气，时时用化毒丸动荡其病，兼于大椎节下至七椎节下，每节灸七八壮，过五六日，觉咽喉间如火燃，试吞冷水，已无梗塞之患，自是饮食稍进，病渐愈。

妇人脏躁，喜悲伤欲哭，象如神灵所作，数欠伸，甘麦大枣汤主之。

躁，俗刻或作"燥"，《脉经》及徐、沈、尤、朱诸注本同，误也。

脏躁，即西医所谓癔病Hysteria也。癔病之西文译音希斯忒利亚，为希腊语子宫之意，当时希腊人臆测此病为子宫之游离，故名。沈明宗释脏躁为子宫血虚，受风化热，尤氏从之（沈尤作燥故云化热），是知古人以此病为子宫病。我国与欧西，实不谋而合。然患此者虽妇女为多，男子亦往往而有，其不尽是子宫病明矣。今之研究病原者，尚纷无定论，通常认为遗传及精神刺激等有多少关系云。此病有发作性，其证候之复杂变幻，一切病无与伦比，故本条谓象如神灵所凭也。约而言之：一曰精神障碍，幻觉谵妄与剧烈之情感俱有之，故病人所陈述者，多不可过信；如二曰知觉障碍，五官过敏，喜独居暗室，又自觉身体某部疼痛，或某部有压痛，其部位多在颅顶中央，左肠骨窝，及卵巢部，亦有半身麻木而不自知者；三曰运动障碍，痉挛而肌肉短缩，麻痹而成偏瘫状，或牙关紧急，或头项倾侧，或四肢百节轮替作挛缩搐搦，或有球状物若虫行，自小腹上升至咽，此即前条之咽中如炙脔，名癔病球，为诊断上要征；四曰血管分泌及五官之障碍，皮肤潮红，唾涎增多，丧失知觉部之皮肤常白而冷，刺之无血，色盲眼花，重听耳鸣，以及嗅觉味觉之特殊或过敏。尤可记者，为癫痫性癔病之发作，其人痉挛，喘鸣号叫，于床上辗转反侧，作种种幻想之表情，既则以头顶足蹴著床，身体穹窿如桥拱，角弓反张之度，比脑脊髓膜炎尤甚。其异于真癫痫者：一则颜面不苍白，二则徐徐转倒，意识不全亡失，常叫呼啼笑，蹴击近旁器物，三则舌不咬伤，四则瞳孔之反应不消失，五则大小便不失禁，以是得与癫痫鉴别。其发作之持续，亘十五分乃至三十分钟，甚则第一发作未终，第二发作又至。医师诊察此病时，切须记取病人之言动多伴伪，不可信以为真。此病西医无药可疗，惟务安静病人，使精神上不受刺激，以预防发作，或用精神疗法，如催眠术，向病者解释病理等，药物则用镇静催眠镇痛等剂，然其效验皆不尽确实，不若甘麦大枣汤之较有特效也。

甘草小麦大枣汤方

甘草三两　小麦一升　大枣十枚

上三味，以水六升，煮取三升，温分三服，亦补脾气。

温分，徐、沈、尤氏本并改作"分温"，是。案"亦补脾气"四字，盖后人所沾。丹波氏云：《三因》名小麦汤，《袖珍》（案《袖珍方》，明周定王著）名甘草汤。

《方极》云：甘麦大枣汤，治急迫而狂惊者。《方机》云：心中烦躁，悲伤欲哭，腹中濡者，紫圆或解毒散兼用。

雉间焕云：脏躁之"脏"，与脏坚癖（案见下矾石丸条）之"脏"同。此阴中急躁，色欲妄动也，兼以狂疾者，服此方如神，故吉子于此独不删"脏"字（谓东洞类聚方也），可谓得矣，弗可容易看过。

《类聚方广义》云：脏子宫也，此方能治脏躁者，以能缓急迫也。孀妇室女，平素忧郁无聊，夜夜不眠等人，多发此症，发则恶寒发热，战栗错语，心神恍惚，居不安席，酸泣不已，服此方立效。又癫症狂症仿佛前症者，亦有奇验。渊雷案：脏躁之"脏"，赵氏以为肝肺，徐氏以为五脏，《金鉴》以为心脏，惟沈氏尤氏以为子宫，与癔病之西方旧说正合。雉间尾台亦以为子宫，丹波则斥为甚误，盖见男子亦有此病之故。脏躁之发作，间有发热者，热度有高至摄氏四十五乃至四十九度者，但少耳。又，官能性神经系诸病，如舞蹈病、疑病、癫痫等，证候皆与癔病类似，故癫狂症有可用本方者。

《方函口诀》云：此方虽为主妇人脏躁之药，凡上侧腋下脐旁拘挛有结块者，用之亦效，又用于小儿啼泣不止者，有速效。又用于大人之痫，皆病急者食甘以缓之之意也。先哲治夜啼客忤，拘挛在左者用柴胡，拘挛在上者用此方，此不可泥，客忤大抵此方所治也。

汤本氏云：本方以有甘草大枣，于腹证上为上腹直肌挛急，若有此腹证，又心识其他急迫征候时，不问老幼男女，与本方为佳。

程氏云：《内经》曰"悲则心系急"，甘草大枣者，甘以缓诸急也。小麦者，谷之苦者也。《灵枢经》曰"心病者宜食麦"，是谷先人心矣。丹波氏云：《素问》以小麦为心之谷，《千金》云"小麦养心气"，本方所主，正在于此。而《金鉴》云"方义未详，必是讹错"，此说大误，验之于病者，始知立方之妙也。渊雷案：《药征》谓甘草主治急迫，故治里急急痛挛急，大枣主治挛引强急，程云甘以缓诸急，是二说者，实二而一也。凡运动神经之作用，古人属之肝，知觉神经之作用，古人属之心，大脑皮质为知觉中枢，癔病为其官能病，云小麦养心气者，犹言小麦恢复大脑皮质之官能耳。古方药理，难晓者多，独本方之治癔病，则病理药能，丝丝入扣，有玉合子底盖相合之妙。癔病为常见之病，本方平缓而效速，今之医者，乃有弃置弗用者，何哉？

《本事方》云：乡里有一妇人，数欠伸，无故悲泣不止，或谓之有祟，祈禳请祷备至，终不应，予忽忆《金匮》有一症云"妇人脏燥，悲伤欲哭，象如神灵所作，数欠伸者，麦甘大枣汤"，予急令治此药，尽剂而愈。古人识病制方，种种妙绝如此，试而后知。

《妇人良方》云：乡先生程虎卿内人，妊娠四五个月，遇昼则惨戚悲伤，泪下数次，如有所凭，医与巫兼治，皆无益。仆年十四，正在斋中习业，见说此证，记忆先人曾说此一证，名曰脏躁悲伤，非大枣汤不愈，虎卿借方看之，甚喜对证，笑而治药，一投而愈矣。

《古方便览》云：一妇人，年二十八，无故悲泣不止，余诊金之，腹皮挛急，小腹有块，即作此方及硝石大圆与之，四五日而痊愈。

略方舆锐云：此方《金匮》虽主妇人脏躁，然不拘男女老少，妄悲伤啼哭者，一切用之有效，凡心疾急迫者，概可用也。近有一妇人，笑不止，诸药无效，于是予沉思，笑与哭，是皆病出于心，因与甘麦大枣汤，不日而得愈。

又云：某小儿，昼夜啼哭不止，甘连紫丸芍药甘草等无寸效，试与甘麦大枣汤，一两日而止。自后用此治小儿啼哭甚多，此本疗妇人脏躁悲伤之方，然有利于婴儿又如此。凡药，无老少男妇之别，方书所标，云妇人，称小儿者，切勿拘执。

《生生堂治验》云：某女，妊娠至五月，患水肿。及分娩，尚甚，尔后发痫，狂呼妄骂，昼夜无常，将脉则张目举手，势不可近，因与甘麦大枣汤，服数百帖，渐渐得复故。

《洛医汇讲》云：一妇人，年二十四五，尝患痎疟，愈后，乃患一种奇症，请予诊之。诊脉候腹无大异，饮啖便溲亦如常，但其月水，时或愆期云，于是诊毕。俟少顷，病妇自告曰"今病方将发矣"，趋就枕席，则其喉内有一种声响，非喘非哕，非呕非噫，不可名状，作甚苦闷烦扰之态，继而左手拇指自然回转旋戾，如木偶戏之机关，渐次遍及五指，互相回转，次则腕臂肩，而上足跗胫腿，而上手，而左脚，以及眼球鼻尖两耳头颈腰髋，皆顺次回转振摇。予于是提其掌曰："有是哉，汝之病情，余今尽得之矣"。征之仲景所说妇人脏躁，若合符节，而兰医（案日本先与荷兰人通商，其西医亦先从荷兰传入，故曰兰医）乃谓之子宫痫，即投以甘麦大枣汤，一二日而神志条畅，不旬日即不复发。其后两三年中，更试治二妇，亦随愈。

妇人吐涎沫，医反下之，心下即痞，当先治其吐涎沫，小青龙汤主之。涎沫止，乃治痞，泻心汤主之。

《千金》妇人下有霍乱呕逆四字，泻心汤作甘草泻心汤，出霍乱门。

尤氏云：吐涎沫，上焦有寒也，不与温散而反下之，则寒内人而成痞，如伤寒下早例也。然虽痞而犹吐涎沫，则上寒未已，不可治痞，当先治其上寒，而后治其中痞，亦如伤寒例，表解乃可攻痞也（《伤寒论》百七十一条）。魏氏云：泻心汤在《伤寒论》中为方不一，亦当合《伤寒论》中痞证诸条参观之，而求其治法。

小青龙汤（方见肺痈中）

泻心汤（方见惊悸中）

丹波氏云：惊悸所载，即三黄泻心汤，此恐不然，据《千金》，当是甘草泻心汤。渊雷案：此条，盖编次者采《千金》以入《金匮》，《千金》本论霍乱，霍乱谓呕吐而利也，医以其吐利为实而误攻之，于是呕吐不止而利益甚，利益甚，故用甘草泻心汤。编次者见千金此条，与伤寒论百七十一条相似，有似仲景语，故采以编入本篇。本篇论妇人杂病，而非妇人霍乱，故删"霍乱呕逆"四字，又因《伤寒论》百七十一条，云"攻痞宜大黄黄连泻心汤"，故删"甘草"二字。《伤寒论》之大黄黄连泻心汤，林亿以为当有黄芩，是即惊悸篇之泻心汤，故林校本条时，直注"泻心汤见惊悸中"矣。丹波盖以为《千金》用《金匮》，而唐人所见，当较宋人为近古，故云当是甘草泻心。其实，《金匮》妇人病三篇，剧不类仲景文字，说详妊娠篇首，知是《金匮》用《千金》也。至泻心究用何方，宜如魏氏所云，临病参酌可矣。

妇人之病，因虚积冷结气，为诸经水断绝，至有历年血寒，积结胞门。寒伤经络，凝坚在上，呕吐涎唾，久成肺痈，形体损分。在中盘结，绕脐寒疝；或两胁疼痛，与脏相连；或结热中，痛在关元，脉数无疮，肌若鱼鳞。时著男子，非止女身。在下未多，经候不匀，令阴掣痛，少腹恶寒；或引腰脊，下根气街，气冲急痛，膝胫疼烦，奄忽眩冒、状如厥癫；或有忧惨，悲伤多嗔。此皆带下，非有鬼神，久则羸瘦，脉虚多寒；三十六病，千变万端；审脉阴阳，虚实紧弦；行其针药，治危得安；其虽同病，脉各异源；子当辨记，勿谓不然。

令阴，赵刻本误"冷阴"，今据徐镕本俞桥本及诸注家注本改。此条文气，与《伤寒论》脉法第一条同，亦是脉经家言，非仲景语也。

"妇人之病"至"积结胞门"为总冒，言病之成，皆因身体有弱点，于是受寒冷而凝积，或神经脏器之作用结滞，遂生渚病，若积结在胞门，即为妇科诸病，胞门盖指子宫口也。"寒伤经络"至"形体损分"为第二段，言因虚积冷结气而病在上部者。"在中盘结"至"肌若鱼鳞"为第三段，言因虚积冷结气而病在中部者。"时著男子，非止女身"二句，总括上二段，谓上部中部之病，男子亦有之，惟下部胞门之病，为妇女所独有。以下专言妇女病，"未多"二字义难晓，程尤并作"来多"，亦未是。气街两穴，一名气冲，在左上腹角鼠蹊上一寸，"奄忽眩冒"四句，即脏躁一类之病。

徐氏云：血遇冷气而不行，则经水断绝，然有微甚上下之不同，故曰诸。魏氏云：诸即"之"也。《金鉴》云：若其人中焦素寒，则在中盘结，故绕脐疝痛也；或两胁疼痛，是中焦之部连及肝脏故也；或其人中焦素热，则不病寒疝，而病结热于中矣，中热故不能为寒疝，而绕脐之痛仍在关元也；其人脉数当生疮，若无疮，则热必灼阴，皮肤失润，故肌粗若鱼鳞也。尤氏云：带下者，带脉之下，古人列经脉为病凡三十六种，皆谓之带下病，非今人所谓赤白带下也。三十六病者，十二癥九痛七害五伤三痼也。丹波氏云：《史记·扁鹊传》云："过邯郸，闻贵妇人，即为带下医。"知古所称带下，乃腰带以下经血诸疾之谓也（案六朝人又称痢疾为带下，此又是一义）《巢源》云："诸方说三十六疾者，十二癥九痛七害五伤三痼不通是也。"又云："张仲景所说三十六疾，皆由子脏冷热劳损，而挟带下，起于阴内，条目混漫，与诸方不同。"据巢氏此言，则本条所谓三十六疾，今无所考欤。渊雷案：《金匮》但云三十六病千变万端（先后篇又有妇人三十六病不在其中之语），别无条目，未见与诸方不同之处，而巢云条目混漫与诸方不同，知巢氏所见仲景妇人方，不止此数语，而今佚矣。

元胤云：痛当作"痿"字之误也。元坚云：盖上焦寒凝，无为肺痈之理，肺冷为痿，甘草干姜汤证也。《脉经》妇人病，亦有"咳逆呕沫其肺成痿"语。"奄忽"四句为一段，盖"奄"字上当存"或"字看，《金鉴》以为痛甚之常状，似非。厥癫即癫疾，"脉要精微论"曰"厥成为巅疾"，又曰"来疾去徐，上实下虚，为厥巅疾"，是也。渊雷案：巅疾即癫痫，王冰以为上巅之疾，误也。

问曰：妇人年五十所，病下利数十日不止，暮即发热，少腹里急，腹满，手掌烦热，唇口干燥，何也？师曰：此病属带下。何以故？曾经半产，瘀血在少腹不去。何以知之？其证唇口干燥，故知之。当以温经汤主之。

此条亦不似仲景辞气，《千金》主疗与此异，《外台》但引《千金》，不云仲景方，然温经汤实妇科要药，不可废也。五十所，犹言"五十许"，旧注"所"字多属下为句，非。下利，程氏、《金鉴》并云"当作下血"，是。《千金》云"崩中下血"，月经来过多，方药亦但调经止血，非所以治下利也。带下，亦谓腰带以下之病，非今人所谓赤白带下，惟本方固自能治赤白带下耳。本方主腹痛崩漏，略似胶艾汤，惟有唇口干燥等上虚热之证，与胶艾汤不同；其挛急痛，又略似当归芍药散，惟无水气之变，与当芍散又不同，其他可参看方后诸家用法。

温经汤方

吴茱萸_{三两} 当归 芎䓖 芍药_{各二两} 人参 桂枝 阿胶 牡丹皮_{去心} 生姜 甘草_{各二两} 半夏_{半升} 麦门冬_{一升，去心}

上十二味，以水一斗，煮取三升，分温三服。○亦主妇人少腹寒，久不受胎；兼取崩中去血，或月水来过多，及至期不来。

芍药下"各二两"三字，似剩，然徐镕本、俞桥本并同，姑仍之。兼取之"取"，徐、沈、尤氏注本并改作"治"。

《千金方》云：治崩中下血，出血一斛，服之即断，或月经来过多，及过期不来者，服之亦佳，方（即本方用当归三两，半夏八两，余同）。《外台》引《千金》名温经汤，斛作"斗"。

《和剂局方》云：温经汤（即本方），治冲任虚损，月候不调，或来多不断，或过期不来，或崩中去血，过多不止。又治曾经损娠，瘀血停留，少腹急痛，发热下利，手掌烦热，唇干口燥，及治少腹有寒，久不受胎（《医学入门》名大温经汤）。

《杨氏家藏方》云：调经汤（于本方去阿胶，加五加皮、熟干地黄、乌药、红花、没药）治冲任脉虚，风寒客搏，气结凝滞，每经候将行，脐腹先作撮痛，或小腹急痛攻注，腰脚疼重，经欲行时预前五日，及经断后五日，并宜服之。

《方函口诀》云：此方以胞门虚寒为目的，凡妇人血室虚弱，月水不调，腰冷腹痛，头疼下血，有种种虚寒候者，用之，不可拘年五十云云，却宜从方后之主治。又，下血癥，唇口干燥，手掌烦热，上热下寒，腹无块者，为本方之适应证。若有癥块，血下不畅者，宜桂枝茯苓丸，比此更重一等者，属桃核承气汤。

程氏云：妇人有瘀血，当用前证下瘀血汤，今妇人年五十，当天癸竭之时，又非下药所宜，故以温下治之，以血得温即行也。经寒者温以茱萸姜桂，血虚者益以芍药归芎，气虚者补以人参甘草，血枯者润以阿胶麦冬，半夏用以止带下，牡丹用以逐坚癥，十二味为养血温经之剂，则瘀血自行，而新血自生矣，故亦主不孕崩中，而调月水。元坚云：此方半夏，其旨难晰，程氏谓以止带下，殊属无稽。徐氏曰："下利已久，脾气有伤，故以姜半正脾气"，亦未核。渊雷案：此方用参萸姜半，为有呕逆胃病之证耳，妇人下焦寒，腹痛经不调者，多兼见呕逆之证，征之临床实验，乃知立方之妙。注家执《金匮》本文之主疗以解方意，遂多不可通，程氏诸方解虽觉条畅，每病其臆撰药效，此云半夏以止带下，以经文带下为赤白带下，既已误矣，半夏又岂能治赤白带下哉？《本事方》用半夏猪苓牡蛎，治白浊梦遗，时珍遂云治带下，然许氏之方，非半夏一味之功，带下与白浊梦遗，亦自相似而不同。

带下经水不利，少腹满痛，经一月再见者，土瓜根散主之。

丹波氏云：《本草纲目》土瓜条，经下补"或"字，义尤明。《金鉴》改再作"不"字，非。

徐氏云：带下，即前所谓此皆带下，非专指赤白带也。赵氏云：此亦因瘀血而病者。经水，即不利，一月再见之不同，皆冲任瘀血之病。土瓜根者，能通月水，消瘀血，生津液，津生则化血也，芍药主邪气腹痛，除血痹，开阴寒，桂枝通血脉，引阳气䗪虫破血积以消行之。

土瓜根散方（阴㿉㿗癥肿亦主之）

土瓜根　芍药　桂枝　䗪虫各三分

上四味，杵为散，酒服方寸匕，日三服。

尾台氏云：㿗同㿉，阴囊肿大也。刘熙《释名》曰："阴肿曰隤气下隤也。"然则隤亦与㿗通，按《本草纲目》鲮鲤条引《摘玄方》曰妇人阴㿗硬如卵状云云。"余尝治一妇人，自言牝户左边突起凝靷者十余年，年年发痛，众治无效。诊之，形如鹜卵，即㿗疝也，发则大倍于常，坚硬疼痛，寒热交作，痛自少腹达脐旁，甚则及于心胸，苦楚不可忍，年必二三发，每发用桃核承气汤大黄附子汤芍药甘草汤合方，则痛退肿消。又一妇人，年十七，牝户上边隆起，形如睾丸，亦阴㿗也，与大黄牡丹皮汤而愈。可见男女俱有阴癞。渊雷案：二案皆为大阴唇之纤维肿，西医疗此，惟有切除，今以内服药取效，可见古方之妙。依解剖学之观察，女子大阴唇，相当男子之阴囊，故大阴唇之肿疡亦为阴癞。又案，"各三分"字当作"各等分"，赵周注本改作"各三两"。

《千金方》云：温经汤（于本方去桂枝、䗪虫、加茯苓、薏苡仁），主妇人小腹痛（出第三卷妇人杂治门）。《方极》云：土瓜根散，治少腹拘急，经水不利，或下白物者。

《类聚方广义》云：土瓜根散与抵当汤同治瘀血，而有其别。抵当汤证，瘀血凝结而不动者也；此方证，未至凝结者也。故治带下，及经水不利或再见，阴癞肿白沃等，可以见其异。

程氏云：土瓜根破瘀血而兼治带下，故以为君，䗪虫下血闭，以为臣，芍药通顺血脉，以为佐，桂枝通行瘀血，以为使，癞疝亦凝血所成，故此方亦治癞肿。雉间焕云：一味土瓜根，以苦酒煮服，治经水不利者，桂合破血剂，能助其功，是治冲逆之余力也。

寸口脉弦而大，弦则为减，大则为芤，减则为寒，芤则为虚，寒虚相搏，此名曰革，妇人则半产漏下，旋覆花汤主之。

魏氏云：此条已见于"虚劳"中（案又见"惊悸吐衄篇"本出《伤寒论·辨脉法》中），兼男子而言之也，今复见于此，专为妇人发论也。

旋覆花汤方

旋覆花三两 葱十四茎 新绛少许

上三味，以水三升，煮取一升，顿服之。

此条论与方，后人所缀集也。"虚劳篇"及《伤寒论·辨脉篇》并云："妇人则半产漏下，男子则亡血失精。"妇人与男子对举，故著二"则"字，此条删男子句，而妇人句仍有"则"字，文义上删缀之迹显然矣。旋覆花行水下气，于半产漏下之虚寒证，殊不对病。葱，本草虽有止衄血下血之文，究是开散之药，于本证不宜。新绛即绯帛，始见于陈藏器《本草拾遗》，云治恶疮丁肿，时珍始云疗血崩金疮出血，而有人用以治咯血，汉魏时盖未入药。然则本方是唐以后方，当别有主治，编次者妄缀于此条也。

妇人陷经，漏下黑不解，胶姜汤主之。(臣亿等校诸本无胶姜汤方，想是前妊娠中胶艾汤)

尤氏云：陷经，下而不止之谓，黑则因寒而色瘀也。胶姜汤方未见，然补虚温里止漏，阿胶干姜二物已足，林亿云恐是胶艾汤。按《千金》胶艾汤有干姜，似可取用。

渊雷案：《金鉴》引李彣注，读"陷经漏下"为句，非也。《巢源》有漏下五色之候，其漏下黑候云："五脏皆禀血气，肾脏之色黑，漏下黑者，是肾脏之虚损，故漏下而挟黑色也。"据此，知本条当读"妇人陷经"为句，"漏下"字当与"黑"字连读，陷经为病名，漏下黑为证候也。"陷经"字，古医书他无所见，不知其义何居，尤谓下而不止，李谓经脉下陷，皆望文生训耳。胶姜汤，林氏谓即胶艾汤，楼氏《纲目》亦云"即芎归胶艾汤，一云加干姜一两"，赵氏以为胶姜二物，徐沈尤魏并同。余意用《千金》大胶艾汤为是，即胶艾汤加干姜，引见妊娠篇胶艾汤下。又案：漏下之血色，《巢源》以五色为五脏之虚，丹溪谓淡为寒，紫为热，黑为热极。余皆不谓然，何则？血色本赤，有时杂以水分黏液，红血球少，则色淡似黄，更淡则近于白，血浓而红血球多，或既出血管而渐凝结，则色深似青紫，更深则近于黑，然绝不能白如雪，黄如金，黑如墨，青如草兹也；又，血液之反射光线为赤色，其透过光线为绿色，光线透过单个红血球时，色黄而微绿，数个红血球堆积时，仍为赤色；又，红血球中氧气饱和时，色鲜红，氧气少，带碳气时，色即紫黯，故动脉出血则鲜红，静脉出血则紫黯；又，吐血漏下等病，血溢出血管稍久，然后吐下出外时，色即紫黑，旋溢出旋吐下时，色即鲜红，若大量出血，创伤口较大，杂有近旁组织之淋巴液时，其色即淡。由是言之，《巢源》以五色分辨五脏之虚，丹溪以淡黑辨寒热，皆无理而不可信也。尤氏谓黑则因寒色瘀，与丹溪正相反者，以胶姜汤中宜有干姜，想当然耳。

妇人少腹满，如敦状，小便微难而不渴，生后者，此为水与血俱结在血室也，大黄甘遂汤主之。

《脉经》有两"敦"字，作叠语形容辞，小便上有"更"字，注云《要略》云满而热。"丹波氏云：徐沈生改经，误。

尤氏云：少腹满如敦状者，言少腹有形高起，如敦之状，与《内经》胁下大如覆杯之文略同。小便难，病不独在血矣，不渴，知非上焦气热不化。生后即产后，产后得此，乃是水血并结而病属下焦也。故以大黄下血，甘遂逐水，加阿胶者，所以怯瘀浊，而兼安养也。

渊雷案：盛食之敦，系圆形有盖之器，略如对剖之球，如敦状，谓小腹满而隆起也。本证水血俱结，少腹满如敦状，或为卵巢囊肿，或为子宫血肿，得之生后，则因生产时产道有创伤，其后结缔织粘连，遂成锁阴，而发子宫血肿也，又有因梅毒而小腹满痛，小便不利者，男女皆宜本方。

大黄甘遂汤方

大黄四两　甘遂二两　阿胶二两

上三味，以水三升，煮取一升，顿服之，其血当下。

《方极》云：大黄甘遂汤，治小腹满如敦状，小便微难，或经水不调者。

《方机》云：治小腹满如敦状，小便微难者，小腹绞痛坚满，手不可近者。

《类聚方广义》云：大黄甘遂汤与抵当汤皆主小腹满，而抵当汤证硬满而小便自利，此方证少腹膨满而不甚硬，小便微难，以斯见瘀血与水血结滞之异。

又云：此方不特产后，凡经水不调，男女癃闭，小腹满痛者，淋毒沉滞，梅淋小腹满痛不可忍，溲脓血者，皆能治之。

《方函口诀》云：此方主去水血二物，然水气为重，血为客也。云微难者，明非一向不通。此证世多有之，然妇人忽然小腹满急，小便不利者，有速效，又男子疝，小便闭塞，小腹满痛者，此方最验。

《续建殊录》云：一妇人，产后忽烦闷，二便秘闭，少腹硬满，按之则痛，不可近手，两足洪肿，不能屈伸，干呕短气，命迫旦夕。与八味汤，兼用大黄甘遂汤，两便快利，小便昼夜六七行，恶露续下，尔后少腹满大减，按之不痛，经日浮肿不去，乃与木防己汤，兼以夷则丸，诸证痊愈。

《成绩录》云：一妇人，产后烦闷，二便秘闭，少腹硬满，不可近手，两足洪肿，不可屈伸，干呕短气，命迫旦夕。先生诊之，投桃仁承气汤，兼以大黄甘遂汤，二便快利，小便昼夜六七行，恶露续下，少腹满去，按之不痛，经日足肿未除，更用木防己加茯苓汤，诸证痊愈。渊雷案：以上两条，当是一案而记者异辞，前条用八味汤，似是八味丸作煎剂，于证不对，此条作桃仁承气为是。

《古方便览》云：一僧年二十八，患淋沥数年，时出脓血，或如米泔水，大便下利，时又秘闭，下利时淋沥稍安，秘闭则甚。余诊之，少腹满如敦状，按之，引茎中痛，乃作此方饮之，大下利，病顿退，数日而痊愈。

妇人经水不利下，抵当汤主之。（亦治男子膀胱满急有瘀血者）

《金鉴》云：妇人经水不利下，言经行不通利快畅下也。乃妇人恒有之病，不过活瘀导气，调和冲任，足以愈之，今日抵当汤主之，夫抵当重剂，文内无少腹结痛，大便黑，小便利，发狂善忘寒热等证，恐药重病轻，必有残缺错简，读者审之。渊雷案：但据经水不利，自不宜遽用抵当，然经水不利之人，要亦有抵当汤证，当参看《伤寒论》抵当证以处之，用法方解，并详《伤寒论今释》。

抵当汤方

水蛭三十个，熬　虻虫三十枚，熬，去翅足　桃仁二十个，去皮尖　大黄三两，酒浸

上四味，为末，以水五升，煮取三升，去滓，温服一升。

《千金方》云：桃仁煎（即本方无水蛭，有朴硝），

治带下经闭不通。

又云：杏仁汤（于本方加杏仁二两），治月经不调，或一月再来，或两月三月一来，或月前，或月后，闭塞不通（《千金》翼同）。

《千金翼》云：治妇人月水不利，腹中满，时自减，并男子膀胱满急，抵当汤（于本方去虻虫，加虎杖二两，一云虎掌）。

方舆鲵云：抵当汤证有体虚者，夫体虚者有瘀血在少腹，固不可峻攻，虽然，不攻则病不去，善哉。陈自明于此方去大黄，加地黄，名通经丸也，去加仅一味，而且守且攻，可谓孙吴兵法。余尝以此四味水煎，疗干血劳。

《漫游杂记》云：一妇人三十余岁，月事断而不来，年年肥大，腰带数围，一月一二次大发头痛，药食并吐。余诊之，其腹脉坚实，惟心下硬塞，推之难彻底，医与抵当丸漆湿丸数百帖。血不来，乃以瓜蒂末一钱，大吐之一日，其翌，按心下硬塞减半，又作抵当汤与之，数日，大便溏泻，日五六次，后十日，再与瓜蒂五分，又与抵当汤如前，以肚腹剧痛，代用以丸，日三五分，三十余日而经水来如常，头痛荏苒而退。

《古方便览》云：一妇人，年三十，患癫疾三年，眉毛脱落，鼻梁肿大，一身肿，赤斑如云，手足麻痹，月经不通。余乃作抵当丸饮之，日服三钱，三十日，血下数升，后一百日而治。渊雷案：此所记癫疾及其证候，乃大麻风也，抵当丸能治麻风耶？存疑。

《生生堂治验》云：一妇人，半产后，面色黧黑，上气头晕。先生诊之，脉紧，脐下结硬，曰"此蓄血也"，即与抵当汤，三日，腰以下觉解怠，更与桃核承气汤，果大寒战，有顷，发热汗出谵语，四肢搐搦，前阴出血块，其形如卵，六日间约得二十余，仍用前方，二旬而宿患如忘。

《张氏医通》云：水蛭如无，以鲮鲤甲（即穿山甲）生漆涂炙，代之。

妇人经水闭不利，脏坚癖不止，中有干血，下白物，矾石丸主之。

沈氏云：脏即子宫也，坚癖不止。"止"当作"散"字，坚癖不散，子宫有干血也，白物者，世谓之白带也。魏氏云：脏坚之脏，指子宫也，脏中之脏，指阴中也。渊雷案：此是子宫内膜及阴道之炎症，若阴道无炎症，则白物不至甚多，若子宫无炎症，则不致影响经水，且不致有干血块而为脏坚癖也。矾石丸外治之方，能止白物，不能去干血，且必涂布至病灶，方能见效。方后云内脏中，若病人为经产妇，而手法柔和者，亦可内至子宫。魏指脏中为阴中，未尽然。

矾石丸方

石凡石三分，烧　杏仁一分

上二味，末之，炼蜜和丸枣核大，纳脏中，剧者再纳之。

《医心方》云：《僧深方》女子阴中疮方，裹矾石末如枣核，纳阴中。

《方极》云：矾石丸，治经水不利，下白物者。雉间焕云：蛇床子、楮木皮、矾石各等分，加五倍子少许，煎洗阴中，而后纳药，尤良。

《类聚方广义》云：合矾石丸蛇床子散二方，加樟脑，炼蜜和，作小指大，长一寸，更用白粉为衣，盛于锦囊，纳阴中，为良。程氏云：矾石酸濇，烧则质枯，枯濇之品，故《神农经》以能止白沃，亦濇以固脱之意也。杏仁者非以止带，以矾石质枯，佐杏仁一分以润之，使其同蜜易以为丸，滑润易以内阴中也。

妇人六十二种风，及腹中血气刺痛，红蓝花酒主之。

尤氏云：妇人经尽产后，风邪最易袭入腹中，与血气相搏，而作刺痛，刺痛，痛如刺也。"六十二种"未详。红蓝花苦辛温，活血止痛，得酒尤良，不更用风药者，血行而风自去耳。元坚云：赵氏以为六十二种风尽以一药治之，明其非仲景法。然原其立方之旨，破血通经，用红花酒，则血开气行而风自散矣。渊雷案：自此以下三条，皆以一方统治若干病，而证候不析，疑皆非仲景语也。六十二种风，当是神经系统病，故尤云血行风自息。红蓝花即红花，始见于宋《开宝本草》，而《外台》引《近效》已用之，盖六朝以后入药者。

红蓝花酒方（疑非仲景方）

红蓝花一两

上一味，以酒一大升，煎减半，顿服一半，未止再服。

《本草图经》，云：张仲景治六十二种风，兼腹内血气刺痛，用红花一大两，分为四分，以酒一大升，煎强半，顿服之，不止再服。又一方，用红蓝子一升，捣碎，以无灰酒一大升八合拌了，暴令干，重捣蓬，蜜丸如桐子大，空腹酒下十丸。

《外台秘要》云：《近效》疗血晕绝不识人烦闷方，红蓝花三两，新者佳，以无灰清酒半升，童子小便半大升，煮取一大盏，去滓，候稍冷服之。

《妇人良方》云：红蓝花酒，疗血晕绝不识人，烦闷，言语错乱，恶血不尽，腹中绞痛，胎死腹中。红蓝花一两，上为末，分二服，每服酒二盏，童子小便二盏，煮取盏半，候冷分为二服，留滓再并煎，一方无童便（本出《肘后》）。

妇人腹中诸疾痛，当归芍药散主之。

妇人腹痛，固多当芍散证，然但云腹中诸疾痛，则汗漫无归矣。徐氏云：此言妇人之病大概由血，故言诸疾痛，皆以术苓泽归芍芎主之，谓即有因寒者，亦不过稍为加减，非真以此方概腹中诸痛也。

当归芍药散方（见前妊娠中）

《续建殊录》云：妇人年二十三，左足挛急百日许，一日，上攻而吐，不能语言，医以为脚气，疗之不治。先生诊之，胸腹有动，自小腹至胸下挛急，小便不利，乃作当归芍药汤与之，二帖而上攻稍弛，言语复常，腹痛仍依然，因与硝石丸，食顷而二便快通，尿色如血，诸证渐除，月余愈。

又云：一妇人足指疼痛，不得步行，一日，腹中挛急，上冲心，绝倒不知人事，手中温，脉数，两便不通，则与当归芍药散，尔后小便快利，色如血，诸证顿除。

《成绩录》云：一妇人，日食三十余次，每食不过一二口，脚以下不遂，既二年所，胸下挛急，时迫心下，先生与以当归芍药散而愈。

妇人腹中痛，小建中汤主之。

此因营养不良，腹部之肌肉及神经挛急而痛，故用小建中。今用黄芪建中，当归建中，尤良。

小建中汤方（见前虚劳中）

《朱氏集验方》云：加味建中汤，（于本方加当归、琥珀、木香。）治女人虚败腹痛。

《施圆端效方》云：大加减建中汤。（于本方去胶饴，加黄芪、当归、川芎、白术），治妇人胎前产后一切虚损，月事不调，脐腹疠痛，往来寒热，自汗口干烦渴。

问曰：妇人病，饮食如故，烦热不得卧，而反倚息者，何也？师曰：此名转胞，不得溺也，以胞系了戾，故致此病，但利小便则愈，宜肾气丸主之。

"以胞"以下，《脉经》作"此人故肌盛，头举身满，今反羸瘦，头举中空，感胞系了戾，故致此病，但利小便则愈，宜服肾气丸，以中有茯苓故也"。

尤氏云：饮食如故，病不由中焦也。了戾与缭戾同，胞系缭戾而不顺，则胞为之转，胞转则不得溺也，由是下气上逆而倚息，上气不得下通而烦热不得卧。治以肾气者，下焦之气肾主之，肾气得理，庶缭者顺，戾者平，而闭乃通耳。

丹波氏云：了缭，并音聊，缭，缠也，绕也，《千金》有"四肢痿躄缭戾"等文。按此条之证，本是下焦壅滞，不得溺利者，膀胱为之急胀，而胞系遂至缭戾，溺随益闭，以致烦热不得卧，而反倚息，故用肾气丸开其壅滞，利其小便，则膀胱宽豁，而其系复旧也。此证不必下元衰乏，而其用此丸者，专取之利水，故云但利小便则愈。

《巢源·妇人杂病候》云：胞转之病，由胞为热所迫，或忍小便，俱令水气还迫于胞，屈辟不得充张，外水应入不得入，溲应出不得出，内外壅胀不通，故为胞转。其状小腹急痛，不得小便，甚者至死。张仲景云：

"妇人本肥盛，豆（一本误作"且"下同）举自满，全羸瘦，豆举空减，胞系了戾，亦致胞转。"又小便病候亦有胞转，云：其病状脐下急痛，小便不通，此病或由小便应下便强忍之，或为寒热所迫，此病至四五日，乃有致死者。饱食食讫应小便而忍之，或饱食讫而走马，或小便急因疾走，或忍尿入房，亦皆令胞转或胞落，并致死。

渊雷案：转胞为病名，即《巢源》之胞转，其主证为小腹急痛，不得小便，本条之饮食如故，烦热不得卧而倚息，为转胞用肾气丸之证。赵注云：胞居膀胱之室内。又云：湿去而胞不转，胎自安矣。是赵意指胞为子宫。今案《巢源》小便候之胞转，多指男子，不但妇人，《外台》有胞转方一十五首，亦在小便门，不在妇人门，则赵注非是。胞当读匹交切，为"脬"之假借字，《说文》，"脬。膀胱也。胞，儿生裹也。"《史记·仓公传》"风瘅客脬，难于大小溲"，《正义》云"脬通作胞"，金鉴云"胞者乃谓尿胞"，此说得之，胞既指膀胱，则胞系当指输尿管，胞系了戾而不得溺，乃游走肾之嵌顿症也。输尿管上连肾盂，下接膀胱之底，长约三十厘米，肾脏固著于原有部位时，输尿管之长度，仅足连接肾盂与膀胱底，无由了戾。若肾脏游走而下降，则输尿管自然屈曲，或致捻转，于是尿不得入于膀胱，而起尿闭，即《巢源》所谓外水应入不得入也。肾脏之著于腰脊左上也，不若他种脏器有韧带系膜以维持其位置，乃裹藏于腹膜后面之脂肪内，名曰肾被膜，若脂肪消瘦，肾即易于游走，又因下有输尿管之牵系，及身体行立时之地心吸力，故游走肾之位置必下移，甚则入于小骨盆焉，故素肥而忽瘦，为游走肾主要原因之一。明乎此，则《脉经》之文可得而解矣。《脉经》云"此人故肌盛者"，谓此人向多脂肪也；云"头举身满"者，谓虽直立之时，身内脂肪仍充满，肾被膜绰能维持肾脏之固定，而输尿管无由屈转也；云"今反羸瘦，头举中空，感胞系了戾"者，谓今则脂肪消瘦，直立时肾被膜空松，遂令肾脏下落，致输尿管屈曲捻转也。《巢源》所引张仲景语，骤读似不可晓，校以《脉经》，即复了了。盖"豆"字为"头"字之俗省，一本作"且"者，又豆字之形讹也，"自"字为"身"字之形讹，"全"字为"今"字之形讹，"空减"与《脉经》中"空"同意，是仲景语与《脉经》正同。《脉经》盖本于仲景，而《金匮》反遗佚也，丹溪《格致余论》引此文，而云其义未详，盖不知转胞之病理故也。治之以肾气丸者，此丸虽有茯苓泽泻利水，究是滋养强壮之剂，其力又专补腰脚下部，特宜于恢复肾被膜之脂肪，乃所谓原因疗法也，惟《脉经》"以中有茯苓"一句，当是浅人注语，混入正文，不然，利小便方用茯苓者至多，何独取此丸耶？《外台》引《近效》疗胞转不得小便方，用蒲席卷人倒立，令头至地，三反则通，此亦治游走肾，倒立则肾脏上复原位，而输尿管自然平直也。汉唐间医书，皆质朴但记事实，证以今日科学所知，往往若合符节，如《金匮》此条，参以《脉经》及《巢源》所引仲景语，言转胞之原因病理治法，何其确也。金元以后，竟取《内经》之单词只义，空言臆论，其文斐然，而其实茫然。故余之治医，主用科学知识读汉唐古书，摒弃金元以后空论，乃訾之者谓失却中医真面目，不知正惟以科学知识，理解中医医学，方始得见中医之真面目也。

又案：妇人转胞，多有因子宫之位置异常而起者，如子宫后倾后屈，子宫前屈，子宫脱等，皆能压迫膀胱及尿道口，而起尿闭尿意频数等证，此则非肾气丸所能治。津田玄仙《疗治茶谈》云："产后转胞，用八味丸多能见效（案产后腹腔之压力骤减，故引起游走肾），但亦有不能见效者，则可用龚信《古今医鉴》方，予屡试用，极有巨效。其方用甘遂，选上好品八钱，研为细末，用饭糊捏和，敷贴脐下，又用甘草节六钱，煎汤，频与服，小便立通，善能救人于一时，甚奇妙。"案此是转胞之治标法，即所谓对症处置，尿闭症因于子宫位置异常者，可用以救急。

肾气丸方

干地黄八两　薯蓣四两　山茱萸四两　泽泻三两　茯苓三两　牡丹皮三两　桂枝　附子炮，各一两上八味，末之，炼蜜和丸梧子大，酒下十五丸，加至二十五丸，日再服。

《千金》及《翼》，并用桂附各二两，用法治验，互详中风虚劳消渴诸篇。

《方极》云：八味丸，治脐下不仁，小便不利者。《方机》云：治脚气疼痛，少腹不仁（不薤宾），足冷或痛，少腹拘急，小便不利者（应钟），消渴而小便反多者，烦热不得卧，倚息，小便不利，饮食如故者，夜尿或遗尿者（应钟及脐下气海之边日灸七壮）。

《医方口诀集》云：八味丸，下焦虚惫，或小便不禁者，或癃闭者，痿痹者，皆用之。

雉间焕云：八味丸之证，其一，按脐下陷空没指者；其二，小腹拘急，及拘急引阴股者；其三，小便不利者；其四，小便反多者，其五；阴痿者，皆主之。闻之师云"称脐下不仁者，学者可深思焉，与他称身体不仁者不同"，又云，"加牛膝车前子，名玄英汤，能治妊娠转胞不得溺。"渊雷案：此即济生加味肾气丸，引见"中风篇"，玄英之名，未详所出，然妊娠不可轻用牛膝。

《类聚方广义》云：八味丸，治产后水肿，腰脚冷痛，小腹不仁，小便不利，水煮服。又云：淋家小便昼夜数十行，便了微痛，居常便意不断，或欲如厕而已遗，咽干口渴者，称气淋，老夫妇人多斯症，宜此方。

又治阴痿及白浊症，小腹不仁无力，腰脚酸软或痹痛，小便频数者，妇人白沃甚者，亦宜此方。

汤本氏云：地黄治脐下不仁，烦热，旁呈强心作用，地黄泽泻茯苓附子发利尿作用，薯蓣山茱萸现滋养强壮作用，牡丹皮佐地黄治烦热，同时和血，桂枝抑制水毒上冲，附子冲刺新陈代谢机，使脐下不仁等组织弛纵者复旧，以共治下体部之冷感，及知觉运动之麻痹。寇氏《本草衍义》云：泽泻，其功尤长于行水，张仲景八味丸用之者，亦不过引接桂附等归就肾经，别无他意。元坚云：盖茯苓泽泻，或引接桂附以达下焦，如消渴所用是也；或借力桂附以通水瘀，如转胞所用是也；如虚劳条，则引接通利俱兼取之矣。五苓散之桂，或以发表，或以散寒，药与病对，其方则一而其用有异者，是仲景方法之妙致也。元胤云：牡丹皮之性，较诸桃仁虻蛭，则不惟其力之缓，若单与之，难以溃坚破瘀，盖其为功，惟是行血通经，仍以配于桃仁大黄，可增除涤之力，合于当归地黄阿胶等，能引滋液和血之品，而营养阴分，故参之补泻之药，未有所碍，复足以赞其不逮矣。

蛇床子散方，温阴中坐药

蛇床子仁

上一味，末之，以白粉少许，和令相得，如枣大，绵裹内之，自然温。

《脉经》云：妇人阴寒，温阴中坐药，蛇床子散主之。赵程魏尤金鉴并同。

徐氏云：坐谓内入阴中，如生产谓坐草之"坐"也。丹波氏云：《千金》注云"坐药，即下著坐导药"，程氏云："白粉即米粉，借之以和合也。"渊雷案：此是阴道及子宫之慢性炎症，不但感觉寒冷，亦必多白带下，以其是局部之病，故用局部外治法。蛇床子为强壮药，治阴痿及妇人阴肿，有特效。又案此证与前矾石丸证实一病，故二方合用更佳，彼虽云中有干血，然矾石丸不能去干血也。

《外台秘要》云：广济疗妇人子脏挺出数痛，洗方，蛇床子一斤，酢梅十四枚，上二味，以水五升，煮取二升半，洗痛处，日夜十过，良。（《医心方》引《僧深方》同）

又云：《通真论》疗妇人子门冷坐药法，蛇床子四分，茱萸六分，麝香二铢味，上三味，捣散，蜜丸，绵裹如酸枣，内之，下恶物为度。

《医心方》云：葛氏方，妇人阴若苦痒搔者方，蛇床草节刺，烧作灰，内阴中。

又云：《集验方》治妇人脱肛，若阴下脱方，蛇床子布裹炙熨之，亦治产后阴中痛。（《千金》治产后阴下脱同）

《方极》云：蛇床子散，治下白物，阴中痒，或有小疮者。

《方机》云：阴中痒者以此汤洗之，眼目痒者亦然。雉间焕云：宜先洗阴中，而后内药，法如矾石丸方，又治阴中肿痛。

少阴脉滑而数者，阴中即生疮，阴中蚀疮烂者，狼牙汤洗之。

丹波氏云：龚氏《外科百效》云："如因妇人子宫有败精带浊，或月水未净，与之交合，后又未洗，男子肾虚，邪秽滞气，遂令阴茎连睾丸肿疮，小便如淋，名阴蚀疮，然妇人亦有之"据此，则阴蚀乃梅疮之属已。渊雷案：此是阴道及外阴部之侵蚀性溃疡，多因淋毒分泌物之刺激而起，龚氏所云，盖亦淋毒，非梅疮也。《伤寒论·平脉法》云：《少阴脉微滑》，滑者，紧之浮名也，此为阴实，其人必股内汗出，阴下湿也，是《脉经》家以少阴脉滑为阴部有湿之证，此条又兼数，数为热，湿热而病在阴，故知阴中生疮。

狼牙汤方

狼牙三两

上一味，以水四升，煮取半升，以绵缠箸如茧，浸汤沥阴中，日四遍。

《外台秘要》云：《古今录验》疗妇人阴蚀，苦中烂伤，狼牙汤方，狼牙三两，㕮咀，以水四升，煮取半升，去滓，内苦酒如鸡子中黄一杯，煎沸，适寒温，以绵濡汤，以沥疮中，日四五度，即愈。

又云：崔氏疗阴痒痛不可忍方，取狼牙蛇床子，煮作汤洗，日三。

《千金方》云：治阴中痒入骨困方（《外台》引作疗人阴虫疮方），狼牙两把，以水五升，煮取一升，洗之，日五六度。

胃气下泄，阴吹而正喧，此谷气之实也，膏发煎导之。

尤氏云：阴吹，阴中出声，如大便失气之状，连续不绝，故曰正喧。谷气实者，大便结而不通，是以阳明下行之气，不得从其故道，而乃别走旁窍也，猪膏发煎润导大便，便通气自归矣。

《赤水玄珠》云：令媳长卿之妇，腹中微疼，经行不流行，喉痛，四肢麻木作战，不知饥饿，上脉洪大如菀豆，以川芎、香附、麦芽、山楂、梅粉草、桔梗、酒芩、防风、荆芥、白术、茯苓，四剂而安。次月经水大行，十日不止，以黄芪、阿胶、蒲黄、各一钱，白芍药二钱，粉草三分，一帖而止。此后但觉浊气下坠，屁从子户中出，以补中益气汤加酒炒黄连调养而平。

萧氏《女科经纶》云：妇人阴吹证，仲景以为谷气实，胃气下泄所致，此之病机，有不可解，云来（程明宗字）注云"胃实肠虚，气走胞门"，亦是随仲景之文而检之也。夫人谷气，胃中何尝一日不实，而见阴吹之证者，未之尝闻，千百年之书，其缺疑可也。予甲寅岁游峡上，有友吴禹仲来询云，此镇有一富室女，阴户中时簌簌有声，如后阴之转失气状，遍方医者，不晓此何病也，予曰"阴吹证也，仲景之书有之"，禹仲因叹予之读书之博。

丹波氏云：阴吹非罕见之病，简前年疗一诸侯夫人，患此证，寻为瘵远，药罔效而殁。

渊雷案：阴吹之证，据西医书所载，不外两种病：其一为阴道与直肠间生瘘孔，则所放者直是屁，但瘘孔较大时，粪便亦从前阴出；其二因会阴破裂而不愈合，久而生白色硬韧之瘢痕，于是阴道哆开，空气得以窜入，因身体动作而挤出阴门，亦发音如放屁。然此二者，皆有创伤裂口，绝非膏发煎所能治。苟无创伤裂口，居然而阴吹，必因阴道或子宫内壁有变性，腐化发酵而产生气体之故，此则膏发煎当能取效（参看黄疸篇说解）。然此等病，又当有带下疼痛月经异常等证，不仅阴吹正喧而已。盖妇女讳言阴部奇病，若仅仅阴吹而无所苦，即不肯求医，以是无由闻见，疑莫能明，此云胃气下泄谷气实，则未见其合理也。

膏发煎方（见黄疸中）

《妇人良方》云：膏发煎，治妇人谷气实，胃气下泄，阴吹而正喧，阴中出血。案此虽直抄《金匮》文，然，"阴中出血"一句当由实验，故录之。

小儿疳虫蚀齿方（疑非仲景方）

雄黄　葶苈

上二味，末之，取腊日猪脂熔，以槐枝绵裹头，四五枚，点药烙之。

宋刘昉《幼幼新书》引，葶苈下有"各少许"三字，腊日作腊月，《本草纲目》引作"二味等分"，日亦作"月"。

程氏云：小儿胃中有疳热，则虫生而牙断蚀烂。雄黄味辛，葶苈味苦，辛苦能杀虫故也。按张仲景有《口齿论》一卷。（丹波云见宋《艺文志》）今未之见，岂彼处简脱于此耶？而妇人方后不应有小儿方也。魏氏云：附小儿疳虫蚀齿方，不知何意载于篇末，或有儿科之书阙略不全，挂一漏百者乎？丹波氏云：《玉函经》第八卷末，亦载治小儿药三方，盖另有幼科书而亡佚者，此类岂其遗方耶？

金匮要略今释卷八

杂疗方 第二十三

论一首 证一条 方二十二首

自此以下三篇，间有仲景遗文，而后人沾益者多，《二注》本及魏、尤、朱注本并不载。

退五脏虚热，四时加减柴胡饮子方

（冬三月加）柴胡八分 白术八分 陈皮五分 大腹槟榔四枚，并皮子用

生姜五分 桔梗七分

（春三月加）枳实 减白术共六味

（秋三月加）陈皮三分，共六味（夏三月加）生姜三分 枳实五分 甘草三分，共八味

上各㕮咀，分为三帖，一帖以水三升，煮取二升，分温三服。如人行四五里进一服。如四体壅，添甘草少许，每帖分作三小帖，每小帖以水一升，煮取七合，温服，再合滓为一服，重煮，都成四服。（疑非仲景方）

《方函口诀》云：此方为四逆散之变方，治时时发肌热，一也；或如疟状，二三日苦闷者，二也；脚气初

期，似伤寒而发热者，三也，皆有效，煎法为宋人所改，不可从。渡边熙云：窃思古代，无论何病，病名不定者多，未记明系某病之某证候，故《方函口诀》之记载，有若谜语，此实因其无现今科学的病理学故也。将来和汉医学亟宜研究此点，使适合于现代医学之病理学，说明某病之某证，宜适用某方。今请举一例，浅田氏所举三证，予鉴定为潜伏之先天梅毒，或三期梅毒，由气候、疲劳，或其他原因而发作者。其次尚有附记者三，潜伏梅毒时时发作，显原因不明之肌热者，本方治之，一也；潜伏梅毒时作疟状，发暴热，二三日间苦闷者，亦用本方，二也；潜伏梅毒续发脚气病者，往往发热，呈窒扶斯热型，此时本方有大效，三也。本方宜细切囊包，浸以沸水，数振其囊，以出药汁，不可久煎，如是则易饮而实行亦便。○渡边之书，名《东洋医学处方各论》，乃取浅田《方函口诀》而加以按语者，市上所行《汉和处方学津梁》，即其译本，然渡边之按语，较口诀颇为难译，此条系金君正愚代译，附书识谢。

渊雷案：五脏虚热，谓发热之非因外感实邪者，即东垣所谓内伤之类。方意在于行气，颇似四逆散及局方逍遥散，桔梗陈皮槟榔，开宣上中下三部，今人多喜此法。其方称饮子，加减随四时，橘皮称陈皮，药量以分计，药剂以帖计，以及合滓再煎等法，皆是宋以后法，绝非仲景方。程氏不载本方，《金鉴》谓方证不属，皆有所见也。至其用法，当如浅田之《口诀》，盖治原因不明之发热耳。渡边推测以为梅毒，则因日本遍地淫疮，狃于见闻之故，吾国宋以前绝少梅毒，古人岂能为千百年后预立方剂哉。且本方虽能治梅毒发热，实非根治梅毒之剂。渡边之煮法，亦是日本习惯，日商所售中将汤，附有小囊，即如此用。

丹波氏《医賸》云：药一贴，始见《金匮》柴胡饮子方后，或通作"帖"，盖是包裹粘贴之义。陈眉公《太平清话》云：宋朝吴郡士登科者，始于龚诚，其家居昆山黄姑庙，犹藏登第时金花榜帖，乃涂金纸，阔三寸，长四寸许，大书姓名，下有两知举花押，又用白纸作大帖，如药帖状，贮金花帖于中，外亦书姓名二字，盖以此报其人，以此知其制与斯邦药裸相似也。元坚云：药以"贴"称，宋以上所罕见，药滓再煮，见陶氏本草"序例"，然仅系于诸补汤所用。

长服诃梨勒丸方（疑非仲景方）

诃梨勒煨　陈皮　厚朴各三两

上三味，末之，炼蜜丸，如梧子大，酒饮服二十丸，加至三十丸。

此亦非仲景语，药所以去病，病去则药止，无常服之理，况三味皆破气行气之剂，非若后世补益方，可以常服无害者。《金鉴》以为前篇治阴吹之方，亦与病理不合。

三物备急丸方（见《千金》，司空裴秀为散用亦可，先和成汁，乃倾口中，令从齿间得入，至良验）。

大黄一两 干姜一两 巴豆一两，去皮心，熬外研如脂

梨药各须精新，先捣大黄干姜为末，研巴豆内中，合治一千杵，用为散，蜜和丸亦佳，密器中贮之，莫令歇。○主心腹诸卒暴百病。若中恶客忤，心腹胀满卒痛如锥刺，气急口噤，停尸卒死者，以暖水若酒，服大豆许三四丸，或不下，捧头起灌令下咽，须臾当差，如未差，更与三丸，当腹中鸣，即吐下，便差。若口噤，亦须折齿灌之。

"歇"下，《千金》有"气"字，徐氏沈氏本同，程本《金鉴》并改作"泄"。

此与走马汤，俱是开通壅塞，取急吐下之方，惟彼有水毒，故佐杏仁，此则宿食停积，故佐大黄，彼但治心腹胀痛，此则卒死口噤，不但病情异，其缓急亦殊。中恶客忤，停尸卒死，皆言病之急暴，故方名"备急"。"中恶"已详走马汤下，"客忤""卒死"，亦见《巢源》，云："卒忤者，亦名客忤，谓邪客之气，卒犯忤人精神也。此是鬼厉之毒气，中恶之类。人有魂魄衰弱者，则为鬼气所犯忤，喜于道间门外得之，其状心腹绞痛胀满，气冲心胸，或即闷绝，不复识人，肉色变异，腑脏虚竭者，不即治乃至于死。"又云，"卒死者，由三虚而

遇贼风所为也。三虚，谓乘年之衰，一也；逢月之虚。二也；失时之和，三也。人有此三虚，而为贼风所伤，使阴气偏竭于内，阳气阻隔于外，二气壅闭，故暴绝如死，若腑脏气未竭者，良久乃苏，然亦有挟鬼神之气而卒死者，皆有顷邪退乃活也。"丹波氏云："停略尸"无考，盖是即"遁尸"。案《巢源·遁尸候》云："遁尸者，言其停遁在人肌肉血脉之间，若卒有犯触，即发动，亦令人心腹胀满拉痛，气息喘急，旁攻两胁，上冲心胸。瘥后复发，停遁不消，故谓之遁尸也。"

《千金方》云：张仲景三物备急丸，司空裴秀为散用，治心腹诸卒暴百病方。大黄、干姜、巴豆各等分，上皆须精新，多少随意。先捣大黄干姜，下筛为散，别研巴豆如脂，纳散中，合捣千杵，即尔用之为散，亦好下蜜为丸，密器贮之，莫令歇气。若中恶客忤，心腹胀满拉痛，口噤气急，停尸卒死者，以暖水若酒，服大豆许三枚，老小量之，扶头起，令得下喉。须臾未醒，更与三枚，腹中鸣转，得吐利便愈；若口已噤，可先和成汁，倾口中，令从齿间得入，至良（出第十二卷万病丸散门）。案此篇本系后人掇拾，非杂病论原文，《千金》此条，即其所据，故具录之，以资对校，又见《外台三十一卷》，文小异。

又云：雷氏千金丸，主行诸气，宿食不消，饮实，中恶心腹痛如刺，及疟方（于本方加桂心、硝石）。上五味，末之，蜜丸捣三千杵，服如大豆二丸，神验无比，已死折齿灌之。

又云：治遁尸尸疰心腹拉痛不可忍者方（本方去大黄，加桂心）。上三味，治下筛，以上酢和如泥，傅病上，干即易之。《千金·月令》云：抵圣备急丸，主干霍乱，心腹百病，疰痛等方，（即本方）丸如绿豆大，每服空心服三丸，快利为度。

《外台秘要》云：许仁则云："干霍大小便不通，烦冤欲死，宜急与巴豆等三味丸服之服取快利。"（参看《伤寒论今释·霍乱篇》）

又云：《古今录验》三味备急散，（即本方）本疗卒死感忤，宫泰以疗人卒上气，呼吸气不得下，喘逆，差后已（案即以字）为常用方（出第十卷因食饮水上气门）。渊雷案："常用"，非无病常服之谓，盖上气多反宴休作，若差后复因食饮水而上气，仍可以此治之，故曰常用尔。又云：《古今录验》，司空三物备急散（即本方），疗卒死及感忤，口噤不开者。（出二十八卷卒死门）

又云：崔氏备急散（即《千金》治遁尸尸疰之方）疗卒中恶，心痛胀满，欲吐短气。（出三十一卷古今诸家散方）

《圣惠方》云：备急丸，治霍乱心腹疰痛，冷气筑心。

又云：治因食热饱，及饮冷水过多，上攻肺脏，喘

急不已。（并即本方）

又云：治干霍乱心腹疠痛，气短急，四体闷，不吐利，烦惋难忍，此名干霍乱，斯须不救，即杀人，急治方（于本方加入茱萸）。

又云：治恶疰心腹痛，如锥刀所刺，胀满欲死者，硝石圆（于本方加硝石、附子）。

又云：治暴癥气攻心腹胀痛，不欲饮食，宜服巴豆圆（于本方加木香、蓬莪茂）。

又云：治卒死及感忤，口噤不开者，宜服此方（即本方）。

《圣济总录》云：备急丸，治霍乱卒暴心腹痛。

又云：治小儿木舌，肿胀满口中，三物备急丸。

《十便良方》云：返魂丹，（即本方）治肠内一切卒暴百病。

《全生指迷论》云：若寒热如疟，不以时度，肠满膨脖，起则头晕，大便不通，或时腹痛，胸膈痞闷，此由宿谷停留不化，结于肠间，气道不舒，阴阳反乱，宜备急圆（出《幼幼新书·疟疾寒热交作门》）。

《澹寮集验方》云：曾有妇人，热而大便秘，脉实，子死腹中，已致昏不知人，医用备急圆，胎下人活。

程氏《医学心悟》云：独行丸，治中食至甚，胸高满闷，吐法不效，须用此药攻之，若昏晕不醒，四肢僵硬，但心头温者，抉齿灌之。（即本方三味）研细，姜汁为丸，如黄豆大，每服五七丸，用姜汤化下，若服后泻不止者，用冷粥汤饮之即止。

《方极》云：备急圆，治心腹卒痛者。《方机》云：治食滞腹痛者，心痛诸卒痛者，霍乱吐下心痛者。

原南阳岩草云：大食伤大霍乱妙方（即本方），突然腹痛甚烈，气绝者，用之，在上则吐，在下则泻，又数日在马上受风时，有病风眼者，痛烈时用之。

《春林轩丸散便览》云：大吕丸，治毒迫心下，心腹卒痛，气急者，此方即所谓备急圆，后世家之徒，多能用之，惟后世多用于食毒，其实不限于食毒，凡毒迫心下，急痛者，皆可用之。若不大便，或因腹满急痛，致四肢微冷，或中暑毒，迫于心下而急痛，用理中汤香薷饮等难效者，皆可用此方。

《类聚方广义》云：此方治饮食伤霍乱，一切诸病暴发心腹满痛者。妊娠水肿，死胎冲心，便秘脉实者，用之则下。紫圆亦佳，但当审其人强弱以处之。

又云：霍乱病虽因外感，盖属伤食，又有挟疝症激动者，其不吐不下，胸腹剧痛者，当先与备急圆紫圆以吐下之，腹痛闷乱止，呕不止，药汁不入者，宜小半夏加茯苓汤，以止其呕；吐下后头痛发热，身疼痛，渴而呕吐，小便不利，脉浮数者，宜五苓散；前症吐利不止，四肢微冷，好热饮者，人参汤；吐下止，大热大渴，烦躁，心下痞硬者，白虎加人参汤；前症头痛汗出，恶寒，身体疼痛，心下不痞硬者，白虎加桂枝汤；干呕不止，冷汗厥逆，转筋腹痛，脉微欲绝者，可用四逆汤。苟精究攻伐之术，治安之策，设施不误，则起其可起者，岂难事哉。

元坚云：此方所主，其证极暴极实，仅有顾虑，祸速反掌，是以其治要在短刀直入，咄嗟奏凯，故巴豆辛热峻下，以为之君，大黄为臣，以辅峻下之用，干姜为佐，以助辛热之性，三味相借，其功益烈，为攻泻诸方之冠，所以能相抵当也。《雷公炮炙论》云：云如大豆许者，取重十两鲤鱼目比之。方舆輗云：此丸本酒服之方，今医多用白汤送下，然用酒则助药力，其功更大。一男子伤食，社中医生用备急走马等，无寸效，伎穷之余，试令饮酒，仍服前药，遂得快吐下而康复。《建殊录》云：有恕首坐者，伯州人也，游京师，一日谒先生曰："顷者得乡信，贫道戒师某禅师者病肿胀，二便不通，众医皆以为必死，将还侍汤药，愿得先生备急圆者而往矣。"乃作数剂与之，比及首坐还，禅师仅存呼吸，即出备急圆服之，下利数十行，肿稍减，未及十日，痊愈。

又云：病人一日卒倒，呼吸促迫，角弓反张，不能自转侧，急为备急圆饮之（每服重五钱）。下利如倾，即复故。

《漫游杂记》云：一男子，病疥癣，以散药摩擦数日而愈，后作汤药浴焉，浴后中风，发寒热，毒气内攻，满身暴胀，两便断而不下，气急脉数，不能移一步，请余。余谓家人曰："斯症死不旋踵，非峻攻之药，则难与争锋。"与备急圆五分，快利三行，其明，作东洋先生赤小豆汤（赤小豆、商陆、麻黄、桂枝、反鼻、连翘、生姜、大黄），使服三大碗，又利二行，其明又与备急圆，利十余行，毒气渐减，疮痕发脓，续与赤小豆汤，二十余日而痊愈。

又云：大坂贾竖，感暑泄利，其妻少而姣，时医皆以为虚火上冲，与益气汤三十余日，下既断，心下绞痛，三日夜无间断，四肢拘挛，口不能言，服附子理中汤数帖，不治欲死，请余，余曰："是邪毒结而上攻，当下之。"医生暨旁人皆不可，贾竖特曰："下之虽死，不下亦死，死则一也，不如服之无遗憾。"于是与备急圆二十粒。服后闷满，食顷，绞痛不发，而便未得下，余诊其腹，脐下隐然怒胀，曰："是心下虽已解，药气为疝所闭耳。"乃作黄连泻心二帖进之，其夜二更，便下，家人来报，余曰："当不过五六行，无他故也。"至明，下六行，神气轻健，得行步，与半夏泻心加大黄汤，二十日而痊愈。

《续建殊录》云：一男子，当食时，忽咽痛，少间，手足厥冷，如死者状。二医诊之，一医以为寒疾，一医以为缠喉风。曰"此证宜备急圆，然未之试"，故辞不疗，乃迎先生审之。先生曰："备急圆固的当也。"与之，一时许，大便快通，疾如洗。

　　〇治伤寒令愈不复。紫石寒食散方（见《千金翼》）

　　紫石英　白石英　赤石脂　钟乳碓炼　栝蒌根　防风　桔梗　文蛤　鬼臼各十分　太一余粮十分，烧　干姜　附子炮，去皮　桂枝去皮，各四分

　　上十三味，杵为散，酒服方寸匕。

　　见《千金翼》第十五卷大补养门，云："张仲景紫石寒食散，治伤寒已愈不复方"，《巢源·寒食散发候》云"仲景经有紫石英方"，盖即指此。《千金翼》论曰："病患已成，即须勤于药饵，所以立补养之方。此方皆是五石三石大寒食丸散等药，自非虚劳成就，偏枯著床，惟向死近，无所控告者，乃可用之。斯诚可以起死人耳，平人无病，不可造次著手，深宜慎忌。"据此，则诸石寒食方，本以治久病痼疾，谓之寒食者，服药后须冷食，冷水浴，减衣薄覆卧故也。而贪妄之徒，服此以求长生，方及服食法度，详《巢源》《千金翼》。然其弊往往痈疽陷背，夭害年命，故又有石发解散诸方，古诗十九首，"服食求神仙，多为药所误"，盖服石之风，盛于汉魏，至唐以后始衰歇，今人则莫敢妄试矣。又案《千金翼》治"伤寒已愈不复"，盖谓气体不恢复，《金匮》云"治伤寒令愈不复"，乃似食复劳复之复，此编次者之误，徐注直云"愈而不复发"，非也。又，《医心

方》第二十卷服石方中，引仲景方四首。盖仲景别有服石方，在《伤寒杂病论》之外，而今佚矣。《宋史·艺文志》既录张仲景《伤寒论》及《金匮要略方》，又录张机《金石制药法》一卷，可证也。

救卒死方

薤捣汁，灌鼻中。

自此以下，救卒死诸方，并出《肘后》，云"张仲景诸要方"，盖相传出于仲景也。卒死即西医所谓假死状态，大概因呼吸中枢（在延髓中）之机能突然停息之故，故诸方大半取其刺激性。《肘后》云："凡卒死中恶及尸蹶，皆天地及人身自然阴阳之气，忽有乖离否隔，上下不通，偏竭所致，故虽涉死境，犹可治而生，缘气未都竭也。当尔之时，兼有鬼神于其间，故亦可以符术而获济者。"《巢源》亦有说，引见前备急丸条。《千金方》云："治卒魇死方，捣韭汁灌鼻孔中，剧者灌两耳，注云：'张仲景云灌口中'。"案耳鼻皆有孔窍以通咽喉，薤与韭皆属百合科，而味辛，若取其刺激，则口耳不如鼻，韭不如薤矣。《金鉴》云：薤白类蒜而小，北人谓之小根菜，南人谓之钓乔是也。捣汁灌鼻，亦通窍取嚏之意也。

又方

雄鸡冠割取血。管吹内鼻中。

《肘后》云：割丹雄鸡冠血。

猪脂如鸡子大，苦酒一升，煮沸，灌喉中。

鸡肝及血涂面上，以灰围四旁，立起。

肝，《肘后》作"冠"。

大豆二七粒，以鸡子白并酒和，尽以吞之。

以上四方，皆有厌胜之意，涂鸡血于面，以灰围病人，是绝无药效可言，直是厌胜法耳。末一方吞大豆，若不研细，恐卒死之人，转致哽噎，即研细，亦恐不得效也。《金鉴》云：雄鸡冠血及肝，卵白猪大豆酒醋等物，无非用阳物以胜阴祟也。管吹内鼻中，谓将鸡冠血或合热酒，含在病人口内，以苇管或笔管插入病人鼻孔中，使气连药吹之，其药自能下咽，气通嚜自开也。

救卒死而壮热者方

矾石半斤，以水一斗半，煮消，以渍脚，令没踝。

卒死，概因呼吸中枢之停息，身壮热，则司造温之中枢亦受扰乱矣。矾汤渍脚者，矾性收濇，汤则温暖，俗谓"引火归原"，其实亦是诱导法，温濇其下，即所以平上部之兴奋，"历节篇"载本方治脚气冲心，可见也。程氏云：厥阳独行，故卒死而壮热。岐伯曰："血之与气，并走于上，则为大厥，厥则暴死。"矾石收濇药也，以之浸足而收敛其厥逆之气。

救卒死而目闭者方

骑牛临面，捣薤汁灌耳中，吹皂荚末鼻中，立效。

《肘后》又云：治卒魇寐不寤，以牛蹄或马蹄临魇人上，亦可治卒死，青牛尤佳。《千金》云：卒死无脉，无他形候，阴阳俱竭故也，治之方，牵牛临鼻上二百息，牛舐必差，牛不肯舐，著盐汁涂面上，牛即肯舐。案《肘后》之意，用牛全为厌胜，《千金》似以牛息引人息，犹今世人工呼吸之意。又诸兽之臊，惟牛臊最适于鼻，久嗅不觉其恶，则骑牛临面与牵牛临鼻，于卒死魇死人之呼吸作用，殆有化学之效欤。薤汁灌耳，皂荚末吹鼻，与牛舐面，皆刺激以恢复其知觉也。

救卒死而张口反折者方

灸手足两爪后十四壮了，饮以五毒诸膏散。（有巴豆者）

《外台》十四上有"各"字，注四字，为原文，作"有巴豆者良"五字，《肘后》亦为原文。程氏云：灸手足两爪后，当是灸两手足爪后，其文则顺，以十爪甲为十二经之终始，灸之以接引阳气，而回卒死。五毒诸膏散方未见。

丹波氏云：《肘后卒死门》云：有三物备急丸散及裴公膏，救卒死尤良，裴氏五毒神膏，见于百病备急散膏，无巴豆（案雄黄、朱砂、当归、椒、乌头、猪脂），而《千金》加巴豆、莽草、薤白，为裴公八毒膏，所谓五毒诸膏散，盖此类也。五毒，《周礼》郑注"石胆丹砂雄黄矾石磁石"。今考五毒膏八毒膏，但用丹砂雄黄耳，其余并他品，而为五味八味也。

救卒死而四肢不收，失便者方

马屎一升，水三斗，煮取二斗，以洗之，又取牛洞（稀粪也）一升，温酒灌口中，灸心下一寸，脐上三寸，脐下四寸，各一百壮，差。

《外台》，洗之作"洗足"，牛洞作"牛粪"。

程氏云：卒死而四肢不收者，无阳以行四末也，失便者，正气衰微，不能约束便溺也。物之臭者，皆能解毒杀邪，故以牛马粪及后条狗粪治之。心下一寸，当是上脘穴；脐上三寸，当是中脘穴；脐下四寸，当是关元穴。灸之以复三焦之阳，而回其垂绝之气。渊雷案：依灸法，当灸上脘中脘关元，然同身寸法，自胸骨剑突之下端（即鸠尾穴）至脐，作七寸，上脘在鸠尾下二寸，脐上五寸，中脘在上脘下一寸，脐上四寸。其在脐上三寸者，乃建里也；关元在脐下三寸，其在脐下四寸者，乃中极也；针灸书亦无心下若干寸之文，为其心之部位不明了也。盖救卒死诸条，欲便常人急用，故寸法不合灸书。

救小儿卒死而吐利，不知是何病方

狗屎一丸，绞取汁，以灌之，无湿者，水煮干者取汁。

《肘后》用马矢，《本草纲目》时珍曰："狗屎所治诸病，皆取其解毒之功。"渊雷案：小儿无知识，手攫得物，辄以入口，故卒死吐利，不知何病者，即有中毒之疑，而用狗屎，徐氏以为消化，《金鉴》以为发阳气，殆不然。

○尸蹷，脉动而无气，气闭不通，故静而死也，治方（脉证见上卷）

菖蒲屑，内鼻两孔中吹之，令人以桂屑著舌下。

亦见《肘后》《外台》，并引张仲景，《肘后》"舌下"下更有"又云扁鹊法治楚王效"九字。原注"脉证见上卷者"，徐镕《附遗》谓即首篇"寸脉沉大而滑"一条，是也。《三因方》名内鼻散。《肘后》云：尸蹷之病，卒死而脉犹动，听其耳中，循循如啸声。而股间暖是也，耳中虽无啼声而脉动者，故当以尸蹷救之。"《巢源·尸厥候》云尸厥者，阴气逆也。此由阳脉卒下坠，阴脉卒上升，阴阳离居，营卫不通，真气厥乱，客邪乘之。其状如死，犹微有息而不恒，脉尚动而形无知也，听其耳内，循循有如啸之声，而股间暖是也，耳内虽无啸声而脉动者，故当以尸厥治之（下言脉与本经首篇所云略同不具录）。"据此，知尸蹷亦是一种假死，其证候为脉动而无气，耳中如有啸声，股间暖（言股间暖则他处已冷矣）。扁鹊所治虢太子，正是此病，见《史记》本传及《说苑》。菖蒲屑吹鼻，桂屑著舌下，皆取略其刺激开窍也。

又方

剔取左角发方寸，烧末酒和，灌令入喉，立起。

《肘后》方寸间有"二字"，《外台》作方"寸匕"，案剟，《素问》作"鬄"，依《说文》，当作"鬄"，云鬄发也，鬄即俗剃字。

程氏云：《内经》曰："邪客于手足少阴太阴足阳明之络，此五络皆会于耳中，上络左角，五络皆竭，令人身脉皆动，而形无知也，其状若尸，或曰尸厥。以竹管吹其两耳，鬄其左角之发，方一寸，燔治，饮以美酒一杯，不能饮者灌之，立已（见缪刺论）。"今仲景亦剟左角之发治者，以左角为阳气之所在，五络之所绕，五络皆竭，故剟其五络之血余以治之，和以酒灌者，助药力而行气血也。渊雷案：本方原出《素问》，《素问》之意，当如程说，然所谓邪与络，皆涉渺茫，难以信据。考之本草，乱发消瘀治惊痫，或者脑部血管有栓塞，遂成假死症状欤。

○**救卒死客忤死，还魂汤主之，方**（《千金方》云：主卒忤鬼击飞尸，诸奄忽气绝，无复觉，或已无脉，口噤拗不开，去齿下汤。汤下口不下者，分病人发左上，捉撮）肩引之。药下复增取一升，须臾立甦。

麻黄三两，去节，一方四两　杏仁去皮尖，七十个　甘草一两，炙　千金用桂心二两

上三味，以水八升，煮取三升，去滓，分令咽之，通治诸感忤。

《肘后》无方名，冠以《张仲景诸要方》六字，用麻

黄四两,《千金翼》同。《千金》主疗文,与原注所引小异,"卒忤"间有"感"字,"无脉"作"死绞","口噤"下无"拗"字,"下口"作"入口","擒"作"踏","取"下有"尽"字,"甦"作"苏"。方有桂心二两,《外台》引《肘后》同(今本《肘后》无桂心)。方后云:"通疗诸昏客忤良。"案此方有桂心,即是伤寒麻黄汤,卒死热高者可用,其无热者,不用桂心为是。《金鉴》云:中恶客忤,便闭里实者,仲景用备急丸,可知无汗表实者,不当用备急丸通里,当用还魂汤以通表也。通里者,抑诸阴气也;通表者,扶诸阳气也。昧者不知,以麻黄为入太阳发汗之药,抑知不温覆取汗,则为入太阴通阳之药也,阳气通动,魂可还矣。渊雷案:抑诸阴气,谓排除有形的物质也;扶诸阳气,谓鼓动无形之机能也。此盖因呼吸停止而假死,故用麻黄杏仁。

方舆輗云:此方为起死回生之神剂,还魂之名,诚不愧也。小儿有作搐而死,至二三日不醒者,间可起之。余通家一幼儿,尝病此症,医人纷集,投惊药数方,且针且灸,殆尽其治,一不见效,病势已极,皆曰不治。余最后至,其脉初诊沉绝,稍久则时见生机仿佛,因谓病家,此子病势已危,以余观之,全是热邪郁闭之极,得一发泄,庶几可回春,即作还魂汤与之,令其母抱而被覆,须臾汗出即醒。盖还魂汤原无发汗之说,今用此被覆,出于予之胸臆,余常值小儿发热昏沉，务发其汗，十不一误，此症若遽用金石脑麝，不惟不醒，反引邪深入，祸在反掌之间。喻嘉言曰："小儿发热昏沉，务择伤寒名家，循经救疗，百不失一。"确论也。渊雷案：小儿得急性热病，往往发痉挛，此本非脑病，散其热则痉挛自止，时医治热病，用豆卷、豆豉等迁延失表，此证尤多，有持之案，深可省玩。

又方

韭根一把　乌梅二七个　吴茱萸半升，炒

上三味，以水一斗煮之，以病人栉内中，三沸，栉浮者生，沉者死，煮取三升，去滓，分饮之。

《肘后》用乌梅二十枚，吴茱萸半斤。《外台》引《肘后》，用乌梅十四颗，水一斗作"劳水一升"。

徐氏云：韭根有薤白之功，乌梅有开关之力，吴茱萸能降浊阴，阴降而关开，则魂自还，故亦取之。程氏云：方亦可解，而栉之浮沉则不可解也。渊雷案：前方开气管之闭塞，此方除胃中之黏痰，二者皆足以致假死。栉之浮沉，则无理。

救自缢死，旦至暮，虽已冷，必可治；暮至旦，小难也，恐此当言阴气盛故也。然夏时夜短于昼，又热，犹应可治。又云：心下若微温者，一日以上犹可。治之方：

徐徐抱解，不得截绳。上下安被卧之，一人以脚踏其两肩，手少挽其发，常弦弦勿纵之；一人以手按据胸上，数动之；一人摩捋臂胫，屈伸之，若已僵，但渐渐强屈之，并按其腹。如此一炊顷，气从口出，呼吸眼开，而犹引按莫置，亦勿苦劳之。须臾，可少桂汤及粥清含与之，令濡喉，渐渐能咽，及稍止。若向令两人以管吹其两耳，罙好。此法最善，无不活者。

《外台》，无"救"字，冠以"仲景云"三字，"治之方"三字作"活"一字，"及稍止"作"乃稍止"，"若向"二字作"兼"一字，"罙"作"弥"，并是。阴气，徐镕本俞桥本及诸家注本并作"忿气"，非。案"恐此当言"四句，盖后人注语，故上有"仲景云"字，下复有"又云"字也。

旦至暮，则自缢必当卧起时，体力休养较充，故易救；暮至旦，则自缢必在将卧之前，体力较瘀，故难救。不但阴气之盛也，心下微温，则呼吸循环皆停止未久，故犹可活。徐徐抱解，不得截绳，恐截绳则死者颠仆撞击，伤其垂绝之气也。踏肩挽发，弦弦勿纵，引伸其气管，勿令瘪缩也。弦弦者，微急之意，犹俗言紧绷绷。按据胸上，屈伸臂胫，皆是人工呼吸，又以恢复其四肢之血循环也。按据屈伸之迟数，当以平人呼吸为度，每分钟约十六次。今之人工呼吸法，仰卧病人于空气流通之处，枕其背，使胸廓高起，一人跪其顶前，持其肘，伸之向顶，屈之向胸，一人跨跪病人腰际，两掌轻按其胸，视屈肘时，以两拇指重按其心窝，伸肘则急去掌，如是反复行之，则窒息者自苏。亦可闭塞病人鼻孔，救者接其口而极吹之，此以管吹两耳，盖亦通气之意。丹波氏云：桂汤，诸书无考，盖此单味桂枝煎汤耳。而《洗冤录》引本经之文，后载官桂汤方，未知何本。官桂汤，广陈皮八分，厚朴、半夏各一钱，肉桂、干姜各五分，甘草三分。

《金鉴》云：此法尝试之，十全八九，始知言果不谬。程氏《医学心悟》云：予尝见自暮至旦，而犹救活者，不可轻弃也。顾氏《疡医大全》云：必须心口尚温，大便未下，舌未伸出者，救活。渊雷案：此法不特缢久者不得活，即心口尚温者，亦不能必活，然舍此更无他法，诸急救固无必效之法也。又，他书所载救缢死法，皆本此文，而切戒割断其绳，谓须徐徐抱解，又有用软绵塞肛门及女子阴者。愚谓仓卒割绳，恐其颠坠震伤耳，若绳系死套头，急不得解，则抱起后，割开其结，使速松气管，殆未为不可。至绵塞前后阴，谓防泄气，揆诸生理，似不相合，然尝见处绞刑者，绞时腹膨起，行刑者蹴之使失气，云否则绝而复苏，是自缢者不得失气，亦非全妄，塞之既无害，过而信之可也。他书所载救自缢法，有足资参校者，撮录于后。

《巢源》云：以绳物系颈自悬挂致死，呼为自缢，若觉早，虽已死，徐徐捧下，其阴阳经络虽暴壅闭，而脏腑真气故有未尽，所以犹可救疗，故有得活者，若见其悬挂，便忽遽截断其绳，旧云则不可救。此言气已壅闭，绳忽暴断，其气虽通，而奔进运闷故，则气不能还，即不得复生。

《千金》云：治自缢死方，凡救自缢死者，极须按定其心，勿截绳，徐徐抱解之，心下尚温者，以氍毹覆口鼻，两人吹其两耳。又方：强卧，以物塞两耳，竹筒内口中，使两人痛吹之，塞口旁，无令气得出，半日，死人即噫，噫即勿吹也。又方：捣皂荚细辛屑，如胡豆大，吹两鼻中。又方：刺鸡冠血出，滴著口中，即活，男雌女雄。又自缢死，灸四肢大节陷大指本文，名曰地神，各七壮（案《千金》共有十一方，录传抄最广者五方）。

《外台》云：《肘后》葛氏疗自缢死，心下尚微温，久犹可活方：徐徐抱解其绳，不得断之，悬其发，令足去地五寸许，塞两鼻孔，以其芦管内其口中至咽，令人嘘之，有顷，其腹中㗌㗌转，或是通气也，其举手捞人，当益坚捉持，更递嘘之，若活了能语，乃可置，若不得悬发，可中分发，两手牵。又方：皂荚末，葱叶吹其两鼻孔中，逆出，复内之。又方：以芦管吹其两耳，极则易人吹，取活乃止，若气通者，以少桂汤稍稍咽之，徐徐乃以少粥清与之。

菅氏《五绝治法》云：徐徐放下，将喉气管捻圆，揪发向上揉擦，用口对口接气，粪门用火筒吹之，以

681

半夏皂角搐鼻，以姜汁调苏合香丸灌之，或煎木香细辛汤调灌，亦得。如苏可治，绳小痕深，过时身冷者，不治。

〇凡中暍死，不可使得冷，得冷便死。疗之方：

屈草带，绕暍人脐，使三两人溺其中，令温。亦可用热泥和屈草，亦可扣瓦碗底按，及车缸，以著暍人，取令溺，须得流去。此谓道路穷，卒无汤。当令溺其中，欲使多人溺，取令温，若汤，便可与之，不可泥及车缸，恐此物冷。暍既在夏月，得热泥土，暖车缸，亦可用也。

此方，《外台》引《肘后》，而今本《肘后》无之，云：以屈草带绕暍人脐，使三四人尿其中，令温，亦可用泥上屈草，亦可扣瓦碗底若脱车缸，以著暍人脐上，取令尿不得流去而已，此谓道路穷急无汤，当令人尿其中。仲景云："欲使多人尿，取令温，若有汤，便可与之。"仲景云："不用泥及车缸，恐此物冷，暍既在夏月，得热上泥暖车缸，亦可用也。"《医心方》亦引葛氏方，其文少异，不具录。

此亦中热而衰竭之证，与第二篇太阳中暍首条之证同理，彼不遽死，而此卒死者，或因体禀本弱，或因劳伤嗜酒，故不胜暴热灼烁而卒死也。病属虚寒（参看太阳中暍条），故得冷便死，《金鉴》谓恐其闭热在内，非也。屈草溺脐，盖即温熨之意，气海关元诸穴，皆近在脐下，阴证宜灸者往往取之，可以互证。程氏云：本草，车辖一名车缸，即车轴铁辖头。

《三因方》云：中暑闷倒，急扶在阴凉处，切不可与冷，当以布巾衣物等蘸热汤，熨脐中及气海，续以汤淋布上，令彻脐腹，暖即渐醒。如仓卒无汤处，掏道上热土于脐上，仍拨开作窝子，令人更溺于其中，以代汤。急嚼生姜一大块，冷水送下，如已迷乱闷，嚼大蒜一大瓣，冷水送下，如不能嚼，即用水研灌之，立醒。

叶氏《避暑录话》云：道路城市间，中暑昏仆而死者，此皆虚人劳人，或饥饱失节，或素有疾，一为暑气所中，不得泄，则关窍皆窒，非暑气使然，气闭塞而死也。大蒜一握，道上泥土杂研烂，以新水和之，滤去滓，刳其齿灌之，有顷即苏。

救溺死方

取灶中灰两石余，以埋人，从头至足，水出七孔，即活。

此方，《外台》引《小品》"云疗溺死，若身尚暖者方"，注云："《备急》《肘后》《千金》同。"案《医心方》载此方，亦引葛氏，而今本《肘后》无考，又《医心方》引《小品》，及《千金》，法并较详，引见下。

溺水死者，非死于水，乃死于窒息也。当落水之际，苟能自闭口鼻，留少许气勿呼出，则肺泡开张，胸部较轻于下体，自然浮而不沉，水及肩而止，不致淹口鼻以窒息。然不善泅者入水，水及腹即微喘，此因腹部季肋受水之压力，膈膜难于下推故也，若水及胸，胸部亦受压不易开张，于是肺中之气尽被挤出，肺泡不空，上体失其浮力，水遂淹及口鼻，此时其人张口欲得吸气，水从口鼻涌入，不可复御。然会厌软骨之效犹在，水人咽头，软骨闭锁气管口，水则由食管以入于胃，胃中水满，则体重自增，复上迫膈膜，使肺气愈出而肺泡愈瘪，于是其人下沉，窒息而死矣。死后内脏渐腐，肠中放出气体，令腹大如鼓，体积增则比重减，遂复浮起，故溺死至自浮起者，内脏必已腐坏，不可救矣。其可救者，自以恢复呼吸为第一义，则人工呼吸法，及上文救缢诸法，凡以恢复其呼吸者，皆可择用；其次则去除胃中之水，水在胃，虽无大害，然能障碍膈膜之机能，则亦足障碍呼吸，故宜去除。今但用灶灰埋人，既非恢复呼吸，亦非去除胃水，但取其温暖干燥，似非救溺切要之法，惟温暖所以保持体温，干燥所以恢复肌表之血循环，溺死者浸压既久，肌表之血循环不利可知，用灶灰以吸收水分，使肌肤干燥，浅层动脉之血循环易于恢复，是亦救溺时之一功用也。既知用灶灰之理，则灰宜取草本植物之新烧者，为其温暖细软，富有吸水力也，竹木煤炭及久冷死灰，皆不适用。

《金鉴》云：尝试蝇子落水而死者，用灶灰埋之，自活。渊雷案：此本李时珍之说，出《本草纲目》冬灰条，然试于蝇而验者，岂可遽信其施于人而亦验？西人恃动物试验以尝药，所试者皆是哺乳类动物，犹恐未可遽施于人。何则？动物与人，生理病理殊异处甚多。木鳖子人食之无害，犬食之辄死；疟原虫入于人之血循环，其人必病疟，以试验于动物，竟无丝毫影响；马牛羊染脾脱疽菌，鲜能逃死，人染之，但生脓疱而已；同是人矣，美洲热带盛行黄热病，染者辄死，而蒙古人种黑色人种曾无感受性。由是推之，动物试验之结果，施于人体治疗，岂能悉合。况蝇之贱劣易活，其生活状态之远于人类，又非哺乳动物之比，安得以活蝇者即可以活人乎？又，原文"水出七孔"，亦未安。用此法以救溺人，若有口鼻出水者，其人之生活机能未绝，自然呕水，当非埋灰之力，两耳有耳咽管，通于咽头，与口鼻同时出水，亦或可能，两目则绝不能出水，其苏而出水者，非水，乃苦闷咳呛而泪出耳。今云"水出七孔"，非也。

《千金方》云：治落水死方：以灶中灰布地，令厚五寸，以甑侧著灰上，令死人伏于甑上，使头小垂，下抄盐二方寸匕，纳竹管中，吹下孔中，即当吐水，水下，因去甑，下死人著灰中，壅身，使出鼻口，即活。又方：掘地作坑，熬数斛灰，内坑中，下死人，覆灰，湿澈即易之，勿令大热博人，灰冷更易，半日即活。又方：倒悬死人，以好酒灌鼻中，又灌下部，又酢灌鼻，亦得。又方：绵裹皂荚，内下部中，须臾水出（《医心方》引《小品方》云"捣皂荚作末",又云"须臾牵出即活也")。又方：裹石灰，内下部中，水出尽则活。又方：熬沙覆死人面，上下有沙，但出鼻口耳，沙冷湿即易（《医心方》引《集验方》同）。又方：屈两脚，著生人两肩上，死人背向生人背，即负持走行，吐出水便活。

《医心方》云：《小品方》治溺水死方，以灶灰布著地，令厚五寸，以甄倒覆灰上，以溺人覆伏甄上，口中水当出也，觉水出，复更别熬灰令暖，置之，溺人口中水已出极多，便去甄，即以暖灰壅溺人通身，但出口鼻耳，小时便苏醒则活也。又方：令二健人抱溺人倒卧，沥溺人水出尽，便活也。

渊雷案：《小品》《千金》诸方，皆主吐出水。似胜于徒埋灰中，临急择用可也，然诸救溺方未有主恢复呼吸者。意者，溺水时腹内外压力俱大，肺体已缩至常度以下，拯之出水，则外压除，以法使吐水，则内压亦除，压力既除，肺体自能以弹力稍扩张，入气少许，因得自复呼吸饮。

上疗自缢溺暍之法，并出自张仲景为之，其意殊绝，殆非常情所及，本草所能关，实救人之大术矣。伤寒家数有暍病，非此遇热之暍。（见《外台》《肘后》目）

见《外台》第二十八卷热暍方门，"其意"下有，"理"字，本草上有"亦非"字。"关"一字作"开悟"二字，"数"一字作"别复"二字。丹波氏云：《外台》引《肘后》，今本《肘后》无考，原注"目"字，疑是"同"字讹，俞本无目字，是。渊雷案：此篇之暍，与第二篇之暍，本是一病，但有缓急重轻之异，彼但发热恶寒，此则卒然闷倒，故彼可从容服药，此须当时急救耳。葛氏谓伤寒家别复有暍，误矣，陈氏《三因方》已辨之，而误以葛氏语为林氏语，云："伤寒中暍，其实一病，但轻重不同。"新校正《要略》者，乃云伤寒家别有暍病，非也"。

治马坠及一切筋骨损方（见《肘后方》）

大黄一两，切浸汤成下　绯帛如手大，烧灰　乱发如鸡子大，烧灰用　久用炊单布一尺，烧灰　败蒲一握三寸　桃仁四十九个，去皮尖，熬　甘草如中指节，炙剉

上七味，以童子小便，量多少，煎汤成，纳酒一大盏，次下大黄，去滓，分温三服。先剉败蒲席半领，煎汤浴，衣被盖覆，斯须通利数行，痛楚立差，利及浴水赤，勿怪，即瘀血也。

今本《肘后》不见此方，惟《千金》二十五卷被打门，治腕折瘀血方下注云"《肘后》云用大黄云云"，其文具录于下，此盖宋以前旧注，故林亿据之。

徐氏云：从高坠下，虽当救损伤筋骨为主，然顿跌之势，内外之血必无不瘀，瘀不去则气不行，气不行则伤不愈。故以桃仁大黄逐瘀为主，绯帛红花之余，乱发

血之余，合童便以消瘀血，败蒲亦能破血行气，故人煎能疗腹中损伤瘀血，汤浴能活周身血气，然筋骨瘀血，必有热气滞郁，故以炊单布受气最多而易消者，以散滞通气，从其类也，加少炙甘草，补中以和诸药也。

渊雷案：此方用炊单布，又曰剉曰煎，殆非仲景法也。凡治跌扑损伤，大法主逐瘀行血，所以然者，恢复损伤，须细胞之滋生，而瘀血停留，则诸脏器之机能俱受障碍，损伤处不易滋生新细胞故也。然亦须随证消息，若失血过多，衰弱甚者，即不宜恣意逐瘀，当兼补气血；又有瘀血甚少，不须荡涤，而别成他种证候者，不可一概论治，此方专主逐瘀，守其常耳。绯帛，好古云："主坠马及一切筋骨损"，时珍云："烧研疗血崩金疮出血。"炊单布，盖围甑之布，他书未见入药者。惟李氏《纲目》载之，即据本方为说。败蒲亦即蒲席（参看十三篇蒲灰散），《别录》云"主筋溢恶疮"，甄权云："单用破血。从高坠下，损瘀在腹拉痛，取久卧者，烧灰酒服二钱。"浴水赤，当是败蒲席之色，绝非瘀血，浴之使瘀血行化，理固可通，皮里之瘀，岂能涤除于浴汤哉？

《千金方》云：治腕折瘀血方：大黄如指节大一枚，桃仁四十枚，乱发一握，上三味，以布方广四寸，以绕乱发，烧之，咬咀大黄桃仁，以酒三升，煮取一升，尽服之，血尽出。注云：《肘后》云，"仲景方用大黄三两，绯帛子如手大，灰，乱发如鸡子大，灰，久用炊单布方一尺，灰，桃仁四十九枚，败蒲席一握，长三寸，切，甘草一枚，如指大，以童子小便量多少煎汤成，内酒一大盏，次下大黄，分温为三服。别刲败蒲席半领，煎汤以浴。衣被密覆，服药须通利数行，痛楚立差。利及浴水赤，勿怪，即瘀血也。"

附记　元坚云：《医心方》服石方中，引张仲景者凡四道，未知本经之遗否，姑附载于下：○张仲景云：解散发（案谓所服寒食散，药力发作也）烦闷，欲吐不得，单服甘草汤，甘草五两，切，以水五升，煮取二升，服一升，得吐即止。○张仲景方云：黄芩汤，治散发腹内切痛方，支子（案即栀子）二两，香豉三升，黄芩二两，凡三物，切，绵裹，以水九升，煮取三升，分三服，以衣覆卧，尒（原文如此，案似尒字）应有汗。○张仲景云：半夏汤，治散发干欧（案即"干呕"字）不食饮方，半夏八两。洗炮，生姜十两，桂心三两，橘皮三两，上四物，以水七升，煮取三升半，分三服，一日令尽。○张仲景方：治寒食散，大小行（案即大小便也）难方，香豉二升，大麻子一升，破，上二物，以水四升，煮取一升八合，去滓停冷，一服六合，日三。

禽兽鱼虫禁忌并治 第二十四

论辩二首 合九十法 方二十一首

以下二篇，其文多见《肘后》《巢源》《千金》《外台》《医心方》诸书，《外台》《医心》皆不引仲景，盖本非杂病论遗文，撰次者掇拾以附益也。案《金匮》旧刻，皆题王叔和撰次，而此二篇中合食诸禁，见《医心方》引《养生要集》者，多云"高平王熙叔和曰"，然则此二篇者，真叔和所撰人欤？注家惟徐程沈氏及《金鉴》载之，今亦不删，以存《要略》全帙。篇中诸禁忌，有验有不验，其理皆难晓，程氏《金鉴》喜凭臆作解，识者无取焉，今但引《肘后》《千金》诸书互证，不敢强解。又案，王叔和以字行，人皆不知其名，据《养生要集》，乃知名熙。

凡饮食滋味，以养于生，食之有妨，反能为害。自非服药炼液，焉能不饮食乎？切见时人，不闲调摄，疾疢竞起，若不因食而生，苟全其生，须知切忌者矣。所食之味，有与病相宜，有与身为害。若得宜则益体，害则成疾，以此致危，例皆难疗。凡煮药饮汁以解毒者，虽云救急，不可热饮，诸毒病得热更甚，宜冷饮之。

服药炼液，谓道家辟谷，能不饮食也。"闲"，习也，"疢"，丑忍切，热病也。若不因食之"若"字，徐云恐是"无"字，沈云恐是"莫"字，案无论为"无"

字"莫"字，其上当有"人"字。下句"苟全"之间当有"欲"字，词意乃达。程氏云：凡物之毒者必热，热饮则助其毒势也。丹波氏云：王充《论衡·言毒篇》云："夫毒，太阳之热气也，中人人毒，人食凑濿者，其不堪任也，不堪任则谓之毒矣。"又云"天下万物，含太阳气而生者，皆有毒螫，在虫则为蝮蛇蜂虿，在草则为巴豆冶葛，在鱼则为鲑与鲼鱼"（以上丹波引《论衡》），乃知毒物皆热也。渊雷案：有毒物质绝非太阳之热气所生，王说在今日，已显然谬误，然毒药多热，解毒之药宜冷饮，则是事实。《医心方》引《医门方》亦云尔。

肝病禁辛，心病禁咸，脾病禁酸，肺病禁苦，肾病禁甘。春不食肝，夏不食心，秋不食肺，冬不食肾，四季不食脾。辨曰：春不食肝者，为肝气王，脾气败，若食肝，则又补肝，脾气败尤甚，不可救。又肝王之时，不可以死气入肝，恐伤魂也。若非王时，即虚，以肝补之佳。余脏准此。

伤，徐镕本及徐程沈氏注本并作"复"，徐注且从"复"字生说，误也。

丹波氏云：《汉书·艺文志》，《神农黄帝食禁》十二卷，此篇所载，岂其遗欤？

元坚云：《医说》引《食治通说》云：《金匮要略方》曰："春不食肝，夏不食心，秋不食肺，冬不食肾，四季不食脾"，谓畜兽五脏，能益人五脏，春时木旺，肝气盛脾气败，故不食肝，食之则肝气愈盛，脾气愈败，因成脾病，则难治也；或春月肝经受病，明有虚证，亦宜食肝以补之；或春月肝气太盛，即宜食肺以抑之。又云："肝病禁辛，心病禁咸，脾病禁酸，肺病禁苦，肾病禁甘"，五味递相克制，故禁之也，或肝气太盛，因而生病，亦宜辛味以制之。更在心智变通，不可全执定论，他脏仿此。渊雷案：此条全从五行立说，已不可信。且旧说言脏腑之病，多非其本脏，例如肝病，实为神经系统病，而所食之肝，乃真是肝脏，而非脑脊髓若神经，然则此所谓禁食宜食，无乃隔靴搔痒。肝旺不可以死气入肝云者，谓春时己身之肝本自当旺，而所食之肝却是死肝，己肝与食肝同气相应，则是引死气以入己肝也。《内经》以肝藏（如字下同）魂，心藏神，脾藏意，肺藏魄，肾藏志，故死气入肝则伤魂云。

凡肝脏，自不可轻啖，自死者弥甚。

丹波引《三元延寿书》云：临死惊气入心，绝气归肝，俱不可多食，必伤人。渊雷案：说者多谓畜兽临死之际，惊恐忿怒之气，归于肝脏，故不可食，其说于科学无征。以今日所知，则肝脏为生活体中之消毒器，食物之有毒者，经肝脏之化学作用，化为无毒，由是言之，肝脏摘出之际，容有未经化尽之毒质，存在于肝细胞中，非洗涤所能消除，故不可轻啖。其自死者，或因疾疫，则复有毒素存在，故弥不可啖弥，愈也，益也。

《巢源·食六畜百兽肝中毒候》云：凡禽兽六畜自死者，肝皆有毒，不可食，往往伤人，其疫死者弥甚，被其毒者，多洞利呕吐而烦闷不安。

《肘后方》云：凡物肝脏自不可轻啖，自死者弥勿食之，生食肝中毒，捣附子末，服一刀圭，日三服。

《外台秘要》云：张文仲食生肝中毒方，服附子方寸匕，日三，须以生姜汤服之，不然，自生其毒。

凡心皆为神识所舍，勿食之，使人来生复其报对矣。

果报之义，出自佛家，然佛家不以肉团之心为神识所舍，且食肉还肉，岂特心脏？今食肉而不食心，是亦"月攘一鸡"而已。

凡肉及肝，落地不著尘土者，不可食之。

《医心方》引《养生要集》云：凡生肉五脏等，著草中自摇动，及得酢咸不反色，堕地不污，与犬犬不食者，皆有毒，食之煞人（《千金翼》同）。又引《食经》云：生鱼肉投地，尘芥不著，食之伤人。

猪肉落水浮者，不可食。

元坚云：据前后条，"猪"字当作"诸"字。程氏云：皆涉怪异，食之必有非常之害，下见水自动，热血不断，尘土不污，并同。渊雷案：猪字作"诸"为是，诸肉落水本自沉，为其比重，大于水也。若日久腐败，发酵而含有气体，则落水反浮，此与溺水死者久则自浮同理，肉既腐败，故不可食。若猪肉，则脂肪白色者入水本浮，不足异也。

诸肉及鱼，若狗不食，鸟不啄者，不可食。

诸，徐氏沈氏注本并作"猪"，非，下同。

《金鉴》云：凡禽兽不食之肉，必有毒，不可食之。渊雷案：生活上自卫之本能，鸟兽贤于人类，为其嗅味视听之灵敏也，故辨别食物之可食与否，人类以其智力，鸟兽以其本能，此条借鸟兽之本能，以济智力之或有不及也。

诸肉不干，火炙不动，见水自动者，不可食之。

《巢源》云：凡脯炙之不动，得水而动，食之亦杀人（出郁肉漏脯中毒候）。《医心方》引《养生要集》，同（而作"复"）。

肉中有如朱点者，不可食之。

《医心方》引《食经》云：肉中有腥如朱，不可食之。

六畜肉热血不断者，不可食之。

《医心方》引《食经》云：生肉若熟肉有血者，皆煞人。案此条难晓。

父母及身本命肉，食之令人神魂不安。

《千金方》云：勿食父母本命所属肉，令人命不长，勿食自己本命所属肉，令人魂魄飞扬（出廿七卷道林养性）。案本命所属，谓子鼠丑牛之等，虽出术家言，然仁人孝子之用心，固过于不忍也。

丹波氏云：隋萧吉《五行大义》云：十二属，并是斗星之气，散而为人之命，系于北斗，是故用以为属。《春秋运斗枢》曰：枢星散为龙马，旋星散为虎，机星散为狗，权星散为蛇，玉衡散为鸡兔鼠，开阳散为羊牛，摇光散为猴猿，此等皆上应天星，下属年命也。渊雷案：十二属年命，不知始自何代，《春秋运斗枢》者，纬书，出于前汉哀平之际，枢星旋星乃至摇光，皆北斗七星之星名。丹波原书，权作"攉"，开作"阖"，不知《五行大义》原文果如此否，今据星象书所通用者改之。

食肥肉及热羹，不得饮冷水。

《金鉴》云：食肥肉热羹，后继饮冷水，冷热相搏，腻膈不行，不腹痛吐利，必成癖变，慎之慎之。渊雷案：羹，肉汁也，与肥肉皆为脂肪，脂肪得冷，则凝固而不易消化，久则酿成胃肠病。腹痛吐利，急性胃肠炎也；癖，慢性胃炎及胃扩张也。故饱食肥厚之后，即饮冷品，必易发生慢性胃病，不可不戒也。

诸五脏及鱼，投地尘土不污者，不可食之。

与前第五条同意，而理不可解。

秽饭馁肉臭鱼，食之皆伤人。

《医心方》引《养生要集》云：秽饭腰肉，食之不利人，成病。案《尔雅·释器》"肉谓之败，鱼谓之馁"，《论语》"鱼馁而肉败"，是也。今云馁肉，散文不别耳，腰者"喂"之讹,《论语释文》云:"馁一作喂。"

自死肉,口闭者,不可食之。

《医心方》引《养生要集》云:自死畜,口不闭,食之伤人。案云"不闭",与《金匮》相反,未知孰是,下又有鸟自死口不闭条,当参。《巢源·食诸肉中毒候》云:"凡可食之肉,无甚有毒,自死者多因疫气所毙,其肉则有毒,若食此毒肉,便令人困闷,吐利无度,是中毒。"

六畜自死,皆疫死,则有毒,不可食之。

《医心方》引《食经》云:凡自死兽,无创者,勿食,煞人。又云:兽自病疮死,食之伤人。

《巢源·食六畜肉中毒候》云:六畜者,谓牛马猪羊鸡狗也,凡此等肉,本无毒,不害人,其自死及著疫死者,皆有毒。中此毒者,亦令人心烦闷而吐利无度。

兽自死北首,及伏地者,食之杀人。

《医心方》引《养生要集》云:凡自死兽伏地,食之煞人。

程氏云:首,头向也。凡兽向杀方以自死,及死不僵直斜倒而伏地者,皆兽之有灵知,故食之杀人。《檀弓》曰:"狐死正丘首,豹死首山,乐其生,不忘本也。"(以上引《礼记·檀弓》)兽岂无灵知耶?渊雷案:此不知是事实否,经文原意,盖如程注矣。

食生肉饱,饮乳,变成白虫。(一作血蛊)

《医心方》引《养生要集》云：高平王熙叔和（案当即撰次《伤寒论》之王叔和，于此见其名贯，亦医史之珍闻）曰："乳汁不可合饮生肉，生肠中虫。"

程氏云：生肉非人所食，食生肉而饮乳汁，西北人则有之，脾胃弱者，未有不为虫为蛊。渊雷案：白虫血蛊，字形相近而讹，白虫者九虫之一，虫之孳生必由卵子，生肉中或有虫若子，食之病虫，事诚有之，猪肉中之绦虫，是其例矣。然不必为白虫，亦与饮乳无关。血蛊盖即《巢源》蛊吐血蛊下血之类，此则非关生肉乳汁矣。

疫死牛肉，食之令病洞下，亦致坚积，宜利药下之。

凡误食有毒诸物，而胃肠尚有自救之力者，多病呕吐洞下，此乃自然疗能之祛毒方法，不特食疫死牛肉为然。凡食肉委过多，每易致坚积，不特牛肉，更无关疫死与否。此洞下与坚略积，皆宜利药下之，一则助其祛毒，一则径行消积也。

《巢源·食牛肉中毒候》云：又因疫病而死者，亦有毒，食此牛肉，则令人心闷，身体痹，甚者乃吐逆下利，腹痛不可堪，因而致者非一也。

脯藏米瓮中，有毒，及经夏，食之发肾病。

《医心方》引《养生要集》云：凡脯置于米瓮中，不可食，煞人。又云：脯勿置黍瓮中，食之闭气伤人。

案：干肉受米黍郁蒸，往往腐败，故与经夏同论。食腐脯当发胃肠病，今云发肾病，殆不然矣。《金鉴》释之云"食之腐气入肾，故发肾病"，此因《内经》五行之说，以肾为北方水脏，其臭腐故也。

○治自死六畜肉中毒方

黄柏屑，捣服方寸匕。

《肘后方》云：食自死六畜诸肉中毒方，黄柏末，服方寸匕，未解者数服。《千金方》云：治食六畜肉中毒方，各取六畜干屎末，水服之佳，若是自死六畜肉毒，水服黄柏末方寸匕，须臾复与佳。案据《肘后》《千金》，经文自死上当有"食"字，《医心方》引《小品方》，方同。案此篇解毒诸方，皆所谓特效药，古人盖偶然得之，其理非可以气味解矣。

○治食郁肉漏脯中毒方

（郁肉，密器盖之隔宿者是也。漏脯，茅屋漏下沾著者是也。）

烧犬屎，酒服方寸匕，每服人乳汁亦良。○饮生韭汁三升，亦得。

金《肘后》，犬屎作"人屎末"，无"人乳方"，生韭汁作"薤汁"，云："服二三升，各连取（案据《外台》当是'冬月连根取'五字），以少水和之。"《医心方》引葛氏方（案即《肘后》而今本无）："煮猪肪一斤，尽服之。又方多饮人乳汁。"《千金》以狗屎末专治郁肉湿脯毒，以韭汁专治漏脯毒，下云"大豆汁亦得"，狗屎方下云："凡生肉熟肉，皆不用深藏密盖，不泄气，皆杀人，又肉汁在器中密盖，气不泄者，亦杀人。"《外台》引张文仲，亦用犬屎生韭，云："绞取汁，服一二升，冬月连根取，和水洗绞之，用薤亦佳。"

《巢源·食郁肉中毒候》云：郁肉毒者，谓诸生肉及熟肉，内器中密闭头，其气壅积不泄，则为郁肉，有毒，不幸而食之，乃杀人，其轻者亦吐利烦乱不安。又食漏脯中毒候云：凡诸肉脯，若为久故茅草屋漏所湿，则有大毒，食之三日内乃成暴癥，不可治，亦有即杀人者。

渊雷案：肉类盖之密器中仅一宿，依理不致发生毒质，惟猪牛肉中，多带有病原菌，菌之生活，多畏日光，盖之密器，则较易孳殖，菌体及肉腐化所发生之有毒气体，因密器之压力，复吸收于肉体中，此外似无他种毒质。若今之罐头肉类，经消毒防腐，则非郁肉之比矣。漏脯相传为剧毒之物，余谓其毒出于屋上之旧茅苫，漏水沾任何食物，皆不可食，不特脯也。

元坚云：犬屎，本草唐本注（案即苏恭）云："白狗屎，主丁疮，水绞汁服，主诸毒不可入口者。"人乳，功见下条（案治啖蛇牛肉条）。生韭汁，本草引孟洗云"胸痹，心中急痛如锥刺，取生韭或根五斤，先捣汁，灌少许，即吐胸中恶血"，知此方亦取涌吐。

治黍米中藏干脯，食之中毒方

大豆浓煮汁，饮数升即解，亦治狸肉漏脯等毒。

《肘后方》云：食黍米中藏脯中毒方，此是郁脯，煮大豆一沸，饮汁数升即解，兼解诸肉漏毒。《千金》不载本方，云："曲一两，以水一升，盐两撮，煮服之良。"《外台引》张文仲，亦云："兼疗诸肉及漏脯毒。"案据《肘后》《外台》，本经狸字乃"诸"字之误。

程氏云：大豆能解诸毒，故用以治。

治食生肉中毒方

案掘地深三尺，取其下土三升，以水五升，煮数沸，澄清汁，饮一升即愈。

《千金方》及《医心方》引《千金方》同。

程氏云：三尺以上曰粪，三尺以下曰土，土能解一切毒，非止解肉毒也。

治六畜鸟兽肝中毒方

水浸豆豉，绞取汁，服数升愈。

《外台》引张文仲，《医心方》引葛氏方，并同，今本《肘后》不载。元坚云：六上似脱"食"字。

程氏云：豆豉为黑大豆所造，能解六畜胎子诸毒（案见《别录》）。

马脚无夜眼者，不可食之。

程氏云：夜眼，在马前两足膝上，马有此，能夜行，一名附蝉尸。《金鉴》云：凡马皆有夜眼，若无者，其形异，故勿食之。

丹波氏云：本纲张鼎云："马生角，马无夜眼，白马青蹄，白马黑头者，并不可食，令人癫。"

渊雷案：马肝大毒，古书屡见，马毛则本不可食，与肝并举，殊不伦。《千金》引黄帝云："一切马汗气及毛，不可入食金中，害人。"疑《金匮》传写致讹。

治马肝毒中人未死方

雄鼠屎二七粒，末之，水和服，日再服。（屎尖者是）

《肘后》《千金》及《外台》引张文仲，并同，并云"两头尖者是"。程氏云：马食鼠屎则腹胀，故用鼠屎而治马肝毒，以物性相制也。

又方

人垢，取方寸匕，服之佳。

《金鉴》云：人垢即人头垢也，用方寸匕，酒化下，得吐为佳。丹波氏云《千金》云："治食野菜马肝肉诸脯肉毒方，取头垢，如枣核大，吞之，起死人。"《肘后》云："食六畜鸟兽，幞头垢一钱匕。"《外台》引张文仲云："服头垢一钱匕，差。"仲景《千金》同。又本草附方，"自死肉毒，故头巾中垢一钱，热水服取吐。"《大明》云："头垢，中蛊毒覃毒，米饮或酒化下，并取吐为度。"依以上诸方，则《金鉴》为是，然人垢（案谓体肤上垢秽也）亦吐人，见《儒门事亲》。

治食马肉，中毒欲死方

香豉二两　杏仁三两

上二味，蒸一食顷，熟，杵之服，日再服。

《肘后方》云：食马肉，洞下欲死者，豉二百粒，杏子二十枚，㕮咀，蒸之五升饭下熟，合捣之，再朝服令尽（《千金》同马肉下有"血"字，再下无"朝"字）。

《外台秘要》云：张文仲，食马肉洞下欲死者方，豉二百粒，杏仁二十枚，上二味，合于炊饭中蒸之，捣丸服之，至差。仲景同。

又方

煮芦根汁饮之，良。

《千金方》云：芦根汁，饮以浴，即解。《金鉴》云：芦根味甘性寒。解诸肉毒。

疫死牛，或目赤或黄，食之大忌。

程氏云：牛疫死而目赤黄者，疫厉之毒不去也，食之大忌。渊雷案：疫死诸肉，皆不可食，不必牛，且不必视其目色矣。

牛肉共猪肉食之，必作寸白虫。

《千金》引《黄帝》，同。渊雷案：此等明是虚妄，寸白虫必有卵子，非牛猪肉共食所能产生，今人共食者多矣，了无他异。

青牛肠，不可合犬肉食之。

《外台》引《肘后》云：牛肠不可合犬血肉等食。程氏云：青牛，水牛也，其肠性温，犬肉性热，温热之物，不可合食。

牛肺从三月至五月，其中有虫，如马尾，割去勿食，食则损人。

此亦无稽，程氏《金鉴》，并以春夏之交湿热为说，臆说耳。

牛羊猪肉，皆不得以楮木桑木蒸炙食之，令人腹内生虫。

《医心方》引《养生要集》云：凡猪羊牛鹿诸肉，皆不可以谷木桑木为划（案此字疑误）炙食之，入肠里生虫，伤人。

食骏马肉，不饮酒，则杀人。

骏，赵刻及诸本并作"酸"，今从程氏及《外台》改。徐氏云：酸当作"骏"。出秦穆公岐下野人传，盖马肉无不酸者，沈氏同。案此条，《外台》引张文仲。

程氏云：马肉苦冷有毒，故饮酒以解之。孟诜曰："食马肉，毒发心闷者，饮清酒则解，饮浊酒则加。"韩非子曰："秦缪公亡骏马，见人食之，缪公曰：'食骏马肉，不饮酒者杀人，'即饮之酒，居三年，食骏马肉者出死力，解缪公之围。"丹波氏云：穆公（案秦穆公字古书多作"缪"通用）事又见《吕氏春秋》。而《巢源》亦云："凡骏马肉，及马鞍下肉，皆有毒，不可食之，食之则死"，程注为是。

马肉不可热食，伤人心。

此条他书未见。

马鞍下肉，食之杀人。

《外台》引张文仲，同。《千金》引《黄帝》云：白马鞍下乌色彻肉里者，食之伤人五脏（出二十六卷食治鸟兽门）。

白马黑头者，不可食之。

白马青蹄者，不可食之。

此二条，《外台》并引《肘后》，同。《千金》引《黄帝》云：白马玄头，食其脑，今人癫，白马青蹄，肉不可食。程氏云：《虎钤经》曰："白马青蹄，皆马毛之利害者，骑之不利人，若食之，必能取害也。"

马肉炖肉共食饱，醉卧，大忌。

丹波氏云：本纲孟诜云："马肉同炖肉食，成霍乱。"渊雷案：炖肉，猪肉也，此禁不知真实否，肉类杂啖，可致急性胃肠病，成吐利，古人辄称急性吐利为霍乱，不必虎列拉也，下条同。

驴马肉合猪肉食之，成霍乱。

程氏云：诸肉杂食，伤损肠胃，撩乱脏腑，故成霍乱。

马肝及毛，不可妄食，中毒害人。

程氏云：马肝及毛，皆有大毒，不可妄食，马肝一名悬烽。丹波氏云：王充《论衡》云："马肝，气勃而毒盛，故食走马肝，杀人。"

火以熟肉，理不择木，此条不可解，谷木即楮木。

啖蛇牛，肉杀人，何以知之，啖蛇者，毛发向后顺者是也。

牛为草食之畜，无啖蛇之理，殆食草误啖，如《巢源》所云饮，方后程注引藏器说，不知有其事否。

《巢源·食牛肉中毒候》云：凡食牛肉有毒者，由毒蛇在草，牛食，因误啖蛇则死，亦有蛇吐毒著草，牛食其草，亦死，此牛肉则有大毒。

治啖蛇牛肉，食之欲死方

饮人乳汁一升，立愈。

又方

以泔洗头，饮一升愈。

牛肚细切，以水一斗，煮取一升，暖饮之，大汗出者愈。

程氏云：藏器曰。"北人牛瘦，多以蛇从鼻灌之，其肝则独，乳汁能解独肝牛肉毒，啖蛇牛当是独肝牛也。以泔洗头饮者，取头垢能吐其毒也，以牛肚煮服者，取其同类相亲，同气相求，大发其汗，以出其毒也。"《金鉴》云：用牛肚不甚善。丹波氏云：本草人乳条《别录》云："解独肝牛肉毒，合浓豉汁，服之神效。"案牛肚即牛胃，《本纲》牛胃附方引本方。渊雷案：泔，淅米汁也，善去垢，古人用以盥沐，《内则》"其间面垢，燀潘请靧"，"潘"即泔也。

治食牛肉中毒方

甘草，煮汁饮之，即解。

《肘后方》云：食牛肉中毒，煮甘草，饮汁一二升。程氏云：甘草能解百毒。

羊肉，其有宿热者，不可食之。

《千金》同。案谓体质热者，得热病愈未久者，不可食羊肉也。丹波氏云：时珍云："羊肉大热，热病及天行病疟疾病后，食之必发热致危。"

羊肉不可共生鱼酪食之，害人。

此下四条，《千金方》并引《黄帝》云。程氏云：生鱼，鲊（案咸鱼糟鱼之类久藏者）之属；酪，乳之属。生鱼与酪食，尚成内瘕（案下文食鲙饮乳酪条）加以羊肉食之，必不益也。渊雷案：此以下合食诸禁，今人多犯之，其害不甚著，惟羊肉与西瓜同食，则十人而病九，目验甚多。

羊蹄甲中有珠子白者，名羊悬筋，食之令人癫。

程氏《金鉴》并云，此义未详。

白羊黑头，食其脑，作肠痈。

程氏云：羊脑有毒，食之发风疾，损精气，不惟作肠痈也，方书只用为外敷药。渊雷案：此条无理，程据本草孟诜之说。然今人多有啖羊脑以为补益者。

羊肝共生椒食之，破人五脏。

《千金》引《黄帝》云：破人五脏，伤心最损，小儿弥忌。《外台》引《肘后》云：羊肝不可合乌梅白梅及椒。

猪肉共羊肝和食之，令人心闷。

《外台》引《肘后》云：猪肉不可合乌梅食，一云不可合羊肝。

猪肉以生胡荽同食，烂人脐。

程氏云：胡荽损精神，发痼疾，猪肉令人乏气少精，发痼疾，宜其不可共食，若烂脐则不可解。渊雷案：胡荽即蔗（俗作芫）荽，今人杂投羹肴中生啖，谓之香菜者是也，程说出孟诜陈藏器及《千金》。

猪脂不可合梅子食之。

《医心方》引《养生要集》云：高平王熙叔和曰："乌梅不可合猪膏食之，伤人。"又云："杏子合生猪膏食之，煞人。"案：膏即脂也。

猪肉和葵食之，少气。

《医心方》引《养生要集》云：高平王熙叔和曰："葵菜不可合食猪肉，夺人气，成病。"又引马琬《食经》云："猪肉合葵菜食之，夺人气。"案冬葵苗，古人用为菜蔬（其子即俗称香瓜子），故有和食猪肉之事。

鹿肉不可合蒲白作羹，食之发恶疮。

肉，诸本并作"人"，今从徐程沈《金鉴》改。《千金》引《黄帝》，作"白鹿肉"。《金鉴》云：发恶疮，此义未详。程氏云：鹿肉，九月已后至正月已前堪食，他月食之，则发冷痛（案出孟诜）。蒲白想是蒲笋之类，当详之。丹波氏云：本草苏敬云："香蒲可作菹者，春初生取白，为菹。"又苏颂云："其中心人地白蒻，大如匕柄者，生啖之。"知是蒲白乃蒲蒻，一名蒲笋。

麋脂及梅李子，若妊妇食之，令子青盲，男子伤精。

《外台》引《肘后》云：麋脂不可合梅李食。

程氏云：麋脂忌梅李，故不可合食。按麋蹄下有二窍，为夜目，《淮南子》曰"孕女见麋而子四目"，今食麋脂而令子青盲，物类相感，了不可知，其于胎教，不可不慎也。又，麋脂能痿阳伤精，麋角能兴阳益髓，何一体中而性治顿异耶？丹波氏云：李时珍云"麋似鹿而色青黑，大如小牛，肉蹄，目下有二转，为夜目"，程云蹄下有二窍，恐误。渊雷案：青盲者，眼目形色不变，但视物不见也，妊妇忌食异味，忌见奇形怪物，忌闻淫声，忌不正当之思想，乃胎教中所有事，中外古今无异辞，若谓食某物必致某种变故，则不可凭。

獐肉，不可合鰕，及生菜梅李果食之，皆病人。

《医心方》引《养生要集》云：高平王熙叔和曰："诸刺菜不可合食麋肉及虾，伤人。"又云麋鹿肉，不可杂虾及诸刺生菜食之，腹中生虫，不出三年死。"案獐与麋鹿同类，虾者鰕之俗字，《金匮》诸刻本皆作虾，今改之。

程氏云：獐肉，十二月至七月食之，动气，鰕能动风热，生菜梅李动痰，合食之皆令人病。渊雷案：程说出孟诜宁源等。《千金》引《黄帝》云："五月勿食獐肉，伤人神气。"凡云某月不可食某动物者，疑皆孳乳之期，古人于肉食中仍寓仁爱之意欤？

瘤疾人不可食熊肉，令终身不愈。

《千金》云：若腹中有积聚，寒热羸瘦者，食熊肉，病永不除。

白犬自死不出舌者，食之害人。

《金鉴》云：凡犬死，必吐舌（案此说不知真否），惟中毒而死，其舌不吐，毒在内也，故食之害人。

食狗鼠余，令人发瘘疮。

程氏云：余，狗鼠之剩食也，其涎毒在食中，人食之，则毒散于筋络，令发瘘疮。渊雷案：瘘疮，即淋巴腺肿疡之久溃不愈者，亦即"血痹虚劳篇"之马刀侠瘿，今人所谓历串也。

《巢源·瘘病诸候》引《养生方》云：十二月勿食狗鼠残肉，生疮及瘘，出颈项及口里，或生咽内。又云：正月勿食鼠残食，作鼠瘘，发于颈项，或毒入腹，下血不止，或口生疮，如有虫食。

〇治食犬肉不消，心下坚，或腹胀口干大渴，心急发热，金妄语如狂，或洞下方

杏仁（一升合皮熟研用）

上一味，以沸汤三升，和取汁，分三服，利下肉片，大验。

元坚云：心急字疑，本草引《梅师方》，作"忽"字。

程氏云：犬肉畏杏仁，故能治犬肉不消，近人以之治狂犬咬，皆此意。

《巢源·食狗肉中毒候》云：凡狗肉，性甚燥热，其疫死及狂死者，皆有毒，食之难消，故令人烦毒闷乱。

妇人妊娠，不可食兔肉山羊肉，及鳖鸡鸭，令子无声音。

《千金方》云：妊娠食山羊肉，令子多病；妊娠食兔肉犬肉，令子无音声，并缺唇；妊娠食鸡肉糯米，令子多寸白虫；妊娠食椹并鸭子，令子倒出，心寒；妊娠食鳖，令子项短。《医心方》引《养生要集》云：妇人妊，勿食兔肉，令子唇缺，亦不须见之。又引朱思简《食经》云：勿食诸肉，令子喑哑无声。又引《本草食禁》云：妊食鸡肉并糯米，使子腹中多虫。

程氏云：妊娠食兔肉则令子缺唇，食羊肉则令子多热，食鳖肉则令子项短，不令无声音也，若食犬肉，则令子无声音，鸡鸭肉胎产需以补益，二者不必忌之。渊雷案：程说为中医妇科所通行，今推其意，则兔缺唇，羊肉性热，以相似为忌也；鳖长项，犬善吠，以相反为忌也。此皆臆说，未可信据，然异味不常食之物，妊娠宁忌之为是。

兔肉不可合白鸡肉食之，令人面发黄。

《千金》引《黄帝》云：兔肉和獭肝食之，三日必成遁尸；共白鸡肝心食之，令人面失色，一年成瘅黄；共姜食，变成霍乱（本经次条）；共白鸡肉食之，令人血气不行。二月勿食兔肉，伤人神气。

《外台》引《肘后》云：兔肉不可杂獭肉及白鸡心食。

兔肉著干姜食之，成霍乱。

《医心方》引《养生要集》云：高平王熙叔和曰："干姜勿合食兔，发霍乱。"

凡鸟自死，口不闭，翅不合者，不可食之。

《外台》引《肘后》云：鸟兽自死，口不开，翼不合，不可食。《医心方》引七卷《食经》作"口不闭"。案：闭开正相反，莫之适从，然自死鸟兽，不论口开口闭，总不可食。

程氏云：鸟自死，必敛翅闭口，若张翅开口，其死也异，其肉也必毒，不可食之。

诸禽肉，肝青者，食之杀人。

《医心方》引《养生要集》云：凡禽兽，肝脏有光者，不可食，煞人。

凡射猎所得，无论鸟兽，皆谓之禽，禽者获也，俗加手旁作"擒"。《白虎通》："禽者何，鸟兽之总名，是也。"《尔雅·释鸟》"二足而羽谓之禽，四足而毛谓之兽"，乃称谓之转移。《金匮》本条之"禽"，即《养生要集》之禽兽矣。肝脏本是动物体中消毒器，色青若有光，皆中毒而消之不尽，因致死者，故不可食。

鸡有六翮四距者，不可食之。

《医心方》引七卷《食经》云：鸟有三足，鸡两足有四距，食煞人。丹波氏云：《千金》引《黄帝》作"六距"，本草引《食疗》作"六指"（案《外台》引《肘后》但云六翮）。元胤云：《尔雅》羽本谓之"翮"。《说文》羽茎也。《金鉴》云：距，鸡脚爪也，形有怪异者有毒，故不可食。

乌鸡白首者，不可食之。

《千金》引《黄帝》，《外台》引《肘后》，并同。《金鉴》云：色有不相合者有毒，不可食。

鸡不可共葫蒜食之，滞气。（一云鸡子）

《千金》引《黄帝》云：鸡子白共蒜食之，令人短气。《外台》引《肘后》云：鸡鸭子，不可合蒜桃李子鳖肉山鸡肉。丹波氏云：葫蒜即大蒜。

山鸡不可合鸟兽肉食之。

程氏云：山鸡，鶅鸡也，小于雉而尾长，人多畜之藩中，性食虫蚁而有毒，非惟不可共鸟兽肉同食，即单食亦在所忌也。

雉肉，久食之，令人瘦。

《千金》孟诜并同。程氏云：雉肉有小毒，发疮疥，生诸虫，以此则令人瘦（案亦出孟诜）。

鸭卵不可合鳖肉食之。

《外台》引《肘后》同（引见上鸡共葫蒜条）。程氏云：鸭卵性寒，发冷气（案出孟诜），鳖肉性冷，亦发冷气（案出苏颂及《三元参赞书》），不可合食。

妇人妊娠，食雀肉，令子淫乱无耻。

《千金方》云：妊娠食雀肉并豆酱，令子满面多𪾢黯黑子，妊娠食雀肉饮酒，令子心淫情乱，不畏羞耻。《医心方》引《养生要集》云：妇人妊，勿以炙雀并大豆酱食，令胞漏，使儿多奸疱。又云：勿饮酒多食雀肉，使子心淫精（案疑情字之误）乱。又云：勿食雀肉，令儿多所欲。又云：勿食雀肉并雀脞，（案此字未详）令人雀盲。又云：勿食雀并梨子，令子短舌。

程氏云：雀性最淫，《周书》云"季秋，雀入大水为蛤"，雀不入水，国多淫泆，物类相感，理所必然，妊娠当戒食之，古慎胎教也。渊雷案：雀入大水为蛤，腐草为萤等说，"夏小正"以下，自古相传，然绝非事实，不过雀非常食之物，妊娠勿食为是。

雀肉，不可合李子食之。

《医心方》引《养生要集》云：高平王熙叔和曰："李实合雀肉食，令大行漏血。"《别录》云："雀肉，不可合李食，及与诸肝食。"

燕肉勿食，入水为蛟龙所唤。

《别录》云：燕肉不可食，损人神气，入水为蛟龙所吞，亦不宜杀之。《千金》云：越燕，肉不可食之，入水为蛟龙所杀。程氏云：《淮南子》曰"燕入水为蜃蛤"，高诱注，谓蛟龙嗜燕，人食燕者，不可入水，而祈祷家用燕召龙，能兴波祈雨，故名游波。雷公曰："海竭江枯，投游波而立泛。"其召龙之说，似亦有之也。渊雷案：程说出李时珍，入水为蜃蛤，亦不可信。

鸟兽有中毒箭死者，其肉有毒，解之方。

大豆煮汁，及蓝汁，服之解。

蓝，赵刻及诸本并作"盐"，今从《肘后》《千金》《外台》《医心方》改。

《肘后方》云：肉有箭毒，以蓝汁大豆解射罔毒。又云：中射罔毒，蓝汁大豆猪犬血并解之（此出诸药毒门）。《千金》云：射罔毒，蓝汁，大小豆汁，竹沥，大麻子汁，六畜血，贝齿屑，蚯蚓屎，藕芰汁。又云：方称大豆汁解百药毒，余每试之，大悬绝，不及甘草，又能加之为甘豆汤，其验尤奇。有人服玉壶丸治呕不能已，百药与之不止，蓝汁入口即定，如此之事，皆须知之。《外台》引张文仲云：禽兽有中毒箭死者，其肉有毒，可以蓝汁大豆解射罔也。《医心方》引本章经云：射罔毒，用蓝汁，大小豆汁，大麻子汁，藕芰汁，并解之

（案冈罔同字，或加帅为"罔"）。

程氏云：箭药多是射冈毒，射冈乃乌头所熬，大豆汁能解乌头毒故也，咸能胜热，故盐亦解其毒。渊雷案：盐乃蓝之讹，丹波说是，程氏强解耳。今之附子乌头，采药者皆用盐渍极咸，然不经泡制，则其毒如故，知盐非能解乌头毒矣。《巢源·食射罔肉中毒候》云：射猎人多用射罔药涂箭头，以射虫鹿，伤皮则死，以其有毒故也，人获此肉，除箭处毒肉不尽，食之则被毒致死，其不死者，所误食肉处去箭远，毒气不深，其毒则轻，虽不死，犹能令人困闷吐利，身体痹不安。罔药者，以生乌头捣汁，用作之是也。

鱼头正白如连珠，至脊上，食之杀人。

此以下四条，《外台》引《肘后》，并云"不可食"，无"杀人字"，亦见《医心方》引《食经》。

鱼头中无腮者，不可食之，杀人。

《千金》引《黄帝》，无"杀人"字。又云：鱼无全腮，食之发痈疽。程氏云：能杀人，详《酉阳杂俎》。

鱼无肠胆者，不可食之，三年阴不起，女子绝生。

《千金》引《黄帝》，同。《外台》引《肘后》，无三年以下九字。《医心方》引《食经》云：鱼肠无胆，食之煞人。

鱼头似有角者，不可食之。

《千金》引《黄帝》云：鱼有角，食之发心惊，害人。《医心方》引《食经》云：不可食，伤人。

鱼目合者，不可食之。

《医心方》引《食经》云：鱼死二目不合，食之伤人。案鱼目以不合为常，《医心方》当衍"不"字。

六甲日，勿食鳞甲之物。

《医心方》引《枕中方》，同。丹波氏云：本草思邈石"损人神"。程氏云：六甲日有六甲之神以直日，食鳞甲，则犯其忌也。

鱼不可合鸡肉食之。

《外台》引《肘后》，鸡上有"乌"字。丹波氏云：本草弘景云："鸡同鱼汁食，成心痴。"程氏云：今人常合食之，亦不见为害。

鱼不得合鸬鹚肉食之。

《外台》引《肘后》，同。丹波氏云：本草孟洗云："鸬鹚性制鱼，若合食，不利人。"

鲤鱼鲊，不可合小豆藿食之，其子不可合猪肝食之，害人。

《外台》引《肘后》，无"其子"以下二句。《医心方》引《养生要集》云：高平王熙叔和曰："猪肝合鲤子及芥菜食之，伤人。"《金鉴》云：小豆藿，即小豆叶也。程氏云：鲤鱼鲊小豆藿，味皆咸，咸能胜血，故陶弘景云。"合食成消渴，其子合猪肝食，伤人神。"

鲤鱼不可合犬肉食之。

《外台》引《肘后》，犬上有白字。

鲫鱼不可合猴雉肉食之。一云，不可合猪肝食。

《外台》引《肘后》，雉肉作《猪肝》。《医心方》引《养生要集》云：高平王熙叔和曰："猪肝不可合鲫鱼子卵食之，伤人。"程氏云：鲫鱼同猴雉肉猪肝食，生痈疽（案出张鼎）。

鳀鱼合鹿肉生食，令人筋甲缩。

《外台》引《肘后》云：鳀鱼不可合鹿肉食之。《医心方》引《养生要集》云：鹿肉合鳀鱼食之，煞人。注云："鲇一名鳀。"又引朱思简《食经云》：鲫鱼合鹿肉生食之，筋急嗔怒。

青鱼鲊，不可合生葫荽及生葵并麦酱食之。

酱，赵刻及徐镕俞桥本并误"中"，今依程氏《金鉴》及《外台》引《肘后》改。

鳅鳝不可合白犬血食之。

程氏云：鳅鳝为无鳞鱼，白犬血为地厌，非惟不可合食，抑卫生家所当忌也。又，鳅鳝善窜，能动风，白犬血性热，能动火，是不可合食。渊雷案：鳅即俗所谓泥鳅，今人不食，白犬血亦鲜有食者，鳝则饕餮家以为美味，程说动风动火，则不可凭，地厌者，术家语，谓能襄辟一切邪魅妖术云。

龟肉不可合酒果子食之。

《外台》引《肘后》云：不可合瓜及饮酒。程氏云：

仲景以龟肉忌酒菓子，而苏恭以龟肉酿酒，治大风，陶弘景曰："龟多神灵，人不可轻杀，更不可轻啖也。"菓子亦不知何菓。

鳖目凹陷者，及压下有王字形者，不可食之。又，其肉不得合鸡鸭子食之。

凹，赵刻本徐镕本徐程《金鉴》本及《外台秘要》并同。俞桥本误"四"，坊刻全书误"回"。压，徐镕本作"厌"，同。程氏《金鉴》改作"腹"，不知字义假借故也。诸家本并无"又"字，"其肉"以下并为别条。此条，《外台》亦引《肘后》。

丹波氏云：厌压并与压同，唐韵，压，于琰反，腹下压（案即药用之鳖甲也）。程氏云：《淮南子》曰："鳖无耳，以目为听。"（案此说亦妄）目凹陷则历年多，而神内守，故名曰神守，若有王字，则物已灵异矣，食之有害。鳖肉令人患水，鸡子令人动风，鸭子令人气短，不可合食。

龟鳖肉，不可合苋菜食之。

《外台》引《肘后》云：鳖肉不可合苋菜食之，亦不可合龟共煮之。程氏云：龟鳖肉皆反苋菜，食之成鳖瘕。丹波氏云：陶弘景云："昔有人剉鳖，以赤苋同包，置湿地，经旬皆成鳖。"渊雷案：吾乡俗传苋菜不可合猪肉食，云成肉鳖，当是此条之传讹。

鰕无须，及腹下通黑，煮之反白者，不可食之。《外台》引《肘后》，同。《医心方》引《食经》，无"煮之反白"句。

食脍，饮乳酪，令人腹中生虫为瘕。

程氏云：脍乃生鱼所作，非胃弱所宜，乳酪之性黏滞，合而食之，则停留于胃，为瘕为虫也。渊雷案：脍者正字，鲙者或体字（出《论语·乡党》释文），脍本是细切肉，畜兽及鱼，皆可作，后世多用鱼脍，故《外台》食脍与食鱼同门，《本草纲目》亦但于鳞部出鱼脍，兽部无之，而脍字遂专从鱼矣。时珍云："刽切而成，故谓之脍，凡诸鱼之鲜活者，薄切，洗净血鲊，沃以蒜姜醋五味，食之，是也。"本经本条从肉作脍，后二条从鱼作鲙，诸本并同。又前第十八条云："食生肉饱，饮乳，变成白虫。"合而观之，明本条指畜兽肉之脍，后二条乃指鱼脍，撰次者误列于鳆鱼类中，程氏乃以为鱼脍矣。又，《医心方》引《养生要集》云：高平王熙叔和曰"乳酪不可合食鱼脍，肠中生虫"，此当是别一义。

脍，食之在心胸间不化，吐复不出，速下除之，久成癥病，治之方。

橘皮一两　大黄二两　朴硝二两

上三味，以水一大升，煮至小升，顿服即消。

《肘后方》云：食猪肉，遇冷不消，必成虫癥。下之方，大黄朴硝各一两，芒硝亦佳，煮取一升，尽服之。若不消，并皮研杏子，汤三升和，三服，吐出，神验。

《千金方》云：治食鱼鲙及生肉，住胸膈中不化，吐之不出，便成癥瘕方。厚朴三两，大黄二两，上二味，㕮咀，以酒二升，煮取一升，尽服，立消。人强者加大黄，用酒三升，煮取二升，再服之（《医心方》引《小品方》用厚朴二两，大黄一两）。

又云：治食鱼鲙不消方，大黄三两切，朴硝二两，上二味，以酒二升，煮取一升，顿服之。注云：仲景方有橘皮一两，《肘后方》云："治食猪肉遇冷不消，必成癥，下之方"，亦无橘皮。

程氏云：橘皮能解鱼毒，硝黄能下癥瘕。丹波氏云：据《千金》大升当二升，小升当一升。

《巢源·食鱼鲙中毒候》云：凡人食鱼鲙者，皆是使生冷之物，食之甚利口，人多嗜之，食多则难消化，令人心腹痞满，烦乱不安。

食鲙多，不消，结为癥病，治之方

马鞭草

上一味，捣汁饮之。○或以姜叶汁，饮之一升，亦消。○又可服吐药吐之。

《千金方》云：治食鱼鲙不消又方，舂马鞭草，饮汁一升，即消去也，生姜亦良。

《外台秘要》云：《肘后》，疗食鲙过多，冷不消，不疗必成虫癥方，马鞭草，捣绞取汁，饮一升，即消去，亦宜服诸吐药吐之（《医心方》引葛氏方同，今本《肘后》不见）。

程氏云：马鞭草，味苦寒，下癥瘕，破血，姜叶亦能解鱼毒。

食鱼后食毒，两种烦乱，治之方

橘皮，浓煎汁，服之即解。

《肘后方》云：食鱼中毒，浓煮橘皮，饮汁。《小品》云：冬瓜汁最验。

《千金方》云：治食鱼中毒方，煮橘皮，停极冷饮之，立验。注云："《肘后方》云治食鱼中毒，面肿烦乱者。"（案今本《肘后》无下句）

《医心方》云：《小品方》治食鱼中毒方，煮橘皮，凉饮之佳。注云：今案《食经》云："治食鲙及生肉太多，烦闷者。"

程氏云：《神农经》曰："橘皮，主胸中瘕热逆气，通神明，鱼毒食毒俱可解。"

食鯸鮧鱼中毒方

芦根，煮汁服之，即解。

《肘后方》云：食鲈鱼肝及鯸鮧鱼中毒，剉芦根煮汁，饮一二升良。

《金鉴》云：鯸鮧即河豚鱼，味美，其腹腴呼为西施乳，头无腮，身无鳞，其肝毒血杀人，脂令舌麻，子令腹胀，眼令目花，惟芦根汁能解之。程氏云：河豚畏芦根，故其汁可解其毒。

《巢源·食鯸鲐鱼中毒候》云：此鱼肝及腹内子，有大毒，不可食，食之往往致死。

渊雷案：河豚乃海鱼，有时随潮汐倒灌入川，则江河下流近海处亦有之。吾乡出产甚多，春秋二季，几于比户食之，雄者有腴，极肥美，雌者无腴，而子剧毒，乡人相传，其毒在肝在子在血，皆弃弗食，洗须极净，煮须极熟，煮时忌承尘上煤焰，及釜盖上汽水，皆不可令入釜，亦有连肝煮者，将肝置鱼身上，勿令著釜，迨熟，则已熔消，味更美，总之，以烂熟为要。若中毒，必觉口麻，继而腹痛，才觉中毒，急唉橄榄芦根粪汁，皆解，甘蔗亦佳。《外台》引《古今录验》：鲛鱼皮烧灰水服，即鯌鱼皮，无皮，坏刀装取之。《医心方》引《小品》，同。然鲛皮难得，不若芦根橄榄甘蔗，随处有之。

蟹目相向，足斑目赤者，不可食之。

《外台》引《肘后》，同。《千金》引《黄帝》，作蟹目相向足斑者，无"目赤"字。程氏云：蟹骨眼而相背，相向者其蟹异，足斑目赤者其蟹毒，故不可食。

食蟹中毒，治之方

紫苏煮汁，饮之三升。○紫苏子捣汁饮之，亦良。

《证类本草》引《本经》，"三升"下云，"以子汁饮之，亦治凡蟹未经霜多毒。"

《肘后方》云：蟹毒，浓煮香苏，饮汁一升。

《外台秘要》云：《肘后》，疗食蟹及诸肴膳中毒方，浓煮香苏，饮汁一升解。注云：本仲景方，《医心方》引葛氏方同。

又方

冬瓜汁，饮二升，食冬瓜亦可。

《千金》同，《医心方》引《千金》，注云：葛氏方捣汁饮三升。案今本《肘后》无考。

程氏云：紫苏冬瓜，并解鱼蟹毒。

丹波氏云：傅肱《蟹谱》云："不可与柿子同食，发霍乱。"孟诜云："大黄紫苏冬瓜汁解之，即差。"渊雷案：蟹柿忌同食，《本草衍义》但谓令人腹痛作泻，今验之，竟可杀人，近年有一医者（记似杭垣人）不信，试之竟死。《本草纲目》谓木香磨汁饮之，可解。

凡蟹未遇霜，多毒，其熟者乃可食之。

《外台》引《肘后》云：夫蟹，未被霜多毒，熟煮乃可食之，或云是水莨所为，蝲蛄亦有毒，蔡谟食之几死。《巢源·食蟹中毒候》云：此蟹食水莨，水莨有大毒，故蟹亦有毒。中其毒，则闷乱欲死，若经霜已后，遇毒即不能害人，未被霜蟹，煮食之，则多有中毒，令人闷乱，精神不安。本草弘景云：未被霜，甚有毒，云食水莨所致，人中之不疗，多死也。渊雷案：据《外台》所引《肘后》，推此条之意，盖谓未遇霜之蟹，绝不可生食，须煮熟乃勉强可食也，生食如醉蟹之类。今验食蟹者，霜前霜后，毒无重轻，霜后则充实而肥美耳。

程氏云：未遇霜者，霜降节前也，节前食水莨菪，故有毒。霜降节后，食稻将蛰，则熟而味美，乃可食也。莨菪生水滨，有大毒。渊雷案：程以熟字为成熟之义，既违肘后，又于事实无征，殆不可从。乡人有长夏食蟹者，俗名六月黄，味颇不恶，亦不中毒。

蜘蛛落食中，有毒，勿食之。

程氏云：蜘蛛有毒，落食中，或有尿有丝粘食上，故不可食。

凡蜂蝇虫蚁等，多集食上，食之致瘘。

蜂蝇虫蚁集食上，常为病原菌传染之媒介，致病非一，然非瘘之谓也。《巢源·有蜂瘘蝇瘘蚁瘘诸候》，皆谓饮食内有诸虫之毒，因误食之，毒入五脏，流出经络，变生诸瘘。以今日病理病原学证之，其说皆妄。

果实菜谷禁忌并治　第二十五

诸本皆不标若干法，方若干首，盖撰次原本遗漏，今数之，篇中凡十六方（地浆及豉皆复出）。

果子生食，生疮。

《医心方》引《养生要集》云：凡诸菓非时未成核，不可食，令人生疮，或发黄疸。又云：凡诸菓物生，两甲皆有毒，不可食，害人。又引《食经》云：空腹勿食生菓，喜令人膈上热，为骨蒸，作痈疖。

果子落地经宿，虫蚁食之者，人大忌食之。

《医心方》引《养生要集》云：凡果堕地三重，食之煞人。

程氏云：落地经宿则果坏，虫蚁食之则果毒，在人大忌食之，令人患九漏（亦是淋巴腺肿）

生米停留多日，有损处，食之伤人。

程氏云：有损处，谓为虫鼠所食，皆有毒，故伤人。

桃子多食，令人热，仍不得入水浴，令人病淋沥寒热病。

《千金方》云：桃实，味酸无毒，多食令人有热。《黄帝》云：饱食桃，入水浴，成淋病。

丹波氏云：淋沥，寒热连绵不已之谓《肘后》云：尸注，大略使人寒热淋沥，恍恍默默，不的知其所苦。又《外台》云：劳极之病，吴楚谓之淋沥，是也。程及《金鉴》以为癃（案小便不通也），误。《千金》《黄帝》云：饱食桃，入水浴，成淋病，此是别义。渊雷案：淋沥本双声形容词，丹波说是，然此条之淋沥，当即《千金》之淋病，程氏《金鉴》不误。盖本篇出自撰次者之附益，撰次者不明诂训，误以淋沥寒热即淋病耳。

杏酪不熟，伤人。

丹波氏云：杏酪一名杏酥，藏器云："服之润五脏，去痰嗽，生熟吃俱可，若半生半熟，服之杀人。"《金鉴》为杏酪二物，误。

本草杏酥法：颂曰："祛风虚，除百病，捣烂杏仁一石，以好酒二石，研滤取汁一石五斗，人白蜜一斗五升，搅匀，封于新瓮中，勿泄气，三十日，看酒上酥出，即掠取，纳磁器中贮之，取其酒滓，团如梨大，置空屋中，作格安之，候成饴脯状，旦服一枚，以前酒下。"又法，宗奭曰："治肺燥喘热，大肠秘，润五脏，用杏仁去皮研细，每一升入水一升半，捣稠汁，入生姜四两，甘草一寸，银石器中慢火熬成稀膏，入酥二两，同收，每夜沸汤点服一匙。"

梅多食，坏人齿。

《千金方》同。今验之，良信，盖其酸能损坏齿面珐琅质故也。程氏用《本草纲目》说，谓食梅津出骨伤，肾主五液，齿为肾标之故，则涉玄诞矣。本草《大明》云：食梅齿齼者，嚼胡桃肉解之。

李不可多食，令人胪胀。

《千金》云：不可多食，令人虚。本草《大明》，胪胀下有"发虚热"三字，《金鉴》斯作"腹"，殆非。

林檎不可多食，令人百脉弱。

《千金》同。程氏云：林檎酸濇而闭百脉，故多食令人百脉弱。渊雷案：林檎俗名花红。

橘柚多食，令人口爽不知五味。

丹波氏云：时珍云"橘皮下气消痰，其肉生痰聚饮，表里之异如此"，《尔雅·释言》"爽，差也，忒也"，《老子》"五味令人口爽"，乃为口失味之义。渊雷案：柚即俗称文旦者是。

梨不可多食，令人寒中，金疮产妇亦不宜食。

《千金》同，云金疮产妇勿食，令人委困寒中。程氏云：梨性大寒，故令人寒中，寒能凝血脉，故金疮产妇不宜食。

樱桃杏，多食伤筋骨。

樱桃，《别录》云：调中益脾气，令人好颜色，美志。《千金》同，且云可多食。惟孟诜引李廷飞曰：伤筋骨，败血气，有寒热病人不可食。杏，本草引扁鹊云，"多食动宿疾，令人目盲，须眉落"，而《千金》引扁鹊，以此为杏仁。

安石榴不可多食，损人肺。

《千金》同。本草诜曰"多食损齿令黑"。案即石榴也，安南人尚黑齿，云以石榴皮染之。

胡桃不可多食，令人动痰饮。

《千金》云，"不可多食，动痰饮，令人恶心，吐水吐食"，案胡桃今人以为补血药。孟诜云："常服令人能食，骨肉细腻光润，须发黑泽，血脉通润。"时珍云："补气养血，润燥化痰。"今云动痰饮，是能引起慢性胃炎，想是骤然多食之故。孟诜服法，须渐渐食之，初服一颗，每五日加一颗，至二十颗止，是也。

生枣多食，令人热渴气胀寒热，羸瘦者弥不可食，伤人。

《千金》同，寒热上有"若"字。案生枣即未经晒干者，《本经》云："多食令人寒热，凡羸瘦者不可食。"其晒干者为大枣，则又服食上品，此理殆非化学分析所能晓。

食诸果中毒，治之方

猪骨_{烧灰}

上一味，末之，水服方寸匕。〇亦治马肝漏脯等毒。

烧灰，徐镕本作"烧过"，《金鉴》作煅黑。

《千金方》云：治食野菜马肝肉诸脯肉毒方，烧猪骨，末之，水服方寸匕，日三服。《外台》引张文仲，同。

程氏云：其义不可晓。《金鉴》云：以猪骨治果子毒，物性相制使然；治马肝毒者，以猪畜属水，马畜属火，此水克火之义也；治漏脯毒者，亦骨肉相感之义也。

木耳赤色，及仰生者，勿食。

赤，《证类本草》引作"青"。

菌仰卷，及赤色者，不可食。

程氏云：木耳诸菌皆覆卷，仰卷则变异，色赤则有毒，故不可食。

食诸菌中毒，闷乱欲死，治之方

人粪汁，饮一升，土浆，饮一二升。

大豆浓煮汁，饮之，服诸吐利药，并解。

《肘后方》云：食菌遇毒（案此处似脱欲字）死方，绞人屎汁，饮一升，即活，服诸吐利丸亦佳。又，掘地作土浆，服二三升则良。

《千金方》云：治食山中树菌毒方，人屎汁，服一升良（出解食毒门）。

又云：诸菌毒，掘地作坑，以水沃中，搅之令浊，澄清饮之，名地浆（出解百药毒门）。

《医心方》云：葛氏方，食山中朽树所生菌，遇毒者，则烦乱欲死，方，掘地作坑，以水满中，搅之，服一二升（案与今本《肘后》异）。又方，浓煮大豆饮之（案今本《肘后》无）。

本草陈藏器云：菌，冬春无毒，夏秋有毒，有蛇虫从上过也。夜中有光者，欲烂无虫者，煮之不熟者，煮讫照人无影者，上有毛，下无纹者，仰卷赤色者，并有毒杀人，中其毒者，地浆及粪汁解之。

《巢源·食诸菜蕈菌中毒候》云：凡园圃所种之菜，本无毒，但蕈菌等物，皆是草木变化所生，出于树者为蕈，生于地者为菌，并是郁蒸湿气变化所生，故或有毒者。人食遇此毒，多致死甚疾速，其不死者，犹能发躁闷吐利，良久始醒。渊雷案：蕈菌皆寄生植物，多作伞形，其孳生自有种子，在伞下摺叠缝中，成熟后，摇之纷落如粉者是也。此子落于朽树上，遇相当之湿度热度，则生新蕈，其生于土地者，必土中有有机物质之故，否则不为寄生矣。既由种子产生，乃非湿气变化，古人不知生物学，往往误谓化生。

《圣济总录》云：朽木生蕈，腐土生菌，二者，皆阴湿之气蒸郁所生也。既非冲和所产，性必有毒，若误食之，令人吐利不已，心腹切痛，甚者身黑而死。

宋周密《癸辛杂识》云：嘉定乙亥岁，杨和王坟上感慈庵僧德明，游山得奇菌，归作糜供家，毒发，僧死者十余人，德明亟尝粪获免，有日本僧定心者，宁死不污，至肤理拆裂而死。

清吴林吴《蕈谱》云：镜水忍可禅师，在宁国山中，一日，与僧三四人食蕈，俱中毒，刹那间，二便频遗，身软口珐，正窘急时，欻有市药者上山，僧众言其故，随以甘草浓煎灌之，同时获愈。又阳山西花巷有人，在一荒墩上采菌一丛，煮而食之，卒然毒发，肤如琉璃，使人往采蕈处察之，见菌丛生如故，即掘见一古冢，满中是蛇，即以甘草煎汤啜之，寻愈。故余每于腊月中，粪坑内浸甘草人中黄，以治蕈毒及天行疫毒，伏气热病，痘科毒甚不能灌浆者，悉有神效。其法，用甘草为末，将毛竹筒一段，两头留节，刮去青皮，节上开一窍，纳甘草于中，仍以芭蒸叶柄削针闭窍，浸粪坑中四十九日，须至立春日，取出阴干，任用。

〇食枫树菌而笑不止，治之以前方

赵刻及徐镕俞桥本，树并作"柱"，笑并作"哭"，今据程氏《金鉴》及《名医别录》《医心方》改。

《医心方》云：葛氏方，食枊菌，甚笑，又野芋毒，并煞人，治之与毒菌同之（地浆大豆引见上）。

程氏云：弘景曰："枫木上生者，令人笑不止，以地浆解之。"

张杲《医说》云：四明温台间山谷多生菌，然种类不一，食之间有中毒，往往至杀人者，盖蛇毒气所薰蒸也。有僧，教掘地，以冷水搅之令浊，少顷取饮者，皆得全活。此方见本草陶隐居注，谓之地浆，亦治枫树菌食之笑不止，俗言食笑菌者，居山间，不可不知此法。

丹波氏云：陶谷《清异录》云"菌蕈有一种，食之得干笑疾"，士人戏呼为笑矣乎（以上引陶），此间（日本也）无枫树，然间有食菌而笑不已者，此岂所谓笑矣乎者耶？

渊雷案：化学中有所谓笑气者，即亚氧化氮，吸之令人笑不止，枫菌及笑矣乎之毒，殆此类乎？又案：菌类生于干燥向阳之地，色白或褐，气香，折断曝之，其断面不变色者，无毒可食；生于湿地，色鲜艳，气甚臭，味苦辛咸涩，曝之，断面变青绿诸色者，有毒不可食。

误食野芋，烦毒欲死，治之以前方。（其野芋根，山东人名魁芋，人种芋三年不收，亦成野芋，并杀人。）

《肘后方》云：误食野芋欲死，疗同菌法（人屎汁、诸吐利丸、土浆，引见上）。

《千金方》云：野芋毒，土浆，人粪汁。

本草陶弘景云：野芋，形叶与芋相似，芋种三年不采，成梠（音吕）芋，并能杀人，误食之，烦闷垂死者。惟以土浆及粪汁大豆汁饮之，则活矣。

〇蜀椒闭口者有毒，误食之，戟人咽喉，气病欲绝，或吐下白沫，身体痹冷。急治之方

肉桂煎汁食之，饮冷水一二升。

或食蒜，或饮地浆。

或浓煮豉汁饮之，并解。

饮冷水上，徐镕本及程氏《金鉴》并有"多"字，俞桥本夺此句。

《肘后方》云：蜀椒闭口者有毒，戟人咽，气便欲绝，又令人吐白沫，多饮桂汁，若冷水一二升，及多食大蒜，即便愈，慎不可饮热，杀人，比见人中椒毒，含蒜及荠苨差。《外台》引《肘后》云：蜀椒闭口者有毒，食之戟人咽，使不得出气，便欲绝，又令人吐白沫，并吐下，身体冷痹。疗方：煮桂饮汁，多益佳，又饮冷水

一二升，又多食蒜，又土浆饮一升，又浓煮豉汁，冷饮之一二升，又急饮酢，又食椒不可饮热，饮热杀人。《千金》云：蜀椒毒，葵子汁、桂汁、豉汁、人尿、冷水、土浆、蒜、鸡毛烧吸烟，及水调服。渊雷案：本条"气病欲绝"句，义不了，据《肘后》。病当"便"字之误，而《外台》所引，文尤晓畅。盖方书多经俗医传抄，甚难校理，余故备录异同，省学者对读焉。

程氏云：蜀椒，气大热，有毒，味辛麻，闭口者毒更甚，辛则戟人咽喉，麻则令人吐下白沫，身体痹冷也。冷水地浆豉汁，寒凉能解热毒，其桂蒜大热。而《肘后》诸方，亦云解椒毒，不知其义，岂因其气欲绝，身体冷痹而用耶？《金鉴》云：如桂与蒜，皆大辛大热之物，通血脉，辟邪秽，以热治热，是从治之法也。渊雷案：物性相制，盖不可以冷热拘。

正月勿食生葱，令人面生游风。

自此以下，至"时病差未健"条，共十二条，《千金》并引《黄帝》。《外台秘要》云：谨按仲景方云。"正月勿食生葱，二月勿食蓼，三月勿食小蒜，四月八月勿食葫，五月勿食韭，五月五日勿食生菜，七月勿食茱萸，八月九月勿食姜，十月勿食椒。"《医心方》引《养生要集》云：正月不食生葱，发宿病。

丹波氏云：游风，未详。《千金》头面风鸱头酒，治风头眩转，面上游风方；又菊花散，治头面游风方；又

《本事方》知母汤，治游风攻头面，或四肢作肿块，此似指头风眩运。又《千金》面药门，有治面上风方，即指鼻疱等，此云生游风，则当是鼻疱面皯粉刺等之谓。

渊雷案：日月食禁，原出道家，故《千金》俱引《黄帝》，道家服食禁忌修炼诸法，有非常理所可解者。程氏虽凭臆作注，今不备引。

二月勿食蓼，伤人肾。

程氏云：扁鹊云，"食蓼，损髓少气减精。"

三月勿食小蒜，伤人志性。

四月八月勿食葫荽，伤人神。

葫，徐镕本俞桥本并作"胡"，《千金》《外台》并作"葫"一字，无"荽"字。实一物也，葫荽已释于前篇。

五月勿食韭，令人乏气力。

《千金》引《黄帝》，"韭"下有"损人滋味"句，"气力"下又有二句云："二月三月宜食韭，大益人心。"《外台》又引张文仲，《医心方》引崔禹（案当脱"锡"字）云："五月不可食韭，伤人目精。"

程氏云：韭菜，春食则香，夏食则臭。丹波氏云：春香夏臭，出于寇宗奭。

五月五日勿食一切生菜，发百病。

《千金》引《黄帝》，"菜"上无"生"字，《医心方》引《养生要集》云："五月五日食诸菜，至月尽，令冷阳，令人短气。"又引崔禹云："莫食一切菜，发百病。"

六月七月勿食茱萸，伤神气。

《千金》引《黄帝》云：伤人神气，令人起伏气，咽喉不通略彻。案此即所谓食茱萸，与药用之吴茱萸一类，而产地不同。

八月九月勿食姜，伤人神。

《医心方》引《本草食禁》，同。《千金》引《黄帝》，下更有"损寿"二字。

程氏云：《云笈七签》曰"九月食生姜，成痼疾"，孙真人曰"八九月食姜，至春多患眼，损筋力，减寿，"朱晦庵有秋姜夭人天年之语。丹波氏云：秋不食姜，令人泻气，出于《本纲》李杲之说。

十月勿食椒，损人心，伤心脉。

《千金》引《黄帝》，心脉作"血脉"，《医心方》引《养生要集》云："令人气瘘。"

十一月十二月勿食薤，令人多涕唾。

《千金》引《黄帝》，上更有"十月"二字，薤上有"生"字。

四季勿食生葵，令人饮食不化，发百病，非但食中，药中皆不可用，深宜慎之。

《千金》引《黄帝》，作"四季之月土王时"，百病作"宿病"，无"非但"以下三句。案此三句，盖总上文十一条而言，非专指四季生葵也。

时病差，未健，食生菜，手足必肿。

《千金》引《黄帝》，菜上肿上并有"青"字。

夜食生菜，不利人。

此条《千金》无，《医心方》引《养生要集》云：夜食不用啖生菜，不利人。

十月勿食被霜生菜，令人面无光，目涩心痛腰疼，或发心疟，疟发时，手足十指爪皆青，困委。

《千金》引《黄帝》云：十月勿食被霜菜，令人面上无光泽，目涩痛，又疟发，心痛腰疼，或致心疟，发时手足十指爪皆青，困委。又见《医心方》引《养生要集》。

丹波氏云：《素刺疟论》云："心疟者，令人烦心甚，欲得清水，反寒多，不甚热，刺手少阴。"《三因》云："病者心烦，欲饮清水，反寒多，不甚热，乍来乍去，以喜伤心，心气耗散所致，名曰心疟。"

葱韭初生芽者，食之伤人心气。

《医心方》引《养生要集》，同。

饮白酒，食生韭，令人病增。

生葱不可共蜜食之，杀人，独颗蒜弥忌。

《千金》引《黄帝》云：食生葱，即啖蜜，变作下利，食烧葱，并啖蜜，拥气而死。本草引思邈，同。又云：大蒜合蜜食，杀人。《医心方》引《养生要集云》：高平王熙叔和曰："葱薤不可合食白蜜，伤人五脏。"又云，"食生葱，啖蜜，变作腹痢，气壅如死。"（此两条

《医心方》前后两见）

枣合生葱食之，令人病。

《医心方》引《养生要集》云：高平王熙叔和曰："生葱食不得食枣，病人。"又云，"枣食不得食生葱，痛病人。"（案"痛"字可疑）

生葱和雄鸡雉白犬肉食之，令人七窍经年流血。

《医心方》引《养生要集》云：高平王熙叔和曰："生葱合鸡雄雉食之，使人大（案大字误）窍终年流血，煞人。"案此等殊难信，今齐鲁燕晋人合食者多矣，未见七窍终年流血也。

食糖蜜后，四日内食生葱蒜，令人心痛。

蒜俞桥本同，徐镕本及程氏《金鉴》并作"韭"。《医心方》引《养生要集》云：高平王熙叔和曰："蒜勿合饴饧食之，伤人。"

丹波氏云：案糖，《说文》"饴也"，《方言》"饧谓之糖"，明是糖与蜜各别。程《金鉴》言蜜而不及糖，何？渊雷案：《说文》本但有"饧"字，无"糖"字，糖字出徐铉《新附》，盖"饧"者正字，"糖"者俗字耳。

夜食诸姜蒜葱等，伤人心。

《医心方》引《七卷食经》云：夜食不用啖蒜及薰辛菜，辛气归目，不利人。案诸辛皆刺激兴奋，夜食之，盖不能安寐耳。

芜菁根多食，令人气胀。

《千金》同。程氏云：芜菁即蔓菁也，多食动气。丹波氏云：多食动气，出于宗奭。

蘸不可共牛肉作羹食之，成瘕病，韭亦然。

《千金》引《黄帝》，同。

莼多病，动痔疾。

病，徐镕本俞桥本及徐氏沈氏本并同，徐云"恐是'食'字"。案《千金》亦作"食"。

野苣不可同蜜食之，作内痔。

《千金》引《黄帝》，无"内"字。

程氏云：野苣，苦荬也，性苦寒，能治痔，与蜜同食，复生内痔，物性相忌，则易其生性也。

白苣不可共酪同食，作䘌虫。

《千金》引《黄帝》云：必作虫，无"䘌"字。时珍云：白苣，处处有之，似莴苣而叶色白，折之有白汁，四月开黄花，如苦荬，结子。

黄瓜食之发热病。

程氏云：黄瓜动寒热虚热，天行热病后皆不可食（案出孟洗）。丹波氏云：藏器曰，"胡瓜，北人避石勒讳，改呼黄瓜，至今因之。"（以上藏器）而今此称黄瓜，则避石勒讳之说难信欤。

葵心不可食，伤人，叶尤冷，黄背赤茎者，勿食之。

《千金》云：冬葵，其心伤人，百药忌食心，心有毒。《医心方》引马琬云：葵赤茎背黄，食之煞人。丹波氏云：弘景云："葵叶尤冷利，不可多食。"（引陶止此）葵心，此犹莼心桃叶心之心，谓葵叶嫩心也。程氏云：葵心有毒，其叶黄背赤茎者，亦有毒，不可食。

葫荽久食之，令人多忘。

《千金》云：叶不可久食，令人多忘。

病人，不可食葫荽及黄花菜。

丹波氏云：本纲黄瓜菜，一名黄花菜，始出于汪颖《食物本草》，本经所指，未知此物否。

芋不可多食，动病。

《千金》云：不可多食，动宿冷。程氏云：芋难克化，滞气困脾（案出宗奭）。

妊妇食姜，令子余指。

《医心方》引《养生要集》云：妇人妊身，勿食生姜，令子盈指。丹波氏云：《博物志》云："妊娠啖生姜，令儿多指。"程氏云：余指，六指也，姜形如列指，物性相感也。渊雷案：妊娠当啖姜时，心感此物有如枝指，容有使子枝指者，盖非必然也。

蓼多食，发心痛。

《千金》引《黄帝》云：蓼食过多，有毒，发心痛。

蓼和生鱼食之，令人夺气，阴核疼痛。

核。赵刻及诸本作并"咳"，今从程氏《金鉴》及《千金方》《医心方》改。

《千金》引《黄帝》，同。《医心方》引《养生要集》云：高平王熙叔和曰："食蓼，啖生鱼，令气夺，或令阴核疼，至死。"又云："蓼叶合食生鱼，使人肌中生虫。"丹波氏云：阴核，即阴丸也。

芥菜不可共兔肉食之，成恶邪病。

《千金》引《黄帝》，《医心方》引《养生要集》，并同。

小蒜多食，伤人心力。

《千金》云：不可久食，损人心力。

○食躁式躁方

豉浓煮汁，饮之。

式，徐镕本俞桥本及徐程《金鉴》并作"或"。

程氏云：豉汁虽能解毒，而躁字有误（案程意以躁字为所食之菜也）。元坚云：此方介于菜类方法中，则亦当治菜毒方，考《医心方》引葛氏方云"治食诸菜中毒，发狂烦闷，吐下欲死方，煮豉汁，饮一二升"，窃想葛氏所举，本是仲景原文，而今作食躁或躁者，系于文字讹脱，或是"食菜烦躁"四字之误也。今本《肘后方》偶欠此方，然自有治诸菜毒方，而其前后诸条，概与本篇方法相同。《巢源》曰"野菜芹荇之类，多有毒虫水水蛭附之，人误食之，便中其毒，亦能闷乱烦躁不安"，可以互证。

○钩吻与芹菜相似，误食之杀人。（解之方，《肘后》

云与茱萸食芥相似）

茅苊八两

上一味，水六升，煮取二升，分温二服。（钩吻生地，旁无他草，茎有毛者，以此别之。）

原注芥，徐镕本作"芹"，茎有毛者，徐镕本作"其茎有毛"。

《肘后方》云：钩吻叶与芥相似，误食之杀人。方，茅苊八两，水六升，煮取三升，服五合，日五服。又云此非钩吻（此六字，原本接上文，不知何意）。

《千金方》云：治钩吻毒，困欲死，面青口噤，逆冷身痹方。茅苊八两，㕮咀，以水六升。煮取三升，冷如人体，服五合，日三夜二，凡煮茅苊，惟令浓佳。又方，煮桂汁饮之。又方，啖葱涕，葱涕治诸毒。注云：《肘后方》云："钩吻茱萸食芹相似，而所生之旁无他草，又茎有毛，误食之杀人。"

《外台秘要》云：《肘后》，钩吻与食芹相似，而其所生之地，旁无他草，茎有毛，误食之杀人。方，茅苊八两，㕮咀，以水六升，煮取三升，服之。又，此多生篱埒水渎边，绝似茶，人识之，无敢食，但不知之，必是钩吻。按本草，钩吻一名野葛，又云秦钩吻，乃并入药用，非此，又一种叶似黄精，惟花黄茎紫，亦呼为钩吻，不可食。故经方引与黄精为比，言其形色相似也。渊雷案：本方原出《肘后》，而今本《肘后》与《千金》

《外台》互异，故备录之。

丹波氏云：案《外台》引《肘后》（"多生篱垺云云"，见上），知本经所谓与芹菜相似者，别是一种。陶氏于本草，则云钩吻是毛茛，而于《肘后》，则云此非钩吻，盖以蔓生者为钩吻，以似芹者为毛茛耶？唐本注已辨其非，当考本草。盖钩吻有数种，故古人所说不一者，以其所见各不同也。今以此间所有考之，藤本之外，草本木本黄精叶及芹叶，凡五种，皆见有俚人误食中毒者，则知当据各书所论而辨其物也，若欲强并为一草，则谬矣。渊雷案：钩吻一名野葛，一名胡蔓草，一名断肠草，乃蔓生植物，岭南多有之，《外台》所谓绝似茶者也，其似芥似芹似黄精者，皆别种小草，而亦有毒，荠苨亦解之尔。

〇菜中有水莨菪，叶圆而光，有毒，误食之，令人狂乱。状如中风，或吐血。治之方

甘草煮汁，服之即解。

《肘后方》云：莨菪毒，煮甘草汁，捣蓝汁，饮，并良。

《千金方》云：治食莨菪闷乱，如卒中风，或似热盛狂病，服药即剧方，饮甘草汁，蓝青汁，即愈。又云：莨菪毒，荠苨甘草犀角蟹汁升麻。

又云：甘草汤，主天下毒气，及山水露雾毒气，去地风气瘴疠等毒方，甘草二两，上一味，以水二升，煮

取一升，分服。

《外台秘要》云：《备急》，疗诸药各各有相解者，然难常储，今但取一种，而兼解众毒，求之易得者方，甘草浓煮汁，多饮之，无不生也，又食少蜜佳。

丹波氏云：苏敬唐本注云"毛茛，是有毛石龙丙也"，《百一方》云："菜中有水茛，叶圆而光，生水旁，有毒，蟹多食之。"案此草生水旁，其毒如茛菪，故名之水茛菪，苏氏以为毛茛，引《百一方》，此岂水茛下脱"菪"字耶？《外台》引《肘后》亦云"食蟹中毒，或云是水茛所为"，时珍不辨茛茛，作水茛，附于释名中，恐疏。案茛音浪，茛音艮，云叶圆而有光，则水茛菪即是石龙芮，而毛茛叶有毛而无光。渊雷案：今人不究六书之学，植物书中毛茛科，皆从良作茛，而教者亦读浪音，此误也。

元坚云：此云中风，即发狂之谓，《后汉书·朱浮传》曰："中风狂走。"

〇春秋二时，龙带精入芹菜中，人偶食之为病，发时手青，腹满痛不可忍，名蛟龙病。治之方

硬糖二三升

略上一味，日两度服之，吐出如蜥蜴三五枚，差。

《千金方》云：治蛟龙病，开皇六年三月八日，有人食芹得之，其人病发似癫痫，面色青黄，因食寒食饧过多，便吐出蛟龙，有头及尾，从兹有人患此疾，令服寒

食饧三斗，大验（出第十一卷坚癥积聚门）。

《医心方》云:《千金方》治蛟龙病方，开皇六年，有人三月八日食芹得之，其病发似颠，面色青黄，服寒食强饧（原书误锡今改之）三升，日二，吐出龙蛟，有两头，大验。注云:《广济方》同之（此与《千金》原文微异，故备录之）。

《外台秘要》云:《广济》疗蛟龙病，三月八月，近海及水边因食生芹菜，为蛟龙子生在芹菜上，食入人腹，变成龙子，须慎之。其病发似癫，面色青黄，少腹胀，状如怀妊。宜食寒食饧方，寒食粥饧三升，日三服之，吐出蛟龙，有两头及尾。开皇六年，又贾桥有人吃饧，吐出蛟龙，大验，无所忌。注云:《千金》同（《巢源》蛟龙病候略同）。

《医说》云: 古有患者，饮食如故，发则如癫，面色青黄，小腹胀满，状如妊孕，医者诊其脉与证，皆异而难明主疗。忽有一山叟曰:"闻开皇六年，灞桥有人患此病，盖因三月八日水边食芹菜得之，有识者曰，'此蛟龙病也，为龙游于芹菜之上，不幸食之而病也。'"遂以寒食饧，每剂五合，服之数剂，吐出一物，虽小，但似蛟龙状，而有两头，其病者依而治之，获愈。注云:出《名医录》。

程氏云:芹菜生江湖陂泽之涯，蛟龙虽云变化莫测，其精那能入此，大抵是蜥蜴虺蛇之类，春夏之

交，遗精于此耳，且蛇嗜芹，尤为可证。元坚云：糖即
"饧"字，饴弱于"饧"，故饴有胶饴，饧有硬饧也。

食苦瓠中毒，治之方

黍穰煮汁，数服解之。

黍，赵刻及徐俞诸本并误"黎"，今依程氏《金鉴》
及《肘后》《外台》《医心方》改。丹波氏云：穰，禾茎
也，黎何有穰，其讹明矣。

《肘后方》云：苦瓠毒，煮黍穰令浓，饮汁数升佳。
《外台》《医心方》引并同。《外台》方后又云："此物苦
则不可食，恐作药中毒也。"程氏云："苦瓠，匏也。诗
云："匏有苦叶，国语云。""苦匏不材，于人共济而
已。"此苦瓠也。黍穰能解苦瓠毒者，《风俗通》云"烧
穰可以杀瓠"，或云"种瓠之家不烧穰，种瓜之家不烧
漆，物性相畏也"。人食苦瓠过分，以黍穰汁解之，本
诸此。丹波氏云：程注本于时珍，苏敬云："服苦瓠过
分，吐利不止者，以黍穰灰汁解之。"

扁豆，寒热者不可食之。

本草引弘景，同。案：患疟者，食扁豆则疟不差，
疟乍愈者，食扁豆即复发，虽扁豆棚下，亦不可行立。

久食小豆，令人枯燥。

《千金方》云：赤小豆不可久服，令人枯燥，案凡豆
多含脂肪，惟赤小豆独少，且甚去油腻，故久服枯燥。

食大豆屑，忌啖猪肉。

屑，赵刻及徐俞诸本并误"等"，今据徐程注本及《千金方》《医心方》本草改。

《千金》引《黄帝》云：服大豆屑，忌食猪肉，炒豆不得与一岁已上十岁已下小儿食，食竟啖猪肉，必拥气死。《医心方》引崔禹锡《食经》云：食大豆屑后，啖猪肉，损人气。本草孟诜云：大豆黄屑忌猪肉，小儿以炒豆猪肉同食，必壅气致死，十有八九，十岁以上不畏也（丹波引此，误作《千金》）。

大麦久食，令人癞。

《千金方》云：大麦久食，令人多力健行。

丹波氏云：癞，字典俗"疥"字，而农家多常食大麦，未尽患疥。

白黍米，不可同饴蜜食，亦不可合葵食之。

《千金》引《黄帝》云："五种黍米合葵食之，令人成痼疾。"《外台秘要》引张文仲，白黍不可合饴糖蜜共食，又黍米不可合葵共食。《医心方》引《养生要》集云：高平王熙叔和曰："白蜜合白黍食之，伤五内，令不流。"

苃麦面，多食之，令人发落。

丹波氏云：本纲荞麦，一名苃（音翘）麦。《千金》《黄帝》云："荞麦作面和猪羊肉热食之，不过八九，顿作热风，令人眉发落，又还生仍希少，泾邠已北，多患此疾。"今荞麦面人多食之，未有发落者，此必脱"和猪羊肉"等字。程《金鉴》并云："菽"字有误，当详之，盖失考耳。渊雷案：《医心方》引《养生要集》云：高平王熙叔和曰："食荞麦，合猪肉，不过三日，成热风病。"

盐多食，伤人肺。

丹波氏云：《千金》云："盐不可多食，伤肺喜咳，令人（案当脱"失"字）色肤黑，损筋力。"渊雷案：食盐能改血，能催吐利，《本经》主喘逆，然不利于哮喘证，此所以谓为伤肺饮，水肿消渴亦忌之。

食冷物，冰人齿。

食冰结涟者，齿面骤冷而收缩，最易损坏珐琅质。

食热物，勿饮冷水。

《医心方》引《养生要集》云：高平王熙叔和曰："饮食冷热不可合食，伤人气。"又云，"食热腻物，勿饮冷酢浆，喜失声嘶咽。"

饮酒，食生苍耳，令人心痛。

苍耳一名胡菓，《医心方》引《养生要集》云："频（案当是"颍"字误）川韩元长曰："饮酒不用食生胡菜，令人心疾。"

（夏月大醉，汗流，不得冷水洗著）身，及使扇，即成病。

《医心方》引《养生要集》云：频川韩元长曰："夏日饮酒大醉，流汗，不得以水洗濯，及持扇引风，成病。"

饮酒，大忌灸腹背，令人肠结。

《千金》引《黄帝》。"大忌"二字作"莫"一字。《医心方》引《养生要集》云：频川韩元长曰："饮酒醉，灸头，煞人。"

程氏云：毋灸大醉人，此灸家所必避忌也。丹波氏云：《资生经》《下经》云："灸时不得伤饱大饥饮酒。"

醉后勿饱食，发寒热。

《千金方》云：醉，不可强食，或发痈疽，或发喑，或生疮（出二十七卷道林养性门）。《医心方》引《养生要集》云：频川韩元长曰："酒已醉，勿强饱食之，不幸则发疽。"

饮酒食猪肉，卧秫稻穰中，则发黄。

《医心方》引《养生要集》云：频川韩元长曰："食猪肉饮酒，卧秫稻穰中，见星者，使人发黄。"

食饴，多饮酒，大忌。

《医心方》引《养生要集》云：频川韩元长曰："饧（原本误"锡"）姜多食，饮酒醉，煞人。"《金鉴》云："谚云'酒家忌甘'，此义未详。"

凡水及酒，照见人影动者，不可饮之。

《千金方》云："湿食及酒浆，临上看之，不见人物影者，勿食之，成卒注，若已食腹胀者，急以药下之。"（出二十七卷道林养性门）《医心方》引《养生要集》云：“酒水浆不见影者，不可饮，饮之煞人。”皆与本条义少异。程氏云：此涉怪异，宜不可饮。

醋合酪食之，令人血瘕。

《千金》引《黄帝》云：食甜酪竟，即食大酢者，变作血瘕，及尿血。《医心方》引《养生要集》云：高平王熙叔和曰：“食甜酪，勿食大酢，变为血尿。”案醋是“酬醋”本字，酢是“酒酢”本字，今人醋酢互易，《千金》《医心》并用古字，《金匮》用今字也。

食白米粥，勿食生苍耳，成走疰。

《千金》引《黄帝》云：食甜粥，复以苍耳甲下之，成走注，又患两胁。渊雷案：苍耳，今人不用作日食品，而本经两见合食之禁，《千金》食治，亦专列一品，则知古人多食之，此古今风气之异也。

《巢源》走注候云：注者住也，言其病连滞停住，死又注“易旁人也”，人体虚，受邪气，邪气随血而行，或淫弈皮肤，去来击痛，游走无有常所，故名为走注。

食甜粥已，食盐，即吐。

《医心方》引《养生要集》云：高平王熙叔和曰：“食甜粥讫，勿食姜，食少许即卒吐，或为霍乱。”注云，“一云勿食盐。”程氏云：甘者令人中满，食甜物必泥于膈上，随食以盐，得咸则涌泄也。

犀角箸搅饮食，沫出，及浇地坟起者，食之杀人。

《千金翼》云：凡食饮有毒者，浇地，地坟起者，杀人。若中此毒者，皆大（《外台》引作"犬"）粪灰，水服方寸匕良。

《金鉴》云：《抱朴子》云"犀食百草及众木之棘，故知饮食之毒。若搅饮食沫出者，必有毒也"，浇地坟起者，此怪异也（案是毒质与土化合生气之故），故食之杀人。丹波氏云：《抱朴子》云："蛊之乡有饮食，以此角搅之，有毒则生白沫，无毒则否。"《国语》云："置鸩于酒，置堇于肉，公祭之地，地坟，与犬，犬毙。"韦昭注"坟，起也"，又范宁注《谷梁》云："地贲，贲，沸起也。"（案《国语》《谷梁》皆晋骊姬事）

饮食中毒烦满，治之方

苦参三两　苦酒一升半

上二味，煮三沸，三上三下，服之吐食出，即差，或以水煮亦得。

《千金方》云：治饮食中毒烦懑方，苦参三两，㕮咀，以酒二升半，煮取一升，顿服之，取吐愈，《外台》及《医心方》引并同。

程氏云：酸苦涌泄为阴，苦参之苦，苦酒（案即米醋）之酸，所以涌泄烦满，而除食毒。

又方

犀角汤亦佳。

《千金方》云：治诸食中毒方，饮黄龙汤（案即小柴胡汤）及犀角汁，无不治也，饮马尿亦良。《外台》引

《千金》同。《医心方》云："《集验方》，食诸梨麦面臛百味，毒若急者方，单饮土浆。又方，单服犀角末方寸匕。"《肘后附方》《梅师方》："治饮食中毒，鱼肉菜等，苦参三两，以苦酒一升，煎三五沸，去滓服之，吐出即愈，或取煮犀角汁一升，亦佳。"

《金鉴》云：中毒烦满，毒在胃中，犀角解胃中毒。渊雷案：满，当读为"懑"，音义同"闷"字。

○贪食，食多不消，心腹坚满痛，治之方

盐一升　水三升

上二味，煮令盐消，分三服，当吐出食，便差。

《医心方》引《医门方》，文同。《千金方》云：霍乱蛊毒，宿食不消，积冷，心腹烦满，鬼气方，极咸盐汤三升，热饮一升，刺口令吐宿食使尽，不吐更服，吐讫复饮，三吐乃住，静止。此法大胜诸治，俗人以为田舍浅近法，鄙而不用，守死而已，凡有此病，即须先用之。

渊雷案：此但取其涌吐，别无他意。

矾石，生入腹，破人心肝，亦禁水。

丹波氏云：本草吴普云"矾石，久服伤人骨"，宗奭云"矾石不可多服，损心肺"，却水故也，水化书纸上，干则水不能濡，故知其性却水也。渊雷案：矾石亦可内服少量，破人心肝之说，殆过甚之词。

商陆，以水服，杀人。

程氏云：商陆有大毒，能行水而忌水服，物性相恶而然也。

葶苈子傅头疮，药成入脑，杀人。

成，徐氏沈氏并云，恐是"气"字，程氏《金鉴》径改作"气"。

《金鉴》云：葶苈大寒，虽能傅疮杀虫，然药气善能下行，则疮毒亦攻入脑矣，故杀人。渊雷案：葶苈宜无入脑杀人之理。

《金鉴》谓引疮毒入脑，其说颇辨。

水银入人耳及六畜等，皆死，以金银著耳边，水银则吐。

吐，徐氏沈氏并云：疑是"出"字。

本草陈藏器云：水银入耳，能食人脑至尽。案水银与金银相遇，极易成合金，故方书多以水银解金银毒，正与《金匮》本条互发。

苦练无子者，杀人。

程氏云：苦练有雌雄两种，雄者无子，根赤，有毒，服之使人吐不能止，时有至死者；雌者有子，根白，微毒，可入药用。渊雷案：即苦楝也，其子名金铃子。程注本于苏恭，又《大明》云："雄者根赤有毒，吐泻杀人，不可误服，雌者入服食，每一两可入糯米五十粒同煎杀毒。若泻者，以冷粥止之；不泻者，以热葱粥发之。"

以上五条，杂以矿物，与篇名不应，若论诸药有毒，则挂一漏万，不知编次者何所取舍也。

凡诸毒，多是假毒以投，无知时宜煮甘草荠苨汁饮之，通除诸毒药。

无，赵刻及徐俞诸本并作"元"，今从丹波本改，程氏《金鉴》改作"无"，盖原本作"无"，因形近而误作"元"耳，徐沈改投无为"损元"，且为之说，非也。

《外台》引《肘后》云："诸馔食，直尔何容有毒，皆是以毒投之耳，既不知是何处毒，便应煎甘草荠苨汤疗之，汉质帝食饼，魏任城王啖枣，皆致死，即其事也。"《医心方》引葛氏方同（案今本《肘后》无此文）。

《证类本草》云：《金匮玉函》治误饮馔中毒者，未审中何毒，卒急无药可解，只煎甘草荠苨汤服之，入口便活（文与本经颇异，故录之）。

渊雷案:《金匮》原文，义不了，今以《肘后》及《证类》所引考之，此条乃通治饮食中毒，以总结两篇食治也。其意若曰：寻常饮食，无由中毒，其中毒者，皆是怨家乘食者不知，投毒于食物中耳，无即"无"字，多见于道书，食者才觉受毒，又不知所受何毒，即宜服甘草荠苨汤解之，以二物皆能解百药毒也。

《巢源·诸饮食中毒候》云：凡人往往因饮食，忽然困闷，少时致甚，乃至死者，名为饮食中毒，言人假以毒物投食里而杀人。但其病，颊内或悬雍内，初如酸枣大，渐渐长大，是中毒也，急治则差，久不治，毒入腹则死。但诊其脉，浮之无阳，微细而不可知者，中毒也。